1/3

SALUD PARA LA MUJER

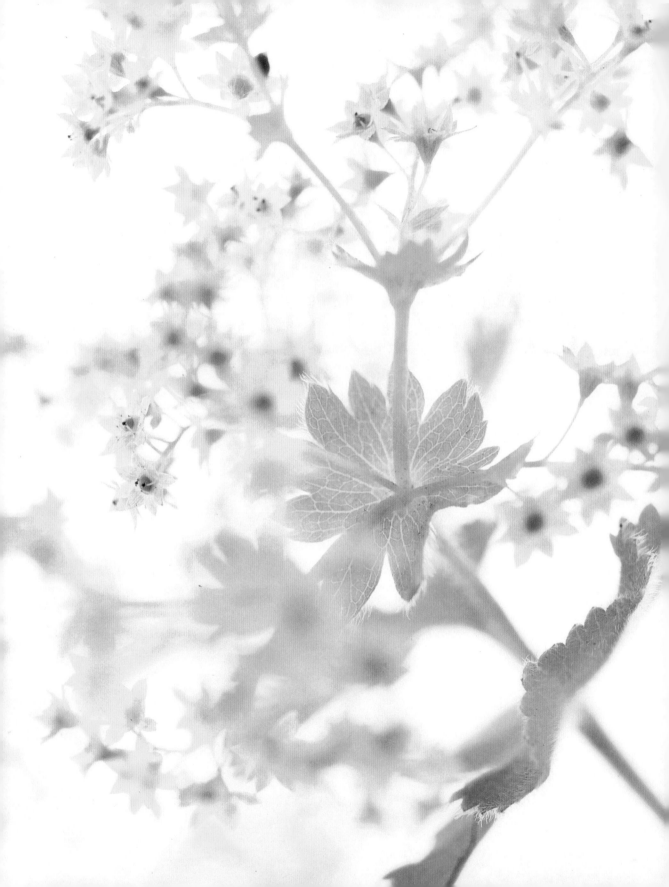

SALUD PARA LA MUJER

Guía completa de nutrición
y terapias naturales para
mujeres de todas las edades

BLUME

Dra. Marilyn Glenville

A todas mis pacientes y lectoras, cuya inspiración y opiniones han hecho posible este libro.

BLUME

Título original:
The Natural Health Bible for Women

Traducción:
Pilar Laura Morate Guerrero

Diseño:
Suzanne Tuhrim

Revisión científica de la edición en lengua española:
Margarita Gutiérrez Manuel
Médico homeópata

Coordinación de la edición en lengua española:
Cristina Rodríguez Fischer

Primera edición en lengua española 2011

Este libro se ha impreso sobre papel manufacturado con materia
prima procedente de bosques responsables. En la producción
de nuestros libros procuramos, con el máximo empeño,
cumplir con los requisitos medioambientales que promueven
la conservación y el uso responsable de los bosques, en especial
de los bosques primarios. Asimismo, en nuestra preocupación
por el planeta, intentamos emplear al máximo materiales
reciclados, y solicitamos a nuestros proveedores que usen
materiales de manufactura cuya fabricación esté libre de cloro
elemental (ECF) o de metales pesados, entre otros.

Nota del editor: la información que aparece en este libro no pretende
sustituir un diagnóstico y/o tratamiento médico. Si está embarazada
o padece alguna dolencia, consulte con su médico antes de recurrir
a las prácticas o consejos propuestos en esta guía. La editorial
o cualquier otro colaborador relacionado con la publicación quedan
totalmente exentos de las responsabilidades derivadas de posibles
lesiones o daños sufridos como resultado de seguir la información,
los ejercicios o las técnicas terapéuticas presentes en esta obra.

Notas: 1 cucharadita = 5 ml
No utilice nunca aceite esencial de salvia romana si ha consumido
alcohol en las 12 horas previas.

Agradecimientos

Entre sus manos tiene un libro tan hermoso que deseo mostrar mi más sincero agradecimiento a todos aquellos que han hecho posible su creación. Tras cada capítulo de esta guía existe un dilatado trabajo, del cual yo soy una parte insignificante. Me gustaría dar las gracias a Grace Cheetham por ofrecerme la oportunidad de trabajar en equipo. Quisiera, asimismo, mostrar mi reconocimiento a Judy Barratt, mi editora, quien se ha consagrado a su labor sin descanso para lograr los mejores resultados.

También me gustaría dar las gracias a Theresa Cheung por ayudarme en la investigación, y a todas las personas que han participado con sus fantásticas fotografías e ilustraciones.

Debo añadir que estoy muy orgullosa del equipo de la clínica Tunbridge Wells, que ha trabajado con eficiencia y grandes dosis de buen humor durante mi ausencia. No siempre resulta sencillo plasmar en palabras lo que los demás hacen por ti, pequeños detalles que marcan la diferencia y que me han permitido disponer de tiempo para escribir. Es todo un privilegio mencionar a Mel, Helen, Brenda, Sharon, Alex, Gayla, Marian, Wendy, Lee, Sophia y Andree, quienes han hecho posible que no hubiera ningún problema. Gracias también a mi equipo de nutricionistas: Helen, Sharon, Lisa y Alison, por cuidar de mis pacientes y trabajar con sabiduría, pasión, amabilidad y celo profesional.

Deseo mostrar mi aprecio hacia mis colegas, en especial al doctor Yehudi Gordon, especialista en ginecología y obstetricia, cuya pasión por la medicina integrada le ha llevado a fundar su propia clínica, Viveka, en Londres, basada en dichos principios. Trabajar en Viveka desde que se creó, hace ya más de diez años, y comprobar en primera persona los fantásticos resultados obtenidos ha supuesto un verdadero regalo para mí. Así ha de ser el cuidado de la salud del futuro.

Y, cómo no, desde aquí confieso mi amor por mi esposo Kriss, por hacerse cargo de los aspectos empresariales de las clínicas mientras yo me entrego a los quehaceres propios de mi profesión; y a mi familia: a Matt, su esposa Ana y su hija Katie; a Len y Chantell; y a mi hermana, Janet, y su marido, Terry.

Agradecimientos del editor: DBP desea dar las gracias a Sarina, de la agencia MOT Models, por ofrecerse como modelo fotográfica, así como a Justine Martin (maquilladora).

Contenido

4 LA MENOPAUSIA 244

5 UN CUIDADO ÓPTIMO DE LA SALUD 294

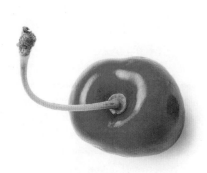
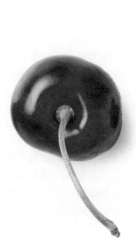
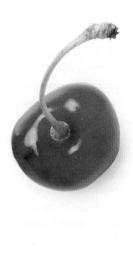

Prólogo

Ante todo, debo decir que me siento inmensamente afortunada porque me han ofrecido la oportunidad de escribir este libro y compartir toda la información y conocimientos adquiridos durante mis dilatados años de estudio y práctica de la medicina nutricional.

Existen momentos en nuestra vida en los que la medicina convencional, con la cirugía y los fármacos, es imprescindible, hasta el punto de salvar vidas. Sin embargo, en otras ocasiones, un enfoque más natural nos puede permitir recuperar la salud y mejorar nuestro bienestar. *Salud para la mujer* le orienta sobre los principales problemas de salud que, como mujer, es susceptible de padecer, al mismo tiempo que le revela las diferentes opciones de que dispone para conservar su salud y tomar una decisión consciente acerca de cuál es la mejor manera de cuidarse. Con independencia de la edad o la etapa de la vida en la que se encuentre, si le interesa su salud y conocer qué soluciones hay para alcanzar el bienestar físico y psicológico, éste es su libro.

Convencional frente a natural

Por lo general, la aparición de un síntoma constituye el primer aviso de que algo no va del todo bien. Si toma un medicamento, elimina dicha sintomatología, pero es muy probable que no haya tratado la causa que se oculta tras él. La medicina natural, en cambio, trabaja de manera integral en todo el organismo para restablecer el equilibrio natural del cuerpo, es decir, elimina los síntomas, pero también incide en la raíz del problema. Por ejemplo, muchas mujeres acuden a mi consulta con problemas menstruales, como períodos irregulares o incluso amenorrea. El tratamiento médico consiste en recetarles anticonceptivos orales para «regular» sus ciclos; sin embargo, para muchas de ellas, el problema reaparece tan pronto como dejan de tomar la píldora. Tras seguir mis directrices unos cuantos meses, muchas mujeres han logrado regular su menstruación o superar una amenorrea de manera natural y sostenible. Ello se debe a que la dieta, la fitoterapia o los tratamientos naturales son capaces de restablecer la armonía (u homeostasis, estado de perfecto equilibrio) del cuerpo y recuperar el correcto funcionamiento.

En *Salud para la mujer*, he recogido información fundamental acerca de los tratamientos médicos y naturales disponibles y me gustaría que usted misma fuera capaz de decidir la opción más adecuada. Incluso cabe la posibilidad de que precise una combinación de ambas alternativas, algo que puede resultar muy eficaz. Asimismo, quizás hasta el momento desconociera que existe un amplio abanico deo tratamientos naturales para los problemas de salud propios de la mujer y que, en definitiva, no siempre es necesario recurrir a los fármacos. *Salud para la mujer* le enseña que tomar múltiples iniciativas para solucionar ciertos problemas y mantenerse sana está en sus manos. Es posible que al principio requiera un pequeño esfuerzo para adecuar su dieta o estilo de vida, pero le aseguro que los beneficios que obtenga le compensarán con creces dicho intento. Cuanto antes comience a realizar cambios positivos, antes recibirá recompensas, tanto en la actualidad como a largo plazo.

ACERCA DEL LIBRO

He distribuido esta obra de manera que le ofrezca una visión global de cómo funcionan su cuerpo y los remedios naturales, además de proporcionarle información detallada de las realidades más comunes que pueden acontecerle a lo largo de su vida.

En el capítulo 1, explico cómo se interrelacionan todos los sistemas del organismo. A pesar de que la medicina convencional tiende a concebir el cuerpo como un conjunto de secciones aisladas, descubrirá que existen numerosos bucles de retroalimentación que conectan cada órgano o sistema con los demás. Le mostraré que si modifica su fisiología (mediante una alimentación correcta, cambios en su estilo de vida y la ayuda de los remedios naturales), logrará generar un positivo efecto dominó que proporcionará a su cuerpo las herramientas necesarias para sanarse.

El capítulo 2 realiza un recorrido por las alteraciones que acostumbro a tratar en mi consulta. Analizo el cuerpo desde la cabeza hasta los pies. Para cada problema de salud, describo los síntomas, las posibles causas y el modo de efectuar un diagnóstico preciso. Recojo los tratamientos médicos convencionales que se pueden ofrecer, de qué manera funcionan y si tienen efectos secundarios. Después, recurro a los remedios naturales que pueden mejorar la alteración: dieta, suplementos nutricionales y plantas medicinales. Asimismo, recomiendo otros tratamientos, como la homeopatía, la acupuntura, la aromaterapia, la osteopatía y el yoga, e incluyo una serie de sencillas propuestas de autoayuda.

Los capítulos 3 y 4 se centran en las etapas de la fertilidad y la menopausia, respectivamente. Además de tratar los temas de la concepción, el embarazo y el parto, el capítulo 3 ofrece información detallada acerca de los remedios convencionales y naturales para superar los problemas de fertilidad. Asimismo, incluye una orientación paso a paso de mi probada combinación de dieta, suplementos, plantas medicinales y tratamientos complementarios. Si, por el contrario, usted está próxima a la menopausia, en el capítulo 4, los apartados sobre la terapia hormonal de sustitución (THS) y mi enfoque natural le ayudarán a elegir con conocimiento de causa cómo hacer frente a esta etapa tan importante de su vida. Si padece síntomas concretos (como sofocos u osteoporosis), espero que halle todos los consejos necesarios para entender por qué suceden, las diferentes propuestas de la medicina convencional y cómo tratarlos desde un enfoque natural.

El último capítulo consiste en una guía general para el bienestar; ofrece recomendaciones acerca de cómo conseguir un peso ideal, reforzar las defensas y reducir el estrés, al mismo tiempo que incluye información de utilidad para las mujeres de todas las edades.

A la hora de escoger suplementos nutricionales y plantas medicinales, es fundamental adquirirlas de calidad y tomar la dosis correcta para lograr la máxima eficacia. Las direcciones y fuentes de la página 320 pueden resultarle de ayuda.

La información recopilada en este libro procede de más de 25 años de experiencia profesional y del empleo de remedios naturales (en particular, la nutrición) para ayudar a las mujeres de manera segura. La alimentación es la base de la salud: incluso ante la necesidad de recurrir a la medicina convencional, puede ampararse en la nutrición para mantenerse tan sana como sea posible.

Confío en que todo este análisis le resulte útil. Estaré encantada de conocer sus propias experiencias. En la página 320 encontrará mis datos de contacto (le invito a que contacte conmigo para que me plantee cualquier duda o comentario).

CÓMO UTILIZAR LOS REMEDIOS NATURALES

A menos que se indique lo contrario, siga estas pautas generales acerca del uso de los remedios naturales:

- Tome los suplementos de forma continuada hasta que advierta una evidente mejoría de los síntomas (por lo general, alrededor de tres meses); después, continúe sólo con un complejo multivitaminas y minerales, así como ácidos grasos omega-3 y vitamina C, a modo de programa de mantenimiento.
- Pruebe las plantas medicinales durante tres meses. En caso de no experimentar ninguna mejoría, acuda a un profesional. Si, por prescripción facultativa, sigue un tratamiento farmacológico, consulte con su médico antes de tomar cualquier remedio fitoterapéutico.
- Las soluciones homeopáticas se deben tomar en una potencia 30 CH durante un máximo de tres días; si no obtiene resultados, visite a un homeópata cualificado.
- En general, si no experimenta diferencias significativas después de tres meses de tratamiento con terapias naturales, recurra a un profesional de la salud o diríjase a un nutricionista.

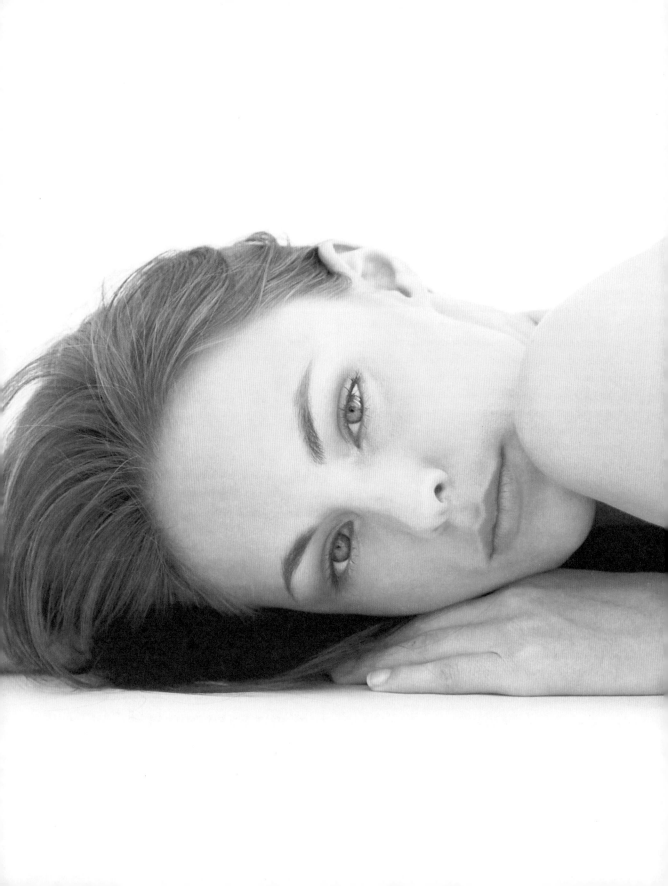

Éste es su cuerpo

1

El cuerpo de la mujer es una máquina extraordinaria. Alberga intrincados sistemas que no sólo sustentan la vida, sino que también son capaces de crear un nuevo ser. Cada uno de ellos debe actuar en armonía con el resto para que el cuerpo femenino funcione a la perfección.

Hoy en día tenemos muchos más conocimientos que antes acerca del funcionamiento del cuerpo de la mujer; sin embargo, un gran número de mujeres todavía no son conscientes de la misión que cumplen sus órganos o incluso de dónde se encuentran éstos. Si bien tenemos cierta idea de nuestra fisiología, apenas conocemos nada acerca de las hormonas. Muchas de las mujeres que acuden a mi consulta no son conscientes de la asombrosa influencia que ejercen sus hormonas no sólo en su salud física, sino también en el aspecto emocional, desde el nacimiento, pasando por la pubertad y la maternidad, hasta alcanzar la menopausia. De hecho, con bastante frecuencia, hasta que no tratamos de quedarnos embarazadas, entramos en la menopausia o simplemente nos encontramos mal, no comenzamos a apreciar que cada sistema de nuestro organismo afecta al resto. La buena salud parte del conocimiento de que todo nuestro cuerpo está relacionado. ¡Disfrute de su viaje hacia el descubrimiento!

Los órganos femeninos

La clave del funcionamiento del cuerpo de la mujer reside en una pequeña región en torno a la pelvis. En esta zona, se reúnen todos los órganos reproductores para desempeñar un papel crucial en su fertilidad y en las hormonas, así como en la salud en general.

LOS OVARIOS

Los órganos reproductores femeninos más importantes, los ovarios, tienen aproximadamente el tamaño y la forma de una almendra, son sólidos y poseen un color rosa grisáceo. Se encuentran cerca del hueso ilíaco. Cada ovario permanece en su lugar gracias a unos ligamentos que se sujetan a la matriz y la pelvis. Los ovarios albergan los folículos ováricos, unos pequeños sacos donde se desarrollan los óvulos (conocidos en la terminología médica como *ovocitos*). Los ovarios producen estrógenos, progesterona y testosterona (las hormonas sexuales) y son responsables de almacenar y liberar los óvulos (que, en el caso de ser fertilizados por un espermatozoide, pueden convertirse en un nuevo ser humano).

Por lo general, una niña nace con dos ovarios, uno a cada lado de la matriz. Sin embargo, algunas mujeres vienen al mundo sólo con uno, mientras que a otras se les puede haber extirpado un ovario mediante cirugía (en ocasiones a causa de un quiste o tras un embarazo ectópico). (Es posible que ambos tengan que ser extirpados si existe un elevado riesgo de desarrollar cáncer de ovarios; *véase* recuadro, pág. 89.) A pesar de que tener un solo ovario disminuye las posibilidades de embarazo, muchas mujeres lo logran.

Al nacer, los ovarios albergan entre uno y dos millones de óvulos inmaduros, que se corresponden con la cantidad para toda la vida. Si bien este número comienza a disminuir de manera inmediata (*véase* pág. 188), los óvulos jóvenes permanecen en estado latente en el ovario, en el interior de los folículos, hasta la pubertad, cuando un gran número de hormonas activa notables cambios en el cuerpo de las chicas y el sistema reproductor comienza a estar activo.

Después, los ovarios empiezan a funcionar según lo esperado. Cada mes, unos 20 óvulos inmaduros, así como sus folículos, comienzan a «madurar» y, cuando lo hacen, se desplazan hacia el ovario. Por lo general, un folículo madurará antes y se convertirá en el dominante, mientras que los demás permanecerán en reposo. El folículo dominante «eclosionará» literalmente sobre la superficie del ovario y liberará el óvulo hacia una trompa de Falopio (*véase* pág. 14). Este proceso se conoce con el nombre de *ovulación*. En ocasiones, madurará más de un folículo y se liberará más de un óvulo. Si se liberan dos óvulos, ambos son fecundados y se implantan con éxito en el útero, la mujer habrá quedado embarazada de mellizos no idénticos (tres óvulos darían como resultado trillizos no idénticos, y así sucesivamente). Los gemelos idénticos son el resultado de un único óvulo que se divide tras la reproducción.

Existe el mito de que la ovulación alterna entre los dos ovarios con una periodicidad mensual. Todos los meses, los folículos de ambos ovarios maduran los óvulos. El ovario que lo consigue primero inicia el proceso de liberación del óvulo. A pesar de que la salud de cada uno de los ovarios ejerce cierta influencia, el mismo ovario puede lograrlo en distintos meses, aunque también pueden alternarse.

A lo largo de la edad fértil de una mujer, los ovarios también producen unas hormonas sexuales conocidas como *estrógenos* y *progesterona*, encargadas de controlar el ciclo menstrual (*véase* pág. 19). Durante el desarrollo del folículo ovárico que contiene el óvulo, el ovario genera crecientes cantidades de estrógenos. Se trata de la hormona femenina más importante y su labor principal consiste en estimular el cuerpo para la formación y el mantenimiento

CADA MES comienzan a madurar unos 20 óvulos.

ÓRGANOS REPRODUCTORES FEMENINOS

VISIÓN FRONTAL

UTERO

TROMPA DE FALOPIO

TROMPA DE FALOPIO

FIMBRIAS

OVARIO DERECHO

LIGAMENTO OVÁRICO

OVARIO IZQUIERDO

ENDOMETRIO

LIGAMENTO OVÁRICO

CÉRVIX O CUELLO UTERINO

VAGINA

Los órganos reproductores femeninos se encuentran en la región pélvica, en el bajo vientre. Cada ovario tiene una forma oval y se une a la matriz mediante un cordón fibroso denominado *ligamento ovárico*. Unas largas terminaciones en forma de dedo, llamadas *fimbrias* y situadas en los extremos de las trompas de Falopio realizan una especie de «barrido» por los ovarios para recoger el óvulo liberado, que comienza su trayecto por las trompas hacia el útero. Durante la ovulación, los ovarios liberan estrógenos y progesterona, que estimulan la pared uterina (endometrio) y la preparan para recibir el óvulo ya fecundado. En la parte inferior de la matriz hay un estrecho pasaje denominado *cuello uterino* o *cérvix*, que desemboca en la vagina.

VISIÓN LATERAL

FIMBRIAS

TROMPA DE FALOPIO

MATRIZ

OVARIO

VEJIGA

VAGINA

ENDOMETRIO

CUELLO UTERINO

En la visión lateral, es sencillo distinguir cómo los órganos femeninos reposan sobre otros de la región pélvica. La vagina está ligeramente inclinada hacia atrás, posiblemente para facilitar la penetración, y, en la mayoría de las mujeres, el útero descansa sobre la parte superior de la vejiga, hacia delante. Sin embargo, en unas pocas féminas (entre el 10 y el 20 % en todo el mundo), la matriz puede estar en retroversión, lo que significa que se sitúa hacia atrás en la cavidad pélvica y apunta, por tanto, hacia la columna vertebral. En términos generales, esta característica no debe constituir ningún motivo de preocupación (es poco probable que afecte a la fertilidad), y sólo se trata de una muestra más de la singularidad de cada mujer.

de la pared uterina. Además, los estrógenos permiten que los huesos y el cerebro se mantengan sanos. Tras la ovulación, el folículo vacío (denominado *cuerpo lúteo*) produce progesterona, que detiene la liberación de más óvulos y prepara la pared uterina para la implantación.

Los ovarios también generan pequeñas cantidades de testosterona (una hormona masculina) que, cuando se libera en el torrente sanguíneo, permite que los huesos y los músculos se mantengan fuertes, al mismo tiempo que aumenta la libido.

LAS TROMPAS DE FALOPIO

Denominadas de este modo tras su descubrimiento por parte del anatomista del siglo XVI Gabriele Fallopio, las trompas de Falopio se extienden desde la parte superior del útero hasta los ovarios y alcanzan unos 10 cm de longitud. Sorprendentemente, no llegan a los ovarios, sino que el extremo de cada trompa se ensancha en forma de embudo con extensiones a modo de dedos (o casi de tentáculos) que capturan el ovocito. Una vez que lo han atrapado, unos pequeños flecos que hay en el interior de las trompas, llamados *cilios*, guían al óvulo no fertilizado mediante leves contracciones musculares a través de la trompa hacia el útero.

El ovocito puede tardar tres o cuatro días en recorrer la trompa de Falopio, y es precisamente entonces cuando la mujer se halla en su momento álgido de fertilidad (si el espermatozoide se encuentra con el óvulo, puede fecundarlo). Para propiciar la fecundación, la membrana mucosa que cubre las paredes de las trompas de Falopio segrega un líquido viscoso que ayuda a conservar el ovocito y el espermatozoide. Esto maximiza las probabilidades de encuentro antes de que el óvulo alcance la matriz. Los bicarbonatos (solución salina) y el ácido láctico presentes en el fluido permiten al esperma procesar el oxígeno, mientras que la glucosa proporciona alimento tanto al espermatozoide como al óvulo. Si se encuentran el espermatozoide y el óvulo, el ovocito fecundado permanecerá en la trompa de Falopio unos siete días. Durante este tiempo, desarrolla unas diminutas proyecciones, llamadas *vellosidades coriónicas*, que le ayudan a implantarse en el útero. Si, por el contrario, no coinciden el espermatozoide y el óvulo, este último continúa su recorrido hacia el útero, donde más tarde se expulsará con la hemorragia menstrual.

LA MATRIZ

También denominada *útero*, la matriz está situada en la parte baja de la pelvis, suspendida en la cavidad abdominal, entre la vejiga y el recto. Es un órgano muscular hueco, con una forma similar a una pera invertida. La matriz es extremadamente pequeña cuando nacemos, pero se va desarrollando durante la pubertad para alcanzar la dimensión de un puño cerrado en la edad adulta (asimismo, tiene la sorprendente capacidad de expandirse durante la gestación para albergar a un feto). (Durante la menopausia, el útero se atrofia o se contrae y se reduce su tamaño debido a la caída de los niveles de estrógenos en el cuerpo; *véanse* págs. 246-248.)

La matriz se compone de tres capas: el endometrio, el miometrio y el parametrio. El endometrio es la capa interior. Se trata de un epitelio formado por membranas mucosas, glándulas y vasos sanguíneos, que se hincha tras la ovulación (para recibir al óvulo fecundado) y durante el embarazo (para albergar y nutrir al feto). Durante la menstruación se elimina la mucosa engrosada (*véase* pág. 19). La segunda capa, el miometrio, se compone de músculo (de hecho, es uno de los músculos más fuertes del cuerpo, y provoca las contracciones de parto durante el expulsivo). De la misma manera que el endometrio, el miometrio va cambiando a lo largo del mes; así, va engrosando y su irrigación sanguínea aumenta inmediatamente después de la ovulación. Cuando está embarazada, a medida que crece el feto, ésta se dilata hasta ocupar casi toda la cavidad abdominal. La capa más externa de la matriz es el parametrio, que consiste en un tejido conectivo que mantiene el útero en su lugar.

A efectos médicos, la matriz se divide en cuatro partes. La primera de ellas es el *fundus*, la parte superior abovedada del útero que, por cada lado, conecta con las trompas de Falopio. Si está embarazada o lo ha estado alguna vez, sabrá que la altura del fundus es uno de los cálculos que con regularidad realiza el ginecólogo o la matrona para evaluar el tamaño del feto. La segunda se denomina *cuerpo*. Forma la sección más ancha en los dos tercios superiores de la matriz. La tercera parte mide aproximadamente 1 cm de largo y consiste en el estrechamiento del útero, conocido como *istmo*. Éste nos conduce hasta la cuarta sección, el *cérvix*, que también es la más baja.

EL CÉRVIX

Denominado también *cuello del útero*, el cérvix tiene una forma cilíndrica y una longitud aproximada de 2,5 cm. Une la matriz con la parte superior de la vagina, permite que el flujo menstrual pase de la matriz a la vagina y que el esperma lo haga de ésta al útero. La estrecha abertura del cérvix se denomina *orificio cervical*. El cuello del útero también protege de los agentes patógenos (por ejemplo, bacterias invasoras) a la matriz y al feto que se desarrolla en su interior, al mismo tiempo que juega un importante papel en el placer sexual. En resumen, el cérvix es un elemento crucial en la salud reproductora y sexual de la mujer.

Numerosas mujeres no son conscientes de que cada mes, durante el ciclo menstrual, cambian tanto la forma como la posición del cuello del útero. En el momento en que la matriz expulsa su mucosa durante la menstruación, el cérvix se ensancha para permitir la liberación de la sangre. Cuando acaba la regla, se encuentra bastante abajo dentro del canal vaginal y su consistencia es firme, semejante a una pelota de goma. Después, cuando se aproxima el momento de la ovulación, el cuello del útero se desplaza hacia el cuerpo de la matriz, se relaja y comienza a abrirse. Éste es uno de los modos en que su maravilloso cuerpo facilita que el espermatozoide pueda entrar en el útero con la esperanza de que se produzca el milagro de la fecundación. Durante el parto, el cuello del útero se puede dilatar hasta 10 cm para permitir el paso del bebé por la vagina y el alumbramiento.

El cérvix está recubierto de un fino tejido celular denominado *epitelio*. Las células del epitelio son escamosas, lo que significa que son planas y ásperas, o bien cilíndricas, es decir, que tienen forma de columna.

Una de las características anatómicas más importantes del cuello uterino es su capa protectora. El canal cervical está recubierto por una membrana mucosa lisa, que alberga unas glándulas conocidas como *criptas endocervicales*, que secretan constantemente moco, que cambia a lo largo del ciclo menstrual. Es espeso y viscoso (moco infértil u hostil) durante la primera etapa del ciclo (fase folicular) para formar un tapón en la abertura del cérvix hacia la vagina, lo que le permite crear un entorno ácido que mata a los espermatozoides. Unos días antes de la ovulación, la secreción se torna clara, húmeda y elástica. Es el moco fértil, que ayuda a los espermatozoides mediante la formación de canales que empujan en dirección a las trompas de Falopio. Tras la ovulación, el moco se convierte otra vez en espeso y viscoso para proteger de las bacterias (y del esperma) tanto al cuello del útero como a la matriz.

LA VAGINA

El canal muscular que constituye el paso entre la matriz y el exterior, la vagina, permite la entrada del pene durante el coito, así como la expulsión de la menstruación y la salida del bebé en el momento del parto. La vagina se encuentra ligeramente inclinada hacia atrás en el interior de la pelvis y consta de tres capas de tejido. La mucosa es una capa de epitelio mucoso superficial que se puede tocar (similar al de nuestra boca). La siguiente capa es la pared muscular, y la tercera consiste en un tejido fibroso que conecta la vagina con el cuerpo. Por lo general, la vagina mide unos 10 cm de largo y posee los músculos más prodigiosos que se pueda imaginar, ya que pueden dilatar y alargar el canal vaginal para permitir el alumbramiento de un bebé de incluso 6 kg.

Cuando la mujer es virgen, es decir, nunca ha tenido relaciones sexuales, la abertura vaginal suele estar recubierta parcialmente por una fina membrana denominada *himen*, cuyo desgarro puede causar una leve hemorragia (el himen también se puede romper por la introducción de un tampón o la práctica de ejercicio vigoroso, así como durante la primera relación sexual).

Las paredes de la vagina producen constantemente secreciones destinadas a potenciar la fertilidad, limpiar la vagina y conservar el nivel de acidez adecuado para prevenir infecciones. Durante el acto sexual, dos glándulas denominadas «de Bartolino» liberan humedad, que actúa como un lubricante natural que permite que la penetración resulte más fácil y placentera. El esperma es alcalino, y las secreciones vaginales dejan de ser ácidas para convertirse en alcalinas los días próximos a la ovulación para proporcionar a los espermatozoides un entorno idóneo. En ocasiones, la vagina puede ser tan ácida que se convierte en un entorno hostil para el esperma, lo que puede resultar un impedimento para la concepción por vía natural.

Las hormonas femeninas

En todas las etapas de la vida, del nacimiento a la muerte, las hormonas desempeñan un papel muy importante. El más notable es el de las hormonas sexuales, que provocan los cambios que se producen en el cuerpo a lo largo de la existencia.

Las hormonas son sustancias naturales que inducen la actividad de los diferentes órganos del cuerpo. El sistema endocrino es responsable de producir hormonas (*véase* recuadro, pág. 17). Consta de varias glándulas, incluidas la hipófisis (que, por ejemplo, segrega la hormona del crecimiento), las glándulas suprarrenales (son dos y controlan la energía y la respuesta frente al estrés), la tiroides (que influye en el ritmo metabólico y la función cerebral), el timo (esencial para el sistema inmunitario) y, por supuesto, las glándulas del sistema reproductor, sobre todo los ovarios en las mujeres y los testículos en los hombres. El páncreas, el hígado y los riñones también producen hormonas para el sistema endocrino. De hecho, en la comunicación de los sistemas del cuerpo humano, el sistema endocrino se halla en segundo lugar, inmediatamente después del sistema nervioso.

En este libro, los estrógenos son las hormonas que suelen mencionarse con mayor frecuencia, aunque hay que destacar que las mujeres también son más propensas que los hombres a padecer problemas de tiroides. Los estrógenos intervienen en el sistema reproductor y en los cambios físicos que tienen lugar durante la pubertad y la menopausia. El mejor modo de saber cómo afectan los estrógenos al cuerpo es realizar un recorrido a lo largo de la vida de una mujer.

LA INFANCIA

Entre el nacimiento y la pubertad, los niveles de estrógenos en una niña se mantienen bastante bajos (tienen una cantidad suficiente para que se distingan los órganos sexuales, pero no para madurar sexualmente).

Entre los 8 y los 11 años (y, en ocasiones, antes o después), una parte del cerebro denominada *hipotálamo* comienza a enviar señales a la glándula hipófisis, situada también en el cerebro, y la estimula para que produzca la hormona luteinizante (LH), o lutropina, así como la folículoestimulante (FSH). Ambas, de una enorme importancia, estimulan los ovarios de las niñas para que generen importantes cantidades de estrógenos (lo que es un signo evidente que anuncia la pubertad).

LA PUBERTAD

Con independencia de la edad a la que se inicie, la pubertad tiene una duración de unos cuatro años. Durante este período de tiempo, las hormonas sexuales femeninas (estrógenos y progesterona), así como las masculinas (también conocidas como *andrógenos*), entre las cuales la testosterona es la más conocida, influyen en el desarrollo de lo que los médicos denominan *caracteres sexuales secundarios*. Los estrógenos, que se secretan en los ovarios, son los responsables de que las mamas aumenten de tamaño y la vagina se oscurezca (para adquirir un tono rosa opaco en lugar del rojo brillante propio de la infancia). Las paredes de la vagina comienzan a engrosarse y a producir una mucosidad blanca. Los estrógenos también favorecen la distribución de la grasa corporal en torno a los glúteos, las caderas y los muslos (configurando la silueta femenina por excelencia en forma de reloj de arena). Los andrógenos, producidos por los ovarios y las glándulas suprarrenales, estimulan la aparición del vello del pubis y las axilas, así como el desarrollo de los músculos y los huesos, que en este momento se fortalecen y crecen. Y mientras tienen lugar todos estos cambios y se potencia la actividad de las hormonas sexuales, se inicia la menstruación.

EL SISTEMA ENDOCRINO

Como ya se sabe, las hormonas que se liberan en los ovarios no sólo se encargan de controlar los ciclos menstruales e influir en la salud reproductora, sino también en el estado general de salud. Las glándulas del sistema endocrino liberan otras muchas hormonas que, como se puede comprobar en los ejemplos, dependen las unas de las otras. Un desequilibrio en un sistema hormonal provocará daños secundarios en otro. La salud se basa en el equilibrio hormonal del cuerpo, por lo que una buena salud reproductora no consiste únicamente en cuidar los órganos reproductores, sino también todo el organismo.

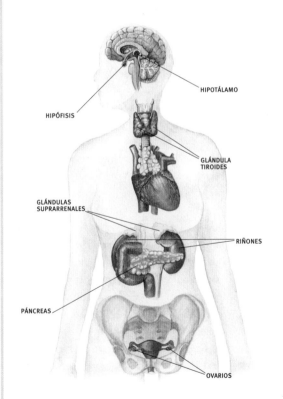

- HIPOTÁLAMO
- HIPÓFISIS
- GLÁNDULA TIROIDES
- GLÁNDULAS SUPRARRENALES
- RIÑONES
- PÁNCREAS
- OVARIOS

- La hipófisis libera tres hormonas conocidas como gonadotropinas: FSH y LH (*véase* página anterior), así como adrenocorticotropa (ACTH), que ayuda a controlar la función de las glándulas suprarrenales. La hipófisis también produce la hormona tireoestimulante (TSH), que estimula a la tiroides para la producción de las hormonas tiroideas (por ejemplo, la tiroxina), la hormona del crecimiento y la prolactina (que estimula la producción de leche materna).

- La tiroides controla el metabolismo, que ayuda a determinar la velocidad a la que se queman las calorías y que afecta a la temperatura. Una baja actividad de esta glándula (*véanse* págs. 58-61) puede tener consecuencias en la fertilidad.

- Las glándulas suprarrenales producen las denominadas *hormonas del estrés*, adrenalina e hidrocortisona, que se liberan bajo una fuerte presión, así como cuando el nivel de glucosa en sangre desciende demasiado. Dichas hormonas permiten que el cuerpo aumente los niveles de azúcar mediante sus propias reservas de glucógeno. Además, generan pequeñas cantidades de hormonas sexuales.

- El páncreas segrega insulina, que se encarga del control de los niveles de glucemia. Si el páncreas no produce suficiente insulina, o lo hace en muy pequeñas cantidades, se padece una diabetes tipo I y se necesitará inyectar insulina. Si, por el contrario, el páncreas genera un exceso de insulina, pero el cuerpo no es capaz de controlarla de manera adecuada, se sufre una diabetes tipo II. Si se padece SOPQ (síndrome de ovarios poliquísticos; *véanse* págs. 83-87), con frecuencia el páncreas produce elevadas cantidades de insulina, lo que, a su vez, provoca que los ovarios secreten un exceso de testosterona. Este hecho dará lugar a la aparición de caracteres «masculinos», como la abundancia de vello, y determina menstruaciones irregulares o incluso su carencia.

EN LA EDAD ADULTA

Tras la pubertad, se desarrollan los huesos (se fortalecen) y se alcanza la altura definitiva. En las mujeres, tiene lugar hacia los 16-17 años. Si bien las hormonas sexuales se estabilizan, los estrógenos, la progesterona y los andrógenos, en particular, continúan actuando en el cuerpo y ejercen gran influencia en la regulación del ciclo menstrual (*véase* página anterior). Cada hormona sigue su propio calendario, con ascensos y caídas en las diversas etapas del ciclo menstrual, pero todas ellas trabajan al unísono para que el período sea lo más regular posible (aproximadamente cada 27-33 días, a pesar de que la duración de un ciclo normal varía de una mujer a otra). De ahí que si en alguna ocasión se experimentan períodos irregulares (*véase* pág. 94) debería ser motivo de consulta al ginecólogo, ya que se trata de un síntoma inequívoco de que las hormonas sexuales no muestran un equilibrio óptimo.

XENOESTRÓGENOS

Producidos por algunos plásticos y pesticidas, los xenoestrógenos son sustancias químicas que tienen una estructura similar a los estrógenos. Pueden confundir al cuerpo, en ocasiones causar una pubertad precoz, e incluso son capaces de aumentar el riesgo de padecer cáncer de mama. Reduzca su exposición a los xenoestrógenos con la dieta del equilibrio hormonal (*véase* recuadro, pág. 57). Además:

• Limite la ingesta de alimentos y bebidas envasados en plástico y evite calentar la comida en este tipo de recipientes (tampoco vierta bebidas calientes o tibias en botellas de plástico).
• Vigile su peso (los xenoestrógenos suelen depositarse en la grasa corporal, y las personas obesas tienden a acumular mayor concentración de estas sustancias).
• Adquiera productos de limpieza ecológicos.
• Emplee productos de belleza ecológicos.

EL EMBARAZO

Los importantes cambios hormonales de la pubertad son insignificantes si se comparan con la espectacular transformación que tiene lugar durante el embarazo. Una vez que se produce la fecundación, los niveles de estrógenos y progesterona continúan altos al final del ciclo menstrual (impiden la regla) y la placenta que se está desarrollando secreta una nueva hormona conocida como *gonadotropina coriónica humana* (HCG), que estimula a los ovarios para que produzcan aún mayores cantidades de estrógenos (para mantener el grosor de la pared uterina) y de progesterona (prepara el útero para una implantación segura y exitosa y evita que el cuerpo rechace al embrión). HCG es la hormona que se detecta en la mayoría de las pruebas de embarazo.

Transcurridos tres o cuatro meses, la placenta, ya bien establecida, releva a los ovarios y se convierte en la principal productora de estrógenos y progesterona. Grandes cantidades de estas hormonas hacen que la pared uterina se engrose todavía más y aumenta el riego sanguíneo en el útero y las mamas. También favorece la relajación de los músculos de la matriz, para que puedan expandirse y albergar al feto que se desarrolla en su interior. Por último, dichas hormonas estimulan las contracciones del parto y la producción de leche materna.

Tras el embarazo, los niveles hormonales descienden muchísimo. Dicha caída ayuda a que el útero pueda alcanzar casi su tamaño original y a que los músculos recuperen su firmeza. También se cree que es el motivo por el que muchas mujeres experimentan depresión posparto (*véase* recuadro, pág. 229).

LA MENOPAUSIA

Finalmente, cuando los ovarios dejan de tener óvulos, el ciclo menstrual se detiene por completo. Es lo que se denomina *menopausia* (*véanse* págs. 256-257). Entre los 35 y los 50 años, la mujer entra en una etapa que se conoce como *perimenopausia*, un período en el que la producción ovárica de estrógenos y progesterona comienza su declive como antesala a la menopausia. A lo largo de este tiempo, las menstruaciones suelen ser irregulares, es decir, más fuertes o más suaves de lo normal. Estos progresivos cambios hormonales pueden, asimismo, afectar a otras funciones o aspectos de su cuerpo, como el sueño, la memoria o la distribución de la grasa corporal.

El ciclo menstrual

Un ciclo menstrual regular quizá sea el mejor indicador de una buena salud.

Puede llegar a conocer su cuerpo de manera más íntima si observa los cambios

que acontecen en él todos los meses.

Uno de los mitos más extendidos entre las mujeres acerca del ciclo menstrual sostiene que la ovulación se produce 14 días después de comenzar la menstruación. En realidad, es a la inversa. La primera mitad del ciclo puede variar de una mujer a otra y de un ciclo a otro, pero la segunda, por lo general, suele tener cada mes la misma duración. En esencia, la ovulación, normalmente, se produce unos 14-16 días antes de la menstruación, y no 14 días después de su inicio.

Factores como una dieta pobre, un ejercicio físico excesivo o escaso, un sueño de poca calidad, la ingesta de medicamentos, el estrés o una salud delicada pueden alterar la menstruación. No obstante, el ciclo descrito en el cuadro (derecha) tiene una duración de 28 días, desde el primer día de sangrado de un ciclo hasta el primer día de sangrado del siguiente. Sin embargo, el hecho de tener ciclos normales algo más cortos o más largos no tiene por qué implicar una alteración. Asimismo, es posible tener un período sin ovulación y ovular más de una vez en un ciclo. No obstante, con independencia de lo que signifique *regular* para cada mujer, el ciclo menstrual se desarrolla de acuerdo con el modelo que figura en el recuadro. Utilice esta guía para estar en sintonía con su cuerpo, para identificar los cambios que experimenta según vaya progresando el ciclo y para entender mejor qué ocurre en su interior.

El ciclo de cada mujer es único, y los que resultan poco comunes no constituyen un indicio de mala salud. Sin embargo, si sus períodos son irregulares, le recomiendo que visite a su ginecólogo, ya que un desarreglo puede anunciar un desequilibrio hormonal o incluso una enfermedad. Por ejemplo, un estudio ha evidenciado que las mujeres con ciclos menstruales muy irregulares tienen mayor riesgo de padecer diabetes.

EL CICLO PASO A PASO

- El primer día del período, la hipófisis libera la hormona folículoestimulante (FSH). Si bien la menstruación parece anunciar el final de un ciclo, en realidad, constituye el comienzo del siguiente.
- La FSH permite que varios folículos que contienen un óvulo asomen a la superficie del ovario.
- Durante la «fase folicular» del ciclo (antes de la ovulación), maduran los óvulos contenidos en el folículo. Durante esta etapa, los ovarios producen importantes niveles de estrógenos.
- A medida que aumentan los niveles de estrógenos de los ovarios, disminuye la producción de FSH. Al mismo tiempo, la hipófisis segrega la hormona luteinizante (LH). En el cérvix, que es ácido, la mucosa se torna alcalina y fértil.
- La ovulación tiene lugar cuando un folículo expulsa al menos un óvulo maduro a la trompa de Falopio.
- Ahora se encuentra en la «fase lútea», en la segunda mitad del ciclo. El cuerpo lúteo (la estructura que queda después de que el óvulo haya sido liberado) produce progesterona.
- Si el óvulo no ha sido fecundado, el cuerpo se prepara para la menstruación, que elimina la pared endometrial. Los estrógenos y la progesterona descienden y el cuerpo comienza un nuevo ciclo.

Conozca su fertilidad

Uno de los objetivos principales de la evolución es la continuidad de la especie humana, por lo que el sistema reproductor es una parte esencial del organismo. Con cierta práctica, podrá aprender a detectar en qué momento es más fértil su cuerpo.

Existe una serie de mitos en torno a la fertilidad femenina y a todo aquello que la condiciona. Si desea quedarse embarazada, debe comprender dos cosas: que la fertilidad de la mujer está relacionada con la edad (a mayor edad, menor fertilidad [*véanse* págs. 188-191]); y, en segundo lugar, que una mujer es fértil sólo durante unos pocos días al mes. El tema de la edad se tratará más adelante, por tanto, este apartado se centrará en cómo reconocer los momentos de mayor fertilidad; así, se mostrarán las señales que indican qué días del ciclo son los propicios para concebir.

LOS TRES SIGNOS DE FERTILIDAD

A lo largo del ciclo menstrual, las hormonas provocan cambios en el cuerpo y proporcionan señales de que ha tenido lugar la ovulación. Los que se mencionan a continuación son los tres indicadores más importantes de la fertilidad femenina. (Hay que tener en cuenta que el óvulo una vez que sale del ovario tiene una vida de tan sólo 24 horas.)

Moco cervical «fértil»

Unos tres o cuatro días antes de la ovulación, el moco cervical (*véase* pág. 15) se torna claro y elástico y puede ser abundante. Se trata del moco «fértil». Permite que la vagina se convierta en un medio alcalino, muy apropiado para el espermatozoide (ya que es parecido al esperma masculino). Contiene azúcares, sal y aminoácidos que ayudan a que se alimente el esperma, y crea canales por los que el espermatozoide puede desplazarse con facilidad. Sorprendentemente, también dispone de un filtro que impide el avance del esperma anómalo. Además, el moco cervical fértil ayuda a los espermatozoides sanos a sobrevivir en el interior del cuerpo durante siete días, lo que maximiza las posibilidades de concepción.

Resulta sencillo evaluar el moco cervical (*véase* recuadro, página siguiente); además, lo que es más importante, permite saber cuándo va a tener lugar la ovulación, incluso en los casos de ciclos irregulares. Únicamente puede inducir a error si se padece una infección por hongos, como candidiasis, o cualquier otra infección vaginal, ya que las secreciones de la infección pueden ocultar el aspecto real del moco cervical.

Una vez que se ha identificado que el moco es fértil, si se desea concebir, se tendrá que aprovechar esta situación. Hay que mantener relaciones sexuales cuando la mujer se sienta «húmeda», tan pronto como el moco se torne más pegajoso y elástico, momento en que las relaciones deben incrementarse (un día de descanso puede optimizar la cantidad del esperma del hombre).

Temperatura basal

Si los ciclos suelen ser regulares, medir cada día la temperatura basal del cuerpo puede indicar cuándo se ha ovulado, por lo que en ciclos sucesivos será posible conocer el momento idóneo para la penetración. La temperatura basal es la que se tiene en reposo absoluto (sólo puede medirse por la mañana, antes de levantarse).

Una vez que se ovula, la temperatura basal asciende ligeramente (a veces sólo unas décimas). Es éste el momento idóneo. (En ocasiones, puede que la temperatura descienda un poco justo antes de la ovulación.) En el caso de ciclos bastante regulares, si se cuenta desde el primer día de la última regla, entre los días 14 y 16, se debería experimentar un aumento de la temperatura. Mantener relaciones sexuales cada día, desde el 11 hasta el 16 más o menos, amplía las probabilidades de embarazo.

Es interesante anotar la temperatura en una gráfica (la temperatura se puede escribir en el eje vertical y los días en el horizontal), tomando como referencia el primer día de la menstruación. Hay que tener en cuenta que tanto una enfermedad como la falta de sueño, el alcohol o el estrés pueden modificar la temperatura basal, por lo que lo preferible es combinar el método de la temperatura con la prueba del moco cervical para disponer de pruebas más fiables para la concepción.

Cambios en el cuello del útero

El cérvix varía de manera notable a lo largo del ciclo menstrual. Si no está demasiado familiarizada con él, quizás precise unos meses de práctica para percibir los cambios.

En primer lugar, orine y lávese las manos. Introdúzcase el dedo índice derecho en la vagina hasta que palpe el cuello del útero. Si acaba de tener la menstruación, sentirá el cérvix como la punta de la nariz y bastante abajo. En este momento,

el cuello del útero está cerrado. Cuando se aproxima la ovulación, el cérvix se abre y se ablanda, por lo que adquiere una consistencia similar a la de los labios; también estará un poco más alto. Dicha posición y abertura crea un efecto de embudo que facilita que los espermatozoides pasen al útero.

EL TEST DE OVULACIÓN

Los kits de ovulación pueden ser un indicador fiable de los días fértiles. Miden el aumento de LH (*véase* recuadro, pág. 19) que tiene lugar entre 24 y 36 horas antes de la ovulación. El test de ovulación consiste en una tira reactiva que se debe impregnar de orina de primera hora de la mañana. La ventana indicadora muestra en qué momento la tira detecta un incremento de la hormona luteinizante. A fin de no emplear demasiadas tiras, conviene conocer el ciclo (tomar la temperatura puede ayudar). En el caso de padecer SOPQ (*véanse* págs. 83-87), los test de ovulación no suelen ser eficaces.

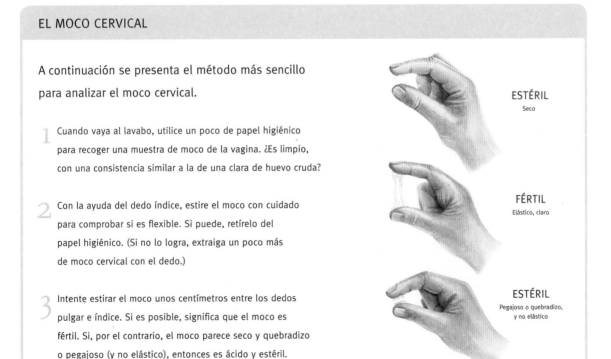

EL MOCO CERVICAL

A continuación se presenta el método más sencillo para analizar el moco cervical.

1 Cuando vaya al lavabo, utilice un poco de papel higiénico para recoger una muestra de moco de la vagina. ¿Es limpio, con una consistencia similar a la de una clara de huevo cruda?

2 Con la ayuda del dedo índice, estire el moco con cuidado para comprobar si es flexible. Si puede, retírelo del papel higiénico. (Si no lo logra, extraiga un poco más de moco cervical con el dedo.)

3 Intente estirar el moco unos centímetros entre los dedos pulgar e índice. Si es posible, significa que el moco es fértil. Si, por el contrario, el moco parece seco y quebradizo o pegajoso (y no elástico), entonces es ácido y estéril.

ESTÉRIL
Seco

FÉRTIL
Elástico, claro

ESTÉRIL
Pegajoso o quebradizo, y no elástico

EL PAPEL DE LA NUTRICIÓN

La alimentación juega un papel importante en la salud, hecho confirmado una y otra vez por la investigación médica. La máxima es muy sencilla: la calidad de lo que se ingiere afecta a la calidad del organismo.

El alimento es el combustible del cuerpo, que suele emplearse en todos los órganos, tanto para iniciar conexiones nerviosas, aumentar el riego sanguíneo o procrear, entre el gran número de funciones que desempeñan los órganos. El cerebro, el corazón, los pulmones, la piel y los ovarios, entre otros, necesitan muchos minerales y vitaminas esenciales para alcanzar su nivel óptimo de funcionamiento; así, cuanta mayor sea la calidad de dichos nutrientes, en mejor condición se mantendrá el organismo.

Tanto hombres como mujeres necesitan alimentos de calidad, aunque, en el caso de las mujeres, la salud nutricional puede tener importantes efectos en algunos aspectos concretos de su fisiología. En el apartado anterior se ha mencionado lo importante que es el equilibrio hormonal para nuestro bienestar, ya que la alimentación puede afectar de manera notable al sistema endocrino, puesto que influye en la cantidad de hormonas que produce el cuerpo, así como en la calidad de las mismas. He descubierto que la nutrición es esencial en el tratamiento de la mayoría de los problemas hormonales femeninos, incluidos los cambios de humor, los problemas de peso, las complicaciones menstruales y la infertilidad. Además, una dieta adecuada puede reducir la predisposición a padecer enfermedades cardíacas, osteoporosis y artritis (que afectan a la mujer durante la menopausia). Incluso sin problemas específicos que tratar, una alimentación equilibrada es una necesidad para cualquier mujer que desea cuidarse, y no sólo le hace sentirse hermosa, sino también tener un aspecto bello (una dieta pobre rápidamente se refleja en su piel y su cabello).

Sin embargo, debido a la abundancia de consejos disponibles, puede resultar difícil saber lo que hace que una dieta sea sana y equilibrada. El objetivo de estas páginas es simplificar todos esos consejos. En primer lugar, se mostrarán los fundamentos de una correcta alimentación para entender de qué están compuestos los alimentos (los beneficiosos y los perjudiciales) para saber qué buscar y qué alimentos es mejor evitar. Se hablará de las toxinas, de las hormonas vegetales y de la importancia que tiene el agua pura y limpia. Además, se ofrecerá una recomendación acerca de los suplementos nutricionales (por qué son importantes y cómo sacarles el máximo provecho). El objetivo es mostrar el conocimiento necesario para perfeccionar la dieta y aportar al cuerpo todos los nutrientes necesarios, no sólo para sobrevivir, sino también para la satisfacción personal.

MEDICINA NUTRICIONAL

Los alimentos se erigen como una poderosa terapia, y, en este sentido, la medicina nutricional es un sistema de curación basado en la creencia de que la comida es un remedio y de que muchas enfermedades se pueden aliviar mediante una dieta correcta y la elección de los suplementos adecuados. Hoy en día, existe un gran número de pruebas científicas que demuestran los efectos beneficiosos de ciertos alimentos y nutrientes en la prevención y el tratamiento de enfermedades como el cáncer. La medicina nutricional debería tenerse presente, aunque no se sufra una dolencia concreta y simplemente se desee mejorar la salud.

Si se siguen las sugerencias que se indican en el libro, pero aun así no mejora la salud, quizá sea necesario acudir a un nutricionista. Existen numerosas pruebas que pueden evaluar deficiencias y descubrir alergias, intolerancias u otros factores que podrían encontrarse en la base del problema. Un especialista en nutrición (*véase* pág. 320) puede ayudar a que la dieta sea la correcta para una persona en concreto o, en cualquier caso, no agravar los síntomas.

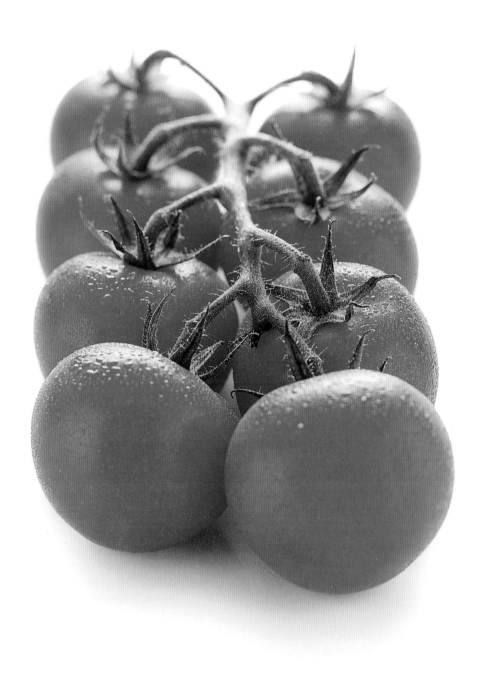

Bases de la alimentación correcta

Si nos fijamos en la etiqueta de cualquier alimento envasado, comprobaremos

que la lista de ingredientes es bastante extensa. ¿Qué son? ¿Los necesitamos?

Si es así, ¿cuánta cantidad exactamente? Y ¿cuáles deberían evitarse?

El bienestar del cuerpo femenino se basa en una dieta equilibrada. En particular, es posible conseguir el equilibrio hormonal tomando los nutrientes adecuados en la proporción correcta. Como fundamento básico, una dieta equilibrada se compone de la combinación de proteínas de buena calidad y grasas esenciales, carbohidratos complejos no refinados y fibra, así como abundantes vitaminas y minerales. En las siguientes páginas se muestra un breve resumen de cuáles son y las funciones que cumplen. El cuadro de la página siguiente constituye una guía de referencia en cuanto a las cantidades de los diferentes tipos de alimentos que se deberían ingerir cada día.

LAS PROTEÍNAS

Las proteínas son uno de los tres nutrientes más importantes para el organismo (los otros son los hidratos de carbono complejos sin refinar y los lípidos esenciales). Este hecho se debe a que las proteínas proporcionan aminoácidos al cuerpo. Estos nutrientes fabrican y reparan las células de la piel, los músculos, los órganos y las glándulas, y ayudan en la secreción de hormonas. Existen ocho aminoácidos que se deben obtener de los alimentos y que se conocen como *aminoácidos esenciales*. Todos ellos se encuentran en las proteínas «completas», como la carne, el pescado, las aves, los huevos, la leche, la quinoa y la soja. Las «proteínas incompletas» de las legumbres, los frutos secos y las semillas contienen algunos de los aminoácidos esenciales, pero no todos los que el organismo necesita.

La dieta debería proporcionar una combinación de unas cuantas proteínas completas y muchas proteínas incompletas para garantizar el aporte de los ocho aminoácidos esenciales. Sin embargo, también hay que asegurarse de que todas las proteínas que se ingieran sean de gran calidad (es decir, sin procesar y tan bajas en grasas saturadas como sea posible). Es recomendable no recurrir a las proteínas de la carne, en especial de la procesada, como las salchichas, ya que son ricas en grasas saturadas y aditivos. En su lugar, hay que optar por la soja, los guisantes, los frutos secos, las semillas, la quinoa, los huevos y el pescado. Si se mezclan y combinan las proteínas no cárnicas, se obtienen todos los aminoácidos esenciales que el organismo necesita con el fin de alcanzar un funcionamiento óptimo. Los lácteos también proporcionan proteínas de buena calidad, pero pueden contener muchas grasas saturadas. Es preferible consumir lácteos ecológicos (*véase* pág. 30) con moderación, por ejemplo, unos 150 g de yogur o 40 g de queso, ambos ecológicos.

El déficit proteínico rara vez constituye un problema en las sociedades desarrolladas (de hecho, a menudo tomamos demasiadas proteínas). Esto, a su vez, hace que nuestros órganos sean demasiado ácidos (un cuerpo sano debería ser ligeramente alcalino; *véase* recuadro, pág. 272). El organismo corrige este desequilibrio tomando calcio, que se encuentra almacenado en los huesos y en la dentadura, para neutralizar la acidez. Sin embargo, recurrir a las reservas de calcio para restablecer la alcalinidad puede debilitar los huesos e incrementar el riesgo de fracturas e incluso de padecer osteoporosis. Por lo general, cuanto más elevado es el consumo de proteínas, más calcio se pierde. Resulta interesante saber, sin embargo, que esta correlación sólo es aplicable a la ingesta de proteínas animales. Las investigaciones demuestran que por mucha cantidad de proteína vegetal (como tofu, frutos secos o semillas) que se ingiera, no se agotan los depósitos de calcio.

LOS CARBOHIDRATOS

La fuente de energía más importante del cuerpo son los hidratos de carbono, que incluyen los azúcares y las féculas. Todos los tipos de carbohidratos se acaban descomponiendo en glucosa; sin embargo, la rapidez a la que se produce dicha descomposición es decisiva para la salud.

La cantidad de energía que se obtiene de los alimentos depende de si los hidratos de carbono son «simples» o «complejos». Los «simples» están presentes, por ejemplo, en la fruta y los zumos de fruta, la miel, el azúcar (blanco y moreno) y la glucosa que se suele añadir a las bebidas para deportistas. La energía de este grupo de alimentos es de acción rápida, pero de una duración efímera. Los carbohidratos complejos aportan más energía y de más larga duración, porque el organismo los digiere más despacio. Están presentes en los cereales (trigo, centeno, avena, arroz, etcétera), las legumbres (lentejas, judías, soja, etcétera) y las verduras. Los hidratos de carbono complejos pueden ser refinados o no refinados. Los no refinados conservan la mejor parte. Por tanto, los cereales deberán mantener la cáscara y la semilla, ya que contienen muchos nutrientes esenciales, como vitaminas B y E, minerales como el magnesio, el selenio y el zinc, fibra y otros nutrientes valiosos, como flavonoides, oligosacáridos y fitoestrógenos. Todos ellos han demostrado que favorecen la salud de la mujer. Los carbohidratos complejos, y, en particular, los cereales integrales, son los mejores para el organismo, porque regulan los niveles de azúcar en sangre, reducen el colesterol y equilibran las hormonas. Además, los cereales integrales favorecen la digestión y ayudan al organismo a asimilar con mayor eficacia el resto de los nutrientes que proceden de los alimentos. Un buen ejemplo de cereales integrales es la cebada, el amaranto, el arroz integral, el maíz, el mijo, la avena, el centeno y el trigo integral. Hay que tomar al menos una ración de cereales integrales en cada comida (*véase* diagrama inferior).

LA PIRÁMIDE NUTRICIONAL

¿Cómo debería distribuirse la dieta? Esta pirámide ayuda a conseguir el equilibrio adecuado de los alimentos en una dieta saludable.

CARNES ROJAS
Evitarlas por completo

AVES, AZÚCAR, PAN BLANCO
Muy de vez en cuando o nada

ARROZ BLANCO, PASTA BLANCA, PATATAS
Con moderación

PRODUCTOS LÁCTEOS ECOLÓGICOS
Hasta una vez al día, preferible como yogur natural con fermentos vivos

PESCADOS Y HUEVOS
Dos veces al día

FRUTOS SECOS, LEGUMBRES Y SEMILLAS
Entre una y tres veces al día

VERDURA
Tan a menudo como sea posible

FRUTA
Dos o tres veces al día

CEREALES INTEGRALES Y DERIVADOS
En la mayoría de las comidas

LAS GRASAS

Grasa suele ser una palabra maldita para muchas mujeres, y bastantes, en especial las que cuidan su peso, evitan tomarlas. Sin embargo, de la misma manera que en el caso de los hidratos de carbono, existen grasas buenas y grasas malas. El organismo necesita grasas buenas para garantizar que, entre otras cosas, las hormonas funcionen de manera adecuada y el corazón y la piel estén sanos. A grandes rasgos, las grasas malas son grasas saturadas (como las que se encuentran en la carne roja y en los alimentos procesados) y las buenas son las insaturadas, como los ácidos grasos esenciales (AGE).

Las grasas saturadas

Estas grasas bloquean la capacidad del organismo para absorber las grasas esenciales (*véase* inferior) y se sabe que cuantas más grasas saturadas ingiera una mujer, más se incrementarán los niveles de estrógenos en sangre, lo que produce un desequilibrio hormonal. Además, las grasas saturadas pueden aumentar el riesgo de padecer cardiopatías, porque elevan los niveles de colesterol y obstruyen las arterias. También estimulan al cuerpo para que produzca prostaglandinas insalubres, que pueden desencadenar dolor e hinchazón, y que propician el dolor menstrual, calambres abdominales relacionados con la endometriosis y dispersión del tejido endometrial (*véanse* págs. 118-124).

Para evitar las grasas saturadas, suprima la carne roja y consuma pocos lácteos, escasa mantequilla y poco aceite de palma. Los efectos hormonales negativos que producen las grasas saturadas se pueden contrarrestar con algún suplemento probiótico (*véase* recuadro, pág. 33), ya que controlan los niveles de estrógenos en el intestino (*véase* página siguiente).

La mantequilla constituye una excepción a la regla de las grasas saturadas. Si bien es cierto que es rica en grasas saturadas, su alternativa (la margarina) con frecuencia contiene aceite vegetal hidrogenado. El proceso de hidrogenación hace que resulte más sólida y fácil de untar, pero también transforma las inofensivas grasas insaturadas que contiene el aceite vegetal en grasas trans, más nocivas que las grasas saturadas y que se han relacionado con el infarto de miocardio. Por tanto, es recomendable que en lugar de margarina hidrogenada se consuma, con moderación, mantequilla ecológica.

Las grasas insaturadas

Una dieta saludable necesita incluir grasas insaturadas. Las hay de dos tipos: monoinsaturadas y poliinsaturadas. Las grasas monoinsaturadas (también denominadas *omega-9*) son ácidos grasos que, según se cree, reducen el colesterol «malo» (LDL) en sangre, mientras conservan los niveles del colesterol «bueno», o HDL (*véanse* págs. 286-288). Las grasas poliinsaturadas contienen dos AGE: omega-6 y omega-3. (Los AGE son grasas que el organismo no puede crear por sí mismo, sino que se deben obtener por medio de los alimentos.)

En mi centro médico, he advertido que la mayoría de las mujeres tienen unos niveles muy altos de omega-6 y bajos en omega-3, hasta el punto de aproximarse a una carencia de este último. Presentes en el pescado azul y ciertos frutos secos y semillas como la linaza, las nueces y las pipas de calabaza, las grasas omega-3 son importantes para la circulación y la salud cardiovascular, al mismo tiempo que refuerzan las defensas e hidratan las células de la piel para que se mantenga suave y flexible. También actúan como antiinflamatorio y alivian el dolor de las articulaciones y de la artritis.

Las grasas omega-6, que se encuentran en los aguacates, el aceite de onagra y de borraja, los frutos secos y las semillas, también reducen la inflamación y mejoran el flujo de sangre del sistema circulatorio. Así pues, si sus efectos son tan beneficiosos, ¿cómo es posible que se pueda tener un exceso? Por desgracia (y paradójicamente), el organismo es capaz de convertir las grasas omega-6 en sustancias que pueden aumentar la coagulación de la sangre y producir una inflamación aún mayor. Dichas sustancias se denominan *prostaglandinas* y las hay «buenas» (derivadas de las grasas omega-3) y «malas» (que proceden de las grasas omega-6). Las prostaglandinas «buenas» son antiinflamatorias y anticoagulantes, mientras que las «malas» pueden provocar más inflamación y dolor, y aumentar la probabilidad de padecer, por ejemplo, dolor menstrual.

Por desgracia, la dieta occidental, en general, carece de AGE; así pues, es aconsejable tomar a diario alimentos ricos en estas sustancias. Buenas fuentes son las verduras de hoja verde, como la col rizada y la berza; los frutos secos; las semillas de linaza y el aceite de cáñamo, y también el pescado azul.

Otra manera de garantizar el aporte de AGE es mediante suplementos. En cualquier caso, hay que evitar el aceite de hí-

CUIDADO CON LOS ACEITES PARA COCINAR

En función de los aceites que se compran y de cómo se utilizan y almacenan, pueden pasar de ser saludables a ser perjudiciales. Los radicales libres, unas moléculas reactivas que se dispersan por el organismo y que causan enfermedades y envejecimiento prematuro, se forman cuando un aceite se calienta hasta alcanzar temperaturas muy elevadas, si se expone a la luz solar o se recalienta. Es recomendable adquirir aceite ecológico, prensado en frío y no refinado (como el aceite de oliva virgen extra).

El aceite de oliva es ideal para cocinar, ya que es monoinsaturado y tiene menor riesgo de causar daños producidos por los radicales libres. Un aceite que durante la cocción comience a humear indica que se está deteriorando, lo que significa que se debe desechar. Una vez utilizado el aceite, hay que desecharlo y no sentirse tentado a reutilizarlo. Para preparar los platos de forma más segura, en vez de freír se pueden emplear otros métodos de cocción alternativos, como la cocina al vapor y el horneado.

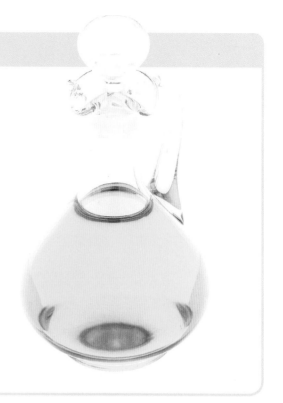

Imagen: aceite de oliva

gado de bacalao, ya que es rico en toxinas y mercurio (que el pez acumula en el hígado mientras vive en el mar) y, en su lugar, sería preferible adquirir cápsulas de aceite de pescado de empresas como The Natural Health Practice (*véase* pág. 320), que analizan sus suplementos de aceite de pescado. Si no se desea tomar este aceite, es posible obtener ácidos grasos omega-3 a partir de cápsulas de aceite de linaza (semillas de lino).

LA FIBRA

Conocida por aumentar el volumen de las heces, la fibra estimula la peristalsis intestinal y permite que las deposiciones sean regulares, además de reducir la distensión abdominal y las flatulencias. Una dieta rica en fibra es también fundamental para perder peso, ya que favorece la digestión e incrementa la sensación de saciedad tras una comida. Asimismo, la fibra ofrece otro beneficio importante para la mujer: le ayuda a controlar los niveles de estrógenos de su organismo. Cuando los estrógenos «viejos» (es decir, aquellos que su cuerpo ha desechado) entran en

su intestino, la fibra ayuda a «captarlos» para eliminarlos del cuerpo gracias a los movimientos intestinales. Sin este efecto captador, el cuerpo reabsorbe los estrógenos viejos, que acaban en el sistema circulatorio, lo que provoca lo que se conoce como una *dominancia de estrógenos*, es decir, un desequilibrio por exceso de estrógenos. El cáncer de mama, la endometriosis y los fibromas están asociados a unos altos niveles de estrógenos.

Las mujeres que siguen una dieta vegetariana ingieren una cantidad mayor de verduras y, por tanto, el contenido en fibra es mayor que el de aquellas que se consideran «carnívoras». En estas mujeres, todo estrógeno que ya haya cumplido con su función (por así decirlo) se expulsa mediante las deposiciones, en lugar de retornar al organismo. Como consecuencia, las mujeres vegetarianas o cuyas dietas incorporan sólo una escasa cantidad de carne eliminan un 30 % más de estrógenos indeseados que quienes consumen mucha carne.

De la misma manera que en el caso de las grasas y los carbohidratos, existen dos tipos principales de fibra: la soluble y

LOS BENEFICIOS DE LAS LEGUMBRES

Las judías y los garbanzos, entre otros, pertenecen a la familia de los vegetales denominados legumbres. Contienen carbohidratos complejos y constituyen una fuente económica de fibra baja en grasas, proteínas y minerales, lo que las hace fundamentales en cualquier dieta saludable. Los garbanzos potencian la función suprarrenal y son una fuente rica en proteínas, AGE y hierro. Las lentejas, ricas en proteínas y hierro, son beneficiosas para el corazón y los riñones, y la soja contiene abundantes proteínas, AGE y lecitina (el alimento del cerebro). Además, la soja actúa como fitoestrógeno o fuente «natural» de estrógenos, lo que la convierte en indispensable para aquellas mujeres que entran en la menopausia. Es recomendable consumir legumbres dos veces al día. Experimente con las diversas variedades en guisos y ensaladas o solas como aperitivo. Pruebe las alubias *aduki*, las judías carillas, las *mungo*, el *edamame*, las judías rojas, el garrafón o las *borlotti* o *canellini*.

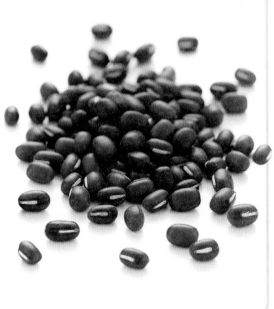

Imagen: alubias *aduki*

la insoluble. La fibra soluble se encuentra en las verduras y las hortalizas, la fruta, la avena y las legumbres. Se presenta de diversas formas, una de ellas el betaglucano (que se halla en la avena), un agente inhibidor del colesterol. El betaglucano separa el colesterol de los alimentos, así como las grasas y los carcinógenos, y los expulsa con las heces. La fibra insoluble, que se encuentra en los cereales integrales y los frutos secos, se conoce como *forraje* y favorece el tránsito intestinal. Junto con el agua, permite que las heces aumenten de tamaño y resulten, por tanto, más fáciles de eliminar.

LOS ANTIOXIDANTES

Entre los nutrientes más importantes en la alimentación los antioxidantes protegen al organismo de los efectos nocivos que ocasionan los radicales libres, unas sustancias peligrosas que se producen como resultado de funciones orgánicas simples, como, por ejemplo, la respiración o diversos estilos de vida, como la adicción al tabaco, los alimentos fritos, la contaminación y los rayos ultravioleta. Los radicales libres pueden causar mucho daño en las células, al mismo tiempo que hacen que la mujer resulte más vulnerable frente a las enfermedades cardíacas, al aumento de peso, al cáncer y al envejecimiento prematuro. Por suerte, es posible hallar un gran número de antioxidantes protectores en los alimentos ricos en vitaminas A, C y E (los alimentos denominados ACE) y los betacarotenos, en el selenio y el zinc, y en el licopeno (conocido por encontrase en los tomates). Otras fuentes magníficas son las naranjas, las frutas y verduras amarillas, rojas y moradas (mangos y uvas tintas, berenjenas, zanahorias, pimientos y calabazas), las hortalizas de hoja verde, las frutas del bosque, los boniatos, los aguacates, los frutos secos, las semillas y el pescado.

EL AZÚCAR

Por numerosas razones, los azúcares añadidos no forman parte de una dieta saludable. Se trata de un alimento refinado que carece de valor nutritivo y que únicamente aporta calorías «vacías» e insanas. Puesto que el organismo asimila con gran rapidez los alimentos refinados, el azúcar alcanza el torrente sanguíneo con gran celeridad y aumenta la energía; sin embargo, a continuación, le sigue un descenso de energía (y, a menudo, un imperioso deseo de tomar algo dulce). Además, cuanta más azúcar (glucosa) haya en la sangre, más insulina tendrá que liberar el páncreas con el fin de que el organismo emplee el azúcar para obtener energía. Las consecuencias a largo plazo de las subidas y bajadas de azúcar en sangre pueden ser muy serias. Si el páncreas se ve obligado de manera continua a producir insulina para reducir los niveles de glucosa, se fatiga. Como resultado, los mecanismos de regulación del cuerpo comienzan a funcionar de manera incorrecta, y puede ocurrir una de estas dos cosas: o bien el páncreas no es capaz de producir bastante insulina como para que la glucosa sea transportada de la sangre a las células, o bien genera suficiente (o incluso demasiada) insulina, pero el organismo se vuelve perezoso (resistencia a la

insulina) y no es capaz de emplear de forma adecuada toda la insulina. En ambos casos, la cantidad de glucosa en sangre es excesiva, (*hiperglucemia*). Éste es el primer paso hacia la diabetes; por consiguiente, resulta crucial mantener unos niveles de azúcar en sangre compensados a lo largo del día (*véase* recuadro inferior).

Asimismo, existen otros problemas relacionados con la fluctuación de los niveles de glucosa. Cuando el azúcar no se quema como energía, el organismo lo almacena en forma de grasa, lo que contribuye a un exceso de estrógenos en el organismo (con todos los problemas que ello comporta), así como a un aumento de peso.

Además, los alimentos azucarados, y el azúcar por sí mismo, pueden provocar cambios de humor (irritabilidad, agresividad e incluso depresión), disminución del deseo sexual, despertar frecuente durante la noche (muchas veces unido a palpitaciones), desequilibrios hormonales y problemas de peso.

CÓMO MANTENER COMPENSADO EL NIVEL DE AZÚCAR

A continuación se muestra una serie de consejos sobre cómo equilibrar los niveles de azúcar en sangre para que el organismo reciba un suministro constante de energía a lo largo del día.

- En la expresión «desayune como un rey» subyace una gran verdad. Tome siempre un buen desayuno que le permita disponer de energía durante todo el día. Sin embargo, no consuma cereales comerciales. En su lugar, elabore sus propias gachas de avena, que puede endulzar con un poco de fruta o compota.
- Coma poco y con frecuencia, a intervalos no superiores a tres horas. El descenso

de energía que experimenta a media tarde se debe a una caída de los niveles de azúcar en sangre. Puede evitarlo si realiza (de manera intermitente) pequeñas y frecuentes ingestas de tentempiés adecuados para evitar estas oscilaciones.

- Consuma, en cada comida, hidratos de carbono complejos no refinados, como pan, pasta o arroz integral, mijo, avena o centeno. Si no está segura de hasta qué punto se trata de un alimento refinado, piense en cuán próximo se halla de su estado natural: cuanto más cerca, menos refinado. Ingiera productos integrales en lugar de blancos o refinados.

- Evite los pasteles, las galletas y la repostería; todos ellos contienen harina blanca refinada.
- Hasta el azúcar de la fruta puede causar estragos. Diluya el zumo al 50 % en agua filtrada.
- Evite todo aquello que contenga estimulantes, incluidos el té, el café, el chocolate y las bebidas refrescantes que contengan cafeína y grandes cantidades de azúcar. También debe prescindir del tabaco (a pesar de que no sea un estimulante dietético).
- Retire el azucarero de la mesa y no consuma alimentos muy azucarados (chocolate, dulces, galletas y repostería).

Un futuro ecológico

Sacar el máximo partido a la dieta no sólo implica escoger aquellos alimentos ricos en los nutrientes adecuados, sino también estar seguro de que lo que se ingiere es de la mejor calidad posible.

En un momento en el que el nivel de toxicidad va *in crescendo*, los alimentos de mayor calidad son los ecológicos, ya que son los que exponen al organismo al menor número posible de productos químicos manufacturados (hay que tener presente que muchos de ellos causan trastornos en las hormonas).

Los medios de comunicación nos bombardean de continuo con «modas» en el ámbito alimentario; no obstante, sustentarse con productos ecológicos no sigue esta línea. Únicamente si se adquieren y consumen productos ecológicos se puede estar seguro de que lo que se ingiere es nutritivo, está libre de sustancias químicas artificiales (que se han relacionado con el cáncer, la hiperactividad, el insomnio, las malformaciones congénitas, la ansiedad, el asma y las alergias) y que se ha cosechado sin pesticidas ni fertilizantes artificiales, así como sin modificación genética (los famosos alimentos transgénicos).

Además, existen muchos estudios que demuestran que los alimentos ecológicos son más ricos en nutrientes que los que no lo son. Estudios que se han llevado a cabo en Dinamarca y Alemania muestran que «los cultivos ecológicos tienen bastantes más vitaminas y que este hecho puede beneficiar a los consumidores. Por el contrario, la agricultura intensiva está debilitando nuestros alimentos». Se cree que estos productos tienen más nutrientes porque se han cultivado en una tierra adecuada y permiten que los frutos maduren al sol (lo que concentra su contenido nutricional).

Siempre que sea posible, hay que consumir alimentos ecológicos locales. Cuanto más tiempo tarda el producto en llegar del huerto, árbol o arbusto a su estómago, menos nutrientes conserva. Fíjese en las judías verdes: sólo tres días después de su recolección, esta verdura rica en nutrientes pierde el 58 % de su contenido en vitamina C.

Consumir alimentos locales ecológicos y frescos es probablemente lo mejor que se puede hacer por la salud nutricional.

Además de frutas y hortalizas, es importante tomar, siempre que sea posible, alimentos de procedencia animal. Por tanto ecológicos, compre huevos de gallinas camperas para asegurarse de que provienen de aves cuya dieta es natural y libre de sustancias químicas. Adquiera productos lácteos ecológicos, como el yogur y el queso, pero utilícelos con moderación. Tendría que evitar, en la medida de lo posible, la carne (ecológica o no), pero, si la toma, escoja siempre la ecológica, ya que no se ha tratado con hormonas ni antibióticos que puedan alterar su delicado equilibrio hormonal. Si consume aves de corral, opte por las ecológicas. Adquiera pescado capturado con anzuelo o ecológico, alimentado de forma natural, y no «mejorado» por medio de componentes químicos artificiales.

Muchas personas no compran alimentos ecológicos porque son más caros. Sin embargo, incluso los pequeños cambios pueden tener sorprendentes efectos en la salud. Si no le resulta fácil ceñirse a una dieta totalmente ecológica, escoja este tipo de alimentos para los que coma con mayor frecuencia (si consume muchas uvas, que sean ecológicas; si la pasta es su principal sustento, opte por la pasta ecológica, etcétera). En el caso de las frutas y verduras no ecológicas, lávelas bien antes de comerlas y, si es posible, pélelas. Limite su exposición a cualquier residuo químico por el consumo de frutas, verduras y cereales integrales no ecológicos.

> CONSUMIR ALIMENTOS ECOLÓGICOS es una manera perfecta de proteger la salud.

Los fitoestrógenos

El prefijo *fito-* significa «planta». Los fitoestrógenos son sustancias similares a los estrógenos que se encuentran de manera natural en los alimentos de origen vegetal. Éstos pueden tener un efecto significativo en el equilibrio hormonal del organismo femenino.

Los fitoestrógenos pueden resultar eficaces como protección frente al cáncer de mama (asociado a menudo con un exceso de estrógenos), al mismo tiempo que reducen los síntomas de la menopausia, como los sofocos (vinculados a la carencia de estrógenos). En países como Japón, donde las mujeres siguen una dieta rica en soja, la incidencia de cáncer de mama es mucho más reducida que en otros países, y la edad media de la menopausia es de 55 años, frente a los 51 de los países occidentales.

Los fitoestrógenos pueden contener compuestos que inhiben el cáncer de útero, los fibromas y la osteoporosis, y que ayudan a reducir los niveles de colesterol, mejorar el sistema cardiovascular y proteger el corazón.

Las isoflavonas son los fitoestrógenos que producen los mejores efectos en el equilibrio hormonal. En la naturaleza, las isoflavonas protegen a las plantas de microorganismos que podrían dañarlas. La familia de las leguminosas (donde se incluyen la soja, las lentejas y los garbanzos) proporciona la fuente principal de estos nutrientes. Los cereales, las verduras y las semillas (como la linaza) también contienen fitoestrógenos, pero en forma de lignanos. Si bien éstos son beneficiosos, no ejercen un efecto tan importante en el equilibrio hormonal. Trate de consumir una ración de alimentos ricos en isoflavonas (unos 55 g) para obtener unos 40 g de isoflavonas. O tome 1 cucharadita de linaza en polvo al día.

MITOS ACERCA DE LA SOJA

Son frecuentes las preocupaciones en torno a los alimentos, y entre las más comunes se encuentran aquellas relacionadas con la presencia de aluminio en la soja, componente que se ha relacionado con el Alzheimer. No obstante, la mayoría de las investigaciones negativas sobre la soja se han centrado en la proteína aislada de soja (una parte de la planta de soja), pero no en los granos de soja enteros o la soja cruda (que pueden afectar a la función de la tiroides).

La proteína aislada de soja es una forma altamente refinada de la soja. Para separar la fibra de los granos de soja se emplea una solución alcalina, y la soja remanente se pone en un depósito de aluminio con un baño ácido de lavado. Este proceso separa los hidratos de carbono del grano y mantiene por lo general la parte proteica de la soja. Seca y en polvo, se emplea en diversos alimentos.

Recomiendo encarecidamente leer las etiquetas de los alimentos y evitar aquellos que contengan transgénicos de soja. Consuma siempre soja en estado natural y escoja productos como *miso*, tofu, *edamame* (granos de soja fresca) y leche ecológica de soja elaborada a partir de granos enteros. Tenga en cuenta que algunos alimentos aparentemente saludables, como el tofu o la leche de soja, se pueden preparar con proteína aislada. Revise las etiquetas de cada marca hasta que encuentre una que no contenga dicha sustancia.

LA VARIEDAD ES LA CLAVE

Recuerde, asimismo, que una dieta sana es una dieta variada. A pesar de que los científicos se han centrado en la soja como fuente de fitoestrógenos beneficiosos, también existen otras, como todas las legumbres (por ejemplo, las lentejas), los garbanzos y las judías rojas, así como el ajo, el apio, la linaza y el sésamo, las pipas de girasol, los cereales (por ejemplo, el arroz o la avena), algunas variedades de fruta, las hortalizas de hoja verde o crucíferas (brócoli, col y coles de Bruselas), la alfalfa, la judía *mungo* y las hierbas aromáticas (como la salvia, el hinojo y el perejil).

Los suplementos nutricionales

En un mundo perfecto, los alimentos deberían proporcionar al organismo todos los nutrientes que necesita. Sin embargo, los actuales métodos de ganadería y agricultura hacen que ese ideal resulte imposible de alcanzar.

Cualquier pequeña carencia nutricional en el cuerpo es suficiente para alterar el delicado equilibrio de los sistemas orgánicos. Por este motivo, recomiendo encarecidamente a todas las personas que tomen suplementos nutricionales.

ALIMENTOS DIRECTAMENTE A LA MESA

Como la mayoría de nosotros hacemos la compra en los supermercados, es difícil saber si son frescos y nutritivos. Los problemas comienzan en su origen. Todas las plantas extraen los nutrientes de la tierra a medida que van creciendo, lo que significa que éstas tienen la misma calidad que el campo donde se cultivan. Los métodos agrícolas tradicionales dejaban descansar el terreno periódicamente y le proporcionaban tiempo para que los nutrientes se pudieran reponer. En el caso de los cultivos intensivos, esto no suele ocurrir y, por tanto, quedan menos nutrientes para las plantas.

En su lugar, añadimos pesticidas. El resultado es una tierra no demasiado rica en estos componentes. Una vez recolectadas, muchas plantas pasan por un proceso de transformación o de «vaciado» del contenido en nutrientes. Por ejemplo, la molienda retira el 80 % del zinc del trigo (a pesar de que le asegura una vida útil más prolongada).

EMPLEAR SUPLEMENTOS NUTRICIONALES

En mi opinión, todas las personas pueden beneficiarse de los suplementos nutricionales. Hay que recordar, sin embargo, que no son más que suplementos. No existe ningún producto que sustituya a una dieta saludable, por tanto, es inútil imaginarse

> LOS SUPLEMENTOS NUTRICIONALES deberían complementar una dieta saludable, pero no sustituirla.

que es posible una alimentación a base de «comida basura» y «comida rápida» y después tomar suplementos para contrarrestar los efectos de una dieta insana.

En los apartados de los capítulos 2-5, se proporciona información detallada acerca de cómo adaptar el plan suplementario a las necesidades específicas de cada mujer. En cualquier caso, como estrategia general (hábito que se debe llevar a cabo cada día), tome un suplemento de ácidos grasos esenciales (AGE), como omega-3 de aceite de pescado en una proporción de 700 mg EPA y 500 mg DHA. En mi centro médico, empleo omega-3 plus (de los laboratorios Natural Health Practice; *véase* pág. 230). Sólo necesita tomar dos cápsulas al día para conseguir la cantidad adecuada. Además, su rutina diaria debería incluir un suplemento prebiótico de calidad (*véase* recuadro, página siguiente) y un buen suplemento de vitaminas y minerales. Cuando tenga que elegir un suplemento de multivitaminas y minerales (un «multi»), no se impresione con la extensa lista de vitaminas y minerales que indica el envase. Es cierto que requiere un gran número de nutrientes, pero lo que de verdad debe tener en cuenta es la cantidad de cada vitamina y mineral. Algunos suplementos de multivitaminas y minerales parece que contienen una adecuada combinación de nutrientes, pero la dosis de cada uno de ellos es tan pobre que no vale la pena tomarlos. Compare las marcas y opte por la que tenga la mayor cantidad de nutrientes. Los empleados de las tiendas especializadas en alimentación sana podrán asesorarle ante cualquier duda.

Aparte de los nutrientes de un suplemento «multi», asegúrese de que ha encontrado uno especialmente indicado para

PROBIÓTICOS

Puesto que potencian el desarrollo de las bacterias beneficiosas (también denominadas *flora*), los probióticos son capaces de mejorar la digestión y favorecer el tránsito intestinal. Esto es importante para el equilibrio hormonal, porque cuanto más tiempo permanecen los residuos en el cuerpo, mayor es la probabilidad de que tanto las hormonas «viejas» como las toxinas sean reabsorbidas de nuevo, con el riesgo de provocar daños. Además de actuar como defensa para evitar un desarrollo excesivo de bacterias patógenas en el intestino, que pueden causar enfermedades, los probióticos son también importantes para mantener un sistema inmunitario eficaz. Los dietistas recomiendan tomar este tipo de suplementos, en especial si padece infecciones micóticas, por ejemplo, una excesiva proliferación de las levaduras (*véanse* págs. 144-145).

Los probióticos están presentes en alimentos como el yogur con fermentos, la leche fermentada y algunos productos de soja, también fermentada, como el *tamari* (salsa de soja sin trigo), el *miso* y el *tempeh*, pero también los puede encontrar en forma de cápsulas o en polvo. En lo que a suplementos se refiere, tome probióticos que contengan un mínimo de diez mil millones de microorganismos por cápsula.

su edad y la etapa de la vida en la que se halla. Por ejemplo, si intenta quedarse embarazada, busque un multivitamínico que tenga por objeto potenciar la fertilidad. Si se aproxima a la menopausia, escoja aquel que le ayude a establecer un equilibrio en las hormonas. En mis clínicas, trabajo con diversos fabricantes de complementos nutricionales y selecciono el mejor. Si no está segura, consulte Natural Health Practice (*véase* pág. 320), donde encontrará una amplia selección de suplementos.

LOS MEJORES SUPLEMENTOS

Con el fin de obtener el máximo beneficio de los suplementos nutricionales, asegúrese de que el organismo los absorbe con facilidad (y esto significa adquirir suplementos de calidad). De nuevo me remito a Natural Health Practice (*véase* pág. 320), que ofrece una lista de recursos fiables.

Para saber si se trata de un buen suplemento, consulte la calidad de los minerales que figuran en el envase. Si aparecen en forma de cloruros, sulfatos, carbonatos u óxidos (por ejemplo, óxido de magnesio o carbonato cálcico), el organismo los absorberá con dificultad. A su vez, esto significa que va a necesitar grandes concentraciones de suplementos para poder disfrutar de sus beneficios. Si, por el contrario, los minerales se suministran bajo la forma de citratos, ascorbatos y polinicotinatos, el cuerpo los asimilará con mayor facilidad, los empleará de forma más racional y, por tanto, se necesitarán dosis inferiores.

Tome cápsulas en lugar de comprimidos. Para elaborar estos últimos, los laboratorios emplean sustancias aglutinantes y excipientes, que el cuerpo debe descomponer (una labor extremadamente complicada en el caso de ciertos comprimidos) para disfrutar de los beneficios de los suplementos. Una cápsula suele contener sólo los nutrientes esenciales (el cuerpo únicamente debe disolverlos para aprovechar los nutrientes). Le recomiendo que se decante por las cápsulas vegetales frente a elaboradas con gelatina animal; también puede adquirir suplementos de aceite de pescado en cápsulas de gelatina de pescado.

CUÁNDO TOMAR LOS SUPLEMENTOS

Por regla general, lo ideal es tomarlos con las comidas, ya que de este modo se pueden descomponer junto con los alimentos. Asimismo, si decide que lo mejor es durante una comida en concreto (tal vez el desayuno), creará el hábito. Sin embargo, ciertos suplementos nutricionales se deberían tomar entre comidas, por tanto, lea siempre el prospecto.

El agua es esencial

Sin agua, el cerebro no puede enviar mensajes a las células, el estómago es incapaz de descomponer los alimentos y el organismo no logra metabolizar las reservas de grasa o desintoxicarse de forma adecuada. El agua es esencial para la vida.

El agua también es fundamental contra el envejecimiento: mantiene la piel elástica y favorece la circulación sanguínea.

EL AGUA Y LA VITALIDAD

El cuerpo está compuesto de agua en un 60-70 %. Si no tuviera otra opción, el organismo podría funcionar durante varias semanas con una cantidad mínima de alimentos, o incluso sin ellos; sin embargo, si no tiene agua, rápidamente empieza a resentirse. Esto se debe a que:

• El agua es básica para la digestión. Si no bebe suficiente cantidad de agua entre las comidas, la salivación se ralentiza y provoca digestiones menos eficaces. Cuando esto sucede, el organismo es incapaz de absorber los alimentos de manera adecuada.

• Cada día, el cuerpo elimina hasta dos litros de agua a través de la sudoración, la orina, los pulmones y el intestino, con el fin de eliminar las toxinas (cuanta menos agua beba, más toxinas acumulará su organismo).

• Sin la suficiente ingesta de agua, desciende el volumen de sangre, lo que priva a las células de oxígeno y nutrientes, al mismo tiempo que impide que éstas puedan crear nuevos tejidos para reparar daños. En conjunto, estos efectos pueden hacer que se sienta débil y cansada, e incluso puede llegar a enfermar.

Le recomiendo que tome unos seis vasos de agua al día. El café, el té (*véase* recuadro, página siguiente) y el alcohol no deben incluirse en esa cantidad, ya que este tipo de bebidas en realidad deshidratan e incrementan las necesidades totales de agua del cuerpo. Las bebidas no saludables, como los licores o los refrescos gaseosos, tampoco deben incluirse. Sólo aquellas que se presentan en forma de agua pura, infusiones o zumos de fruta diluidos pueden entrar dentro de esa dosis de 6 vasos. A mí me gusta comenzar el día con una taza de agua tibia y una rodaja de limón.

¿QUÉ ES EL AGUA PURA?

Somos muy afortunados por disponer de agua potable. Sin embargo, el agua que llega a su casa puede que no sea tan pura como piensa. Toda el agua que sale por el grifo ha circulado previamente por el subsuelo y ha ido arrastrando y recogiendo pesticidas y otras sustancias químicas; además, en las tuberías pueden depositarse metales pesados como el plomo y el arsénico.

Aunque a menudo la gente piensa que el agua mineral embotellada es la opción más saludable, yo prefiero el agua del grifo filtrada. Puede emplear una jarra específica o bien colocar en el grifo un filtro cuyo estado deberá comprobar de forma regular.

El agua mineral embotellada en recipientes de vidrio es otra buena elección. En cualquier caso, lea las etiquetas del agua que compra, ya que algunas tienen un elevado contenido en sodio (sal), que debería evitar. No compre agua envasada en botellas de plástico. Productos químicos similares a los estrógenos, presentes en el plástico, pueden pasar al agua y contaminarla. Beber este tipo de agua puede crear un desequilibrio hormonal en el organismo.

EL DOLOR DE CABEZA, EL CANSANCIO, el mareo, la falta de concentración y la hinchazón son síntomas de deshidratación.

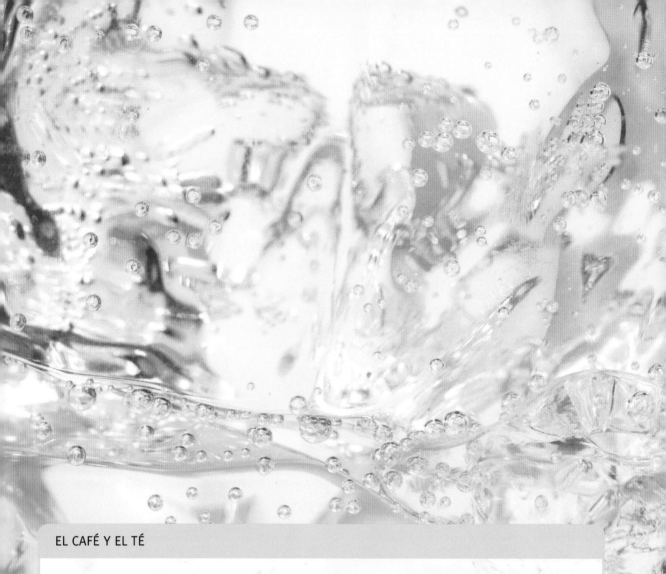

EL CAFÉ Y EL TÉ

A pesar de que el café y el té negro son habituales en el estilo de vida de la mayoría de nosotros, no tienen cabida en la dieta de una mujer sana.

El agua es tan esencial en la vida que, como regla general, necesita evitar todo aquello que tenga un efecto diurético en el cuerpo. Los diuréticos aumentan la cantidad de orina (agua) que el organismo elimina. Junto con la orina, también se pierden nutrientes esenciales que el cuerpo no ha tenido tiempo de absorber. Tanto el café como el té contienen un diurético en forma del estimulante llamado *cafeína*. Pero las versiones sin cafeína no son necesariamente buenas. El proceso de descafeinado emplea sustancias químicas para eliminar la cafeína; además, el café contiene otros dos estimulantes (teobromina y teofilina).

El té cafeinado puede reportar algunos beneficios para la salud. Contiene un poco de zinc y ácido fólico, así como manganeso (para la formación de los huesos), sodio y potasio, que son buenos antioxidantes (*véase* pág. 28).

Le recomiendo que deje de tomar café, o, en el peor de los casos, beba sólo una taza de café ecológico al día. Asimismo, en lugar de consumir té negro, sustitúyalo por té verde (los beneficios para la salud superan los perjuicios de la cafeína) o infusiones.

EL PAPEL DEL TIPO DE VIDA

Una cantidad excesiva de alcohol y tabaco puede dañar el organismo, mientras

que el ejercicio físico influye en la salud del corazón, la fertilidad, el peso

y el humor. Un tipo de vida saludable es fundamental para gozar de buena salud.

El tipo de vida hace referencia a los hábitos (que determinan si benefician o no su salud). A continuación se exponen los estilos de vida adecuados e inadecuados para mantener un tipo de vida lo má saludable posible. Para ello es necesario comenzar por lo esencial y analizar el modo en que se duerme (que, a su vez, condiciona la manera en que se despierta una persona).

Todos tenemos un ritmo diario (denominado *circadiano*). Retornar a este ritmo natural, puede maximizar el uso de las horas de vigilia. En otras palabras, conseguir mayores logros en lo personal y lo profesional, hacer frente al estrés y sentirse vital y positiva. Además, al acostarse, dormirá de manera más calmada y tranquila, y entrará en un ciclo positivo de sueño y vigilia. No subestime el poder de un necesario buen descanso, ya que sin él no podrá mantener una vida saludable.

Por supuesto, el sueño no es el único factor determinante para llevar un tipo de vida sano. Ya se ha comentado la enorme importancia de la alimentación, y es bien sabido que la práctica regular de ejercicio físico consigue unos resultados maravillosos y saludables en los diferentes sistemas del organismo y mantiene su cuerpo en un perfecto equilibrio, que hace que se sienta y se muestre estupenda. Pero, sin embargo, la vida está llena de tentaciones (las elecciones más comunes son fumar o no fumar y cuánto alcohol tomar). Son muy pocas las personas que llevan una vida totalmente saludable, pero es importante comprender de qué manera actúan los factores negativos en detrimento de la salud (por ello, es necesario elegir el camino que conduzca a un tipo de vida saludable).

En conjunto, el propósito de esta sección del libro es plantear dos cuestiones. La primera, que entender mejor el ritmo del organismo puede convertir en buenos los malos hábitos de vida. Y, la segunda, que cada persona es capaz de aproximarse a los buenos hábitos para asegurarse de que su cuerpo tenga tanta energía y esté tan saludable como sea posible. El hecho de efectuar unos pequeños cambios en el tipo de vida (como realizar a diario unos 20-30 minutos de ejercicio, o no consumir alcohol) ha demostrado una y otra vez no sólo que conserva la salud, sino también que se reduce el riesgo de padecer, en un futuro, enfermedades típicas de la mujer, como problemas cardíacos (*véanse* págs. 286-291) u osteoporosis (*véanse* págs. 271-277). Lo mejor es que no existen restricciones de edad en los consejos que se proporcionan (de la pubertad a la menopausia, e incluso a edades más avanzadas, es posible beneficiarse de las sugerencias de este apartado).

En lo personal, explicar a las mujeres cómo pueden adecuar su estilo de vida es uno de los aspectos favoritos de mi terapia (es muy sencillo y se limita a guiarlas hacia una vida más natural, que reporta grandes beneficios a la salud a corto y a largo plazo). Todo ello forma parte del objetivo de guiar al cuerpo hacia un estado de homeostasis, o perfecta armonía.

> PRACTICAR EJERCICIO FÍSICO TRES o cuatro veces por semana reduce en un 40 % el riesgo de muerte por enfermedades coronarias.

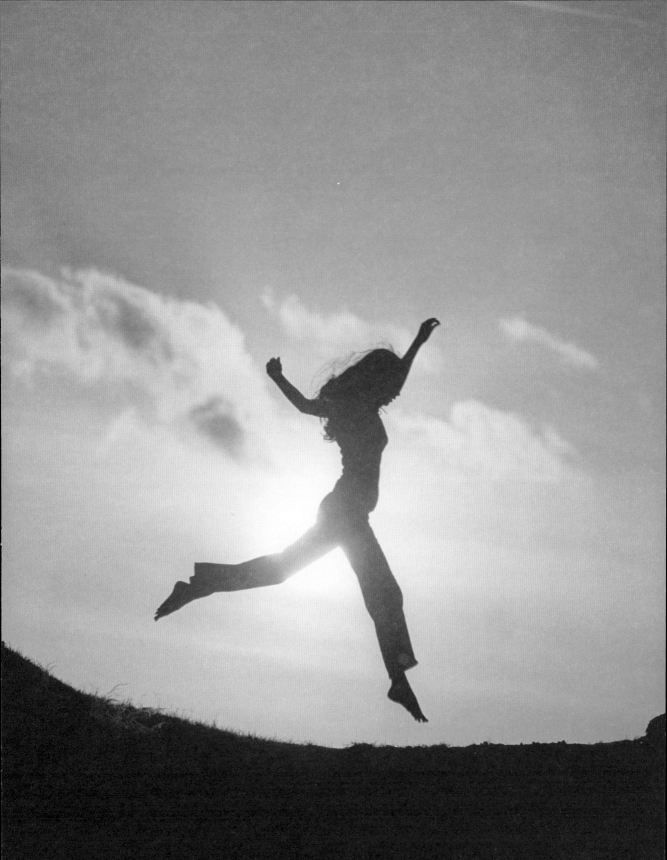

Vigilia y sueño

Durante las horas de vigilia, tanto si permanece en la oficina, cuida de sus hijos,

está con sus amigos o dedica cierto tiempo para usted, su cuerpo está en movimiento.

Necesita dormir para recuperarse.

Después del ajetreo diario, cuando por fin logra dormir, si es como la mayoría de las mujeres que visito, a menudo descansará a intervalos (la mente está ocupada repasando el día y el cuerpo acumula demasiada cafeína, y a veces alcohol o nicotina, lo que impide un sueño profundo). Un tipo de vida sano empieza con unas horas de vigilia saludables y un sueño reparador.

El ciclo de sueño y vigilia se conoce como *ritmo circadiano* y dura unas 24 horas. En algunas personas este ritmo es un poco más rápido (tenderán a despertarse temprano y a acostarse pronto, por lo que se denominan *alondras*). A otras les ocurre lo contrario (el ritmo es un poco más lento, se levantan tarde y se van a la cama a última hora (se les suele llamar *lechuzas*). Las ligeras variaciones en este ciclo de 24 horas no suponen ningún problema, sino que se trata de una muestra más de individualidad. Comprender el ciclo de sueño-vigilia, ajustarse a él, y tratar de vivir en función de éste en la medida de lo posible, es la clave para llevar una vida más saludable, y, lo que es más importante, le garantiza que duerme lo suficiente como para funcionar de manera óptima durante todo el día (*véase* página siguiente).

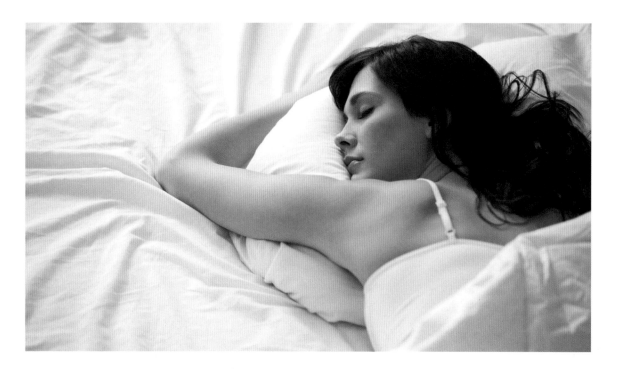

La vida moderna altera el ritmo natural diario de nuestro cuerpo de diferentes maneras. Uno de los mayores culpables es el estrés. La vida actual está llena de factores estresantes, desde nimiedades como los atascos de tráfico hasta cambios importantes, como un traslado. Aunque sea capaz de tomar medidas para minimizar el estrés, nunca lo erradicará. En su lugar, debe ofrecer al cuerpo la oportunidad de combatir el estrés de forma eficaz. Más adelante (*véanse* págs. 309-311) se aborda la cuestión de cómo superar el estrés. Si sufre trastornos del sueño, le insto a leer dicho apartado y seguir sus directrices.

Trate de terminar cada día con una rutina para acostarse que le permita liberar tensiones. Puede ser una simple visualización donde se imagine liberándose del estrés, aunque también puede utilizar una metáfora más activa para deshacerse de él, tal vez lavarse la cara antes de acostarse e imaginar que el estrés del día fluye junto con el agua. Uno de mis métodos de relajación preferidos consiste en tomar un baño de agua tibia con unas gotas de aceite esencial de bergamota o lavanda, justo antes de acostarme, y permanecer en la bañera durante unos 20 minutos. Una taza de manzanilla, así como las infusiones de valeriana o pasiflora, también favorecen la relajación.

Evite la cafeína en todas sus variantes (lo ideal es durante todo el día, pero, si le resulta difícil, tome una taza de café o té únicamente por la mañana). La nicotina y el alcohol (*véanse* págs. 42 y 43) también son estimulantes (a pesar de que quizá opine que una copa le produce somnolencia, en realidad perjudica la calidad del sueño).

Aunque no tiene por qué planificar la jornada de tal manera que le garantice una noche saludable, tenga en cuenta que realizar ciertas actividades durante el día le ayudará a mejorar el sueño. El ejercicio físico regular (incluso tan sólo 20 minutos al día) puede tener un efecto positivo. Propóngase aumentar la frecuencia cardíaca un poco más y, por tanto, la temperatura (el descenso de temperatura permite conciliar el sueño con mayor facilidad). El mejor momento para la práctica de ejercicio físico es a media tarde, de manera que en el trabajo suba las escaleras en vez de tomar el ascensor, o pasee alrededor de la manzana. Haga lo que pueda en función del tiempo del que disponga.

LA CANTIDAD ADECUADA DE SUEÑO

En 2009, la Carnegie Mellon University, de Estados Unidos, publicó los resultados de un estudio sobre el sueño que demostraba que las personas que dormían menos de siete horas eran tres veces más susceptibles de enfermar de un resfriado común que las que lo hacían durante ocho. Dichos resultados confirmaban la teoría de que la cantidad de sueño ejerce resultados sorprendentes sobre el sistema inmunitario.

Dormir pocas horas también favorece el aumento de peso. La falta de sueño crónica puede provocar más hambre de lo normal, y afectar al modo en que el organismo procesa y almacena los hidratos de carbono. Asimismo, puede provocar irritabilidad, impaciencia, falta de concentración y pérdida de memoria. Por otra parte, los trastornos del sueño se han asociado a problemas como la hipertensión arterial, niveles elevados de las hormonas del estrés, alteraciones del ritmo cardíaco e incluso cáncer.

Además, la mayoría de las células del organismo se renuevan mientras se duerme, por lo que si no se descansa lo suficiente, se envejece antes.

Sin embargo, antes de acostarse, hay que tener en cuenta que largos períodos de sueño no son la solución. Algunas personas han advertido que si el fin de semana permanecen en la cama hasta muy tarde se sienten algo aturdidas, e incluso se despiertan con dolor de cabeza. La clave está en acostarse temprano y levantarse cada día a la misma hora. En total, intente dormir unas ocho horas todas las noches.

Mantenerse en forma

No existen palabras suficientes para expresar los beneficios del ejercicio físico en mujeres de cualquier edad. Desde una mejora del estado anímico hasta la disminución del riesgo de padecer diabetes, el deporte reporta innumerables beneficios.

El ejercicio físico ejerce un efecto positivo en los intestinos, ya que favorece la eliminación de los productos de desecho de manera eficaz, como el exceso de hormonas; acelera el metabolismo y ayuda a quemar calorías con más rapidez. Puesto que el ejercicio contribuye a la eliminación del exceso de hormonas, su práctica habitual resulta aún más importante ante problemas derivados del desequilibrio hormonal, como los fibromas o la endometriosis. En un estudio realizado en 220.000 mujeres, se demostró que el ejercicio físico en todas sus variantes (incluso realizar las tareas del hogar) disminuye el riesgo de padecer cáncer de mama (según otro estudio, en un 58 %).

El ejercicio es imprescindible para conservar los huesos sanos y fuertes, en particular los ejercicios con pesas, ya que ayudan a mantener la densidad ósea, lo que, a su vez, reduce los problemas relacionados con la osteoporosis (*véanse* págs. 271-277). Los resultados de las investigaciones muestran que las mujeres acostumbradas a realizar ejercicio físico durante al menos veinticuatro horas a la semana presentan los índices más bajos de fractura de cadera, a pesar de que cuatro horas a la semana ya pueden ejercer una influencia significativa y reducir la incidencia en más del 44 %. El ejercicio físico activa la circulación, optimiza la presión arterial y aumenta el número de linfocitos T en el organismo, los cuales mejoran la inmunidad.

Sin embargo, no hay que confundir la actividad regular con el exceso de ejercicio. A pesar de que el ejercicio físico favorece el equilibrio hormonal, su práctica desmesurada puede causar amenorrea en las mujeres. Esto se debe a que el cuerpo necesita mantener determinados niveles de grasa, cierta energía y no

LOS BENEFICIOS PSICOLÓGICOS DEL EJERCICIO FÍSICO

A continuación se detallan los beneficios que reporta, desde el punto de vista psicológico, practicar ejercicio físico de manera regular, con independencia de la edad.

- OPTIMIZA LA ENERGÍA
  Puesto que aumenta el flujo de aire que llega a los pulmones, el ejercicio incrementa el suministro total de oxígeno del cuerpo. Este hecho da lugar a la sensación sentirse revitalizada y rejuvenecida.

- REDUCE EL ESTRÉS
  El ejercicio consume adrenalina (la hormona del estrés) y genera endorfinas (las hormonas de la felicidad).
- AUMENTA LA CAPACIDAD DE REACCIÓN
  Fruto del incremento del flujo de sangre oxigenada del cerebro

y de la estimulación de los neurotransmisores.
- AUMENTA LA AUTOESTIMA
  La sensación de bienestar que se consigue gracias a la actividad física puede mejorar la confianza, el estado de ánimo y la libido.

demasiado estrés para que tenga lugar la menstruación. Si el organismo advierte que los niveles de grasa y energía son inferiores, o que está sometida a demasiado estrés, se inicia un estado de supervivencia. La menstruación cesa porque el cuerpo considera que, en ese momento, un embarazo no sería beneficioso. La falta de regla puede desatar una grave reacción en cadena, que aumentaría el riesgo de padecer osteoporosis.

Pero ¿qué se considera abuso? Aunque resulta complicado generalizar, para la mayoría de las mujeres que visito el promedio correcto de ejercicio físico se situaría en una o dos horas al día (mucho más sería excesivo). No obstante, y por encima de todo, escuche a su cuerpo, y si se encuentra cansada, su peso es demasiado bajo o las menstruaciones son desiguales cuando siempre habían sido regulares, es posible que haya llegado el momento de dejar de hacer tanto ejercicio.

EJERCICIO PARA PERDER PESO

Puesto que ayuda a desarrollar la musculatura y acelera el metabolismo, la actividad física debe formar siempre parte de cualquier programa de pérdida de peso. Pero, si desea adelgazar, necesita hacer ejercicio de una forma correcta.

Diversos estudios muestran que la mejor manera de perder peso a través del ejercicio aeróbico es mantener una intensidad suave, pero constante en el tiempo. El organismo sólo puede movilizar la grasa cuando hay suficiente oxígeno, por tanto, si la intensidad de la actividad es tal que ni siquiera le permite articular palabra, los suministros de oxígeno serán escasos y no se empleará la grasa como fuente de energía, ya que la presencia de ácido láctico en el sistema impedirá que esto ocurra. Por tanto, salga a correr con tranquilidad en lugar de hacer un sprint. Piense en aumentar el tiempo que corre en lugar de intensificar el ritmo (corra más despacio, pero durante más minutos). Lo mismo sucede con otro tipo de ejercicios aeróbicos. Para perder más peso, incremente el tiempo, no la velocidad.

Asimismo, es importante realizar ejercicio físico anaeróbico, porque fortalece y tonifica los músculos; así, cuanto más músculo posea, mayor cantidad de grasa quemará (incluso en reposo).

El mejor programa de ejercicios para perder grasa combina 30-45 minutos diarios de actividad aeróbica con tres o cuatro sesiones semanales, de media hora cada una, de entrenamiento con pesas o de tonificación para aumentar la fuerza muscular.

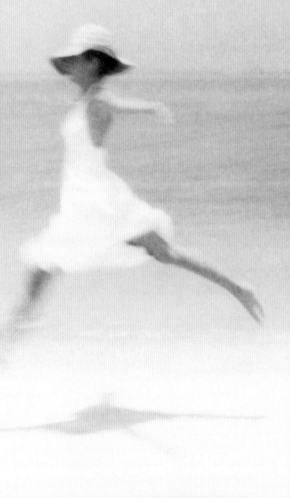

El tabaco

Los efectos perjudiciales que ejerce la nicotina sobre la salud en general son más que conocidos, pero es importante para las mujeres saber hasta qué punto fumar altera su salud reproductora en particular y cómo pueden abandonar con éxito este mal hábito.

Estudios recientes demuestran que una mujer que fuma 20 cigarrillos o más al día tiene mayor probabilidad de morir siete años antes que otra que no fuma. Tengo la firme convicción de que el hábito de fumar sólo sirve para perder tanto el dinero como la buena salud.

Fumar aumenta el riesgo de padecer cáncer de pulmón y problemas cardíacos; además, debilita el sistema inmunitario. Los productos químicos y las toxinas generadas por el humo del tabaco pueden hacer que desciendan de manera drástica los niveles de estrógenos, con sus consiguientes efectos.

El primero de ellos es la infertilidad; se ha demostrado que los componentes del humo de un cigarrillo alteran la capacidad de las células ováricas de producir estrógenos, lo que provoca que el óvulo femenino sea más propenso a desarrollar anomalías genéticas. El segundo es la menopausia precoz. Parece que fumar acelera el ritmo de pérdida de ovocitos, dificulta la función reproductora y, potencialmente, adelanta la menopausia. El tercero apunta hacia el peligro de padecer osteoporosis, y el cuarto es que duplica el riesgo de desarrollar anomalías en las células del cuello uterino.

El último eslabón de la reacción en cadena provocada por el tabaco es el aumento de abortos involuntarios. Si fuma durante el embarazo, cada vez que inhala los componentes de un cigarrillo, las toxinas pasan directamente al flujo sanguíneo del feto. Incluso aunque no se produzca un aborto, fumar durante la gestación hace que los bebés tengan un bajo peso al nacer; además, también se ha relacionado con diversas malformaciones del feto.

En definitiva, todo ello negativo, tanto para usted como para su pareja e incluso para los futuros hijos. Pero si es fumadora, existen grandes esperanzas de cambio. Los estudios demuestran que si deja de fumar, los riesgos de desarrollar enfermedades relacionadas con tabaquismo se reducen progresivamente desde el momento en que abandona este hábito. Si bien nunca podrá reemplazar los óvulos que ha ido perdiendo en su etapa de fumadora, su asombroso cuerpo alimentará y fortalecerá las células dañadas de los pulmones, del corazón, etcétera. Los efectos positivos en la circulación y la presión sanguínea comienzan a partir del momento en que se deja de fumar. En diez años, el riesgo de padecer cáncer de pulmón se vuelve a equiparar al de una mujer que no ha fumado nunca y, en quince años, ocurre lo mismo con el peligro de sufrir un infarto de miocardio.

CÓMO ABANDONAR ESTE HÁBITO

El método más adecuado dependerá por completo de la naturaleza de su propia adicción y de su compromiso para dejar de fumar. Si fuma para controlar el peso, intente perderlo de un modo que se centre en esa prioridad, como reemplazar el cigarrillo por una ramita de apio. Aunque parezca ridículo, el apio contiene una serie de nutrientes de gran valor, incluidas las vitaminas C y K, así como el folato (esencial para la salud reproductora), tiene un efecto saciante y casi ninguna caloría. Sujetarlo y masticarlo mantendrá tanto sus manos como su boca ocupadas hasta que se haya disipado el ansia de fumar. A la larga, acabará con el hábito y la adicción sin ganar peso.

Es posible que le sirvan de ayuda las terapias sustitutivas con nicotina, como los parches o los chicles (pero recuerde que contienen nicotina, por tanto, tiene que seguir con la necesidad de luchar contra su adicción). De todos modos, algunos de los mejores resultados los he conocido en fumadores que han empleado la hipnoterapia. La acupuntura también puede ser eficaz, y la planteo con más detalle, así como la aromaterapia y la homeopatía, en el siguiente apartado de este libro.

El alcohol y el organismo

La mayoría de nosotros conocemos los efectos del alcohol en el hígado, tanto en hombres como en mujeres, pero pocas de las mujeres que he visitado son conscientes de cómo afecta la bebida a aspectos concretos del cuerpo femenino.

Debido a su particular fisiología, la mujer necesita menos cantidad de alcohol que el hombre para que se manifiesten en su cuerpo las consecuencias nocivas de la bebida. Además, los estrógenos aumentan la absorción de alcohol, por lo que las propias hormonas incrementan los efectos de éste en el organismo.

Si padece problemas específicos de los estrógenos, como fibromas o endometriosis, no consuma alcohol. Como ya se ha dicho, los estrógenos aumentan la absorción de alcohol, pero éste también incrementa la producción de estas hormonas en el organismo, lo que genera un círculo vicioso de desequilibrio.

Según el famoso estudio de Framingham, llevado a cabo durante más de 50 años en la Universidad de Boston, demasiado alcohol en el organismo puede incrementar la pérdida de masa ósea y las fracturas, ambas relacionadas con la osteoporosis. Si intenta concebir, el alcohol reduce la fertilidad a la mitad (e incrementa el riesgo de aborto involuntario).

Por tanto, mi consejo es que, si goza de buena salud, reserve la bebida para los fines de semana u ocasiones especiales, y cuando tome alcohol, limite su ingesta a dos vasos de vino o cerveza. Pero si le han diagnosticado algún problema hormonal o de otro tipo, renuncie al alcohol por completo. Para beneficiarse de las propiedades antioxidantes del resveratrol, presente en el hollejo de la uva, no necesita tomar vino tinto, puesto que el mosto de uvas tintas garantiza los mismos resultados.

EL ALCOHOL Y EL HÍGADO

Situado en la parte derecha de nuestro cuerpo, el hígado limpia el sistema de toxinas, productos de desecho y de un exceso de hormonas «viejas».

Además, también ayuda a optimizar la función de la glándula tiroides, secreta bilis y permite controlar el peso mediante su capacidad para descomponer la grasa y metabolizar los carbohidratos de los alimentos. Por tanto, no tiene mucho sentido excederse en aquello que pueda provocar lesiones hepáticas.

El alcohol es un tóxico hepático. El hígado produce enzimas que descomponen el alcohol en otras sustancias que el cuerpo elimina a través de la orina y las heces. Pero algunas de ellas pueden ser más tóxicas que el mismo alcohol. Además, los radicales libres, que se producen de manera natural como resultado de la descomposición del alcohol, también pueden dañar a las células hepáticas.

Para mantener una buena salud del hígado, tome muchas vitaminas del grupo B (presentes, por ejemplo, en los boniatos, los plátanos y las lentejas), ya que ayudan a procesar el exceso de hormonas, y consuma cardo mariano (*Silybum marianum*), una planta herbácea que contribuye a la regeneración hepática. Puede adquirirla como tintura (1 cucharadita dos veces al día) o como suplemento (200-400 mg diarios).

EL PAPEL DE LAS TERAPIAS NATURALES

En la medicina convencional (alopática), la tradición ha sido tratar los síntomas de una enfermedad o curar esa «zona» que no funciona correctamente. Las terapias naturales adoptan una visión más holística.

Muchas terapias naturales se basan en la idea de que la enfermedad aparece cuando los sistemas orgánicos padecen algún tipo de desequilibrio; las terapias naturales tienen como objetivo restaurarlo.

Mi recomendación para los problemas específicos de salud está dirigida a equilibrar el cuerpo (crear un estado de homeostasis), de modo que cada sistema trabaje de manera óptima. Intento que usted misma pueda ayudarse y mejorar el proceso innato de autocuración. Mi objetivo es proporcionar herramientas para crear un programa a medida que se ajuste a las necesidades particulares de cada mujer.

Para ello, muchas de las prácticas que se mencionan en esta sección tienen un componente de autoayuda. Puede practicar en casa yoga, meditación y algunos aspectos de aromaterapia, reflexología y masajes. Sin embargo, una regla para esta práctica es seguir siempre directrices y recordar que, aunque los procesos pueden ser naturales, actúan en el organismo de una manera poderosa. Hay que escuchar al cuerpo en todo momento y buscar la ayuda de un profesional reconocido si alguna vez existe alguna duda sobre lo que se está realizando.

Cuando visite a terapeutas naturales (como en las técnicas de acupuntura y osteopatía), el tratamiento se adaptará a sus necesidades específicas, y es probable que varíe de una persona a otra. Muchas mujeres también consideran que una terapia en particular funciona mejor en ellas que en otras personas, o que la combinación de diferentes terapias naturales, como masaje combinado con aromaterapia, o meditación asociada a homeopatía, puede mejorar el proceso curativo. Es importante

encontrar aquello que le haga sentirse bien y que ejerza resultados positivos en el cuerpo. Para muchas mujeres, la experiencia de la terapia natural puede resultar alentadora, porque advierte que una persona aquejada de alguna dolencia necesita algo más que una curación rápida. Un facultativo debería dedicar tiempo a descubrir las causas de los desequilibrios en el organismo y planificar su tratamiento. Trabaja como un detective que reúne síntomas y otras pistas, como el tipo de vida y la dieta, para ayudarla a encontrar aquellas áreas de su vida que podrían afectar a su salud.

LA ATENCIÓN INDIVIDUALIZADA

Si decide probar una terapia natural, el éxito o fracaso dependerán ampliamente del compromiso que decida adquirir con ella, de su nivel de implicación. Por ejemplo, si decide tomar un remedio de fitoterapia, éste no podrá curar su cuerpo si no lo combina con una dieta eficaz y ciertos cambios en su estilo de vida que protejan su salud actual y futura. Con frecuencia recomiendo terapias naturales, pero siempre junto con una dieta y un tipo de vida saludables. Asimismo, no se deben esperar resultados visibles de un día para otro. Hay que tener en cuenta que se está reeducando al cuerpo para que se cure él mismo y eso puede implicar cierto tiempo. Las recomendaciones que propongo en este libro se conocen por aliviar problemas concretos de salud. Sin embargo, quizás advierta que necesita modificar su tratamiento en algún aspecto para asegurarse de que se centra en sus síntomas específicos. En este caso, le aconsejo que consulte a un profesional cualificado en el ámbito pertinente para obtener más ayuda personalizada.

LAS TERAPIAS NATURALES ayudan al cuerpo a sanarse por sí mismo.

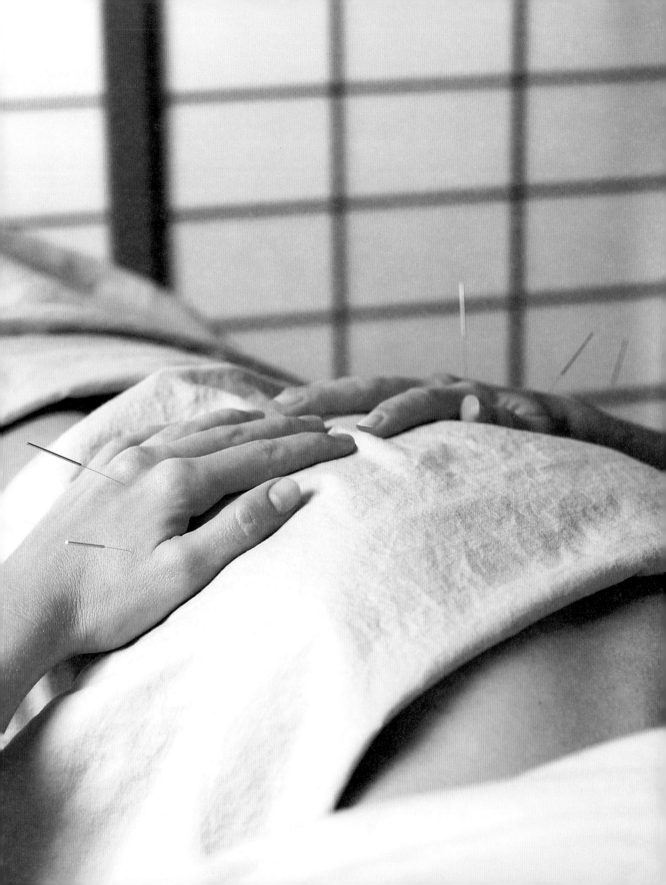

Plantas medicinales y homeopatía

Durante siglos, la naturaleza nos ha proporcionado medicinas. En el caso

de las hierbas, el remedio proviene directamente de la planta, mientras que

la homeopatía toma la energía de la sustancia natural en una forma digerible.

PLANTAS MEDICINALES

Hoy en día, un 70 % de los fármacos procede de plantas medicinales. Cuando utiliza una hierba para la curación, no sólo se beneficia de sus agentes activos, sino también de sus agentes modificadores. La hierba transforma sus propias acciones y reacciones, y a menudo erradica los efectos secundarios. Si sólo toma el ingrediente activo como preparado farmacéutico, es posible que deba consumir otro medicamento para superar los efectos secundarios del primero.

Quizás en la etiqueta de los remedios fitoterapéuticos aparezca la expresión «extracto estandarizado». Este proceso, por lo general, estandariza la planta sólo en lo referente a un principio activo, de manera que mi consejo es que evite este tipo de remedios y emplee sólo aquellos que no hagan ninguna referencia a los extractos estandarizados, en cuya etiqueta aparezca «planta entera», o que únicamente mencione el nombre de la planta.

CÓMO TOMAR REMEDIOS DE HIERBAS

Siempre que sea posible, tome remedios de plantas ecológicas en forma de tintura. Ponga un poco de ésta (normalmente 1 cucharadita) en una escasa cantidad de agua y tómese la mezcla. Asimismo, son eficaces las cápsulas vegetales preparadas con plantas ecológicas. No obstante, siempre hay que leer la etiqueta de un remedio herbal antes de tomarlo, y, ante cualquier duda, consultar a un especialista. Muchas plantas medicinales se desaconsejan durante el embarazo o la lactancia.

HOMEOPATÍA

El principio básico de la homeopatía es «lo similar cura lo similar». Dosis infinitesimales de sustancias que en una persona sana producirían efectos similares a los de la enfermedad, en un enfermo, estimulan las propias capacidades de curación del organismo.

Los remedios homeopáticos se elaboran mediante un proceso conocido como *sucusión*. La sustancia activa, que a menudo se extrae de las plantas, pero que también puede provenir de cualquier materia orgánica, se diluye decenas o cientos de veces y se sacude violentamente para dejar su huella energética en el líquido. Un remedio con una potencia de 6 CH se ha diluido seiscientas veces; de 6 D, sesenta veces, y así sucesivamente. Cuanto más se diluye el remedio, más intensa es su acción. Muchos científicos creen que la homeopatía funciona por el efecto placebo. Pero tal afirmación no explica los resultados tan eficaces de la homeopatía en animales.

Por otra parte, numerosos estudios científicos demuestran que la homeopatía puede ayudar a tratar el desequilibrio hormonal, los miomas uterinos, la endometriosis, las menstruaciones irregulares y la infertilidad sin causa justificada, entre otros problemas. Mi experiencia me dice que la homeopatía es un tratamiento muy eficaz para muchas mujeres, en especial cuando se administra correctamente bajo prescripción de un homeópata acreditado. Éste prescribirá un tratamiento adecuado a su constitución y sintomatología, después de reunir un minucioso historial de cada aspecto de su salud, desde cómo duerme hasta su ritmo deposicional.

Los remedios homeopáticos son inofensivos, no adictivos y adecuados para mujeres de todas las edades y en cualquiera de las etapas de la vida, como, por ejemplo, durante el embarazo.

Acupuntura

Ampliamente practicada como parte de la medicina tradicional china (MTC),
la acupuntura es una terapia reservada a los profesionales que vela por liberar
una fuerza vital, llamada *qi*, en el cuerpo.

El *qi* (también conocido como *chi*) regula el equilibrio espiritual, emocional, mental y físico mientras fluye por todo el cuerpo a través de unos canales llamados *meridianos*. Cuando el *qi* se bloquea, se produce un desequilibrio y falta de armonía, lo que comporta mala salud o incluso enfermedad.

Según la medicina tradicional china, en el cuerpo humano hay más de 2.000 puntos de acupuntura, cada uno de los cuales estimula a uno o más meridianos. La inserción de una aguja de acupuntura en estos puntos específicos estimula el flujo del *qi* a lo largo de los meridianos correspondientes, con el objetivo de desbloquear y equilibrar el flujo energético y restablecer el bienestar físico y emocional.

Muchas mujeres que acuden a mi consulta dejan la acupuntura porque no se sienten cómodas con las agujas. Por lo general, un acupuntor inserta agujas a una profundidad de 0,3 a 1 cm, aunque, en ocasiones, es mayor. Las agujas son muy finas y la inserción no resulta en absoluto dolorosa (dista mucho de las sensaciones producidas por un pinchazo de inyección o una extracción de sangre).

La Organización Mundial de la Salud asegura que la acupuntura es «un procedimiento clínico de gran valor» y la considera apropiada para muchos problemas genitourinarios y reproductores, incluidos la infertilidad, el síndrome premenstrual (SPM), períodos menstruales irregulares e impotencia (en los hombres). Pruebas científicas han demostrado que esta terapia resulta eficaz en los trastornos hormonales de la mujer, las menstruaciones irregulares y la falta de ovulación. Asimismo, he advertido que la acupuntura resulta particular-

> LA ACUPUNTURA surgió en China hace más de 2.000 años.

mente beneficiosa para los problemas de salud femeninos y que ofrece excelentes resultados, sobre todo si se aplica en combinación con la medicina nutricional. Además, es una terapia que se puede utilizar con seguridad en cualquier etapa de la vida (incluso durante el embarazo), siempre y cuando la aplique un profesional cualificado.

VISITAR A UN PROFESIONAL

En su primera visita, un buen profesional (con, como mínimo, tres años de formación) dedicará cierto tiempo a realizarle preguntas sobre su historial médico y hábitos, así como sobre sus gustos y aversiones. También le observará la lengua y le tomará el pulso. Sólo una vez que el especialista tenga una visión completa de sus antecedentes, síntomas y constitución, le recomendará un tratamiento. Éste será individualizado y puede tener una duración de entre cuatro semanas y tres meses.

Si decide proseguir con el tratamiento, es posible que, durante los primeros días, detecte cierto empeoramiento de los síntomas iniciales, o que experimente efectos secundarios (a menudo incluyen alteraciones del apetito o sueño irregular, así como cambios en el ritmo de micción o deposicional). Estos efectos adversos pronto desaparecerán, lo que significa que el tratamiento funciona. Muchas mujeres sostienen que las sesiones de acupuntura son muy relajantes. Es normal experimentar una ligera desorientación inmediatamente después de un tratamiento, de modo que asegúrese de asistir a la sesión con alguna persona que le pueda acompañar a casa, e incluso, si lo considera necesario, tómese el resto del día libre.

Aromaterapia y masaje

El olfato y el tacto son dos de nuestros sentidos más poderosos y se han aplicado con fines terapéuticos beneficiosos durante cientos de años. La aromaterapia y el masaje pueden actuar tanto a nivel físico como emocional.

AROMATERAPIA

Cada planta oculta una fragancia en su aceite esencial, que emana de sus flores, hojas, ramas, tallos o corteza. Mediante la extracción del aceite esencial, por lo general a través de un proceso de destilación al vapor, podemos emplear este aroma con fines curativos.

Inhalar un aceite esencial activa los nervios que parten desde la nariz hacia el cerebro, y con ello se logran ciertos efectos sobre la mente y el cuerpo. Calentar un aceite esencial en un quemador, o tan sólo añadir unas gotas a un pañuelo para inhalarlas periódicamente, puede levantar el estado de ánimo, calmar la ansiedad e incluso aliviar la depresión, dependiendo del tipo de aceite. La aromaterapia es muy útil para tratar el SPM, ayudar a combatir el mal humor y regular las hormonas.

Cuando los aceites esenciales se utilizan en masajes o se añaden al agua del baño, no sólo nos beneficiamos de su fragancia, sino también de sus propiedades, gracias a que las pequeñas moléculas que componen el aceite penetran con facilidad por los poros de la piel y alcanzan el torrente sanguíneo. Los aceites pueden ejercer influencias beneficiosas en los órganos, los tejidos y las glándulas del organismo. Por ejemplo, pruebe lavanda para la celulitis, caléndula para las varices y sándalo si padece cistitis. El dolor menstrual se puede tratar con romero, y la falta de períodos, con rosa. Si está en la menopausia, la manzanilla romana y el amaro ayudan a aliviar los sofocos y los sudores nocturnos.

CÓMO APLICAR LOS ACEITES ESENCIALES

A excepción del árbol del té y de la lavanda, los aceites esenciales deben diluirse en un aceite de base, como el de almendra dulce, antes de entrar en contacto directo con la piel. Como norma general, utilice un máximo de 15 gotas de aceite esencial (o una mezcla de aceites esenciales) por cada 30 ml (6 cucharaditas) de aceite de base. Sin embargo, algunos aceites esenciales son más potentes que otros, por lo que tendrán que diluirse en mayor cantidad de base antes de aplicarse; por tanto, lea siempre las etiquetas. Puede añadir unas gotas de aceite esencial al agua de baño, sin necesidad de diluirlo. Para un masaje básico relajante, incorpore, por ejemplo, una mezcla de lavanda, neroli y aceite de rosa a un aceite de base. La gestación es un período excepcional para su cuerpo: si está embarazada, consulte a un especialista en aromaterapia antes de emplear cualquier aceite esencial.

EL TOQUE CURATIVO

El masaje es una técnica de trabajo corporal que emplea el frotamiento, el amasado y la presión de los músculos, los ligamientos y los tendones del cuerpo. Puede resultar sumamente eficaz como relajante muscular y, asimismo, mejora el estado de ánimo.

Las suaves técnicas de manipulación utilizadas en el masaje ayudan a que los sistemas linfático y circulatorio fluyan libremente. Mantener el sistema circulatorio en óptimas condiciones es fundamental para gozar de buena salud, puesto que alimenta las células, mientras que el linfático representa una parte esencial del sistema inmunitario, ya que ayuda a eliminar las toxinas y los desechos del cuerpo.

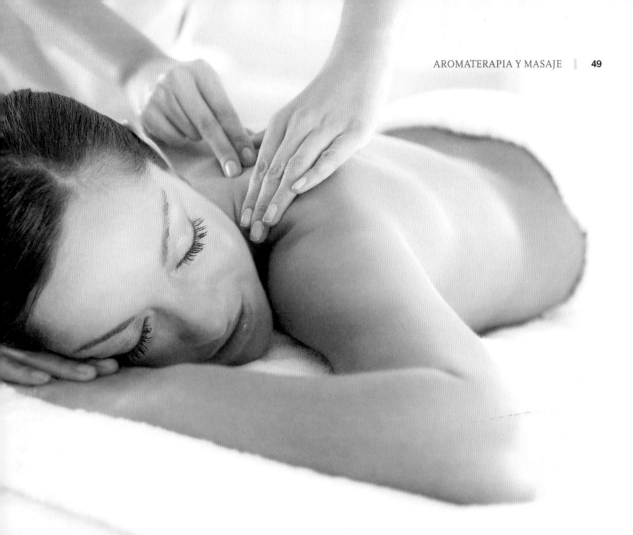

Creo que uno de los aspectos más apasionantes acerca de los masajes es cómo ponen de manifiesto las interconexiones del cuerpo. Todo nuestro ser está conectado (por los canales de energía, el aparato circulatorio y el asombrosamente complejo sistema nervioso); por tanto, estimular determinada parte del cuerpo mediante un buen masaje puede conferir los beneficios terapéuticos de éste a un área diferente. Por ejemplo, un profesional masajeará las piernas para aliviar los dolores de espalda, y viceversa.

Los masajes

Si bien algunos tipos de masaje resultan dolorosos (por ejemplo, cuando el terapeuta amasa músculos muy contraídos), la mayoría son totalmente indoloros, y pueden ejercer un efecto relajante o estimulante en función de la técnica empleada. En las secciones terapéuticas que se presentan en este libro, he in-

cluido un gran número de automasajes beneficiosos para que le ayuden a calmar sus molestias desde casa. Sin embargo, no hay nada mejor que un masaje profesional, que se centrará en áreas específicas del cuerpo para aliviar malestares, daños y problemas de salud de acuerdo con sus necesidades.

Cuando acuda a su masajista, manifieste sus preferencias (si está inquieta ante la idea de recibir un masaje corporal completo por primera vez, sosiéguese y opte por uno centrado en la cabeza, o bien en la cabeza, el cuello y los hombros). Cada persona reacciona de manera diferente ante un masaje, por lo que es posible que se encuentre pletórica o, por el contrario, un poco cansada (actitud que puede durar hasta el día siguiente). Estas reacciones son completamente normales, pero haga caso a su cuerpo y no planee ninguna actividad demasiado agotadora tras un masaje profesional. Sólo disfrútelo y siéntase mimada.

Yoga y meditación

El yoga surgió en la India hace al menos 7.000 años. Se trata de un sistema de entrenamiento para el cuerpo, la mente y el alma, y su objetivo es estimular y equilibrar el flujo de la energía vital, conocida como *prana*, alrededor de nuestro cuerpo sutil.

YOGA

La palabra sánscrita *yoga* significa «unir o combinar», y la práctica del yoga tiene como finalidad crear el equilibrio entre cuerpo, mente y alma. Para lograrlo, el yoga enseña secuencias de posturas (*asanas*), así como técnicas de respiración. Si se practica con regularidad, el yoga puede mejorar la flexibilidad y la circulación, reducir el estrés y proporcionar a la mente un estado de paz.

Según la organización internacional de investigación The Yoga Biomedical Trust, el yoga ayuda a superar los problemas de infertilidad y los menstruales, posiblemente gracias a una combinación del aumento del flujo sanguíneo en los órganos reproductores y a la desaparición del estrés, lo que favorece el equilibrio de las hormonas femeninas. Esta práctica también se recomienda para conseguir una mejoría del flujo sanguíneo hacia los diferentes órganos del cuerpo y fortalecer el corazón. Varios estudios demuestran que el yoga puede restablecer el equilibrio hormonal, aliviar los trastornos digestivos y mejorar la postura corporal, la fuerza, la energía, la resistencia física, el sistema inmunitario, el sueño y la respiración. No es de extrañar que su práctica adquiera muchísima popularidad miles de años después de su aparición.

Practicar yoga

Lo mejor del yoga es que, con independencia de la edad o del estilo de vida, siempre existe una modalidad adecuada para cada mujer. Visite un centro de yoga y vaya probando hasta encontrar la técnica ideal. Por ejemplo, si acaba de descubrir el yoga o está convaleciente por alguna enfermedad, lo mejor sería escoger un tipo de yoga más tranquilo, como el *shivananda yoga*, que sue-

le incluir una postura de reposo tras cada *asana*; o en caso de preferir algo más dinámico, podría decantarse por el *ashtanga yoga*. Con independencia del estilo elegido, al principio se recomienda seguir los consejos de un profesor, ya que éste le mostrará cómo efectuar correctamente las posturas e incluso creará un programa específico personalizado. Una vez que haya adquirido los fundamentos básicos, le resultará sencillo practicarlo por su cuenta, por ello en este libro se han incluido numerosas posturas para ejercitarlas desde casa.

Una de las cuestiones más importantes de la práctica del yoga, y al alcance de todas las mujeres, es el *pranayama*, o ejercicios de respiración. Se trata de una especie de ciencia para el control de la respiración. Los profesionales sostienen que los diferentes métodos de respiración afectan al cuerpo por la influencia que tienen en el flujo del *prana*. El *pranayama* también ayuda a quien practica yoga a prepararse para otro aspecto destacado del ejercicio de esta técnica, la meditación.

DESCUBRIR LA MEDITACIÓN

El término *meditación* hace referencia a un número de técnicas que pretenden el enfoque o control de la mente hacia un estado de satisfacción interior (similar al sentimiento que uno obtiene cuando está totalmente abstraído por aquello que realiza y pierde la noción del tiempo por completo). A pesar de que tenga sus raíces en el yoga y las religiones esotéricas, y que a algunos la meditación se les antoje algo «alternativo» o intangible, en realidad existen tradiciones de meditación en casi todas las culturas del mundo, y puede llegar a ser una poderosa herramienta para individuos de cualquier sector social.

EL YOGA FAVORECE el equilibrio de las hormonas femeninas.

Muchas personas que practican la meditación con regularidad dicen que ayuda a combatir el estrés y fomenta la relajación y los sentimientos de calma y positivismo. También reduce la presión sanguínea y mejora la circulación. Un estudio llevado a cabo en el año 2003 descubrió que la meditación podía estimular diferentes partes del cerebro y fortalecer el sistema inmunitario. Otro estudio muestra que esta técnica es capaz de aliviar una serie de problemas relacionados con el estrés, como dolores crónicos, cefaleas, ansiedad, SPM, alteraciones del sueño, e incluso infertilidad, porque el estrés causado por la infertilidad puede interferir en la liberación de las hormonas que regulan la ovulación.

Consejos para una buena meditación

Las mejores prácticas de la meditación sólo se centran en la respiración (*véase* recuadro inferior) o en relajar cada parte del cuerpo de manera independiente. Como alternativa, es posible prestar atención a determinada palabra o frase, manteniéndola en la mente (como, por ejemplo, «paz» o «calma») o visualizar un lugar tranquilo o alegre para concentrarse. También se puede tener un contacto visual real (la llama de una vela, una flor o un mandala o diagrama geométrico utilizado en el budismo). La intención es lograr la concentración, abandonar los pensamientos estresantes y alcanzar un estado de paz interior.

El mejor momento para meditar es por la mañana al levantarse o bien por la noche, justo antes de acostarse y como mínimo dos horas después de haber cenado. Si es principiante, practique durante sesiones breves y regulares, de 10 a 20 minutos al día, para ir aumentándolas poco a poco, hasta que sea capaz de meditar sin perder la concentración durante aproximadamente una hora. Intente crear un espacio para la meditación claramente diferenciado; puede trasladarse a una habitación determinada, o imaginar que se encuentra en el interior de una burbuja que evita cualquier distracción. Es posible que al principio necesite asistir a una clase de meditación. Lo importante es que su mente se dirija hacia un estado opuesto a una actitud frenética y de ajetreo. Siéntese en una posición cómoda que le ayude a permanecer inmóvil (no se tumbe, ya que podría quedarse dormida), y mantenga la espalda recta.

UNA MEDITACIÓN SENCILLA CENTRADA EN LA RESPIRACIÓN

Si acaba de iniciarse en la meditación (e incluso si todavía no la conoce), utilice este ejercicio para comenzar la sesión. Intente practicarlo durante cinco minutos dos veces al día. Cuando se sienta segura de sí misma, añada cinco minutos más al ejercicio diario, hasta que pueda realizar dos sesiones diarias de 20 minutos cada una. También puede personalizar su meditación (en vez de la respiración, elija una palabra o frase para concentrarse, o una imagen alegre que pueda mantener en su mente).

1 Busque un lugar tranquilo donde sepa que no la van a molestar y apague el teléfono móvil. Siéntese en el suelo, o utilice una silla si se encuentra más cómoda en ella (pero apoye bien los pies). Cierre los ojos.

2 Poco a poco, comience a realizar inspiraciones profundas. Tome aire por la nariz, mientras cuenta despacio hasta tres, y espire por la boca a la vez que vuelve a contar de forma pausada. Continúe hasta que consiga realizar las respiraciones con naturalidad y de forma rítmica.

3 Ahora concéntrese en el flujo del aire, sienta cómo pasa por las fosas nasales al inspirar y entre los labios al espirar. Cuando los pensamientos acudan a su mente, no los ignore; conózcalos y deje que fluyan. Al principio puede parecer complicado, pero esta técnica se tornará más sencilla con la práctica.

Reflexología

La reflexología, una práctica basada en la energía, implica la estimulación, el masaje

y la presión sobre ciertos puntos de los pies (y en ocasiones de las manos) con

el fin de favorecer el flujo de energía por el cuerpo y conseguir la autosanación.

Los reflexólogos consideran que el cuerpo está dividido en diez zonas verticales, también denominados *canales*, cinco a la izquierda y cinco a la derecha. Cada canal discurre desde la cabeza hasta su punto reflejo en las manos y los pies. Mediante la presión de dichos puntos es posible estimular el flujo de la energía hacia su correspondiente parte del cuerpo y liberar la energía bloqueada. Por ejemplo, estimular el punto reflejo correspondiente a los ovarios puede liberar la energía vital bloqueada en la hipófisis. Cuantos más canales energéticos se desplieguen, más se optimiza el funcionamiento del organismo y mayor será la oportunidad de restablecer la armonía, u homeostasis, de cada uno de los sistemas orgánicos que conforman el cuerpo humano.

EL MASAJE DE REFLEXOLOGÍA

Como sucede con cualquier otra técnica natural para la salud, practicar reflexología en casa resulta sencillo, si bien es preferible acudir a un reflexólogo experto, que será capaz de tratar sus síntomas en particular. El tratamiento en sí implica trabajar primero todas las áreas del pie derecho y, a continuación, las del pie izquierdo. Después de la sesión, y durante unos días, puede experimentar sudores, diarrea y un aumento de la micción, signos evidentes de que los sistemas de excretores del cuerpo eliminan las toxinas. Asimismo, es posible sufrir somnolencia o encontrarse melancólico. Algunas personas pueden sentir escalofríos, flatulencias, erupciones en la piel o un aumento de la energía, manifestaciones que forman parte del proceso de curación natural.

PUNTOS DE REFLEXOLOGÍA EN LOS PIES

Este diagrama muestra los puntos reflejos de los pies. Durante un masaje de reflexología, usted o un especialista estimularán el área correspondiente a su punto débil o enfermo. Esto ayuda a liberar el bloqueo de energía (que podría encontrarse en otra parte del cuerpo) que causa el desequilibrio, con el fin de estimular la curación del cuerpo.

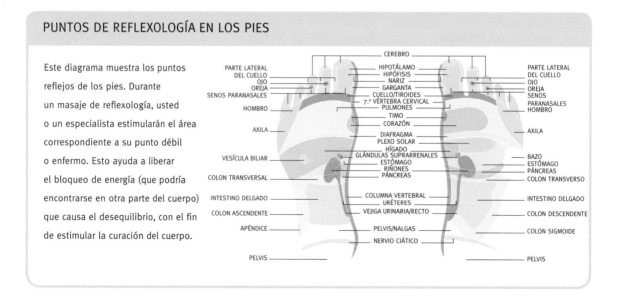

PARTE LATERAL DEL CUELLO
OJO
OREJA
SENOS PARANASALES
HOMBRO
AXILA
VESÍCULA BILIAR
COLON TRANSVERSAL
INTESTINO DELGADO
COLON ASCENDENTE
APÉNDICE
PELVIS

CEREBRO
HIPOTÁLAMO
HIPÓFISIS
NARIZ
GARGANTA
CUELLO/TIROIDES
7.ª VÉRTEBRA CERVICAL
PULMONES
TIMO
CORAZÓN
DIAFRAGMA
PLEXO SOLAR
HÍGADO
GLÁNDULAS SUPRARRENALES
ESTÓMAGO
RIÑONES
PÁNCREAS
COLUMNA VERTEBRAL
URÉTERES
VEJIGA URINARIA/RECTO
PELVIS/NALGAS
NERVIO CIÁTICO

PARTE LATERAL DEL CUELLO
OJO
OREJA
SENOS PARANASALES
HOMBRO
AXILA
BAZO
ESTÓMAGO
PÁNCREAS
COLON TRANSVERSO
INTESTINO DELGADO
COLON DESCENDENTE
COLON SIGMOIDE
PELVIS

Osteopatía

Surgida en el siglo xix en Estados Unidos, la osteopatía es una terapia natural en la que un especialista manipula el sistema músculo-esquelético para combatir el desequilibrio corporal y las enfermedades.

Un error común en la interpretación de la osteopatía es pensar que trata enfermedades relacionadas con los huesos. A pesar de su denominación (*osteo* significa «hueso»), la osteopatía es un sistema orientado al bienestar integral de la persona.

De acuerdo con los principios fundamentales de la osteopatía, cualquier desviación de la columna vertebral y el esqueleto puede impedir la circulación de la sangre y la linfa a través del cuerpo y provocar que los órganos no funcionen de manera adecuada. Si un osteópata corrige esta mala alineación, la sangre fluye suavemente hacia los diferentes órganos, el sistema nervioso es capaz de enviar mensajes de forma segura y el sistema linfático produce una respuesta inmunológica satisfactoria (las toxinas se eliminan de forma eficiente y saludable). Asimismo, tiene lugar una evidente mejoría tanto de la digestión como de la respiración, se logra vencer el dolor y malestar general, y el equilibrio (homeostasis) se restablece en todo el cuerpo. La tensión muscular es perjudicial para la buena salud, puesto que, cuando el músculo se contractura, impide el correcto flujo sanguíneo y linfático.

VISITAR A UN OSTEÓPATA

En la consulta a un osteópata, éste advertirá los problemas o disfunciones en los músculos, huesos y ligamentos. De la misma manera que otras muchas terapias naturales, le preguntará por su historial médico y usted deberá explicar sus hábitos de vida. Con este examen, el profesional dispondrá de la información necesaria para conocer su estado de salud. También le pedirá que realice determinados movimientos para determinar qué tipo de problemas osteomusculares pa-

EL OSTEÓPATA utiliza las manos para manipular el cuerpo y restablecer el equilibrio.

dece. A partir de este momento, el osteópata emplea una serie de técnicas, que incluyen manipulación, masajes y estiramientos, para mejorar la flexibilidad y movilidad de las articulaciones. Además, aplicará mayor presión en las articulaciones afectadas. Este hecho favorecerá la libre circulación de la sangre y la linfa, y restaurará la armonía en los sistemas nervioso y osteomuscular, así como en todos los órganos del cuerpo.

Además de los trastornos relacionados con el estrés, el asma, las infecciones de oído, la hinchazón, las lesiones y las inflamaciones de las articulaciones, los osteópatas también pueden obtener resultados satisfactorios en el tratamiento de ciertos procesos específicos de la mujer, como desequilibrios hormonales, dolores e irregularidades en la menstruación, determinados casos de infertilidad, y un sinfín de manifestaciones derivadas del embarazo y el posparto. La osteopatía es adecuada para cualquier edad y estilo de vida y, por lo general, no es necesario consultar a un médico antes de iniciar un tratamiento de este tipo.

También existe una forma más concreta de osteopatía; se trata de la osteopatía craneal. Resulta adecuada para todas las edades, pero se ha descubierto que es particularmente eficaz en los bebés, los niños y las mujeres embarazadas. La osteopatía craneal tiene por objeto liberar las tensiones y presiones que sufre el cuerpo mediante la detección de leves discontinuidades y movimientos musculares conocidos como *ritmo craneal*. Por medio de suaves técnicas para restablecer el correcto funcionamiento del ritmo craneal, el osteópata puede ayudar al cuerpo a recuperar el equilibrio y el bienestar.

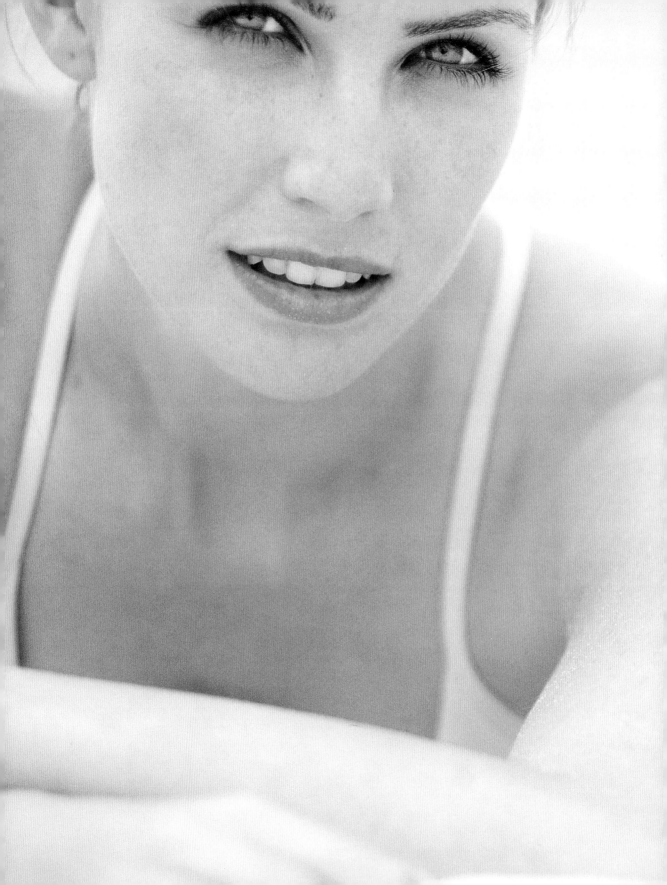

Sistemas generales del cuerpo humano

2

Como ya se ha mencionado, el cuerpo es una compleja e intrincada máquina. Mantenerla en un estado óptimo requiere un delicado equilibrio entre una nutrición, un estilo de vida y una salud adecuados. Sin embargo, algunas veces se pueden producir fallos.

Este capítulo trata, uno por uno, los órganos femeninos principales, así como los problemas más comunes que se pueden presentar a lo largo de las diferentes etapas de la vida. Se hablará de la glándula tiroides, las mamas, los órganos del aparato reproductor e incluso de las piernas. Y se abordarán temas como el hipertiroidismo y el hipotiroidismo, el dolor mamario, los quistes ováricos, el ciclo menstrual (dolor, fibromas y endometriosis), la prueba de Papanicolaou, la cistitis y las varices (por citar unos cuantos). Este capítulo constituye la base de la salud natural, la piedra angular que le permitirá cuidarse de la manera más adecuada y eficaz, tanto en casa como bajo la orientación de profesionales de la salud.

TIROIDES, GLÁNDULAS SUPRARRENALES Y EQUILIBRIO HORMONAL

Todas las hormonas del cuerpo son secretadas por las glándulas del sistema endocrino (*véase* pág. 17). Dos de las más importantes son la glándula tiroides y las suprarrenales.

Como ya se ha comentado, muchos problemas de la salud femenina tienen su origen en un desequilibrio hormonal. Quizás diversas alteraciones (como la osteoporosis, los desarreglos menstruales, el PMS, los síntomas menopáusicos, el aumento de peso, las oscilaciones de la glucemia, los cambios de humor y las molestias mamarias) sean consecuencia de algún tipo de disfunción en el sistema hormonal. A menudo, este desarreglo parte de la glándula tiroides y las suprarrenales, que secretan y regulan las hormonas. Una de las recomendaciones en beneficio de la salud de dichas glándulas es seguir la dieta del equilibrio hormonal (*véase* recuadro, página siguiente). A lo largo de todo el libro, y sobre todo en este capítulo, se cita la dieta para el equilibrio hormonal; estoy convencida de que es la clave fundamental para conseguir dicho equilibrio, y por consiguiente, la superación de muchos de los problemas «femeninos» a los que se puede enfrentar.

¿DÓNDE SE ENCUENTRAN LA TIROIDES Y LAS GLÁNDULAS SUPRARRENALES?

La tiroides está situada en la parte anterior del cuello. Se trata de una glándula en forma de mariposa que se encarga de producir tiroxina. Esta hormona ejerce gran influencia en casi todos los tejidos del organismo, ya que regula el metabolismo (la rapidez a la que se quema la grasa para producir energía). El hipótalamo y la hipófisis, situados en el cerebro, se encargan de controlar y regular la tiroides.

EL EQUILIBRIO ES LA CLAVE de la salud hormonal, y las terapias naturales pueden ayudar a conseguirlo.

Todas tenemos dos glándulas suprarrenales, situadas encima de los riñones. Cada una de ellas consta de una médula (núcleo) rodeada por la corteza, que, en total, constituye el 80% de la glándula. Las glándulas suprarrenales secretan adrenalina (conocida como *hormona del estrés*) y noradrenalina, así como esteroides, que influyen en la eficacia del sistema inmunológico.

SUSCEPTIBILIDAD FEMENINA

En las siguientes páginas, encontrará una amplia información acerca de cómo superar un hipertiroidismo o un hipotiroidismo y también cómo tratar los problemas suprarrenales. Si bien estas alteraciones también pueden afectar a los hombres, suelen ser más comunes en el sexo femenino. Las estadísticas oscilan, pero, en líneas generales, por cada hombre aquejado de problemas de tiroides existen entre 5 y 8 mujeres con estas alteraciones (*véase* pág. 62).

El riesgo de desarrollar complicaciones de tiroides se incrementa con la edad y los antecedentes familiares de cada mujer. Existen puntos de vista diferentes en cuanto a por qué las enfermedades suprarrenales tienden a ser más frecuentes en las mujeres. Algunos expertos lo atribuyen a que éstas son más propensas a padecer fatiga suprarrenal, mientras que otros aseguran que está relacionado con la susceptibilidad femenina generada por los posibles desequilibrios hormonales.

LA DIETA DEL EQUILIBRIO HORMONAL

Una dieta saludable equilibra las hormonas de forma natural. Ésta es mi dieta del equilibrio hormonal, la clave para superar cualquier tipo de problema relacionado con las hormonas.

- Asegúrese de tomar al menos cinco raciones diarias de fruta y verdura (procure que sean más verduras que frutas). Ingiera más crucíferas, como el brócoli, las coles de Bruselas, la col y la coliflor, ya que son ricas en indol-3-carbinol, que ayuda a evitar que el cuerpo absorba formas tóxicas de los estrógenos (*véase* pág.18).
- Consuma un mínimo de tres raciones de fitoestrógenos al día. Opte por legumbres como la soja, los garbanzos, las lentejas, y la linaza. Los fitoestrógenos reducen los estrógenos tóxicos del cuerpo y estimulan al hígado para que produzca globulina aglutinante de las hormonas sexuales (SHBG; *véase* pág. 78), encargada de controlar la cantidad de estrógenos y testosterona que circulan en la sangre.
- Consuma cereales integrales. Sustituya el arroz blanco por el integral, el pan blanco por el moreno y opte por otros cereales integrales, como la avena, el centeno, etcétera.
- Ingiera más cantidad de fibra. La que, por naturaleza, contienen los cereales integrales, la fruta y las verduras ayuda a evitar que el cuerpo absorba productos químicos estrogénicos (como los del plástico y los pesticidas) y fomenta la rápida eliminación de toxinas y hormonas «viejas» de los intestinos.
- Tome grasas «buenas». Consuma a diario una ración de alimentos grasos, como el pescado azul, los frutos secos, las semillas y los aceites vegetales prensados en frío. Ayudan a regular las hormonas, porque estimulan a las células a responder con mayor eficacia a los detonantes hormonales.
- Reduzca las grasas «malas», es decir, las saturadas, presentes en los alimentos de origen animal, como la carne y los productos lácteos, entre otros, ya que las grasas saturadas son más proclives a contener xenoestrógenos, que bloquean la capacidad del organismo para absorber los ácidos grasos esenciales (grasas «buenas»). Los alimentos con un alto contenido en grasas saturadas también favorecen la producción de prostaglandinas nocivas, sustancias similares a las hormonas que causan desequilibrios.
- En la medida de lo posible, elimine el azúcar de su dieta. Éste propicia el aumento de peso (grasa) y la producción de más estrógenos por parte de las células grasas, lo que conduce a un exceso de este tipo de hormonas en el organismo.
- Beba líquidos saludables (entre seis y ocho vasos al día) para ayudar a la depuración del organismo, que podrá eliminar las hormonas «viejas». Asegúrese de que el agua que ingiere sea mineral o filtrada, ya que el cloro y el flúor del agua del grifo pueden bloquear los receptores de yodo de la glándula tiroides, con el consiguiente trastorno hormonal.
- No ingiera líquidos perjudiciales. Reduzca el consumo de cafeína y alcohol. Este último obliga al hígado a realizar un sobreesfuerzo y dificulta la eliminación de las hormonas tóxicas que circulan por el organismo.
- Siempre que su economía lo permita, adquiera productos ecológicos, ya que reducen la exposición a los xenoestrógenos perjudiciales y otras sustancias tóxicas.
- Lea siempre las etiquetas de los productos y trate de evitar aquellos alimentos que contengan conservantes, aditivos y edulcorantes artificiales. Para que las hormonas estén equilibradas, la alimentación debe ser lo más natural posible.

Hipotiroidismo

De la misma manera que el acelerador de un automóvil dosifica la entrada de gasolina en el motor, la glándula tiroides regula la rapidez a la que el organismo consume los alimentos.

Por su función reguladora, la glándula tiroides es la responsable de mantener la energía y equilibrar el peso. Para desempeñar tal función, segrega tiroxina (también denominada T4) y triyodotironina (conocida como T3). Se trata de las hormonas que indican al organismo la rapidez a la que se deben quemar las calorías. La mayoría de la T4 (inactiva por sí misma) se tranforma en T3, y la producción de ambas es regulada por otra hormona llamada TSH (hormona tireoestimulante o tirotropina), que se genera en la hipófisis del cerebro (*véase* recuadro, pág. 17).

Con la proporción adecuada de hormonas tiroideas, el organismo consume calorías al ritmo óptimo, lo que permite disponer siempre de energía. Asimismo, hace posible que la temperatura corporal se mantenga de manera constante, que la frecuencia cardíaca sea estable y que el ciclo menstrual sea regular. Cuando el nivel de T4 en sangre es insuficiente, se dice que la glándula tiroides tiene una actividad baja (lo que se denomina *hipotiroidismo*). Esto puede deberse a un trastorno autoinmune, a una malformación congénita en la tiroides (de nacimiento) o a un déficit nutricional de yodo (el organismo necesita yodo para fabricar hormonas tiroideas). Por otro lado, si la hipófisis no produce suficiente TSH, no estimulará a la tiroides para que secrete T4, que puede convertirse en otra causa. Si no se diagnostica y trata, el hipotiroidismo puede provocar diabetes, hipertensión arterial, enfisema, artritis, depresión, migrañas y síndrome del túnel carpiano (cuadro que cursa con dolor, entumecimiento u hormigueo en la muñeca).

Responda a las preguntas del recuadro (derecha) y no dude en visitar a su médico si sospecha que puede padecer hipotiroidismo.

¿PADECE HIPOTIROIDISMO?

Una dieta pobre, el estrés, la falta de actividad física, el tabaco, el ataque de anticuerpos (*véase* pág. 62) y ciertos fármacos pueden influir en el funcionamiento de la glándula tiroides. Ciertos síntomas, cuando aparecen al unísono, pueden indicar hipotiroidismo. Si ha contestado afirmativamente a cuatro o más preguntas de las que se relacionan a continuación, acuda a un especialista.

☐ ¿Ha aumentado de peso, a pesar de que sigue unos hábitos correctos de alimentación y ejercicio?

☐ ¿A menudo siente frío, a pesar de que el clima sea templado?

☐ ¿Padece estreñimiento?

☐ ¿Su estado de ánimo es bajo?

☐ ¿Tiene ciclos menstruales irregulares?

☐ ¿Su cabello se muestra actualmente más fino y seco que antes?

☐ ¿Sufre fatiga?

☐ ¿Siente su piel mucho más seca de lo habitual?

DIAGNÓSTICO

Análisis de sangre Si como mínimo ha marcado cuatro casillas de la lista (*véase* página anterior), debería solicitar a su médico que le examinara para descartar un posible hipotiroidismo. Los niveles normales de TSH y T4 en sangre indican que la tiroides funciona adecuadamente. Si los resultados se encuentran en el límite de la normalidad (muy ajustados dentro de los valores estándar), el facultativo tendrá en cuenta sus síntomas a la hora de decidir si debe prescribirle un tratamiento para el hipotiroidismo.

Temperatura basal En el caso de que el análisis de sangre sea normal, pero los síntomas persistan, le recomiendo que se tome la temperatura durante tres días. Si el problema no radica en la propia tiroides, puede residir en las células del organismo donde deben actuar las hormonas tiroideas. En cualquier caso, quizás tenga un metabolismo lento, que puede manifestarse en una temperatura corporal baja.

Para conseguir una medición más precisa, utilice un termómetro digital. A lo largo del ciclo menstrual, la temperatura ascenderá tras la ovulación, lo que afectará a la medición. Para evitarlo, tómese la temperatura durante el primer, segundo y tercer día del ciclo. El primer día, anote la lectura de dicha jornada, antes de levantarse de la cama. Ésa es la temperatura basal, o, lo que es lo mismo, la temperatura del cuerpo en reposo. Durante las otras dos mañanas sucesivas, tómese la temperatura en las mismas condiciones, a primera hora. Si la temperatura media es inferior a los 36,4 °C, la tiroides podría ser «perezosa». (Si es bastante inferior a los 36,4 °C, solicite a su médico que repita el análisis de sangre, puesto que este dato podría indicar hipotiroidismo).

TRATAMIENTOS CONVENCIONALES

Si el análisis de orina revela una baja actividad de la tiroides, su médico le prescribirá un tratamiento convencional para el hipotiroidismo, que consiste en un fármaco cuyo componente principal es la tiroxina. Hallar la dosis adecuada puede llevar algún tiempo (su médico valorará los niveles de hormonas en sangre y, tres meses más tarde, repetirá la prueba hasta que se haya conseguido el equilibrio adecuado). Después, deberá realizarse análisis de sangre periódicamente (por lo general, de 6 meses a un año) para asegurarse de que la dosis es la correcta.

Si el facultativo le prescribe tiroxina, evite tomar (en el mismo momento del día) suplementos nutricionales de hierro o complementos vitamínicos o minerales que contengan dicho componente. Se ha comprobado que el hierro sintético interfiere en la absorción de la tiroxina por el organismo. Sin embargo, no sucede lo mismo con las fuentes naturales de éste, que son compatibles con la medicación, por lo que puede consumir muchos alimentos ricos en hierro, como verduras y hortalizas de hoja verde o frutos secos.

DIETA

Además de seguir la dieta del equilibrio hormonal (*véase* pág. 57), es importante que, en la medida de lo posible, procure tomar alimentos ricos en yodo y, en particular, algas marinas (que, entre otros muchos beneficios, también tienen propiedades anticancerígenas y ayudan a reducir los niveles de colesterol y a mejorar el metabolismo de las grasas del organismo), así como bacalao, gambas y atún. El yodo es un componente esencial de las hormonas tiroideas y su déficit se ha relacionado con el hipotiroidismo porque dificulta la producción de T4 (*véase* pág. 58). En el momento en que la hipófisis advierte que los niveles de T4 en sangre son

EVITE LOS BOCIÓGENOS

Los bociógenos son alimentos que pueden interferir en la asimilación del yodo en la sangre y empeorar el hipotiroidismo. El repollo, los nabos, la soja, los cacahuetes y los piñones crudos se consideran bociógenos. Sin embargo, tras la cocción, desaparece el problema; por tanto, no es necesario prescindir de estos alimentos. Si padece hipotiroidismo, puede beneficiarse de sus propiedades, pero siempre una vez que estén cocinados.

bajos, comienza a producir más TSH. Si el TSH se mantiene demasiado alto durante un período de tiempo prolongado, la tiroides puede aumentar visiblemente de tamaño y aparecer el bocio.

SUPLEMENTOS

Adquiera suplementos nutricionales de calidad (*véase* pág. 320) para que los resultados sean los mejores posibles en lo que al funcionamiento de la glándula tiroides se refiere.

- MANGANESO (5 mg/día) Se trata de un mineral imprescindible para la salud de la glándula tiroides por su influencia en la producción de T4.
- SELENIO (100 µg/día) El selenio es un componente esencial de la enzima que ayuda a generar T3, por tanto, resulta de vital importancia optimizar los niveles de dicho mineral (presente de manera natural en la tierra, así como en los crustáceos y las nueces de Brasil).
- ACIDOS GRASOS OMEGA-3 (1.000 mg de aceite de pescado que contenga como mínimo 700 mg de EPA y 500 mg de DHA, cada día). Los ácidos grasos esenciales son cruciales para la función tiroidea, ya que ayudan a mantener las células más fluidas, lo que significa que son más sensibles a las hormonas tiroideas y que reaccionan de manera más eficaz (si es vegetariana, tome cápsulas de linaza).
- TIROSINA (200 mg/día) Este aminoácido juega un importante papel en el correcto funcionamiento de la glándula tiroides, al acelerar el metabolismo y disminuir el apetito.

TRATAMIENTOS NATURALES

Homeopatía Tome arsenicum 30 CH dos veces al día durante 5 días; espere dos meses y hágase un análisis para valorar los niveles de hormonas tiroideas en sangre. Si no han aumentado, consulte con un homeópata titulado. Se considera que gracias al *Arsenicum* la glándula tiroides puede ver reforzada la producción de hormonas.

Acupuntura Esta terapia puede resultarle de gran ayuda si padece hipotiroidismo y anticuerpos antitiroideos, que indican que el sistema inmunitario está atacando a la glándula tiroides. El acupuntor recurrirá a la moxibustión (o, lo que es lo mismo, quemará artemisa cerca de su cuerpo) para reducir los niveles de anticuerpos tiroideos y propiciar la restitución del funcionamiento normal de la tiroides.

Medicina tradicional china En un estudio realizado por la Shangai Medical University se trató a 32 pacientes afectados

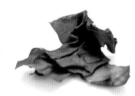
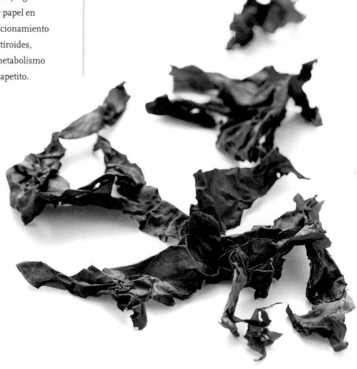

de hipotiroidismo con un preparado de fitoterapia china para estimular el meridiano renal (*véase* pág. 47). De los resultados obtenidos se desprendió que los síntomas habían mejorado notablemente en comparación con el grupo de control. Deberá acudir a un especialista para valorar si este tratamiento es conveniente para usted.

Aromaterapia Añada 5 gotas de aceite esencial de geranio (favorece el equilibrio de las hormonas tiroideas) al agua del baño y sumérjase en la bañera durante 20 minutos. Trate de hacerlo todos los días. También puede diluir 5 gotas de dicha solución en 2 cucharadas de aceite de almendras dulces y realizar un suave masaje terapeútico en la piel a modo de analgésico.

AUTOAYUDA

Libérese del estrés El estrés (junto con la falta de actividad y el tabaquismo) puede favorecer el hipotiroidismo, ya que aumenta la hidrocortisona en sangre, lo que a su vez reduce el nivel de T3 y ralentiza el metabolismo.

Si su organismo presenta unos niveles altos de hidrocortisona, los músculos comenzarán a atrofiarse para proporcionar al cerebro los nutrientes necesarios (en forma de glucosa). Cuanto menor volumen muscular, más lento será el metabolismo (del mismo modo, a mayor masa muscular, más velocidad metabólica; de ahí la importancia del ejercicio físico para su salud en general). Como agravante, los altos índices de hidrocortisona inhiben la producción de TSH, con lo que la tiroides deja de ser estimulada para producir T4. Por tanto, si padece hipotiroidismo, los momentos de relajación son muy importantes para usted. Busque momentos de ocio (que puede dedicar a leer, a pasear, a pintar, o incluso a sentarse o a contemplar el mundo que le rodea). Haga de la relajación un elemento importante en su vida cotidiana; en caso necesario, establezca pautas horarias y asegúrese de cumplirlas. El ejercicio que se propone a continuación podría resultarle de utilidad.

ADÉNTRESE EN UN REMANSO DE PAZ

Si padece hipotiroidismo, la relajación debería ser un elemento clave en su estilo de vida. Practique esta rutina cada día, incluso aunque disponga de muy poco tiempo, ya que sólo requiere unos minutos. Siéntese cómodamente en un lugar tranquilo donde sepa que no la interrumpirán.

1 Cierre los ojos y realice dos respiraciones lentas y profundas. Deje que su mente le conduzca a un paraje de su agrado, pero asegúrese de sentirse en paz, cómoda y relajada. Puede ser un lugar real, como una playa de arena o un prado lleno de flores, o bien imaginario, como un bosque encantado.

2 En su mente, evoque dicho lugar tan vívidamente como le sea posible. Utilice todos los sentidos. Perciba los colores que le rodean, los sonidos y los aromas. ¿Cómo es el aire? ¿Cálido y reconfortante para su piel? Trate de captar incluso los más mínimos detalles hasta que se sienta por completo cautivada por su entorno.

Si aparecen pensamientos negativos o recibe interferencias externas, identifique la distracción y deje que desaparezca (no tienen cabida en este momento). Permanezca en su remanso de paz durante el tiempo que se sienta cómoda.

Página anterior: alga dulce (*véase* Dieta, pág. 59)

Hipertiroidismo

Si la glándula tiroides produce un exceso de hormonas, se dice que

sufre hipertiroidismo. Esto significa que los sistemas orgánicos trabajan

con mucha rapidez.

Si bien los hombres también pueden padecer hipertiroidismo, esta patología resulta mucho más frecuente en las mujeres, en especial en aquellas que tienen entre 25 y 50 años de edad. Algunos estudios realizados en Estados Unidos muestran que se trata de una enfermedad que sufre una de cada 1.000 mujeres.

SINTOMATOLOGÍA

Los principales síntomas del hipertiroidismo son: taquicardia y palpitaciones, dificultad respiratoria, bocio (aumento de tamaño de la glándula tiroides), mayor transpiración, debilidad, ansiedad, incremento del apetito acompañado de pérdida de peso, insomnio, ojos hinchados, enrojecidos y saltones, y en ocasiones, engrosamiento de la piel de alrededor de las espinillas, de la planta de los pies, de la espalda, de las manos e incluso de la cara.

Si sospecha que presenta síntomas de esta enfermedad, acuda a su médico lo antes posible. Como consecuencia de la aceleración metabólica, la afección provoca tensión en su corazón, con lo que, a largo plazo, aumenta potencialmente el riesgo de sufrir una insuficiencia cardíaca. Asimismo, este hecho puede interferir en el ciclo menstrual y se ha relacionado con la infertilidad.

CAUSAS

La causa más común de hipertiroidismo es la enfermedad de Graves, que afecta en mayor medida a las mujeres jóvenes y de mediana edad. Los desencadenantes de dicha afección son inciertos (pueden influir el estrés y la herencia), pero se cree que la dolencia en sí tiene su origen en algún proceso autoinmune en el que el sistema inmunitario produce anticuerpos que atacan a la glándula tiroides. Este hecho la obliga a generar un exceso de hormonas T4 (*véase* pág. 58), que tiene como resultado una tiroides hiperactiva (aceleración del metabolismo).

DIAGNÓSTICO

Su médico le recomendará un análisis de sangre que le permita diagnosticar el hipertiroidismo. Gracias a esta prueba, se establece la cantidad de hormonas tireoestimulantes en sangre (TSH). En el caso del hipertiroidismo, se esperan niveles más bajos de lo normal, debido a que su cuerpo trata de que la glándula tiroides reduzca la producción de hormonas T4.

TRATAMIENTOS CONVENCIONALES

Si su especialista le diagnostica hipertiroidismo, intentará reducir los niveles de T4. Existen muchos medios para conseguirlo; por tanto, el tratamiento que le prescriba variará en función de los factores que crea que le han conducido a la enfermedad.

Medicación Los fármacos antitiroideos, como el carbimazol, o el metimazol y el propiltiouracilo, reducen la actividad de la glándula tiroides, al mismo tiempo que dificultan la producción de hormonas tiroideas. Su médico tratará de ajustar la dosis para que la glándula tiroides funcione a una velocidad «normal».

Intervención quirúrgica El médico recomendará extirpar una parte de la glándula tiroides. Por lo general, este procedimiento implica un tratamiento con pastillas que contienen yodo radiactivo. La glándula tiroides absorbe yodo para producir las hormonas tiroideas, pero, como resultado, la radiactividad del medicamento destruye algunas de las células de dicha glándula. Como consecuencia, la tiroides reduce su tamaño y secreta menos hormonas. Tenga en cuenta que este tratamiento agudiza temporalmente los síntomas de la enfermedad de Graves, especialmente la hinchazón de los ojos.

Por otro lado, es posible que su médico le recomiende cirugía para extirpar un nódulo o gran parte de la glándula tiroides; incluso puede someterla a un procedimiento llamado *embolización arterial tiroidea*, en el que se bloquea el suministro de sangre a la tiroides para impedir la producción de hormonas. Todas ellas son soluciones definitivas: durante el resto de su vida, necesitará tomar fármacos que suplan la función de la tiroides extirpada.

DIETA

La tiroides es uno de los reguladores más importantes del organismo y, por tanto, resulta fundamental que su médico valore cualquier anomalía en el funcionamiento de dicha glándula. No obstante, la nutrición puede suponer una magnífica medida complementaria. Trate de consumir alimentos que de forma natural simulen la función de la tiroides, en particular crucíferas como la col, el rábano, la coliflor y la rúcula. Estas verduras dificultan la absorción de yodo, necesario para producir T4 y T3. No obstante, informe a su médico o nutricionista si aumenta el consumo de este tipo de alimentos, sobre todo si está bajo tratamiento farmacológico, ya que la acción de estas verduras puede interferir en la dosis de los medicamentos prescritos.

Reduzca la ingesta de productos lácteos, ya que pueden aportar al organismo una excesiva cantidad de yodo y evite cualquier tipo de bebidas que contengan cafeína, como el café, el té y ciertos refrescos. Recuerde que la cafeína estimula la actividad de la glándula tiroides (y se necesita justo lo contrario).

SUPLEMENTOS NUTRICIONALES

El hipertiroidismo obliga al cuerpo a realizar un sobreesfuerzo, por lo que un buen suplemento de multivitaminas y minerales (*véase* pág. 320) resulta esencial para optimizar todas las funciones del organismo. Elija uno que contenga el mayor número posible de los nutrientes que se relacionan a continuación.,

■ COMPLEJO B (que contenga 25 mg de cada vitamina B, a diario). Todas las vitaminas del complejo B son decisivas para el correcto funcionamiento de la glándula tiroides, ya que el organismo las emplea en la producción de T4 y T3.

■ VITAMINA C con bioflavonoides (500 mg dos veces al día, como ascorbato de magnesio, además de la cantidad del preparado multivitamínico). Proporcionará a la tiroides una cantidad extra de un antioxidante indispensable.

■ VITAMINA E (400-600 UI/día). Otro antioxidante básico que ayuda a combatir los radicales libres en el organismo.

■ CALCIO (700 mg/día). Este mineral es cofactor en muchos procesos metabólicos y resulta esencial para el correcto funcionamiento de la tiroides.

■ MAGNESIO (200-600 mg/día). De la misma manera que el calcio, el magnesio es necesario para la correcta función de la tiroides, y los estudios realizados al respecto demuestran que el hipertiroidismo puede ser fruto de un déficit de magnesio, de ahí la importancia de un suplemento adecuado.

■ BROMELINA (250-500 mg/día). Dicha enzima se encuentra en la parte más dura de la piña y puede ayudar a reducir la inflamación. (Si la glándula tiroides ha aumentado de tamaño, es posible que produzca demasiadas hormonas tiroideas.)

■ COENZIMA Q-10 (60 mg/día). La investigación ha demostrado que si aumentan los niveles de hormonas en el organismo, desciende la cantidad de coenzima Q-10. Se trata de un poderoso antioxidante. Se cree que el hipertiroidismo puede incrementar los daños causados por

los radicales libres a su organismo (*véase* pág. 28) y los antioxidantes ayudan a contrarrestar tales efectos.

■ L-CARNITINA (500 mg/día). Diversos estudios muestran que este aminoácido puede reducir la actividad de las hormonas tiroideas y mitigar algunos de los síntomas del hipertiroidismo, incluidas las palpitaciones, el insomnio y la ansiedad o nerviosismo.

■ ÁCIDOS GRASOS OMEGA-3 (1.000 mg de aceite de pescado que contenga como mínimo 700 mg de EPA y 500 mg de DHA, cada día). El omega-3 o los ácidos grasos esenciales pueden ayudar a paliar la hinchazón de la tiroides, puesto que favorecen la producción de ciertas sustancias beneficiosas para el organismo denominadas *prostaglandinas*, que tienen un efecto antiinflamatorio.

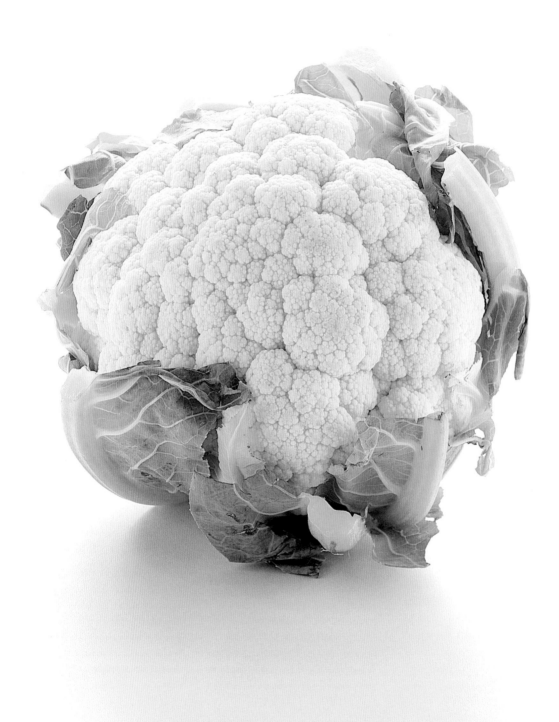

PLANTAS

Si su problema es leve, mientras consulta a su médico, puede emplear ciertas plantas para regular la función de la glándula tiroides. No tome ninguna infusión si sigue un tratamiento farmacológico antitiroideo.

■ MENTA DE LOBO (*Lycopus virginicus*). Esta planta puede ayudar a regular el hipertiroidismo mediante la reducción en la producción de hormonas tiroideas. Tómela en forma de tintura (una cucharadita dos veces al día diluida en un poco de agua).

■ MELISA (*Melissa officinalis*) Pruébela como infusión, ya que tiene propiedades antitiroideas y relajantes. Deje en infusión dos cucharadas de hojas de melisa secas en una taza de agua hirviendo. Cuélela, deje que se enfríe y bébasela. Tómese tres tazas al día.

■ AGRIPALMA (*Leonurus cardiaca*). Si uno de los síntomas que padece es taquicardia (como suele ocurrir a menudo en los casos de hipertiroidismo), la agripalma ejercerá una acción reguladora. Añada una o dos cucharaditas de esta planta seca en una taza de agua hirviendo. Déjela en infusión durante diez minutos, espere a que se enfríe y tómese la infusión. Procure beberse dos o tres tazas al día. Si lo prefiere, puede emplear tintura en lugar de tisana. Tómese una cucharadita disuelta en un poco de agua, una vez al día. (NOTA: consulte a su médico antes de utilizar agripalma si le ha prescrito un fármaco para la taquicardia.)

OTROS MÉTODOS NATURALES

Homeopatía Un homeópata titulado suele prescribir algunos de los remedios siguientes, que han probado su eficacia en la lucha contra las alteraciones de la glándula tiroides. La dosis normal es de 30 CH cada hora hasta llegar a diez tomas (por tanto, durante un máximo de diez horas).

• Belladona para la congestión de la cara y los ojos saltones.
• Yodo, en caso de ansiedad o pérdida de peso.
• *Lycopus* para las palpitaciones.
• *Natrum muriaticum*, si existe pérdida de peso.

Acupuntura Los acupuntores consideran que el hipertiroidismo responde a un desequilibrio entre el yin y el yang, con un predominio de la energía yang (masculino, oscuro) en el organismo. El especialista le recomendará una serie de sesiones de acupuntura para restablecer el equilibrio natural de dicha energía. He observado un gran porcentaje de éxito en enfermos aquejados de hipertiroidismo que se han puesto en manos de un acupuntor, por lo que, sin duda, merece la pena considerar este tratamiento.

Masajes Un suave automasaje en el cuello, los hombros y la zona torácica, o un masaje general realizado por un masajista, pueden ayudarle a calmar el cuerpo y los síntomas del hipertiroidismo. Realice movimientos largos, suaves y siempre dirigidos hacia su corazón. Pruebe los aceites esenciales (diluidos en un aceite de base) recomendados.

Aromaterapia Los aceites esenciales de lavanda y mejorana le ayudarán a calmar los sistemas orgánicos hiperactivos y propiciarán un sueño más reparador. Añada 5 gotas de cada aceite al baño de antes de acostarse y permanezca en el agua durante unos veinte minutos. También puede rociar la almohada con 5 gotas de cada aceite e inhalar su esencia mientras duerme.

AUTOAYUDA

Evite los estimulantes Esto significa que no debe consumir cafeína, alcohol o nicotina, pero también tendría que evitar los ejercicios físicos agotadores (la actividad suave es beneficiosa), ya que ejercen una acción vigorizante en el organismo. No utilice las saunas ni las bañeras de hidromasaje, puesto que aportan calor al cuerpo, y la glándula tiroides debe hacer un sobreesfuerzo para regular la temperatura.

Relájese ¡Mantenga la calma! Dedicar una hora al día a la relajación puede fomentar el sosiego de su cuerpo, lo que, a su vez, provoca la desaceleración de la tiroides. Si lo desea, puede recurrir a los ejercicios que se muestran en el recuadro de la página 61. También puede realizar una actividad tranquila que le resulte interesante (tal vez leer un libro, pintar o escuchar su música preferida) y programar un horario para disfrutar de este momento de ocio en soledad. Advierta a quienes viven con usted que dicho tiempo es sólo suyo y que deberían evitar distraerla.

Página anterior: coliflor (*véase* Dieta, pág. 63)

Problemas de las glándulas suprarrenales

Las dos glándulas suprarrenales influyen en el nivel de azúcar en sangre

y en el desarrollo sexual, pero son más conocidas por secretar adrenalina

e hidrocortisona, dos de las principales hormonas del estrés.

Cada vez atiendo a más mujeres aquejadas de problemas relacionados con la función suprarrenal y he llegado a la conclusión de que es fruto de nuestro actual modo de vida (en constante estrés, pero sin los medios para quemar todas las hormonas que se producen como consecuencia de este estado).

TRASTORNOS SUPRARRENALES

Agotamiento suprarrenal

Cuando las glándulas suprarrenales se hallan bajo una presión constante, se debilitan y son incapaces de trabajar a su máxima capacidad, lo que se denomina *agotamiento suprarrenal*. Dicho agotamiento también afecta a otros sistemas del organismo. Las glándulas agotadas son incapaces de mantener el equilibrio de la glucemia y el hidrosalino del cuerpo, de activar el metabolismo de los hidratos de carbono o de secretar hormonas sexuales. El mal funcionamiento produce depresión, mal humor y ansiedad, y cansancio, hambre, deseo de tomar azúcar, cefaleas, SPM, hipotensión arterial y bajadas del azúcar, disminución de la temperatura corporal, piel seca o fina, falta de memoria y capacidad de concentración, caída del cabello, escasa resistencia a las infecciones, dolores musculares, insomnio e inflamación.

Factores como una dieta baja en proteínas o con un exceso de carbohidratos, alergias severas, infecciones crónicas, falta de sueño o toxicidad, demasiado ejercicio, una intervención quirúrgica o una lesión importante también producirán tensión en las glándulas suprarrenales.

Hiperactividad suprarrenal

Si bien tiene sentido pensar que, debido a un uso excesivo, las glándulas suprarrenales pueden agotarse, resulta menos común que éstas funcionen con gran rapidez. En circunstancias normales, las glándulas suprarrenales liberan hidrocortisona a primera hora de la mañana con el fin de proporcionarle la energía necesaria para levantarse. A medida que el día transcurre, estas glándulas liberan menos hidrocortisona, hasta que los niveles llegan al mínimo hacia media noche. Si éstas presentan un exceso de actividad, los niveles de hidrocortisona se mantienen altos a la hora de acostarse, lo que deriva en problemas de sueño. Este hecho genera más estrés a las glándulas suprarrenales, y, en consecuencia, fatiga, aumento de peso (sobre todo en la zona de la cintura), diabetes y cambios de humor.

Exceso o déficit de hormonas

Además del agotamiento o la hiperactividad, las glándulas suprarrenales pueden sufrir dos síndromes. Cuando la corteza suprarrenal (*véase* recuadro, página siguiente) produce poca hidrocortisona (conocido como *hipofunción*), puede dar lugar a la enfermedad de Addison. Sus síntomas son pérdida de peso, debilidad muscular, cansancio, hipotensión arterial, hiperpigmentación (oscurecimiento de la piel), náuseas, diarrea, cambios de humor, vértigo y depresión. Si la corteza secreta demasiada hidrocortisona (denominada *hiperfunción*), puede desarrollar el síndrome de Cushing. Muchos de los síntomas de esta enfermedad son similares a los que padecen las personas que sufren estrés agudo, es decir, aumento de peso, depresión, insomnio y falta de deseo sexual, hipertensión arterial, resistencia a la insulina, diabetes y menstruaciones irregulares.

Tanto la enfermedad de Addison como el síndrome de Cushing son patologías serias que requieren un tratamiento médico con toda probabilidad para el resto de su vida. Si sospecha que padece una de ellas, acuda a su médico de inmediato.

LAS GLÁNDULAS SUPRARRENALES

Las glándulas suprarrenales descansan sobre el polo superior de los riñones, situados a ambos lados del cuerpo. Están separadas de éstos por medio de una capa de grasa. Cada una de las glándulas está constituida por dos secciones. El interior, la parte de menor tamaño, se compone de células nerviosas y es el responsable de producir y regular los niveles de adrenalina en el organismo. La parte más grande, el exterior, se denomina *corteza suprarrenal* y su función consiste en producir hormonas esteriodes (sobre todo hidrocortisona, la hormona del estrés, que estimula la descomposición de las proteínas y las grasas) y andrógenos (hormonas masculinas), que favorecen el desarrollo de los caracteres sexuales durante la pubertad. Las mujeres que producen demasiados andrógenos pueden presentar excesivo vello facial y ausencia de períodos. La corteza suprarrenal también genera aldosterona, una hormona que regula la proporción de sodio y agua en el organismo, así como DHEA (dehidroepiandrosterona), un paso intermedio en el metabolismo de la testosterona y de los estrógenos.

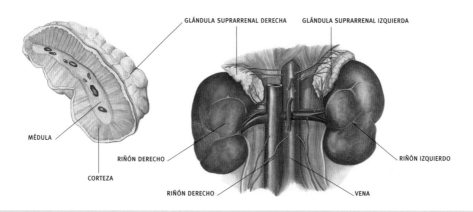

GLÁNDULA SUPRARRENAL DERECHA   GLÁNDULA SUPRARRENAL IZQUIERDA

MÉDULA

CORTEZA

RIÑÓN DERECHO

RIÑÓN DERECHO

RIÑÓN IZQUIERDO

VENA

DIAGNÓSTICO

Prueba de estrés adrenal La mejor manera de diagnosticar cualquier problema en las glándulas suprarrenales consiste en efectuar una prueba de estrés adrenal que se puede realizar usted en casa y después enviarla a analizar. Con un equipo de uso doméstico recoja cuatro muestras de saliva a lo largo del día. El laboratorio encargado del análisis comparará de qué modo cambian los niveles de hidrocortisona en la saliva durante el día (debería ser superior por la mañana para ir descendiendo a lo largo de la jornada) y medirá los valores de DHEA (otra hormona adrenal; *véase* recuadro superior). Si los resultados muestran que la hidrocortisona es demasiado alta o demasiado baja en cualquiera de las cuatro muestras, tendrá que mejorar tanto su dieta como los suplementos nutricionales para que se equilibren los niveles.

Análisis de sangre Si su médico le sugiere un análisis de sangre como primer paso en su diagnóstico, solicítele en su lugar una prueba de saliva. La experiencia me ha demostrado que los análisis de sangre sólo detectan casos extremos de problemas suprarrenales, como la enfermedad de Addison o el síndrome de Cushing, pero que obvian ciertas disfunciones leves. Sin embargo, en el caso de tales patologías (Addison, Cushing), el análisis de sangre es fundamental para medir los niveles de sodio, potasio e hidrocortisona. Los resultados revelarán al especialista si padece o no serias complicaciones adrenales.

TRATAMIENTOS CONVENCIONALES

Cuando los problemas suprarrenales sean graves, por ejemplo, si padece la enfermedad de Addison o el síndrome de Cushing, su médico le prescribirá un fármaco que trate de regular la función de las glándulas suprarrenales, incluso mediante corticosteroides (para la enfermedad de Addison) o inhibidores hormonales (en el síndrome de Cushing). En casos muy severos, le puede aconsejar cirugía o radioterapia de las glándulas suprarrenales. Por lo general, cuando existe agotamiento o hiperactividad suprarrenal que no sean consecuencia de la enfermedad de Addison o del síndrome de Cushing, se suele esperar que se solventen por sí mismos.

DIETA

El primer paso es solventar cualquier desequilibrio en los niveles de glucemia. Asegúrese de comer de forma regular, es decir, en escasas cantidades y a menudo (por lo menos cada tres horas). No obstante, esto no significa que deba recurrir a los tentempiés dulces. En su lugar, opte por cereales integrales, frutos secos y semillas, cuya energía es de liberación lenta y mantienen el nivel de azúcar lo más equilibrado posible. Evite el alcohol y otros estimulantes, ya que pueden provocar la liberación de hidrocortisona y alterar los niveles de glucosa. Consuma alimentos con un índice glucémico (IG) bajo, evite la ingesta de hidratos de carbono en forma de fécula después de las seis de la tarde, e incluya una pequeña cantidad de proteína de alta calidad en cada comida. Esta última es importante, ya que la proteína reduce la velocidad en que el cuerpo procesa los carbohidratos, al mismo tiempo que mantiene estables los niveles de glucemia.

SUPLEMENTOS NUTRICIONALES

■ COMPLEJO B (que contenga 25 mg de vitaminas B_1 B_2, B_3 y B_6; 50 mg de B_5 y 25 μg de B_{12}, a diario) El organismo utiliza la vitamina B_5 para producir adrenalina e hidrocortisona. Las vitaminas B_3 y B_6 son claves para la función suprarrenal.

■ VITAMINA C con bioflavonoides (500 mg dos veces al día) Esta vitamina resulta vital para un correcto funcionamiento de las glándulas suprarrenales. Para producir hidrocortisona, se requieren grandes cantidades de vitamina C; por tanto, es necesario tener reservas. Los bioflavonoides son unos potentes antioxidantes que aumentan la capacidad inmunológica. Tómelos en forma de ascorbato de magnesio, que es menos ácido que el ácido ascórbico, este último más económico y popular.

■ VITAMINA E (300 IU/día) Se trata de un antioxidante liposoluble que ayuda a conservar la salud de los riñones.

■ MAGNESIO (300 mg/día) Conocido como tranquilizante natural, este mineral favorece el equilibrio del nivel de azúcar en sangre. Le recomiendo que tome citrato de magnesio, ya que se absorbe con facilidad.

■ ZINC (15 mg/día) Este mineral es básico para la producción de hormonas suprarrenales y sexuales. Adquiéralo en forma de citrato de zinc.

■ EXTRACTO DE TÉ VERDE (50 mg/día) Contiene un tipo de aminoácido denominado *teanina* que desempeña un papel relajante en el cerebro y el cuerpo en general.

■ ÁCIDOS GRASOS OMEGA-3 (1.000 mg de aceite de pescado que contenga como mínimo 700 mg de EPA y 500 mg de DHA, cada día). Los ácidos grasos ayudan a acelerar el metabolismo, equilibran los niveles de glucosa y reducen la inflamación en el organismo como consecuencia de un exceso de hidrocortisona (si es vegetariana, emplee linaza).

PLANTAS

■ RAÍZ DE ORO (*Rhodiola rosea*) Planta adaptógena que tiene un efecto equilibrante en el cuerpo. Tome 250 mg al día en forma de cápsulas.

■ GINSENG SIBERIANO (*Eleutherococcus senticosus*) Se trata de una planta adaptógena que, como otras de su familia, actúa de acuerdo con las necesidades del organismo (aumenta la energía cuando es preciso y ayuda a vencer el estrés y la fatiga si se encuentra bajo presión). Asimismo, favorece la función de las glándulas suprarrenales. Si padece un estrés físico y emocional severo, tome ginseng siberiano durante unos tres meses. La dosis recomendada es de 250 a 300 mg dos veces al día en forma de cápsulas.

■ VALERIANA (*Valeriana officinalis*) Excelente para propiciar una noche de sueño reparador. Antes de acostarse, tome una cucharadita de tintura disuelta en un poco de agua. También puede tomar una cápsula de 300 mg/día.

OTRAS TERAPIAS NATURALES

Homeopatía Utilice cada uno de los siguientes remedios, según el caso, con una potencia de 30 CH, y consulte a un especialista.

• *Argentum nitricum* para la irritabilidad, la ansiedad y las ganas constantes de llorar.

• *Kalium phosphoricum* para el nerviosismo y la ansiedad.

• *Phosphoric acidum* para un agotamiento extremo y la pérdida de deseo sexual.

Acupuntura Las glándulas suprarrenales están relacionadas con el meridiano del riñón, de manera que es probable que un acupuntor trate diversos puntos a lo largo de ese meridiano con el fin de estimular la curación.

Aromaterapia Ciertos aceites esenciales pueden ayudar a preservar y nutrir las glándulas suprarrenales. La pícea es óptima para el agotamiento suprarrenal; el pino ayuda cuando se siente fatiga y nerviosismo, y los aceites de cítricos, como la bergamota, el limón y la lima, pueden proporcionar energía sin estresar a las glándulas suprarrenales. Agregue uno de ellos, o una mezcla de varios, al agua del baño (5 gotas de cada uno), o elabore su propio aceite de masaje de la siguiente manera: añada un total de 15 gotas de uno o diversos aceites de los propuestos a 6 cucharaditas de un aceite de base, por ejemplo, aceite de almendras dulces. Utilice la preparación para masajearse la espalda, justo por encima de los riñones.

AUTOAYUDA

Ejercicio La práctica regular de ejercicio físico es fundamental para aliviar el estrés, mejorar el ánimo y la energía y propiciar un buen descanso nocturno. Sin embargo, no se exceda. De treinta a sesenta minutos resultan óptimos.

Sueño Si padece agotamiento o hiperactividad suprarrenal, son necesarias entre seis y ocho horas de sueño cada noche, aunque es posible que precise más.

Relajación Puesto que el estrés es la causa principal de los problemas suprarrenales, es muy importante encontrar maneras de lidiar con él. Yo recomiendo encarecidamente el yoga (*véase* recuadro, derecha).

YOGA PARA LA SALUD SUPRARRENAL

La postura de la cobra estimula suavemente las glándulas suprarrenales con un ligero masaje en el área donde éstas reposan, en el polo superior de los riñones. Practique dicha posición sobre una alfombra o una esterilla de yoga.

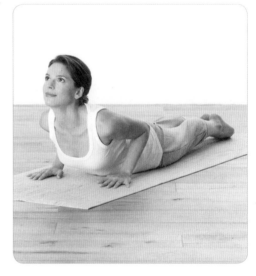

1 Estírese boca abajo, con los pies juntos y los dedos apuntando hacia atrás. Coloque las palmas de la mano bien apoyadas en el suelo, cerca del cuerpo y junto al tórax. Los codos deben mirar hacia arriba.

2 Tome aire y empuje suavemente las manos contra el suelo, levante la cabeza y el pecho y mantenga la cabeza inclinada hacia atrás. Sienta cómo el pecho se mueve hacia delante y hacia arriba. Mantenga la respiración unos instantes y espire a medida que va descendiendo hasta recuperar la posición inicial. Repita dicho ejercicio de cuatro a seis veces.

LAS MAMAS

A menudo estrechamente relacionadas con la autoestima de una mujer, las mamas

son montículos de tejido glandular, adiposo y fibroso, ubicados sobre los músculos

pectorales. Los pechos proporcionan el alimento necesario para el bebé.

El tejido de los pechos consta de unos lóbulos en forma de esfera que producen leche, así como de conductos mamarios, unos canales que la transportan desde los lóbulos hasta los pezones con el fin de amamantar al lactante. Los pezones albergan una serie de músculos que permiten su erección o excitación en respuesta a la estimulación sexual o a la lactancia materna, y tejido muscular que rodea a los lóbulos y que ayuda a que la leche materna se dirija a los conductos. Alrededor de los pezones se puede apreciar un círculo de piel, oscuro y pigmentado, denominado *areola*, que contiene glándulas secretoras de líquido para mantener el pezón lubricado.

Resulta interesante saber que las mujeres son las únicas hembras del mundo animal cuyas mamas se desarrollan mucho antes de necesitarlas para amamantar a su hijo. Una niña nace con los conductos lácteos infantiles ocupando su lugar definitivo. Durante la pubertad, cuando los ovarios empiezan a segregar estrógenos y aparece el vello púbico, comienza a desarrollarse el tejido adiposo de los pechos. Una vez se inicia la ovulación, éstos aumentan de tamaño a medida que comienzan a madurar los conductos de la leche, las glándulas y los nódulos. No existe un tiempo determinado para que los pechos adquieran su tamaño definitivo. Cada mujer es diferente.

CAMBIOS EN LAS MAMAS

En Occidente, más del 70 % de las mujeres experimenta algún cambio en sus pechos (por ejemplo, sensibilidad o hinchazón) durante el ciclo menstrual. Si bien pueden producir cierto dolor o incomodidad, la mayoría de ellos no tienen ninguna importancia. En cualquier caso, como el pecho tiene un gran peso en nuestra identidad como mujeres, no es de extrañar que muchas de nosotras estemos cada vez más preocupadas ante la amenaza de padecer un cáncer de mama. De ahí que este apartado intente proporcionarle no sólo soluciones a problemas comunes de las mamas relacionados con el ciclo menstrual, sino también todos los consejos posibles para ayudarle a prevenir dicha enfermedad.

En primer lugar, hay que tener muy claro que el hecho de ser propensa a padecer ciertos problemas durante el ciclo menstrual no implica en ningún caso un mayor riesgo de sufrir cáncer. Dichas molestias indican que sus hormonas sufren algún desequilibrio. Si cualquier dolor o molestia mejora tan pronto como se inicia su período, lo más probable es que no exista ninguna causa maligna. No obstante, resulta fundamental que cualquier mujer se realice una exploración de sus mamas de forma periódica (*véase* recuadro, pág. 77).

Como ya se ha comentado, las dos hormonas femeninas más importantes que circulan durante el ciclo menstrual son los estrógenos y la progesterona. El organismo emplea los estrógenos para convertir el útero en una especie de nutritivo cojín para que acoja a las primeras células que más adelante se convertirán en un bebé, mientras que la progesterona inhibe la respuesta inmunológica para evitar que el cuerpo rechace el embrión como lo haría con cualquier otro cuerpo extraño. Esta hormona también es la responsable de estimular los pechos para que produzcan leche. Las opiniones oscilan acerca de si los cambios producidos en las mamas durante el ciclo menstrual radican en un elevado nivel de estrógenos, un exceso de progesterona o la sensibilidad a la prolactina (hormona segregada por la hipófisis durante la lactancia).

A lo largo de las siguientes páginas se tratan los problemas mamarios más comunes, sus causas, y se proporcionan remedios naturales de reducir las molestias.

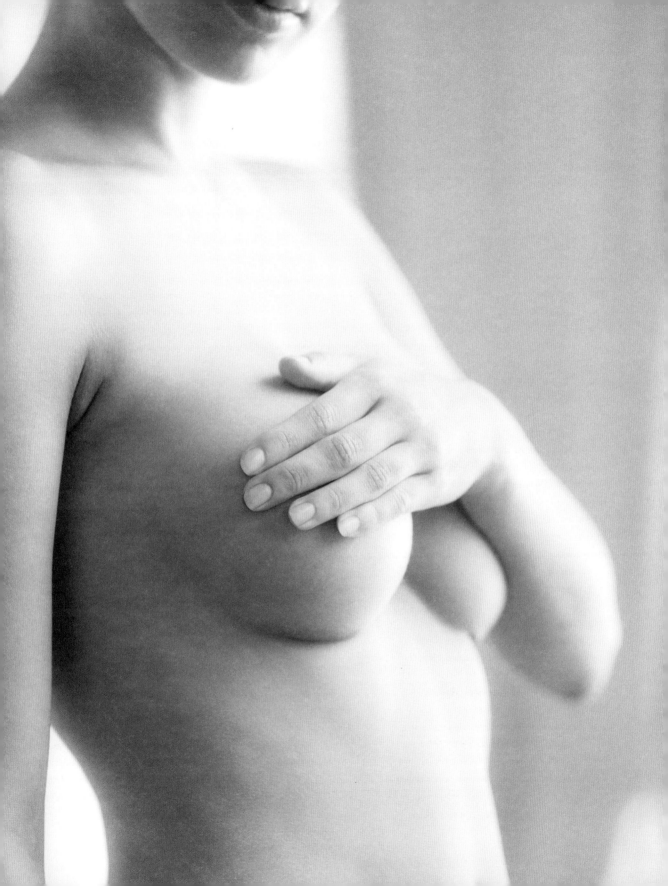

Problemas mamarios

Durante el ciclo menstrual, percibir cambios en el tejido mamario resulta completamente natural. Se trata de una reacción natural del cuerpo, que se prepara ante la posibilidad del milagro de la vida.

Muchos problemas mamarios no son más que molestias que tienen lugar durante el ciclo menstrual. A veces causan inflamación, turgencia y dolor; aunque en otras ocasiones incluso pueden no estar del todo relacionados con el período menstrual. A continuación presento los problemas más frecuentes que suelo tratar en mi consulta.

ENFERMEDAD FIBROQUÍSTICA DE LA MAMA

Se trata de uno de los trastornos más comunes que causa bultos y sensibilidad mamarios en mujeres de entre 30 y 50 años. Es totalmente benigna y sus síntomas, que tienden a acentuarse antes de la menstruación, incluyen inflamación, sensibilidad mamaria y/o uno o varios bultos.

Se cree que los cambios fibroquísticos de la mama están relacionados con la efervescencia hormonal a la que está sometido el organismo todos los meses. Cada mes, y puesto que el cuerpo se anticipa a un posible embarazo, los pechos se preparan para producir leche. Esta alteración puede deberse a la respuesta del organismo ante las eclosiones hormonales que tienen lugar en el cuerpo. Si la mujer cuenta con antecedentes familiares, puede ser más vulnerable a padecer la enfermedad.

Diagnóstico de la enfermedad fibroquística de la mama

Exploración física Su ginecólogo le diagnosticará mamas fibroquísticas tras la palpación de las áreas abultadas de su(s) pecho(s), por lo general próximas a las axilas. A diferencia de los tumores cancerosos, los quistes benignos tienden a ser móviles (no adheridos), a menudo redondeados, con bordes suaves y elásticos o de forma variable.

Mamografía Si, tras la exploración física, su ginecólogo no está seguro del diagnóstico, le recomendará que se haga una mamografía. Sin embargo, si está en la menopausia o sigue una hormonoterapia sustitutiva, su tejido mamario podría ser más denso de lo normal y dificultar la interpretación.

Ecografía y biopsia A pesar de que una exploración mamaria ecográfica puede resultar un poco cara, a menudo proporciona un diagnóstico más fiable que la mamografía en cuanto al estado del tejido mamario. Si, tras esta prueba, el ginecólogo todavía tiene dudas acerca de si los quistes son malignos o no, consulte a un especialista. Si bien resulta bastante incómoda, una biopsia (con la ayuda de una aguja fina, se extrae una muestra de tejido) puede ser la exploración más concluyente.

TRATAMIENTOS CONVECIONALES PARA EL DOLOR MAMARIO

Medicación Ante cualquier tipo de dolor mamario, así como en el caso de tener nódulos, el único tratamiento no quirúrgico consiste en un tipo de fármaco que trate de controlar las hormonas o aliviar el dolor. Es el caso de la bromocriptina, que, al reducir los niveles de prolactina (hormona que estimula el tejido mamario y la producción de leche), alivia las molestias, mientras que la píldora anticonceptiva altera de forma artificial el ciclo de las hormonas para conseguir su equilibrio.

Los medicamentos danazol y tamoxifén, ambos con propiedades antiéstrogénicas, suprimen el ciclo menstrual para paliar el dolor en las mamas. Asimismo, pueden administrarse ciertas formas sintéticas de la hormona liberadora de gonadotropina (GnRH), en forma de aerosol nasal o inyección, para provocar en el cuerpo un estado menopáusico transitorio, lo que atenuará la dolencia. Aunque aparentemente se consigue una mejoría, la supresión hormonal acarrea ciertos efectos secundarios. En el caso de este tipo de fármacos, aparecen náuseas, vértigos y cambios de humor, o incluso trombosis, depresión y aumento de peso. Además, el tamoxifén se ha relacionado con un mayor riesgo de padecer osteoporosis.

Crema de progesterona «natural» Un «tratamiento» común en los casos de mamas fibroquísticas o dolor mamario es la crema de progesterona. Algunas mujeres se la aplican en las mamas en determinado momento del ciclo menstrual. Lo que ocurre es que las células adiposas del tejido mamario absorben la progesterona para equilibrar el predominio estrogénico y aliviar el dolor. Normalmente, los nódulos desaparecen tras emplear la crema durante dos o tres ciclos. No obstante, tenga en cuenta que el término *natural* en este contexto no significa «procedente de la naturaleza», sino «igual que en la naturaleza» o «el mismo que en la naturaleza» (aunque elaborado de manera artificial). La crema «natural» de progesterona es un fármaco de uso tópico fabricado artificialmente, y, por tanto, no es lo mismo que, por ejemplo, un remedio fitoterapéutico u homeopático. Los efectos secundarios que se derivan del uso de dicha crema incluyen (paradójicamente) molestias y aumento del tamaño de las mamas. Tiene bastante sentido, sobre todo cuando muchas mujeres afirman que estos síntomas también se encuentran entre los primeros del embarazo, momento en que aumentan los niveles de progesterona. Algunos estudios sugieren que la crema puede incluso suponer un mayor riesgo de padecer cáncer de mama.

Cirugía

Algunos facultativos afirmarán que el único modo de eliminar el dolor en las mamas, fruto del ciclo menstrual, es mediante la extirpación de la mayor fuente de estrógenos y progesterona que posee el cuerpo (es decir, los ovarios). Yo desaconsejo dicha práctica, porque, aunque reduce las molestias, provoca la menopausia de manera inmediata. Para compensarlo, el médico le prescribirá la terapia hormonal sustitutiva con estrógeno, pero ésta en sí misma puede causar dolor, flaccidez y aumento del tamaño de las mamas. Sin embargo, le propongo que siga las siguientes recomendaciones.

DIETA

Antes de tomar medicación, pruebe las sugerencias nutricionales que se indican en el libro (y otros consejos naturales)

PEZONES INVERTIDOS

Los pezones invertidos son bastante más comunes de lo que se pueda pensar (afectan a una de cada cinco mujeres). Se producen porque el tejido del pezón está conectado a un conducto galactóforo corto y el tono muscular de aquél puede vencer la atracción hacia el interior. Si bien muchas mujeres se preocupan por esta situación, conviene saber que no impide la lactancia materna ni disfrutar del sexo.

Cuando los pezones están «retraídos» (lo que significa que ocasionalmente se meten hacia dentro), en lugar de totalmente invertidos, puede hacer que recuperen su posición normal mediante una suave manipulación con los dedos. Para los pezones totalmente invertidos, el procedimiento quirúrgico es una opción válida, pero hay que tener en cuenta que en ocasiones la lactancia materna puede corregir el problema. Si se ha planteado un embarazo en el futuro, tal vez debería esperar antes de recurrir a la cirugía. Un cirujano estético del Reino Unido ha desarrollado una técnica no invasiva denominada Avent Niplette (puede adquirirla *on line*), que succiona suavemente el pezón hacia una pequeña copa de plástico parecida a un dedal. En muchos casos, los pezones se mantienen hacia fuera y erguidos de forma permanente, después de tan sólo cuatro semanas de uso continuado.

durante tres meses para descubrir si el método natural alivia los síntomas sin necesidad de intervención médica. Si no muestra signos de mejora, tal vez el tratamiento farmacológico sea la única opción (sin embargo, estoy segura de que con los consejos que ofrezco pronto comenzará a advertir un cambio).

En primer lugar, siga las recomendaciones de la dieta del equilibrio hormonal (*véase* recuadro, pág. 57). Es preciso ser rigurosa si desea conseguir cambios duraderos en el equilibrio hormonal. En particular, apóyese en los siguientes consejos nutricionales:

Suprima las metilxantinas Presentes en el café, el té, las bebidas de cola, el chocolate, el café descafeinado y ciertos medicamentos, se ha demostrado que las metilxantinas causan molestias en las mamas. Por esta razón, es importante eliminarlas completamente de la dieta. Compruebe las etiquetas cuando haga la compra.

Reduzca las grasas saturadas Recomiendo una dieta baja en grasas saturadas, ya que un exceso de éstas (que se encuentran en las carnes rojas, las tartas y repostería, etcétera) puede aumentar los niveles de estrógenos en el organismo.

Consuma fitoestrógenos Una ingesta adecuada de fitoestrógenos, en especial si proceden de legumbres como garbanzos, lentejas y soja, entre otras, puede favorecer el equilibrio hormonal. Los problemas mamarios son menos frecuentes en culturas donde este tipo de alimentos conforman la base de su dieta.

Incorpore más fibra a su dieta Tomar la cantidad adecuada de fibra puede ayudarle a paliar el dolor mamario, ya que ayuda a eliminar el exceso de hormonas del organismo. Si padece estreñimiento o no consigue regular su ritmo deposicional, su cuerpo no elimina los residuos, toxinas y hormonas de manera eficaz. La fibra soluble, que se encuentra en la verdura y los cereales integrales, como la avena o el arroz integral, supone el mayor beneficio en lo referente al dolor mamario, ya que contiene un tipo de fibra que se une a las hormonas. Asegúrese de ingerir al menos una ración de cereales integrales y dos de verduras cada día.

SUPLEMENTOS NUTRICIONALES

■ COMPLEJO B (que contenga 25 mg de cada vitamina B, a diario) Las vitaminas del complejo B en general son importantes en el tratamiento del dolor mamario porque ayudan al organismo a eliminar el exceso de hormonas.

■ VITAMINA E (400-600 IU/día) Las investigaciones demuestran que la vitamina E puede aliviar las molestias en los pechos. Puede aumentar la ingesta de vitamina E con alimentos como almendras, verduras de hoja verde, avena, soja y cereales integrales. Asimismo, tome una cantidad extra en forma de suplemento durante tres meses, mientras trata de incrementar su consumo por medio de alimentos ricos en dicha vitamina. Intente adquirir este suplemento en su versión sintética, es decir, D-alfa-Tocoferol.

■ ACEITE DE ONAGRA (240-320 mg/día) El ácido gamma-linoleico (GLA) obtenido a partir del aceite de onagra favorece el equilibrio entre las prostaglandinas buenas y malas del organismo y reduce el dolor mamario. Si padece epilepsia, consulte a su médico antes de tomar cualquier cápsula que contenga GLA.

■ PROBIÓTICOS (que contengan por lo menos diez mil millones de organismos por cápsula; una cápsula/día) Los suplementos probióticos pueden ayudar a reducir las enzimas del cuerpo, que reabsorben las hormonas «viejas». Además, favorecen un ritmo deposicional regular, lo que limita todavía más las posibilidades de que el organismo reabsorba las toxinas.

PLANTAS MEDICINALES

Los remedios fitoterapéuticos son capaces de mejorar el equilibrio hormonal y garantizar que el hígado procesa y excreta de manera eficiente los estrógenos «que ya no cumplen ninguna función en el organismo».

■ SAUZGATILLO (*Vitex agnus castus*) Esta planta ayuda a regular los niveles de prolactina y favorece la tersura de las mamas. Tome una cucharadita de tintura diluida en un poco de agua o 200-300 mg en forma de cápsula, dos veces al día.

■ AMOR DE HORTELANO (*Galium aparine*) El amor de hortelano tiene una acción desintoxicante, al reducir la inflamación y la hinchazón de las mamas. Tome una cucharadita de tintura diluida en un poco de agua o 200-300 mg en forma de cápsula, dos veces al día.

■ GINKGO BILOBA (*Ginkgo biloba*) Puede contribuir a la regulación de los receptores de estrogénicos del organismo. Tome una cápsula de 300 mg/día.

Página siguiente: amor de hortelano (*Galium aparine*)

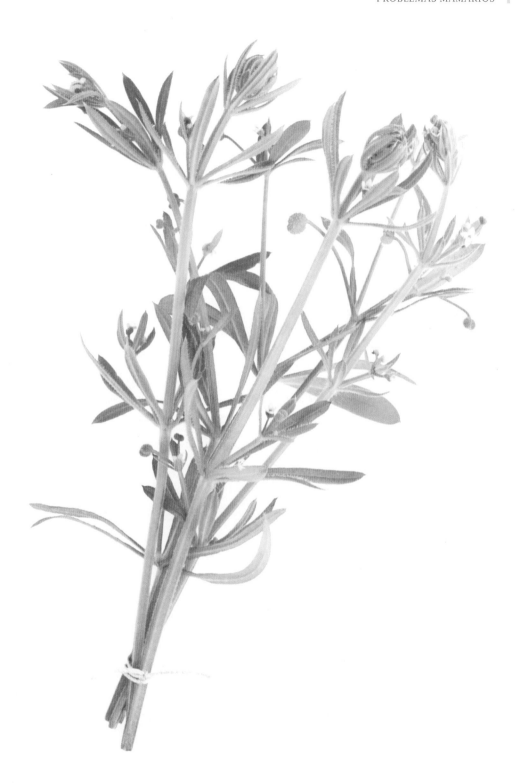

OTRAS TERAPIAS NATURALES

Aromaterapia Para aliviar el malestar, aplíquese en el pecho compresas humedecidas en una disolución de aceites esenciales. Añada tres gotas de esencias de jengibre, manzanilla y lavanda en un cuenco en el que haya vertido una taza de agua caliente. Extienda sobre el agua una gasa doblada durante diez segundos para que absorba las partículas flotantes de aceite. Retírela y escúrrala. Colóquesela sobre una mama entre cinco y diez minutos. Si lo considera necesario, repita el proceso en el otro pecho.

AUTOAYUDA

Ejercicio físico La actividad física regular ayuda a equilibrar las hormonas. Propóngase dedicar un mínimo de 30 minutos diarios a cualquier ejercicio que la deje levemente «sin aliento».

Explore sus mamas Vale la pena reiterar la importancia de una autoexploración mamaria regular (cada día, si está preocupada o, de lo contrario, una vez al mes), por medio de la técnica que se describe en el recuadro de la página siguiente.

¡LIBÉRESE DEL SUJETADOR!

Ciertas investigaciones han apuntado que el simple hecho de abandonar el hábito de llevar sujetador puede aliviar los dolores mamarios e incluso reducir los quistes fibrosos, en caso de que se tengan. Algunos médicos opinan que el sujetador puede dificultar el flujo de la linfa a través del tejido mamario (hay ganglios linfáticos justo debajo de cada pecho), lo que favorece la acumulación de toxinas y, como consecuencia, las molestias. A pesar de que todavía hay que investigar acerca de la existencia de una relación entre los problemas mamarios y el hecho de llevar esta prenda, trate de evitar el uso de sujetadores con aros o demasiado apretados. En su lugar, opte por camisolas o tops con sujetador integrado, o por lo menos, utilice uno sin armadura. Siempre que pueda (en especial, por la noche), quíteselo.

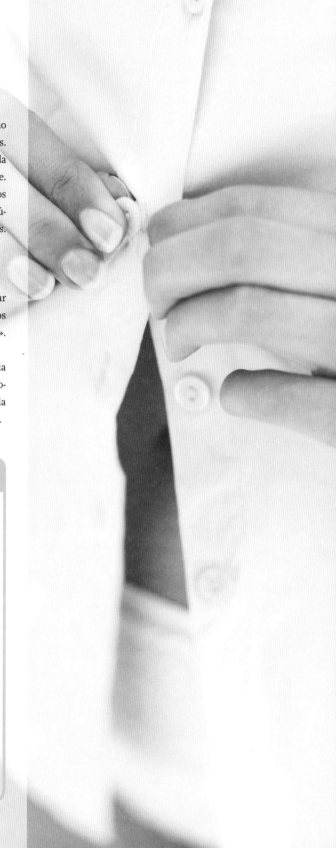

Prevenir el cáncer de mama

Para muchas mujeres, el miedo a padecer cáncer de mama con frecuencia afecta tanto a su autoestima como la enfermedad en sí. Mi idea es que dicho temor se convierta en una actitud positiva respecto a la exploración mamaria regular.

En los países occidentales, el cáncer de mama se ha convertido en una de las causas principales de mortalidad en el sexo femenino. No obstante, cada vez más mujeres adquieren conciencia acerca de cómo enfrentarse a esta enfermedad, al mismo tiempo que la medicina avanza en cuanto a los medios para luchar contra ella.

El simple hecho de explorarse las mamas puede salvarle la vida (no existe una manera más clara de decirlo). La mayoría de los tumores mamarios los detectan las propias mujeres, frente a unos pocos que se encuentran en las revisiones médicas. Practique la técnica que se sugiere en el recuadro inferior, al menos una vez al mes. Si advierte algún cambio en sus mamas, cualquier dolor constante o descubre algún bulto extraño, acuda de inmediato al ginecólogo. Si bien los problemas graves suelen ser poco frecuentes, es importante descartarlos. Durante los últimos años, existe cierta preocupación respecto a la seguridad y eficacia de las mamografías, por tanto, valore con su médico la posibilidad del diagnóstico ecográfico.

APRENDA A CONOCER SUS PECHOS

Conocer sus mamas resulta esencial para detectar cualquier posible cambio. Explórelas al menos una vez al mes, aunque lo ideal sería entre siete y diez días después del inicio de la menstruación. Esto permitirá que el tejido mamario se «asiente» y reanude los cambios propios del ciclo hormonal.

1 Desnúdese de cintura para arriba y colóquese de pie frente a un espejo. Levante los brazos. ¿Cuál es su posición (la de las mamas) en el torso? ¿Cómo describiría su forma? ¿Hacia dónde se perfilan los pezones? ¿Alguno de sus pechos es más grande o ha cambiado de posición (por lo general más bajo) con respecto al mes anterior? Busque cualquier enrojecimiento, área ulcerada o escamosa en los pezones o la mama, así como hendiduras o grietas. ¿Aparece hinchazón bajo la axila o alrededor de la clavícula? ¿El pezón segrega algún fluido?

2 Acuéstese de espaldas y repose la cabeza sobre una almohada. Explórese primero la mama derecha. Levante el brazo derecho, flexiónelo por el codo y colóquese el antebrazo bajo su cabeza. Con la punta de los dedos de la mano izquierda, ejerza una firme presión para dibujar pequeños círculos alrededor del pecho derecho y la axila. ¿Nota algún bultito? ¿Percibe alguna zona engrosada o diferente del resto del tejido mamario? Pálpese atentamente todo el pecho; a continuación, repita el mismo proceso con la mama izquierda.

CAUSAS

Hasta ahora, no se sabe con certeza cuáles son las causas que provocan cáncer de mama. Sin embargo, existen ciertos factores de riesgo que pueden predisponer a unas mujeres más que a otras a padecer esta enfermedad. Podemos tomar medidas ante algunas de estas causas, pero no ante todas ellas. Resulta importante adoptar ciertas precauciones en aras de reducir al mínimo los riesgos, pero sin que ello implique una existencia feliz.

El sobrepeso, demasiado alcohol y la falta de ejercicio físico son factores de riesgo que podemos controlar, si bien la edad también se muestra como una variable significativa (el cáncer de mama se desarrolla con mayor frecuencia a partir de los 50 años). La herencia genética es otro factor importante; si en su familia se han dado casos de cáncer de mama, usted puede ser portadora del gen BRCA, que se sabe que aumenta el riesgo de sufrir tal dolencia. Si informa a su ginecólogo acerca de su historial familiar, es posible que le realice pruebas genéticas. Algunas mujeres con el gen BRCA han optado por una mastectomía electiva (o profiláctica), pero no tiene por qué ser necesariamente la única medida de prevención. Para concluir, existen pruebas bastante certeras en las que se hace patente que los estrógenos desempeñan un papel decisivo en el cáncer de mama (las mujeres con exceso de estrógenos parecen tener un riesgo más elevado que aquellas cuyos niveles son normales).

DIETA

Siga el estilo de vida japonés Las mujeres de Japón presentan un riesgo de padecer cáncer de mama ostensiblemente inferior al de las occidentales: 39 casos por cada 100.000 japonesas frente a los 133 de Occidente. Los expertos han apuntado que la causa radica en el tipo de dieta. Las japonesas incluyen en su alimentación más fitoestrógenos que las mujeres occidentales. Un estudio a gran escala muestra que una dieta rica en soja está asociada a un 14 % menos en la probabilidad de padecer cáncer de mama. Parece que los fitoestrógenos de la soja (*véase* pág. 31) bloquean los receptores de estrógenos del tejido mamario (del mismo modo que el fármaco tamoxifeno; *véase* pág. 72), y, en consecuencia, es posible que prevengan dicha enfermedad. Asimismo, estimulan la producción de una proteína denominada *globulina aglutinante de las hormonas sexuales* (SHBG), que controla la cantidad de estrógenos en sangre.

Otras fuentes saludables son los garbanzos, las lentejas, las judías *aduki*, las judías rojas y otras legumbres. Asimismo, las mujeres japonesas suelen consumir más pescado que las occidentales, y, en especial, pescado azul. Éste aumenta la asimilación de ácidos grasos omega-3, que inhiben el crecimiento tumoral.

Consuma crucíferas Ciertas verduras, como la berza, las coles de Bruselas y la coliflor, pueden prevenir el exceso de estrógenos, ya que contienen una sustancia química llamada Indole-3-carbinol, que ayuda al cuerpo a eliminar el exceso de estas hormonas y evita la absorción de estrógenos tóxicos. Un estudio concluyó que las mujeres que tomaban una taza y media al día de este tipo de vegetales redujeron en una cuarta parte el riesgo de sufrir cáncer de mama.

Tome fibra Los alimentos ricos en fibra favorecen la eliminación de residuos y toxinas del organismo, incluidos los estrógenos. Intente consumir 40 g de fibra diarios. Cambiar la dieta por una principalmente vegetariana, con abundancia de frutas y verduras, daría un magnífico impulso a su ingesta de fibra. Si puede, añada a su plan nutricional uno o dos puñados de linaza, que también contiene lignanos. Estimulan la SHBG e inhiben la actividad de la aromatasa, una enzima que estimula al cuerpo a transformar más hormonas masculinas en estrógenos. (Algunos fármacos contra el cáncer de mama son inhibidores de la aromatasa y están pensados para detener la transformación de la testosterona en estrógenos que lleva a cabo el organismo.)

SUPLEMENTOS NUTRICIONALES

- ÁCIDO FÓLICO (400 µg/día, quizás en suplementos de multivitamínicos y de minerales) Diversos estudios demuestran que las mujeres con un ingesta diaria de 345 µg o más de ácido fólico, también conocido como vitamina B_9, tienen un riesgo un 38 % menor de padecer cáncer de mama que las mujeres con un aporte inferior a 195 µg/día.

- PROBIÓTICOS (que contengan por lo menos diez mil millones de organismos por cápsula; una cápsula/día) Un estudio ha revelado que los probióticos pueden ayudar prevenir la reabsorción de estrógenos «viejos» que se depositan en el colon, y, asimismo, favorecer su eliminación.

PLANTAS

■ CIMICIFUGA (*Cimicifuga racemosa*) Esta planta medicinal actúa como un antiestrógeno suave y los estudios indican que es capaz de reducir la velocidad a la que se multiplican las células del cáncer de mama. Tómela en tintura (una cucharadita disuelta en un poco de agua, dos o tres veces al día) o en cápsulas (250-350 mg/día).

AUTOAYUDA

Reflexione acerca de la terapia hormonal sustitutiva Si bien es cierto que, tiempo atrás, la terapia hormonal sustitutiva se consideró la panacea para la mujer menopáusica, en la actualidad se dispone de más información. Las investigaciones han concluido que este supuesto tratamiento «antiedad» puede aumentar el riesgo de padecer cáncer de mama. Si tiene antecedentes familiares de este tipo de cáncer, o si se encuentra en un grupo de riesgo, consulte a su ginecólogo antes de optar por esta terapia y sopese los riesgos. Existen remedios naturales que pueden aliviar los síntomas de la menopausia (*véanse* pág. 252-255). Así pues, desde mi punto de vista, los beneficios de la terapia hormonal sustitutiva no compensan sus peligros.

Evite las toxinas Todos los tipos de cáncer son el resultado de mutaciones en el ADN, por lo que es importante tener en cuenta los residuos tóxicos ambientales a los que se expone su cuerpo y tratar de reducir dicha exposición (*véase* recuadro).

RESIDUOS TÓXICOS Y CONTAMINANTES

Los tóxicos nos rodean (están en el aire, el agua y la tierra). Le insto a reducir la carga tóxica de su organismo mediante estas sencillas reglas de estilo de vida.

CONSUMA ALIMENTOS ECOLÓGICOS Lo más importante que puede hacer para prevenir el cáncer es consumir alimentos ecológicos. El tejido mamario de las mujeres que padecen cáncer de mama contiene más pesticidas que el de las mujeres con otros problemas. Si los alimentos que adquiere no son ecológicos, lávelos a conciencia y pele siempre las frutas y las verduras.

ESCOJA CUIDADOSAMENTE SUS COSMÉTICOS Los desodorantes, así como los antitranspirantes, incluyen un tipo de conservantes denominados *parabenos* que se han encontrado en los tumores cancerosos de las mamas y que pueden tener un efecto similar a los estrógenos en su organismo (y también el aluminio, que se ha relacionado con la demencia). Además, los antitranspirantes impiden a su cuerpo expulsar las toxinas a través del sudor, de modo que permanecen en el organismo. Prescinda de los antitranspirantes y emplee un desodorante libre de productos químicos o uno de cristal mineral, sin parabenos y que no impida la transpiración natural, aunque eliminará cualquier rastro de olor corporal. Siempre que utilice cremas faciales, lociones bronceadoras, leches corporales o productos desmaquilladores, entre otros, cerciórese de leer los ingredientes y pregúntese si podría escoger una alternativa más natural.

Muchos cosméticos, en especial los perfumes, contienen xenoestrógenos (*véase* recuadro, pág. 18) en los «almizcles» artificiales que les proporcionan su aroma característico. Consulte la página 320 para encontrar productos de cosmética natural inocuos.

EVITE LOS XENOESTRÓGENOS DE CUALQUIER PROCEDENCIA Además de todo lo expuesto, los estrógenos artificiales se pueden encontrar en biberones, envases de plástico, botellas de agua y empastes dentales, así como en pinturas y plásticos en general. Procure exponerse lo mínimo a cualquier elemento o sustancia contenida en dichos productos.

Deje el tabaco y el alcohol Los cigarrillos y el alcohol son sus máximos enemigos. El consumo de cualquier bebida alcohólica puede aumentar significativamente el riesgo de padecer cáncer de mama, y las mujeres fumadoras tienen hasta un 60 % más de riesgo de padecerlo que aquellas que nunca han fumado. Según un estudio, incluso el tabaquismo pasivo durante tan sólo una hora al día puede triplicar el riesgo de sufrir dicha enfermedad.

Vigile su peso El sobrepeso puede incrementar la producción de estrógenos de las células grasas, lo que, a su vez, aumenta el riesgo de padecer cáncer de mama. Sin embargo, no son únicamente los kilos de más los que la harán más propensa a sufrir cáncer de mama, sino también cómo están repartidos por el cuerpo. Si su figura presenta «forma de manzana» (la grasa se localiza alrededor de la cintura), su riesgo es mayor que el de aquellas mujeres cuyo cuerpo tiene «forma de pera» (con la grasa distribuida en torno a las caderas). Para comprobar si se encuentra en el grupo de mayor riesgo, mida su cintura y cadera y divida el contorno de la cintura entre el de la cadera. Si la cifra resultante es superior a 0,8, significa que acumula demasiada grasa en la zona media del cuerpo. Esto puede aumentar los niveles de estrógenos en su organismo y, en consecuencia, acentuar el peligro de padecer cáncer de mama. Si es su caso, necesita eliminar la grasa en torno a la cintura siguiendo una dieta saludable (*véanse* págs. 24-29) y realizando una actividad física regular (entre tres y cinco sesiones semanales), que alterne ejercicios aeróbicos y tonificación.

Busque tiempo para relajarse El estrés afecta tanto al modo en que el organismo produce hormonas como a la eficiencia del sistema inmunitario. No sorprende que las investigaciones hayan encontrado cierta relación entre el estrés y el cáncer de mama. Concédase 30 minutos al día para relajarse.

Deje que le dé el sol La vitamina D, producida por su propio organismo en respuesta a la luz solar, ha demostrado reducir el riesgo de padecer cáncer de mama, ya que ayuda a evitar que las células anómalas se multipliquen. Un estudio de 2006 concluyó que «los suplementos de vitamina D podrían reducir la incidencia y el índice de mortalidad por cáncer [...] con pocos

efectos adversos o ninguno». Deje que le dé el sol sin protección solar durante unos 15 minutos al día (compruebe los cosméticos para la piel que utiliza, ya que la mayoría contienen factores de protección solar que impiden el paso de los rayos solares). Obviamente, también existe el problema del cáncer de piel, de manera que no supere el tiempo de exposición recomendado y, si está preocupada, utilice protector solar, pero tome vitamina D en forma de suplemento (400-600 UI/día de vitamina D). También puede aumentar los niveles de vitamina D si consume pescado azul y yemas de huevo.

Haga ejercicio La práctica regular de ejercicio físico resulta esencial en la lucha contra el cáncer de mama. Los estudios demuestran que cualquier tipo de actividad cumple una doble función, ya que reduce los niveles de estrógenos y también, y de manera significativa, el peligro de sufrir cáncer de mama. Las estadísticas concluyen que las mujeres que practican ejercicio físico durante más de cuatro horas a la semana tienen un 58 % menos de riesgo de padecer esta enfermedad, y las que lo hacen entre una y tres horas semanales tienen un 30 % menos. Propóngase realizar entre treinta minutos y una hora diaria de ejercicio moderado, y no olvide que las tareas del hogar y la jardinería también cuentan.

Lactancia materna Existen miles de razones para afirmar que la lactancia materna es la mejor alimentación para un bebé (pero, además, actualmente se sabe que la lactancia también reporta beneficios para la madre). La investigación preliminar indica que las hormonas liberadas por el organismo durante la lactancia provocan un cambio físico permanente en las células mamarias que puede ayudar a protegerlas ante los posibles efectos del cáncer inducido por los estrógenos.

Explore sus mamas A pesar de que ya se ha comentado, no se puede dejar de hacer hincapié en que la autoexploración mamaria es el mejor método para detectar de manera precoz el cáncer de mama. Cuanto antes lo localice, mayor será la probabilidad de evitar su desarrollo. El 90 % de los tumores malignos los han descubierto las propias mujeres que han explorado sus mamas. Explóreselas por lo menos una vez al mes mediante la técnica que figura en el recuadro de la página 77.

Página siguiente: cimicifuga (*Cimicifuga racemosa*; *véase* Plantas, pág. 79)

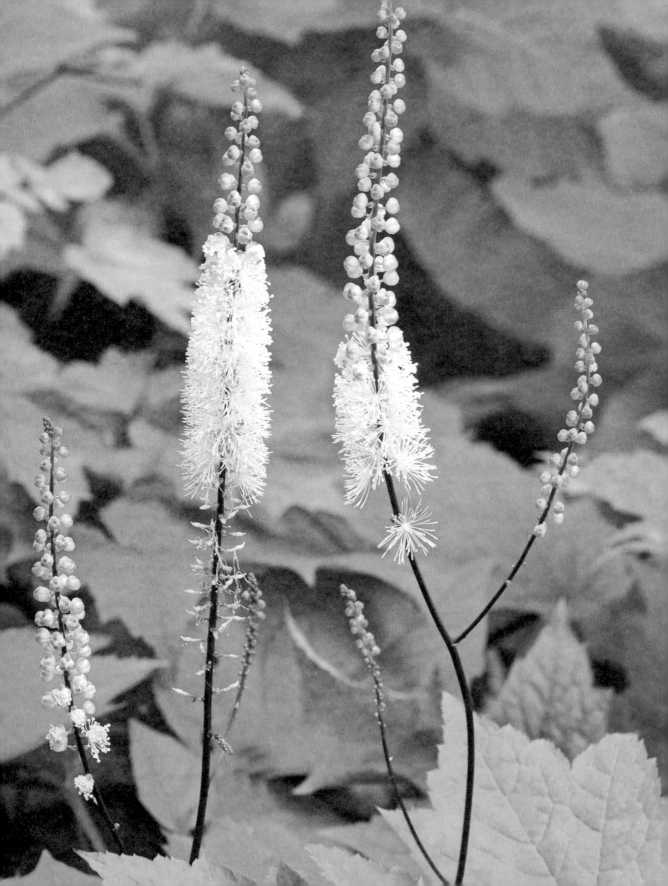

LOS OVARIOS

Aunque su tamaño no es mayor que el de una almendra, los ovarios son órganos de gran importancia que producen estrógenos y progesterona (las hormonas que juegan un papel decisivo en la regulación de la fertilidad), así como testosterona.

Gracias a los estrógenos, se puede decir que los ovarios juegan un papel importante en el mantenimiento de la salud de la piel, el corazón, las mamas y los huesos, además de regular el metabolismo y la temperatura corporal. Sin olvidar el extraordinario milagro de la ovulación. Cada mes, los ovarios liberan un óvulo maduro; si un espermatozoide sano se encuentra con él, éste se transformará en un embrión.

Sin embargo, a pesar de su impresionante poder, los ovarios no están exentos de manifestar algún tipo de alteración. De los trastornos más comunes que han llegado a mi consulta, destacan el síndrome de ovarios poliquísticos (SOPQ) y los quistes ováricos. Por fortuna, existen numerosos tratamientos naturales que no sólo pueden tratar dichas alteraciones con resultados positivos, sino que también tienen un carácter preventivo.

En este apartado, se van a analizar en detalle los problemas más frecuentes que pueden afectar a los ovarios, así como las formas de curación más eficaces. Por ahora vale la pena señalar las directrices generales que le ayudarán a mantener los ovarios sanos durante el mayor tiempo posible. No obstante, hay que hacer hincapié en el hecho de que existen numerosos problemas relacionados con los ovarios que precisarán una intervención quirúrgica o un tratamiento médico convencional. Las terapias naturales, incluidas la nutrición y la fitoterapia, pueden resultar de gran ayuda en la mayoría de los casos, pero es primordial que su ginecólogo le proporcione un diagnóstico correcto y que juntos puedan garantizar el tratamiento más eficaz para su caso en concreto (incluso, tal vez, una combinación de ambos enfoques, el convencional y el natural).

> LAS FLORES también poseen ovarios: el fruto maduro.

EL CUIDADO DE LOS OVARIOS

Tomar ciertas medidas para lograr el equilibrio hormonal puede ofrecer garantías de un correcto funcionamiento de los ovarios, lo que redunda en la fertilidad y en un mejor estado de salud en general. Siga la dieta del equilibrio hormonal (*véase* recuadro, pág. 57) y, en particular, vigile el consumo de azúcar. Mantenga unos niveles de glucemia estables; elimine los hidratos de carbono refinados, los estimulantes (como la cafeína), y opte por una dieta de índice glucémico bajo (IG bajo).

Fumar está relacionado con problemas de producción de estrógenos por parte del ovario. Equilibrar el peso (*véanse* págs. 296-301) también resulta decisivo. Si tiene sobrepeso, es probable que las células grasas produzcan un exceso de estrógenos, y si su peso está por debajo de lo normal, quizás no ovule, porque el cuerpo adopta una actitud de supervivencia, ya que considera que no sería seguro para usted concebir en un momento en que el organismo cree que se pasa por una época de hambruna. El estrés también puede inhibir la ovulación, porque su cuerpo advierte peligro. Preste atención al estrés que padece y trate de buscar tiempo para relajarse, aunque sólo sea durante veinte minutos al día.

Para concluir, tenga en cuenta que, en ocasiones, la píldora anticonceptiva puede acentuar el desequilibrio hormonal, e influir en la acción de los ovarios cuando decida dejar de tomarla. Si utiliza la píldora como método anticonceptivo y decide quedarse embarazada, concédase un plazo mínimo de tres meses tras dejar de tomarla para restablecer el equilibrio natural de su organismo (siga mi programa preconceptivo, *véanse* págs. 168-173) antes de intentar concebir.

Síndrome de ovarios poliquísticos (SOPQ)

Cada mes, los folículos crecen en los ovarios de la mujer. Cuando aquéllos

no se desarrollan adecuadamente pueden formar quistes en los ovarios,

lo que, junto con un desequilibrio hormonal, puede derivar en el SOPQ.

En un ciclo normal, unos cuantos folículos se desarrollan en la superficie de los ovarios. En uno de ellos, un ovocito madura con mayor rapidez que el resto de óvulos presentes en los otros y se libera hacia el interior de la trompa de Falopio. Los folículos restantes mueren. Si padece ovarios poliquísticos, una serie de folículos inmaduros permanecen en la superficie de los ovarios, lo que hace que éstos aumenten de tamaño. En sí mismo, este hecho no supone necesariamente un problema (muchas mujeres con ovarios poliquísticos presentan ciclos menstruales regulares y no tienen dificultad en quedarse embarazadas). Sin embargo, si además tiene unos niveles más altos de lo normal de ciertas hormonas sexuales, como andrógenos (hormonas «masculinas», incluida la testosterona) y hormona luteinizante (HL), entonces padece síndrome de ovarios poliquísticos, una alteración que desencadena síntomas como amenorrea, acné, profusión de vello corporal y aumento de peso.

CAUSAS

Las causas del SOPQ todavía desconciertan incluso a los médicos especializados en dicha materia. Si bien subyace cierta relación genética y hereditaria, muchos problemas se derivan del simple hecho de que los ovarios no puedan producir hormonas en las proporciones adecuadas. Entonces, la hipófisis recibe el mensaje de que éstos no funcionan correctamente y libera más HL. Las mujeres con SOPQ a menudo sufren fluctuaciones de glucemia, lo que induce al páncreas a producir más insulina, que a su vez hace que los ovarios generen más testosterona. Esto repercute en las glándulas suprarrenales y el hígado, que secretan una mayor cantidad de hormonas masculinas en el organismo. En definitiva, se entra en un círculo vicioso.

DIAGNÓSTICO

Si sospecha que padece SOPQ, acuda a su médico cuanto antes, ya que un diagnóstico precoz puede ayudar a prevenir las complicaciones a largo plazo derivadas de esta alteración, como la infertilidad y la diabetes. Si, después de realizarle las siguientes pruebas, el médico confirma el diagnóstico de SOPQ, es posible que le derive al endocrino o al ginecólogo.

Ecografía El médico puede considerar que es conveniente realizarle una ecografía con la que comprobará si se detectan o no folículos inmaduros en la superficie de los ovarios.

Analítica Su médico le realizará un análisis de sangre para comprobar los niveles de hormona folículoestimulante (FSH) y HL, andrógenos (hormonas masculinas), y SHBG (globulina aglutinante de las hormonas sexuales). Unos niveles altos de HL y/o andrógenos, y/o unos niveles bajos de SHBG pueden indicar una alteración. Sin embargo, tenga en cuenta que no se precisa una combinación de todos estos desequilibrios hormonales para padecer SOPQ. Es suficiente uno de ellos, además de los ovarios poliquísticos detectados en ecografía.

TRATAMIENTOS CONVENCIONALES

Tratar correctamente el SOPQ y solucionar esta alteración resulta una cuestión trascendental. Su médico le aconsejará, con toda probabilidad, los siguientes métodos convencionales.

Terapia hormonal Puesto que el SOPQ consiste en una alteración relacionada con el equilibrio hormonal, es lógico que su médico le proponga algún tipo de fármaco para regular la secreción de hormonas de su organismo. La forma más co-

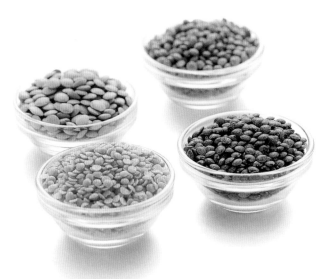

mún de tratamiento para las mujeres que no estén pensando en quedarse embarazadas consiste en la píldora anticonceptiva, ya que reduce los niveles de testosterona. Este medicamento puede ayudar a eliminar algunas de las consecuencias «masculinas» del síndrome de ovarios poliquísticos, como el acné y el exceso de vello, pero no trata la causa.

Si se plantea un embarazo a corto plazo, su médico le prescribirá citrato de clomifeno. En la mayoría de las mujeres, induce la ovulación, pero también puede bloquear la capacidad de llevar a término la gestación. Tome clomifeno durante un máximo de seis meses. En caso de resistencia a este fármaco, el especialista probará con otro tipo de fármacos, como las gonadotropinas.

Sensibilizantes de insulina La relación que existe entre el SOPQ y la resistencia a la insulina hace que algunos médicos prescriban medicamentos para la diabetes tipo II. Lo más probable es que le administre metformina. Hay que destacar, no obstante, que no siempre resulta eficaz en todas las mujeres, mientras que varios estudios demuestran que aumenta la eficacia del clomifeno, de ahí que puedan recetarle ambos fármacos a la vez. La metformina es un potente fármaco que provoca trastornos gástricos hasta a una quinta parte de las mujeres que la toman.

Cirugía Como última opción, el médico puede aconsejarle una diatermia ovárica laparoscópica o «incisión» del ovario.

Este procedimiento provoca un descenso en los niveles de testosterona para intentar estimular al ovario para que libere un óvulo. Si bien la cirugía ofrece resultados a corto plazo, es probable que vuelva a aparecer el SOPQ, por lo que el médico recurre a esta práctica sólo en el caso de que el resto de los tratamientos hayan fracasado.

DIETA

Ciertos estudios han demostrado la importancia de la dieta en el tratamiento natural del SOPQ. Por tanto, antes de recurrir a cualquier tipo de medicación, le insto a que se incline por un enfoque nutricional para tratar dicha enfermedad. Siga durante seis meses las recomendaciones que se proponen a continuación (incluya también los suplementos). Si, una vez finalizado este período de tiempo, no experimenta signos de mejora, acuda a su médico.

Si tiene sobrepeso, resulta fundamental eliminar esos kilos de más hasta alcanzar el peso adecuado en relación con su altura. El sobrepeso aumenta drásticamente los niveles de insulina y agrava los síntomas del SOPQ. La pérdida de peso, por otro lado, comporta unos bajos niveles de insulina, lo que, a su vez, reduce los niveles de testosterona que interfieren en la ovulación. Por tanto, siga la dieta del equilibrio hormonal (*véase* pág. 57) y dedique más tiempo al ejercicio físico. Establezca como objetivo mantener su IMC (índice de masa corporal) en los valores adecuados para su edad y estatura.

Superior: lentejas (*véase* Fitoestrógenos, página siguiente)

Para tratar el SOPQ con el método natural, es esencial adecuar los hábitos alimentarios con el fin de mantener unos niveles de glucosa equilibrados durante todo el día. Si las glándulas suprarrenales están sobreestimuladas por los constantes vaivenes de la glucemia, producirán demasiada adrenalina (la hormona del estrés), así como un exceso de andrógenos (hormonas masculinas), lo que inhibirá por completo la ovulación. Aunque en Occidente tendemos a realizar tres comidas al día, en su lugar, si padece SOPQ, intente hacer seis pequeñas comidas equilibradas (lo ideal es que incluyan alimentos con escasa glucosa), distribuidas a lo largo del día.

Fitoestrógenos Consumir ciertos alimentos, como soja, garbanzos o lentejas, que contienen estrógenos naturales, puede resultar beneficioso para las mujeres con SOPQ, puesto que los fitoestrógenos ayudan a controlar los niveles de testosterona en sangre.

EMBARAZO Y SOPQ

En mi opinión, muchas mujeres que padecen SOPQ pueden lograr un embarazo si siguen una terapia natural. No deje un medicamento que le hayan prescrito, sin comunicárselo a su médico y pedirle su aprobación.

SI ES MENOR DE 35 AÑOS Una vez que deje la medicación, conceda a su cuerpo seis meses para practicar los consejos naturales sugeridos en estas páginas. Después deje de tomar la coenzima Q10 y las plantas medicinales y comience a intentar el embarazo.

SI ES MAYOR DE 35 AÑOS Siga el consejo de su médico sobre qué fármacos tomar. Confíe en un buen suplemento multivitamínico y de minerales y practique las recomendaciones nutricionales que se muestran en este libro. NO tome plantas medicinales, ni tampoco coenzima Q10.

SUPLEMENTOS

Los principales objetivos de los suplementos nutricionales son regular los niveles de insulina y, por tanto, equilibrar la glucemia. Los que se mencionan a continuación también favorecen la pérdida de peso en el caso de que sea necesario.

■ COMPLEJO B (que contenga 25 mg de cada vitamina B, a diario). El déficit de vitaminas del complejo B puede agravar los síntomas del SOPQ, porque todas ellas son muy importantes en la función hepática (para eliminar las hormonas «viejas»). Un estudio demostró que la suplementación con vitaminas del complejo B en pacientes con SOPQ favorecía la pérdida de peso y mejoraba la ovulación en un 23 %.

■ CROMO (200 µg/día) Los niveles bajos de cromo en el organismo pueden inducir la resistencia a la insulina, una alteración en la que su cuerpo produce gran cantidad de insulina, pero ésta es incapaz de controlar los niveles de azúcar en sangre. Los suplementos nutricionales resultan de ayuda para mantener unos niveles de cromo óptimos, pero, si padece diabetes y sigue un tratamiento farmacológico, consulte a su médico antes de tomar cromo. En caso de ser necesaria la pérdida de peso, se ha demostrado que éste ayuda a controlar el apetito y a reducir las ganas de picar entre comidas.

■ MAGNESIO (300 mg/día, como citrato de magnesio) Tomar la cantidad adecuada de magnesio resulta esencial en el control de la glucemia y de los niveles de insulina, cuyas fluctuaciones pueden agudizar los síntomas de SOPQ.

■ ZINC (30 mg/día, como citrato de zinc) El zinc juega un papel importante no sólo en el control del apetito, sino también en la regulación de los niveles de insulina, al mismo tiempo que favorece el equilibrio hormonal.

■ ÁCIDO ALFA LIPOICO (100 mg/día) El ácido alfa lipoico, un poderoso antioxidante, libera energía mediante la combustión de glucosa, por tanto, el organismo debe liberar menos insulina para hacer frente a los niveles de glucosa en sangre y no necesita almacenar tanta grasa, lo que, con el tiempo, favorece la pérdida de peso. Asimismo previene la hipertensión arterial, una de las consecuencias del SOPQ a largo plazo. Si padece diabetes y sigue un tratamiento farmacológico, consulte a su médico antes de tomar este suplemento, para controlar sus efectos en la medicación.

■ COENZIMA Q-10 (60-100 mg/día). Este nutriente es importante para un correcto metabolismo de los carbohidratos, fundamental para un óptimo rendimiento energético. También puede ayudar a reducir los niveles de glucosa e insulina y compensar el nivel de glucemia.

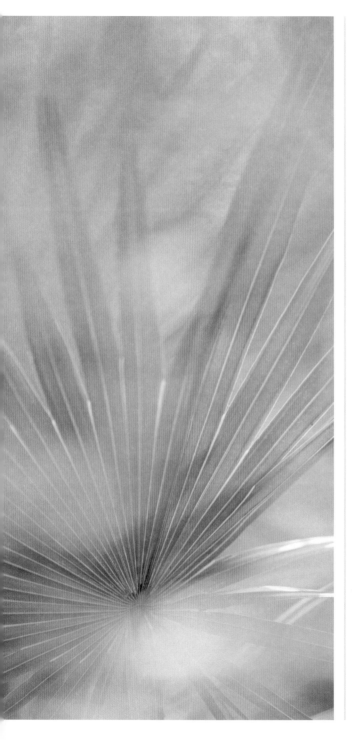

Serenoa (*Serenoa repens*)

PLANTAS

Estas plantas medicinales son reguladores hormonales a base de hierbas muy recomendables para el SOPQ.

■ SAUZGATILLO (*Vitex agnus castus*) Puesto que ayuda a equilibrar la función de la hipófisis, el sauzgatillo es generalmente un buen regulador del ciclo menstrual. Tome una cucharadita de tintura diluida en un poco de agua dos veces al día, o 200-300 mg en forma de cápsula, también dos veces al día.

■ CIMICIFUGA (*Cimicifuga racemosa*) Esta planta medicinal favorece la reducción de los niveles de LH (*véase* pág. 83). Si bien es cierto que se han manifestado ciertos temores en cuanto al efecto nocivo de esta planta sobre el hígado, hay que señalar que parecen infundados. Para estar segura, evite las especies asiáticas y elija cimicifuga de Norteamérica.

Tómela en tintura (una cucharadita disuelta en un poco de agua dos o tres veces al día) o en cápsulas (250-350 mg dos veces día).

■ DIENTE DE LEÓN (*Taraxacum officinale*) y CARDO MARIANO (*Silybum marianum*) Ambas plantas pueden mejorar el SOPQ, ya que depuran el hígado. Tome una cucharadita de cada tintura disuelta en un poco de agua dos veces al día, o una cápsula (200-400 mg) de ambas plantas cada día.

■ SERENOA (*Serenoa repens*) Tiene la capacidad de reducir los altos niveles de andrógenos en el organismo. Tome una cucharadita de tintura diluida en un poco de agua, o bien 200-300 mg en forma de cápsula dos veces al día.

OTROS TRATAMIENTOS NATURALES

Homeopatía He podido comprobar que la homeopatía conlleva una importante proporción de éxito en las pacientes que han recurrido a ella para tratar el SOPQ. Es posible que un facultativo le prescriba *Sepia* o *Lachesis* en una potencia de 30 CH (generalmente dos veces al día); sin embargo, la dosis exacta se la tendrá que recetar su homeópata.

Acupuntura Pequeños estudios han demostrado que la acupuntura puede regular los períodos e incluso inducir la ovulación. No obstante, parece menos eficaz en mujeres con altos niveles de andrógenos o con sobrepeso.

Aromaterapia La aromaterapia es eficaz para equilibrar las hormonas. Añada 5 gotas de aceites esenciales de mirra, hinojo y salvia romana a 6 cucharaditas de un aceite de base, como el de almendras dulces, y masajee su vientre con la mezcla. Asimismo, puede verter 5 gotas de cada aceite esencial al agua del baño y permanecer en él durante unos veinte minutos cada noche. Agregue también 5 gotas de aceite esencial de lavanda para favorecer la relajación.

AUTOAYUDA

Reduzca el estrés Debe controlar el estrés si desea mitigar los síntomas del SOPQ. Trate de realizar, como mínimo, diez minutos de respiraciones profundas al día. Como alternativa, pruebe la meditación caminando (*véase* recuadro inferior).

Haga ejercicio Si los kilos de más se depositan en torno a su cintura y no alrededor de sus caderas, se dice que su figura tiene «forma de manzana». Esto la hace más propensa a padecer diabetes de tipo II y SOPQ (*véase* pág. 84). En consecuencia, un programa de pérdida de peso abdominal debería ser básico en su tratamiento natural. Una de las mejores maneras de reducir la grasa abdominal consiste en combinar una dieta saludable con la práctica regular de actividad física. Trate de realizar treinta minutos de ejercicio al menos tres veces por semana (lo ideal sería cinco veces por semana). Correr, la natación o el senderismo son perfectos. Busque alguna disciplina que incremente la frecuencia cardíaca. (Para hacerse una idea, debería permitirle mantener una conversación, pero dejarla ligeramente sin aliento.)

MEDITACIÓN DURANTE UN PASEO PARA REDUCIR EL SOPQ

La relajación diaria resulta ideal para controlar los efectos del SOPQ. He elegido la meditación caminando porque confío en que podrá incluirla en su estilo de vida fácilmente y hará de la relajación una parte de su rutina diaria. Lo ideal es experimentarla descalza y tratar de practicarla en un lugar donde no le distraiga nada. Si es posible, permanezca atenta a cada paso a medida que camina.

1 Manténgase erguida y respire profundamente. Permita que los brazos queden suspendidos libremente a ambos lados de su cuerpo. Cierre los ojos durante un instante y advierta cómo todo su peso recorre su interior hacia las piernas y el suelo. Sienta la tierra bajo sus pies.

2 Abra los ojos y, poco a poco, centre la mirada al frente. Asegúrese de que no fuerza la vista ni fija la atención, simplemente permita que los ojos descansen en un punto. Levante un pie para dar un primer paso y céntrese en las sensaciones que recorren su cuerpo, tanto en la pierna en movimiento como en la otra. Sienta el eco del movimiento a través de su cuerpo.

3 A medida que el pie avanza hacia delante y hacia abajo, céntrese en las sensaciones que experimenta. Trate de sentir físicamente el efecto del pie en contacto de nuevo con el suelo. Apóyelo y tome conciencia: el talón, la almohadilla y los dedos.

4 Ahora mueva el otro pie con la misma atención. Si la mente se distrae, vuelva a centrarse en las impresiones del pie y trabaje a partir de dichas sensaciones. Trate de no mirar a su alrededor; dirija la mirada hacia el frente. Continúe su camino, siempre atenta a todo lo que experimenta, durante tanto tiempo como esté caminando.

Quistes ováricos

No deben confundirse con los folículos no eclosionados propios del síndrome de ovarios poliquísticos (SOPQ), ya que los quistes ováricos son sacos llenos de líquido que se forman en los ovarios y que pueden ser benignos o malignos.

Para muchas mujeres, los quistes ováricos son simplemente un «subproducto» de su ciclo menstrual (y, de hecho, los ginecólogos consideran que son frecuentes). A menudo, suelen ser pequeños, por lo que no provocan síntomas ni presentan problemas. Incluso, con el tiempo, pueden desaparecer por sí solos. Es posible que nunca sepa que los ha tenido y que los descubra cuando se le realiza una ecografía por otro motivo. Sin embargo, en otras ocasiones, los quistes son grandes y pueden romperse, lo que produce dolor e inflamación abdominal, aunque también puede experimentar hemorragias entre las reglas. A pesar de que es poco frecuente, en algunas ocasiones, los quistes pueden ser cancerosos. Aunque rara vez ocurre, esta posibilidad muestra la importancia de acudir al ginecólogo en caso de advertir algún síntoma preocupante.

La medicina natural puede paliar las molestias en caso de padecer quistes ováricos, principalmente porque le ofrece los medios para equilibrar las hormonas. En cualquier caso, como los quistes ováricos pueden ser cancerosos, resulta importante seguir un programa de salud natural, además del consejo de su ginecólogo.

TIPOS DE QUISTES OVÁRICOS

Existen dos tipos de quistes de ovarios: funcionales y anómalos.

Quistes funcionales

Como su propio nombre indica, los quistes funcionales se producen a causa del funcionamiento irregular de los ovarios y constituyen el tipo más común de quistes ováricos. Pueden aparecer en cualquier momento del ciclo, pero su denominación es distinta dependiendo del instante en que tenga lugar la disfunción de los ovarios. Puesto que la primera mitad del ciclo menstrual se conoce como *fase folicular*, los quistes que se desarrollan durante esta fase se denominan *quistes foliculares*. La segunda parte, la fase lútea, puede dar lugar a quistes lúteos (también llamados *quistes del cuerpo lúteo*).

La fase folicular se caracteriza por la maduración gradual de folículos en el ovario, de los cuales uno de ellos liberará un óvulo. Si esto no ocurre, y en su lugar el folículo continúa creciendo y se llena de líquido, desarrollará quistes foliculares. Si se libera un óvulo, entrará en la fase lútea. Un quiste del cuerpo lúteo se forma cuando el saco folicular que contuvo al ovocito, en vez de retraerse, vuelve a sellar la abertura por donde salió el óvulo y se llena de sangre y líquido. A veces, un quiste lúteo puede torsionar el ovario y causar dolor. Si el quiste se rompe, experimentará un dolor agudo y una hemorragia interna, y es posible que tenga que someterse a una intervención quirúrgica de emergencia.

UNA SIMPLE ecografía puede detectar los quistes de ovarios.

Quistes anómalos

Este tipo de quistes pueden ser de tres clases: cistadenomas serosos (que se desarrollan a partir de células de la superficie de los ovarios), quistes endometrióticos y quistes dermoides. Estos últimos se clasifican como tumores, ya que consisten en estructuras sólidas, que, en vez de contener líquido, albergan pedazos de dientes, piel, pelo y huesos. Se cree que los quistes dermoides se generan a partir de un óvulo no fertilizado que comienza a producir los diferentes tejidos del organismo.

A pesar de estar causados por un crecimiento celular anómalo, los quistes anómalos no son necesariamente cancerosos y, algunas veces, ni tan siquiera causan molestias. Sin embargo, si se rompen o si su pie se torsiona, es posible que le deban practicar obligatoriamente cirugía de emergencia para extraer el quiste. Los síntomas de un quiste que eclosiona aparecen a modo de punzadas en el bajo vientre, sangrado o infección abdominal. Un quiste torsionado puede causar un dolor severo y, en ocasiones, vómitos.

CAUSAS

Todavía no se ha descubierto la causa de que aparezcan quistes ováricos anómalos, pero se conocen diversos factores de riesgo en lo referente a los quistes funcionales. Los quistes son un subproducto natural de la ovulación de cada mes, y, como tal, potencialmente, cualquier mujer puede tenerlos. Si retrasa la maternidad, tendrá más menstruaciones a lo largo de su vida y, por tanto, mayor probabilidad de que los ovarios desarrollen quistes funcionales. El embarazo, la lactancia materna e incluso la píldora anticonceptiva implican un «descanso» en la ovulación, lo que reduce las posibilidades de que aparezcan quistes funcionales. Asimismo, si es fumadora, su riesgo es mayor.

DIAGNÓSTICO

Exploración pélvica La primera prueba que llevará a cabo su ginecólogo para determinar si padece o no quistes en los ovarios será una exploración pélvica interna y externa. Para ello, le introducirá dos dedos en la vagina y se ayudará de la otra mano para presionar sobre la parte externa de su bajo vientre. Mediante este tacto, podrá notar si los ovarios y el útero tienen el tamaño adecuado y si tiene quistes o fibromas.

Ecografía Si, como resultado del examen pélvico, el ginecólogo sospechara que pudiera tener quistes ováricos, le derivará al especialista oportuno para que realice una ecografía. La ecografía abdominal o vaginal le permitirá detectar con minuciosidad la localización de los quistes, su número y si son líquidos o más bien sólidos (por tanto, posiblemente cancerosos).

TRATAMIENTOS CONVENCIONALES

Puesto que en el caso de los quistes funcionales resulta probable que éstos desaparezcan por sí solos, seguramente su médico le planificará otra visita al cabo de unos meses para realizarle una exploración de control. Ésta podría revelar que su cuerpo ha reabsorbido los quistes y, por tanto, que han de-

CÁNCER DE OVARIOS: SÍNTOMAS

El cáncer de ovarios se encuentra entre uno de los cánceres más comunes entre las mujeres, por detrás del cáncer de mama. Estar atenta a las señales de alerta puede favorecer la detección precoz y también mayores probabilidades de recuperación. Si experimenta alguno de los siguientes síntomas, acuda a su ginecólogo de inmediato.

- Malestar pélvico o abdominal y/o dolor (gases, malas digestiones, náuseas, presión, hinchazón, distensión abdominal, calambres)
- Diarrea constante y/o estreñimiento
- Frecuencia o urgencia urinaria
- Pérdida del apetito
- Aumento o pérdida de peso sin motivo aparente
- Molestias durante la penetración
- Menstruaciones irregulares o sangrado anormal
- Cansancio extremo
- Dolor en la parte baja de la espalda

Tenga en cuenta que las manifestaciones del cáncer de ovarios pueden ser similares a las de algunos trastornos digestivos. Sin embargo, en este segundo caso, los síntomas son intermitentes, mientras que cuando se padece cáncer de ovarios, las molestias son continuas y se agravan con el tiempo.

saparecido. No obstante, si éstos persisten, es muy probable que le prescriban un tratamiento para suprimir la ovulación. En el caso de los quistes anómalos, le aconsejarán cirugía.

Píldora anticonceptiva Los quistes se forman como resultado del proceso natural de ovulación. Si ésta se impide, por ejemplo, mediante la píldora, el cuerpo no desarrollará quistes. Sin embargo, hay que tener en cuenta que una supresión transitoria del ciclo no solventará el origen del problema.

Cirugía Los quistes anómalos pueden convertirse en cáncer de ovario (*véase* recuadro, pág. 89), por tanto, el ginecólogo le recomendará una laparoscopia para extraerlos. Ésta exige ingreso hospitalario y anestesia general. Hay que destacar que este procedimiento no consiste en la extracción del quiste, sino en que el cirujano lo colapsa mediante la succión del fluido o la masa sólida. Procure que el ginecólogo intente retirar el quiste, no el ovario. No obstante, si el quiste es muy grande, la extracción parcial o total del ovario podría ser inevitable. Por desgracia, no es posible decidirlo hasta el momento en que se practica la operación. Por ello, manifieste al cirujano su claro deseo de conservar el ovario (si es viable) antes de que comience la intervención quirúrgica.

DIETA

Los quistes funcionales se deben a un desequilibrio hormonal, por tanto, si los padece, resulta fundamental seguir la dieta del equilibrio hormonal (*véase* recuadro, pág. 57), que también ayudará a mejorar los procesos depurativos naturales del organismo, lo que a su vez permitirá que el cuerpo controle el crecimiento celular anómalo. Esto significa que la alimentación resulta esencial en el caso de los quistes anómalos.

Además, intente aumentar la ingesta de antioxidantes, puesto que ayudan a eliminar los radicales libres del organismo (*véase* pág. 28). Se trata de átomos inestables capaces de provocar el crecimiento anómalo de las células, que puede derivar en mutación celular y cáncer. Los alimentos ricos en antioxidantes incluyen las verduras de hoja verde, así como todos aquellos que contienen grandes cantidades de vitamina C, como los cítricos (naranjas, pomelos, etcétera), kiwis y judías verdes.

SUPLEMENTOS

■ COMPLEJO B (que contenga 25 mg de cada vitamina B, a diario) Las vitaminas del complejo B ayudan a eliminar del organismo los estrógenos «viejos» o una cantidad excesiva de éstos, lo que, a su vez, mejora el equilibrio hormonal.

■ VITAMINA C con bioflavonoides (1.000 mg dos veces al día, en forma de ascorbato de magnesio) Este antioxidante esencial ayuda a combatir los radicales libres y es de gran ayuda para mejorar el sistema inmunitario.

■ ZINC (15 mg/día) El organismo necesita zinc para garantizar el correcto desarrollo de los óvulos en el interior de los ovarios, al mismo tiempo que para reforzarlo frente a los daños causados por los radicales libres.

PLANTAS

■ EQUINÁCEA (*Echinacea purpurea*) Este conocido estimulante de la inmunidad incrementa el número de leucocitos (células que defienden al organismo frente a los agentes externos u otras células anómalas). La equinácea resulta más eficaz si se administra de manera intermitente (es decir, con períodos de descanso), por tanto, tómela durante diez días, realice una pausa de tres días y prosiga el tratamiento otros diez más. Tome una cucharadita de tintura disuelta en un poco de agua dos o tres veces al día o una cápsula de 300-400 mg dos veces al día.

■ RAÍZ DE HELONIA (*Chamaelirium luteum*) Esta planta adaptógena ayuda a regular las hormonas y el ciclo de cambios que se producen en los ovarios. Tome un cucharadita de tintura disuelta en un poco de agua dos veces al día o una cápsula de 600-900 mg/día.

■ AJO (*Allium sativum*) Esta planta de uso común en la cocina ejerce un efecto protector en las células del organismo. Un suplemento de ajo particularmente beneficioso es el de ajo añejo. Tome 1.000 mg al día. Asimismo, puede consumir de dos a cinco dientes de ajo crudo o cocido a la semana.

■ CARDO MARIANO (*Silymarin marianum*) Este famoso tónico hepático puede aumentar la capacidad de desintoxicación del organismo. El cardo mariano estimula la eliminación del exceso de hormonas y la destrucción de las células anómalas. Tome una cucharadita de tintura disuelta en un poco de agua dos veces al día o una cápsula de 200-400 mg/día.

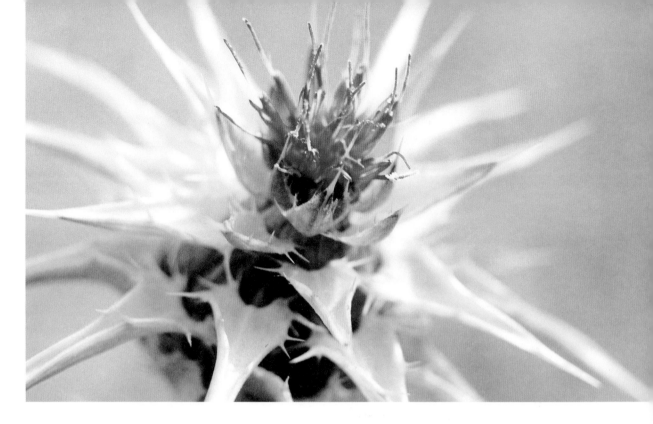

Cardo mariano (*Silymarin marianum*)

OTRAS TERAPIAS NATURALES

Acupuntura Un acupuntor buscará el equilibrio hormonal del cuerpo (se centrará en los sistemas endocrino y reproductor) y tratará de regular o inducir la ovulación, según sea necesario. Asimismo, atenuará las molestias de los quistes ováricos, como la inflamación. Según mi experiencia, la acupuntura ha obtenido diversos grados de éxito en el tratamiento de quistes funcionales, y, en mi opinión, vale la pena someterse a ella, sobre todo si esta terapia le ha resultado eficaz en alguna ocasión.

Aromaterapia En caso de precisar una intervención quirúrgica, para acelerar la curación y reducir la cicatriz, pruebe con una mezcla de aceites esenciales de lavanda, salvia y romero, diluidos en un aceite de base como el aceite de almendras dulces (15 gotas de aceite esencial por cada 6 cucharaditas de aceite de base), aplicada en la zona de la herida una vez al día durante dos semanas.

AUTOAYUDA

Si ya ha tenido quistes ováricos, céntrese en la prevención para que éstos no vuelvan a aparecer. Además de los consejos nutricionales y de los suplementos que se proponen, practique las siguientes recomendaciones.

No utilice polvos de talco En especial si se deben aplicar en los genitales o cerca de ellos. Cualquier sustancia que se ponga en dicha zona puede pasar a la vagina, el útero, las trompas de Falopio y los ovarios. Algunos expertos creen que el polvo de talco puede aumentar el riesgo de padecer cáncer de ovario.

Deje el tabaco Las investigaciones demuestran que la probabilidad de sufrir quistes ováricos entre las fumadoras es 1,5 veces superior que en las mujeres que no fuman. No existe otra manera de decirlo: abandone este mal hábito si desea conservar su fertilidad y su estado general de salud.

Evite el alcohol Todas las toxinas son nocivas para las hormonas, y el alcohol también es una de ellas. Consuma poco alcohol, lo que significa no más de un vaso de vino (o equivalente) al día. Si puede abstenerse de tomar alcohol, mucho mejor.

EL ÚTERO

La influencia de la matriz en la feminidad es tal vez mayor que la de cualquier

otro órgano. Desde la primera menstruación hasta el embarazo y la menopausia,

la vida constantemente evoca esta parte significativa de una mujer.

Como se sabe, el útero es un órgano increíblemente elástico que es capaz de expandirse de una manera excepcional durante el embarazo para albergar a un feto y, tras el parto, contraerse hasta alcanzar el tamaño de una pera (*véanse* págs. 14 y 15). Se trata de la parte más importante para que nazca una nueva vida.

Cada mes, a lo largo del ciclo menstrual, las dos capas más internas de la matriz experimentan diversos cambios. En las semanas anteriores al período, al aumentar los niveles de estrógenos (gracias a los ovarios), el recubrimiento uterino (endometrio) y la capa muscular intermedia (el miometrio) comienzan a engrosar y a crecer. Inmediatamente después de la ovulación, son más voluminosas y están repletas de vasos sanguíneos con el fin de alimentar y proteger al posible feto.

Si no se produce la fecundación, descienden los niveles de estrógenos y progesterona en sangre, lo que estimula al útero a expulsar su revestimiento de sangre y tejidos a través del cuello uterino y la vagina durante la menstruación.

Por desgracia, como cualquier otro aparato sofisticado, el útero puede ver alterado su funcionamiento. Entre los problemas más frecuentes, destacan los tumores benignos, los fibromas o miomas, que pueden causar dolor y hemorragia; la endometriosis, que consiste en la aparición y crecimiento de la mucosa uterina fuera del útero; problemas hemorrágicos, y prolapso o desplazamiento de la matriz desde su posición normal hacia abajo, lo que causa dolor e incomodidad. El método convencional y más radical para tratar las patologías serias del útero es la histerectomía (*véanse* págs. 128-131), una intervención quirúrgica en la que se extirpa la matriz. Sin embargo, en mi opinión, en muchos casos, la cirugía se puede evitar y es posible tratar las alteraciones uterinas de manera eficaz mediante algún método natural.

CUIDADO DEL ÚTERO

Como todos los órganos del cuerpo, el útero necesita una nutrición óptima y un equilibrio hormonal tanto para funcionar de manera eficaz como para que sus células estén sanas. Aun cuando no exista un problema específico que requiera tratamiento, para alcanzar este fin debería seguir la dieta del equilibrio hormonal (*véase* recuadro, pág. 57) y tomar remedios fitoterapéuticos como la hoja de frambuesa (*Rubus idaeus*) y el poleo (*Mentha pulegium*), ya que ambos le ayudarán a conservar la salud del útero. Al mismo tiempo, puede tomar plantas medicinales y suplementos que ejerzan un efecto beneficioso en los niveles hormonales. El sauzgatillo (*Vitex agnus castus*), el cardo mariano (*Silymarin marianum*) y el diente de león (*Taraxacum officinale*), así como las vitaminas del complejo B y los ácidos grasos omega-3, son magníficos para el equilibrio hormonal (y aparecen una y otra vez a lo largo de este capítulo).

Evite el consumo de cafeína, así como de aquellos alimentos que produzcan mucosidad, como, por ejemplo, los productos lácteos y las carnes rojas, puesto que contribuyen a la congestión del tejido e inhiben la capacidad del útero de autodepurarse. El alcohol también afecta de manera negativa a la matriz, ya que puede incrementar el riesgo de padecer problemas inflamatorios e interfiere en la capacidad de eliminación de los estrógenos por parte del hígado.

Finalmente, es importante que conozca su propio cuerpo y que observe las señales que le transmite. No hace falta decir que el útero es fundamental en el ciclo menstrual, de manera que, si lo considera necesario, lleve un diario del su ciclo, donde anote la intensidad de la hemorragia, entre otras cosas. Si mostrara sangrado inusual o experimentara dolor parecido al menstrual, consulte a su ginecólogo.

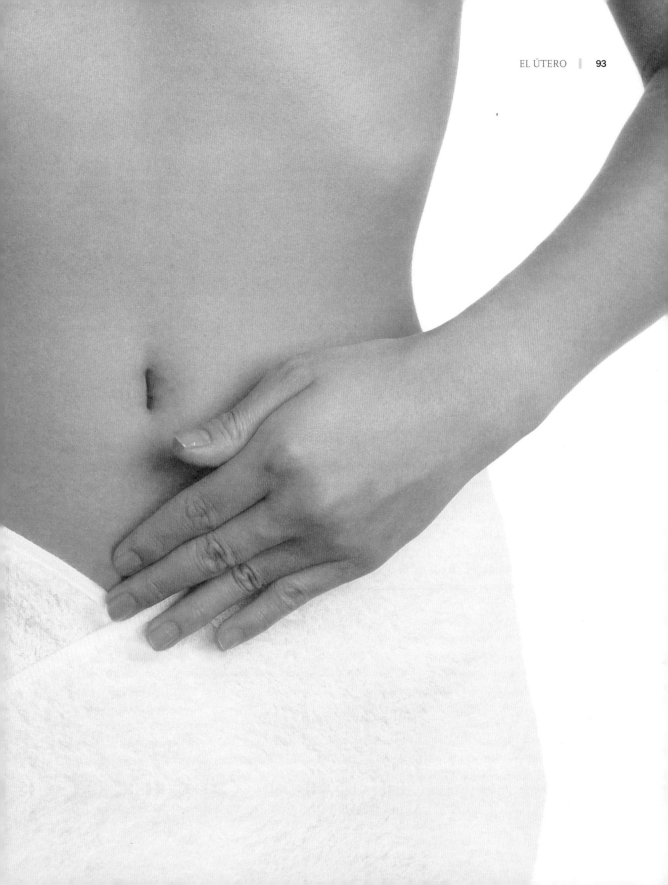

Regulación del ciclo menstrual

El ciclo menstrual es un claro reflejo de su bienestar general. Los períodos regulares indican que el útero goza de una buena salud, que las hormonas mantienen un equilibrio adecuado y que el cuerpo recibe los nutrientes, la actividad y las horas de sueño que necesita.

En mi opinión, comprobar la regularidad de los ciclos es el primer paso para asegurarse de que disfruta de un buen estado general de salud. Pero para ello necesita entender qué significa el término *regular*.

¿QUÉ SE CONSIDERA REGULAR?

Pensar que el ciclo menstrual tiene una duración de 28 días resulta un error bastante frecuente. Los ciclos regulares pueden oscilar entre 23 y 35 días, y se consideran regulares si los períodos tienen lugar en aproximadamente el mismo número de días cada ciclo. La ovulación se produce entre 14 y 16 días antes de que empiece la menstruación. La segunda mitad del ciclo (desde la ovulación hasta la regla) tiene, por lo general, la misma duración, pero la primera parte puede variar entre ciclos. Por tanto, si siempre menstrúa, por ejemplo, en torno al día 24, se clasificaría como normal. Por el contrario, los períodos irregulares resultan difíciles de predecir. Entre uno y otro puede haber largos intervalos, o pueden aparecer con demasiada frecuencia; también es posible experimentar largas pausas e incluso carecer totalmente de menstruación, seguida de una hemorragia continua durante unas cuantas semanas, así como manchas entre los períodos.

Hay que señalar que las pequeñas u ocasionales irregularidades del ciclo son comunes en la mayoría de las mujeres, porque las dietas, los viajes, el estrés, el ejercicio físico y los cambios de estación pueden afectar a la menstruación. Asimismo, es perfectamente normal tener ciclos irregulares en el período previo a la menopausia (premenopausia). Sin embargo, si no se encuentra en esta etapa y experimenta patrones menstruales irregulares durante más de tres ciclos consecutivos, siga todos los consejos de este apartado para tratar de restaurar

cierto equilibrio y acuda al ginecólogo, quien descartará cualquier causa médica, como el síndrome de ovarios poliquísticos, un crecimiento del epitelio uterino, fibromas o cualquier infección. En raras ocasiones, los períodos irregulares pueden ser un síntoma de cáncer uterino, de cérvix, o un efecto secundario de ciertos fármacos, como los corticosteroides.

DIETA

La primera medida que debe tomar cualquier mujer que tenga períodos irregulares consiste en seguir la dieta del equilibrio hormonal (*véase* recuadro, pág. 57). En particular, que incluya fitoestrógenos (*véase* pág. 31), que ayudan a controlar el exceso de estrógenos en sangre, y también fibra, que potencia la eliminación de los productos de desecho (incluidos los estrógenos viejos). Reduzca el consumo de grasas saturadas, puesto que pueden aumentar los niveles de estrógenos en el cuerpo.

Un alimento imprescindible para regular las hormonas y el ciclo menstrual es la linaza, ya que contiene fitoestrógenos buenos, ácidos grasos esenciales omega-3 y omega-6. Utilice linaza ecológica y espárzala sobre los platos de comida. A mí me gusta añadirla a las gachas del desayuno.

Mientras que mantener el peso ideal en función de la estatura es francamente positivo para el bienestar, se deben evitar las dietas milagro o las que están de moda, debido a que una pérdida de peso rápida puede causar períodos irregulares o incluso detenerlos. Si le sobran varios kilos, la dieta del equilibrio hormonal le permitirá recuperar poco a poco su peso natural, sin que suponga daños en el organismo. Si la obesidad le ha provocado amenorrea, perder peso progresivamente puede desencadenar la ovulación. Como con todo en esta vida, el equilibrio es la clave.

SUPLEMENTOS

■ COMPLEJO B (que contenga 25 mg de cada vitamina B a diario) Las vitaminas del complejo B pueden aumentar la capacidad del cuerpo para controlar el estrés y resultan esenciales para la función de las glándulas tiroides y suprarrenales.

■ MAGNESIO (300 mg/día) Este mineral con propiedades calmantes ayuda al organismo a combatir los efectos del estrés.

■ ANTIOXIDANTES (*véase* dosificación inferior) Estos nutrientes protegen a las células frente a los radicales libres y son esenciales en caso de que la hiperplasia endometrial (*véase* recuadro, pág. 125) haya provocado períodos irregulares.

Las vitaminas A, D y E y los minerales zinc y selenio son también antioxidantes. Busque un suplemento nutricional de antioxidantes que los contenga todos o bien tome por separado los siguientes: vitamina A (2.500 UI/día), vitamina C (500 mg dos veces al día en forma de ascorbato de magnesio), vitamina E (400 UI/día), selenio (100 μg/día) y zinc (15-25 μg/día).

■ ÁCIDOS GRASOS OMEGA-3 (1.000 mg de aceite de pescado que contenga como mínimo 500 mg de DHA, cada día) El DHA reduce los niveles de estrógenos del organismo. (Si es vegetariana, emplee aceite de linaza.)

PLANTAS
Para las hormonas

■ SAUZGATILLO (*Vitex agnus castus*) Esta planta actúa sobre la hipófisis para restablecer el equilibrio hormonal. Tome una cucharadita de tintura diluida en un poco de agua, o 200-300 mg en forma de cápsula dos veces al día.

■ HELONIAS (*Chamaelirium luteum*) Esta planta ayuda a regular la función de los ovarios. Tome una cucharadita de tintura disuelta en un poco de agua dos veces al día; o una cápsula de 600-900 mg/día.

Para el estrés

Si el estrés provoca períodos irregulares, regule las hormonas con plantas medicinales como:

■ GINSENG SIBERIANO (*Eleutherococcus senticosus*) Tónico suprarrenal. Tome una cucharadita de tintura disuelta en un poco de agua dos veces al día o 250-300 mg/día en forma de cápsula.

■ VALERIANA (*Valeriana officinalis*) y CASQUETE DE PERRO RABIOSO (*Scutellaria lateriflora*). Siga las mismas pautas de administración que para tomar el ginseng siberiano.

AUTOAYUDA

Ejercicio La práctica regular de ejercicio físico moderado es muy beneficiosa para el equilibrio hormonal y el corazón, así como para perder peso. Sin embargo, no se exceda ni en la cantidad ni en la intensidad, ya que la actividad física llevada al extremo puede causar períodos irregulares o incluso amenorrea. Propóngase el objetivo de realizar cada día entre 30 y 60 minutos de ejercicio moderado, como caminar, ir en bicicleta, nadar o arreglar el jardín.

Suprima el alcohol Trate de eliminar el alcohol de su estilo de vida, ya que altera en gran medida el funcionamiento del hígado, lo que significa que puede generar un exceso de estrógenos, que, a su vez, alterará las hormonas «buenas» y estimulará el crecimiento de los fibromas.

Reduzca el estrés Cuando se encuentra bajo tensión física o emocional, el organismo libera hormonas que interfieren en la ovulación. De esta manera, la naturaleza evita un embarazo en un momento en que a la mujer le podría resultar difícil hacer frente a esa situación. Si se siente bajo un estrés severo, tal vez debido al fallecimiento de una persona allegada o como consecuencia de un divorcio, sus períodos pueden cesar por completo. Vaya a su ginecólogo (si no existe una causa física para sus irregularidades menstruales, tómelo como una clara señal de advertencia de que necesita tiempo para relajarse). Examine detenidamente su vida: ¿qué le produce tensión? ¿Qué pasos puede dar para superarla? Si se trata de una cuestión laboral, quizá deba replantearse su equilibrio trabajo-vida; si está pasando por una etapa de duelo o divorcio, plantéese la posibilidad de acudir a un consejero o busque el apoyo de un buen amigo con quien dialogar sobre dichas cuestiones.

Plantéese tomarse un tiempo todos los días, incluso aunque sólo sean diez minutos, para dedicarlos a la contemplación. Si pasear o nadar le relaja, tanto mejor, porque el carácter apacible de estas actividades liberará endorfinas en su organismo y su estado de ánimo mejorará. También puede gratificarse con un masaje semanal o añadir aceites esenciales al agua del baño (la lavanda es un fantástico relajante). Descubra aquello que mejor le funciona. Por último, recuerde tomar suplementos y plantas medicinales antiestrés (*véase* pág. 310).

Síndrome premenstrual (SPM)

Se siente hinchada y dolorida, y los pechos están sensibles. Está cansada y tiene un incontenible deseo de tomar algo dulce. Y, lo que es peor, piensa que perderá los estribos si alguien le molesta. Todos ellos son síntomas típicos del SPM.

Si los síntomas del SPM le afectan, no es ni mucho menos la única (nueve de cada diez mujeres en edad fértil los padecen).

SÍNTOMAS

El término *síndrome premenstrual* (en ocasiones también se hace referencia a él como *tensión premenstrual*) ha tenido varios significados a lo largo del tiempo: en la actualidad, se cree que unos 150 síntomas están relacionados con el SPM. Éstos se engloban en una de estas dos categorías: emocional o física. Entre los síntomas emocionales más comunes destacan los cambios bruscos del estado de ánimo, irritabilidad, preocupación, tensión, fatiga, llanto y depresión. Los síntomas físicos generalmente incluyen hinchazón y retención de líquidos, mastalgia y sensibilidad mamaria con pechos turgentes o que han aumentado de tamaño, manchas en la piel (o incluso acné), aumento de peso, dolores de cabeza o migrañas, deseo de tomar algo dulce, estreñimiento y sensación de mareo.

El SPM afecta a todas las mujeres de un modo u otro (y, a pesar de que hemos mencionado los síntomas relacionados con las molestias, en ocasiones las consecuencias no son por completo negativas). Algunas féminas advierten que en los días previos a la menstruación experimentan una explosión de creatividad y mejor rendimiento. ¡Incluso una de mis pacientes me confesó que no quería paliar los síntomas del SPM, ya que aprovechaba el humor de esos días para devolver a las tiendas los productos que había adquirido y realizar una reclamación!

CAUSAS

Nadie sabe a ciencia cierta las causas que desencadenan el SPM, aunque algunos expertos apuntan hacia el bajo nivel de progesterona en comparación con los estrógenos (una fluctuación hormonal propia de cada mes) como uno de los responsables de dichos síntomas, por ejemplo, los cambios de humor. Por otro lado, parece que mucho estrés y una dieta desequilibrada también ejercen cierta influencia.

Son estos últimos factores desencadenantes los que considero la clave para abordar el síndrome premenstrual, porque pueden alterar el equilibrio hormonal. Si éste es el caso, corregir ciertos aspectos del estilo de vida debería reportar una importante mejoría en la respuesta del organismo al ciclo menstrual y reducir los síntomas de SPM.

DIAGNÓSTICO

Si bien resulta sencillo centrarse en los síntomas, también es importante tener en cuenta el contexto en su totalidad. El diagnóstico del síndrome premenstrual no se basa sólo en detectar cuál de los aproximadamente 150 síntomas presenta, sino también en el momento preciso del ciclo en el que se producen. Si padece síntomas con frecuencia (en dos de cada tres ciclos menstruales), y siempre aparecen durante la segunda mitad (la fase lútea, tras la ovulación), y si no los sufre una o dos semanas después de comenzar la menstruación, entonces es muy probable que padezca SPM.

TRATAMIENTOS CONVENCIONALES

A continuación se mencionan los fármacos más habituales que se prescriben a las mujeres con SPM.

Inhibidores de la ovulación La píldora anticonceptiva, danazol (una débil hormona masculina) y los análogos de la GnRH (hormona liberadora de gonadotropina) cumplen su función como inhibidores de la ovulación, gracias a diversas acciones

¿QUIÉN SUFRE SPM?

Mientras aún no se han podido descubrir las causas del SPM, existen numerosas circunstancias que predisponen a las mujeres a sufrirlo. Así pues, usted tiene más posibilidades de padecerlo si tiene entre 30 y 50 años, o si ha tenido más de un hijo, ha dado a luz hace poco, ha sufrido recientemente un aborto, o ha tenido varios embarazos muy seguidos. Además, el SPM es congénito, por tanto, si su madre lo ha sufrido, usted tendrá mayores posibilidades de padecerlo también.

hormonales en el organismo, por lo que es posible que su ginecólogo le prescriba cualquiera de ellos. En cualquier caso, todos ellos presentan efectos secundarios, incluidos algunos de los síntomas propios del SPM, tales como cambios de humor, así como molestias parecidas a las de la menopausia, como los sofocos. Quizás su ginecólogo le sugiera la utilización de parches de estrógenos, que para algunas mujeres suponen la desaparición de dichas molestias. Sin embargo, le insto a que tenga en cuenta que ese tratamiento no deja de ser una simple terapia de sustitución hormonal (TRH) que conlleva algunos efectos secundarios muy serios (*véanse* págs. 249-251).

Suplementos de progesterona Puesto que algunos expertos opinan que los síntomas del síndrome premenstrual (SPM) se deben a unos niveles bajos de progesterona en la segunda mitad del ciclo, su ginecólogo puede prescribirle una forma sintética de dicha hormona (conocida como progestina). Este fármaco aumentará el nivel de progesterona, que reducirá los síntomas. En algunos países es frecuente que las mujeres tomen progesterona bioidéntica (que tiene una composición química idéntica a la que se produce de forma natural en los ovarios

de la mujer). Generalmente se puede encontrar en forma de crema o pesario. Sin embargo, aunque la progesterona bioidéntica iguala químicamente la estructura de la natural, aún se considera una medicación hormonal fuerte. Tomar un comprimido químico no es en absoluto lo mismo que tomar una planta natural para equilibrar los niveles hormonales del organismo.

Alivio de los síntomas específicos Si tiene dolores en las mamas a causa del SPM, es probable que su ginecólogo le recete bromocriptina. Sus efectos secundarios incluyen náuseas, vómitos y dolor de cabeza, y, en mi opinión, su efecto es demasiado fuerte como para justificar su prescripción médica en el caso de SPM. Para evitar la retención de líquidos, el médico le recetará diuréticos, que le ayudarán a eliminar el exceso de líquidos (y también algunos nutrientes esenciales).

Cirugía En mi opinión, la cirugía es la opción más drástica e invasiva que su ginecólogo le puede recomendar para el tratamiento del SPM. Resulta lógico afirmar que si no tiene la menstruación, no sufrirá SPM. Para inhibir el ciclo menstrual, el facultativo puede sugerir la extirpación de los ovarios. Sin embargo, dicha intervención hará que entre de inmediato en la menopausia, lo que le obligará a tomar estrógenos para evitar que los huesos se resientan (*véase* pág. 251). Antes de someterse a esta importante intervención quirúrgica, asegúrese de haber considerado todas las posibilidades (incluida la natural).

Puesto que se desconocen las causas del SPM, la medicina convencional trata de erradicar únicamente sus síntomas (si se está medicando para controlar el síndrome premenstrual y deja el tratamiento, éste reaparecerá). Simplemente por ello, le insto a que pruebe primero los métodos naturales. Con mis consejos nutricionales, plantas curativas y ciertos cambios en su estilo de vida, no sólo puede tratar los síntomas, sino también las causas (incluso aunque se desconozcan) para un alivio prolongado. Muchas de mis pacientes han superado las molestias del SPM gracias a mis métodos naturales. Deberá esperar tres meses para comprobar si son eficaces; sin embargo, debería notar mejoría tan sólo después de un ciclo.

SE PUEDE TARDAR INCLUSO cinco años en diagnosticar SPM.

DIETA

Si desea que el SPM no se convierta en una molestia, siga la dieta del equilibrio hormonal (*véase* recuadro, pág. 57) y, en particular, adoptar medidas para regular el nivel de glucemia. Esto significa suprimir los azúcares y los carbohidratos refinados, prescindir del alcohol y realizar seis pequeñas comidas al día (incluidos tres aperitivos saludables, tales como un puñado de frutos secos), siempre con un poco de proteína para mantener estable la energía. Si equilibra la glucemia, ayudará a reducir la tensión de las glándulas suprarrenales, que, cuando están sobrecargadas, pueden alterar la proporción de progesterona en la última parte del período menstrual.

Alimentos para tratar los síntomas del SPM La dieta del equilibrio hormonal aumentará su ingesta de carbohidratos sin refinar, que ayudarán a compensar el nivel de glucemia y a estimular la producción de serotonina del organismo, una hormona natural que le hará sentirse más feliz y radiante (ya que mejora el estado de ánimo) y, asimismo, a reducir los deseos de ciertos alimentos.

Para combatir la retención de líquidos, o si se nota hinchada, reduzca la ingesta de sal y alimentos ricos en grasas y tome mucha agua, zumos o infusiones. Si no bebe suficiente cantidad de líquido, su cuerpo lo interpretará como deshidratación y, por tanto, tratará de retener cualquier cantidad de agua y la almacenará en los tejidos, lo que contribuye a la retención de líquidos. Propóngase tomar de seis a ocho vasos de líquidos saludables al día. Esto significa que están prohibidos los refrescos azucarados o edulcorados. Tampoco son válidas las bebidas ricas en cafeína (incluidos el té negro y el té verde), ya que son diuréticas y agravarán la sensibilidad y el dolor en los senos, en caso de que padeciera estas molestias.

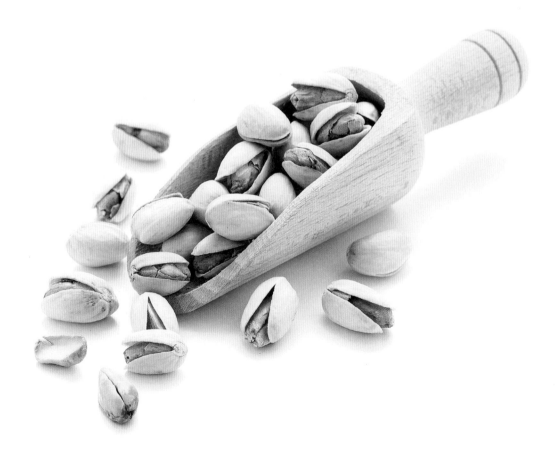

SUPLEMENTOS

Proporcionar al organismo la cantidad adecuada de nutrientes puede aliviar muchos de los síntomas más agotadores del SPM. Adquiera compuestos de buena calidad (*véase* pág. 320) de los siguientes suplementos:

■ VITAMINA B_6 (50 mg/día) Numerosos estudios han demostrado que la vitamina B_6 es eficaz en el tratamiento de los síntomas del SPM, pero si se emplea junto con el magnesio (*véase* derecha), resulta aún más eficaz. (De hecho, un buen complejo vitamínico y mineral debería aportar ambos nutrientes vitales.) Debe asegurarse de tomar B_6, como piridoxal-5-fosfato (P-5-P) en vez de piridoxina (más económica y que se encuentra en numerosos suplementos). El P-5-P es el complejo activo de la vitamina B_6, con lo que evita al cuerpo tener que convertirla desde la forma inactiva (piridoxina).

■ VITAMINA E (400UI/día) La vitamina E le ayudará en el tratamiento de la mastalgia, los cambios de humor y la irritabilidad. Tómela en forma de d-alfa tocoferol.

■ MAGNESIO (200 mg/día) Este nutriente vital suele ser a menudo deficitario en las mujeres que sufren SPM. El magnesio es analgésico y produce un efecto relajante en el sistema nervioso; incluso alivia los dolores de cabeza y las migrañas debidos a la menstruación. Adquiéralo como citrato de magnesio o quelatos de aminoácidos.

■ ZINC (25 mg/día) Este importante mineral desempeña un papel crucial en el equilibrio de las hormonas sexuales.

Por otro lado, las mujeres que padecen SPM suelen mostrar déficit de zinc.

■ ACEITE DE ONAGRA (150 mg/día GLA) El aceite de onagra es una fuente importante de ácido gamma-linoleico (GLA), una grasa esencial que, según ciertos estudios, resulta eficaz para reducir la sensibilidad mamaria en el SPM (aunque otras fuentes no han establecido relación alguna). Los mejores resultados se produjeron en mujeres que, de manera simultánea, tomaban complejos multivitamínicos. He comprobado que es necesario esperar tres meses para apreciar algún efecto.

PLANTAS

La siguiente lista de plantas medicinales contribuye al equilibrio hormonal y alivia los síntomas del SPM. Puede conseguir buenos combinados de suplementos fitoterapéuticos que incluyan sauzgatillo, cimicifuga y casquete de perro rabioso (y tal vez incluso cardo mariano) en una parafarmacia o en Internet (*véase* pág. 320). Como alternativa, tómelas individualmente en las dosis que se indican a continuación.

■ SAUZGATILLO (*Vitex agnus castus*) Esta planta beneficiosa para las hormonas contribuye a la estimulación y la normalización de las funciones de la hipófisis. Según un estudio estadístico del *British Medical Journal*, el sauzgatillo es «un tratamiento eficaz y bien tolerado» en el SPM. Además, en estudios donde se comparaban los efectos antidepresivos de esta planta frente a los de los fármacos convencionales en el caso de SPM, los resultados fueron casi los mismos. Tome una cucharadita de tintura con un poco de agua, o bien 200-300 mg en cápsula dos veces al día.

■ CIMICIFUGA (*Cimicifuga racemosa*) Gracias a su efecto calmante sobre el sistema nervioso y a su influencia en el equilibrio hormonal, esta planta puede resultar útil si sufre ansiedad, tensión, depresión o dolor de cabeza premenstrual. Tome una cucharadita de tintura disuelta en un poco de agua dos veces al día, o bien de 250-350 mg/día en forma de cápsula.

■ DIENTE DE LEÓN (*Taraxacum officinale*) El diente de león, que es un tónico hepático y un diurético natural, ayuda a eliminar el exceso de líquido para reducir la hinchazón, pero sin excretar, al mismo tiempo, los nutrientes esenciales para el cuerpo. Tome una cucharadita con un poco de agua dos veces al día, o bien una cápsula de 200-400 mg cada día.

■ ANGÉLICA CHINA (*Angelica sinensis*) También conocida como *dong quai*, esta planta puede favorecer el equilibrio hormonal y prevenir los espasmos musculares, así como reducir los calambres abdominales. Tome una cucharadita de tintura con un poco de agua, o bien 300 mg en forma de cápsula dos veces al día.

■ CASQUETE DE PERRO RABIOSO (*Scutellaria Lateriflora*) Se trata de otra planta medicinal beneficiosa para el sistema nervioso (así como para los síntomas de la ansiedad). Tome una cucharadita de tintura con un poco de agua dos veces al día, o bien 300-600 mg/día en forma de cápsula.

OTRAS TERAPIAS NATURALES

Homeopatía Los siguientes remedios homeopáticos han resultado ser eficaces a la hora de tratar los síntomas del SPM. Tómelos veinticuatro horas antes de que comiencen los síntomas. Emplee una potencia de 30 CH cada doce horas durante tres días, a menos que su homeópata le recomiende otra cosa.

• *Causticum* Para los momentos en los que sufre molestias en el bajo vientre y siente la necesidad de orinar con frecuencia.

• *Lachesis* Para el dolor mamario.

• *Natrum muriaticum* Para las molestias en las mamas, depresión e inflamación.

• *Sepia* Cuando se siente llorosa y tiene deseos de comer.

Acupuntura y osteopatía Se ha demostrado que ambas terapias naturales resultan eficaces en el tratamiento de los síntomas de SPM. Sin embargo, necesitará consultar a un especialista para que le ofrezca un tratamiento individualizado.

Aromaterapia Los aceites esenciales pueden resultar beneficiosos en problemas como el desequilibrio hormonal, una inadecuada función hepática, el estrés y las alteraciones del sueño. De la lista que se ofrece a continuación, emplee los aceites que resulten más adecuados a los síntomas que padece. Añada 5 gotas de cada aceite, hasta tres a la vez, al agua del baño, o 15 gotas a 6 cucharaditas de aceite de almendras dulces para realizar un masaje (para el SPM lo mejor es aplicarlo sobre el abdomen).

• Salvia romana para levantar el ánimo y equilibrar las hormonas.

• Hinojo y romero para la retención de líquidos.

• Jazmín para aliviar la depresión, la tensión y la ansiedad.

• Enebro para reducir la hinchazón y depurar el hígado.

• Pomelo para aliviar el estreñimiento y los dolores de cabeza.

• Geranio para refrescar y regular el organismo, así como para mitigar la depresión y la ansiedad.

• Bergamota y manzanilla romana o común para reducir la depresión y calmar la irritabilidad.

• Lavanda para mitigar la tensión, equilibrar todo el organismo y favorecer el sueño, en caso de que no duerma bien.

Reflexología Diversos estudios demuestran la eficacia de la reflexología en el tratamiento del SPM. Muchas mujeres afirman que se sienten más tranquilas y que mantienen mejor el control cuando recurren a la reflexología. En casa, intente realizar el ejercicio que se propone en la página siguiente.

AUTOAYUDA

Lleve un diario Si las molestias tienen siempre lugar durante la segunda mitad del ciclo, casi con toda probabilidad padecerá SPM, aunque puede resultar de gran utilidad llevar un diario donde anote los síntomas para descartar cualquier otra causa. Es importante que cada mujer conozca su propio cuerpo. Si detecta cualquier alteración, comuníqueselo a su ginecólogo.

Cuide su hígado Siga las recomendaciones que se ofrecen para mejorar la función hepática (*véase* recuadro, pág. 43) con el fin de que el hígado pueda eliminar de manera eficaz las hormonas «viejas» durante cada ciclo. Este hecho resulta particularmente importante si padece el síndrome premenstrual, migrañas y/o cefalea.

Practique ejercicio El ejercicio físico resulta particularmente beneficioso para las mujeres que padecen estrés premenstrual, ansiedad y depresión, ya que la actividad libera unas sustancias químicas del cerebro denominadas *endorfinas*. Trate de realizar ejercicio durante al menos treinta minutos al día.

Combata el estrés En épocas de estrés, las glándulas suprarrenales liberan adrenalina, que prepara a su cuerpo para luchar o huir del peligro. Cuando ocurre durante la fase lútea (segunda mitad del ciclo), la adrenalina inhibe la capacidad del organismo para utilizar la progesterona, lo que provoca un desequilibrio hormonal. Yo recomiendo a mis pacientes que busquen tiempo para dedicarlo a la relajación al menos dos veces por semana. (Para obtener algunas ideas sobre cómo hacerlo *véase* pág. 311.)

No tome anticonceptivos orales Si los síntomas empeoran cuando toma la píldora anticonceptiva, consulte a su ginecólogo para que le prescriba otro método de contracepción. En su caso, es la medicación la que causa el SPM, y no su ciclo menstrual (nunca tome plantas medicinales con anticonceptivos orales a menos que lo haga bajo la supervisión de un fitoterapeuta profesional).

REFLEXOLOGÍA PARA EL SPM

En un estudio realizado con mujeres que sufrían síndrome premenstrual, a un grupo se le practicó un masaje «real» de reflexología y a otro un masaje de pies a modo de «placebo». El primer grupo mostró una mejoría mucho más rápida que el grupo «placebo». Practique cada día los masajes que se indican a continuación hasta que comience la menstruación.

1 Siéntese cómodamente, de manera que pueda manipular los pies con facilidad. Quítese los zapatos y los calcetines o las medias. Relaje ambos pies con movimientos de los dedos y deje que la tensión desaparezca de manera consciente. Masajee, con el puño de la mano, el centro de los pies debajo de las almohadillas.

2 Busque los puntos reflejos del páncreas (ayudan a controlar el nivel de glucemia), que se encuentran en la parte interna de la planta del pie derecho y un poco más abajo del centro del pie izquierdo (*véase* ilustración). Emplee la yema del pulgar para masajear esta área.

3 Masajee (con el pulgar) los puntos reflejos renales, que se encuentran más o menos hacia la mitad de cada planta, en el centro del pie. Esto ayudará a eliminar la retención de líquidos.

4 Trabajar con los puntos de las glándulas suprarrenales favorece el equilibrio mineral, renueva la energía y libera una forma natural de cortisona que puede ayudar a reducir la hinchazón (de gran utilidad si siente mastalgia o calambres). Con la punta del pulgar, presione la parte interna de la planta de cada pie, justo por encima del punto central, más o menos a un centímetro del borde del pie.

5 Finalmente, con el fin de aliviar los dolores de cabeza y la irritabilidad, masajéese el dedo gordo del pie y presiónelo suavemente para estirarlo hacia fuera.

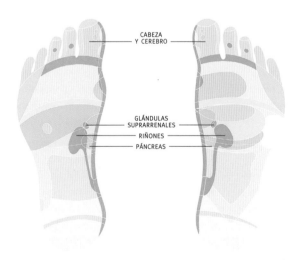

CABEZA Y CEREBRO

GLÁNDULAS SUPRARRENALES
RIÑONES
PÁNCREAS

Dolor menstrual

Conocido en la terminología médica como *dismenorrea*, el dolor menstrual está provocado por unas sustancias denominadas *prostaglandinas*. Muchas de ellas son saludables, pero otras resultan perjudiciales y pueden aumentar su sensibilidad al dolor.

En torno al 10 % de las mujeres que sufre dolor menstrual (y más o menos la mitad de nosotras lo padecemos) describe este síntoma como severo; comienza entre una hora y un día antes de que llegue la menstruación y se prolonga durante unas veinticuatro horas.

En todos los tipos de dismenorrea, desde la leve hasta la intensa, las células del epitelio uterino liberan prostaglandinas insanas (o nocivas) cuando éste comienza a desprenderse durante el período, lo que estimula la contracción uterina. Si tiene unos niveles altos de prostaglandinas nocivas, estas contracciones musculares naturales resultan dolorosas.

Por lo general, una mujer padece dolor menstrual sólo cuando ha ovulado, por tanto, el hecho de tener calambres casi siempre indica que no existe ningún problema. Sin embargo, en algunos casos, el dolor menstrual puede ser resultado de otro proceso, en cuyo caso se conoce como *dismenorrea secundaria*. El origen de estos calambres tiende a ser más serio que un simple dolor menstrual, e incluye fibromas (*véanse* págs. 114-115) y endometriosis (*véanse* págs. 118-119). Como resultado, si padece dolor menstrual, y en particular si es severo y se presenta acompañado de una hemorragia intensa o prolongada, conviene acudir al ginecólogo para descartar estas complicaciones.

TRATAMIENTOS CONVENCIONALES

La mayoría de los remedios médicos para combatir el dolor menstrual son bastante limitados, ya que tratan los síntomas (el dolor), pero no la causa (las prostaglandinas nocivas). Así, cuando se deja la medicación, los síntomas vuelven a aparecer.

Analgésicos De forma habitual, el ginecólogo suele prescribir analgésicos, como el ibuprofeno o paracetamol. Tenga en cuenta, sin embargo, que estos fármacos de frecuente consumo pueden provocar trastornos gástricos y náuseas y que no conviene abusar de ellos.

Anticonceptivos orales Puesto que la píldora inhibe un período real, no se experimenta dolor. No obstante, sí pueden aparecer otros síntomas habituales como el dolor de cabeza o la sensibilidad mamaria.

DIETA

La alimentación puede permitir que desciendan o se incrementen los niveles de prostaglandinas nocivas en el organismo. La dieta del equilibrio hormonal (*véase* recuadro, pág. 57) debería convertirse en el pilar fundamental de su alimentación. En particular, elimine por completo la cafeína (del café, el té y el chocolate) y las grasas saturadas (que, por lo general, se encuentran en los productos lácteos y en los derivados cárnicos), ya que estimulan al organismo para que produzca prostaglandinas nocivas. Además, aumente la cantidad de grasas esenciales en su alimentación consumiendo productos como el pescado azul, los frutos secos y las semillas. El cuerpo necesita grasas esenciales para producir prostaglandinas beneficiosas que neutralicen a las nocivas.

Si bien se desconoce el motivo, las comidas fuertes o picantes pueden desencadenar dolor menstrual. La semana anterior a la regla procure llevar una dieta ligera y sin picantes si en algún momento advierte que le ayuda a reducir los calambres.

CASI UN 50 % de las mujeres sufre dolor menstrual durante el período.

SUPLEMENTOS

Recomiendo encarecidamente tomar un buen complejo de multivitaminas y minerales todos los días (*véase* pág. 320). La dosis indicada representa la suma total diaria, incluida la cantidad que contiene el complejo multivitamínico. Por tanto, si éste tiene 100 mg de magnesio, necesita añadir un suplemento que sólo contenga 200 mg de magnesio al día (el mismo principio se debe aplicar al resto de vitaminas y minerales).

- COMPLEJO B (que contenga 25 mg de cada vitamina B a diario) El organismo necesita vitamina B_6 para producir prostaglandinas beneficiosas, y los estudios muestran que las vitaminas B_6, B_1 y B_{12} reducen de manera significativa la intensidad del dolor menstrual.

- VITAMINA C con bioflavonoides (1.000 mg dos veces al día en forma de ascorbato de magnesio) La vitamina C es un antioxidante que ayuda a aliviar el dolor de la regla, de la misma manera que la vitamina E (*véase* inferior).

- VITAMINA E (400 UI/día) Esta vitamina posee propiedades antioxidantes que pueden favorecer el control de los niveles de prostaglandinas nocivas en el organismo, de ahí que los estudios demuestren que las mujeres que toman vitamina E hayan reducido el dolor menstrual. Adquiérala como d-alfa tocoferol.

- MAGNESIO (300 mg/día) Actúa como relajante muscular. Adquiéralo en forma de citrato de magnesio.

- ZINC (15 mg/día) El cuerpo utiliza el zinc (del mismo modo que el magnesio y la vitamina B_6) para convertir los ácidos grasos esenciales omega-3 y omega-6 en prostaglandinas beneficiosas.

- BROMELINA (500 mg tres veces al día entre las comidas, lo que supone un total de 1.500 mg diarios) Esta enzima (que se encuentra de forma natural en la piña) posee propiedades antiinflamatorias y, por tanto, alivia el dolor. También actúa como relajante muscular.

- ÁCIDOS GRASOS OMEGA-3 (1.000 mg de aceite de pescado que contenga por lo menos 700 mg EPA y 500 mg DHA, a diario). Los ácidos grasos esenciales omega 3 son nutrientes vitales que proporcionan la materia prima para la producción de prostaglandinas beneficiosas; por tanto, debería aumentar su ingesta (*véase* izquierda) y tomar un suplemento nutricional.

PLANTAS
Para la función uterina

Las siguientes hierbas en particular tienen una estupenda capacidad para regular la función de la matriz a largo plazo. Tómelas durante un mes, descanse cuando comience el dolor (puede seguir con cimicifuga para aliviarlo) y vuelva a comenzar el tratamiento una vez que ya no tenga la menstruación.

- CIMICIFUGA (*Cimicifuga recemosa*) Esta planta produce un efecto relajante en el útero. Tome una cucharadita de tintura con un poco de agua dos o tres veces al día, o 250-300 mg en forma de cápsula/día. También puede emplearla como remedio a corto plazo para aliviar el dolor.

- ANGÉLICA CHINA (*Angelica sinensis*) Potencia la circulación a nivel uterino y actúa como analgésico natural. Asimismo, puede regular la producción de prostaglandinas nocivas. Tome una cucharadita de tintura con un poco de agua o 300 mg en forma de cápsula dos veces al día.

Para aliviar el dolor

Para un rápido alivio, tome las siguientes plantas tan pronto como el dolor aparezca y deje el tratamiento cuando desaparezca.

- VIRBUNO AMERICANO (*Viburnum prunifolium*) y BOLA DE NIEVE (*Viburnum opulus*) Ambas ayudan a relajar los músculos del útero. Tómelas como tintura (una cucharadita de cada una de ellas con un poco de agua dos veces al día) o en cápsulas (600 mg de ambas/día). Como alternativa, puede preparar una infusión de bola de nieve. Hierva un poco de corteza en una taza de agua durante 10 minutos. Cuélela y déjela enfriar antes de tomársela. Puede tomar cinco tazas al día para aliviar el dolor.

- CASQUETE DE PERRO RABIOSO (*Scutellaria laterifolia*) Esta planta alivia los espasmos musculares del útero. Tome una cucharadita de tintura con un poco de agua dos veces al día o 600 mg en forma de cápsula/día.

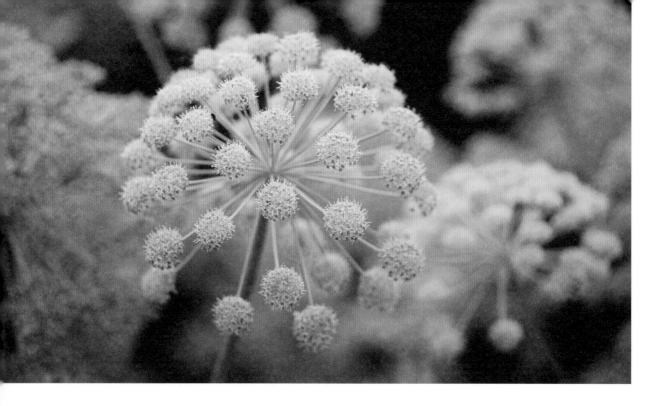

Superior: angélica china (*Angelica sinensis*; *véase* Plantas, pág. 103)

OTRAS TERAPIAS NATURALES

Homeopatía por lo general, un homeópata le prescribirá los siguientes remedios en caso de dolor menstrual, así como otros adecuados a su constitución. Tome los que considere más oportunos, en una potencia de 30 CH, dos veces al día durante tres días mientras tenga la menstruación.
• *Belladona*, en el caso de palpitaciones y dolor menstrual agudo, acompañado de una hemorragia particularmente intensa
• *Chamomilla*, para un dolor menstrual especialmente intenso.

Acupuntura Algunos estudios han puesto de manifiesto que la acupuntura puede reducir la necesidad de medicación para aliviar el dolor menstrual, a veces totalmente. Un acupuntor primero investigará los meridianos del bazo y del hígado, donde el *qi* bloqueado causa el dolor menstrual.

Aromaterapia Los aceites esenciales de rosa, mejorana y romero favorecen la relajación y, por tanto, ayudan a tolerar mejor el dolor menstrual. Mezcle 5 gotas de cada uno de estos aceites con 6 cucharaditas de aceite de almendras dulces para realizar un masaje abdominal (*véase* recuadro, página siguiente). Puede obtenerse otro buen aceite de masaje al mezclar 5 gotas de acei-te esencial de salvia romana (no la utilice si ha ingerido alcohol en las 12 horas previas) y la misma cantidad de aceite de geranio y de ciprés, con 6 cucharaditas de aceite de almendras dulces. Para conseguir un efecto más suave, añada unas cuantas gotas de alguno de estos aceites al agua del baño.

AUTOAYUDA

Realice ejercicio El ejercicio regular puede ayudar a reducir los calambres, ya que se liberan endorfinas, que son analgésicos naturales. Propóngase realizar al menos treinta minutos de actividad física diaria. Como alternativa, pruebe la técnica del balanceo pélvico, que disminuye la presión sobre los vasos sanguíneos de la zona del útero que fortalece los músculos abdominales y los de la parte baja de la espalda. Intente practicarla dos o tres veces al día durante la dismenorrea. Colóquese a cuatro patas, con las manos justo debajo de los hombros y las rodillas alineadas con las caderas. Respire profundamente; mientras suelta el aire lentamente, suba el abdomen, apriete los glúteos y tire de los músculos del suelo pélvico. Este movimiento hace que la columna vertebral adopte forma de C. Descanse y vuelva a la posición inicial. Repita el ejercicio diez veces como mínimo.

MASAJE ABDOMINAL CALMANTE

Este masaje abdominal le ayudará a reducir los calambres menstruales. Puede practicarlo sentada, de pie o tumbada. Si desea estirarse, colóquese una almohada bajo las rodillas para evitar el dolor de espalda. Lo más importante es que se sienta cómoda.

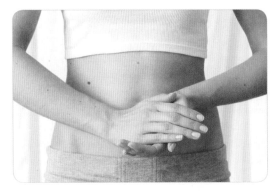

1 Vierta un poco de la mezcla de aceites esenciales para masaje que prefiera (*véase* página anterior) en la palma de las manos y fróteselas para que se caliente el aceite.

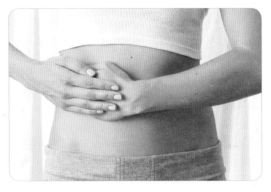

2 Coloque una mano sobre la otra, con las palmas hacia abajo, sobre el ombligo. Mueva las manos en el sentido de las agujas del reloj (hacia su izquierda y hacia abajo) alrededor de la cintura.

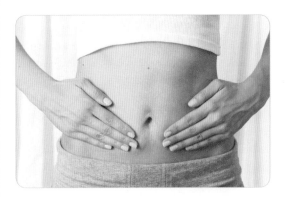

3 Ponga una mano debajo de las costillas a ambos lados del torso; los dedos deben apuntar hacia el centro. Masajee y arrastre suavemente las manos hacia la pelvis. Efectúe cinco «barridos» en total.

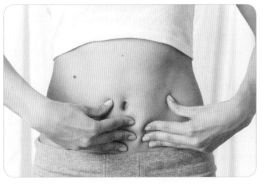

4 Con los dedos de ambas manos, amase el abdomen siguiendo el sentido de las agujas del reloj, rodeando el ombligo. Realice tres vueltas completas.

Amenorrea

Si está embarazada, amamanta a su bebe o se aproxima a la menopausia, es completamente normal que sus menstruaciones se interrumpan. Pero si esto ocurre en cualquier otro momento, padece un trastorno conocido como *amenorrea*.

Existen dos tipos de amenorrea: la primaria y la secundaria. Se habla de *amenorrea primaria* cuando los períodos de una chica no empiezan antes de cumplir los doce años de edad. La principal causa es la escasa grasa corporal. El cuerpo de una joven debe albergar como mínimo un 17 % de grasa antes de que tenga la regla, ya que la grasa resulta necesaria para la producción de estrógenos en cada ciclo menstrual. La *amenorrea secundaria*, por otra parte, tiene lugar cuando los períodos comienzan con normalidad pero se interrumpen durante unos meses. Este apartado trata este segundo tipo de amenorrea, que guarda relación con el equilibrio hormonal.

CAUSAS DE LA AMENORREA SECUNDARIA

Muchas de las razones por las que la menstruación se interrumpe de manera repentina no comportan ninguna gravedad, pero, si carece de períodos durante tres meses o más, como medida de precaución, conviene acudir al ginecólogo. La menstruación puede interrumpirse por un embarazo, hipo o hipertiroidismo (*véanse* págs. 58 y 62), el síndrome de ovarios poliquísticos (SOPC; *véanse* págs. 83-87), unos niveles altos de prolactina (una hormona que normalmente se secreta durante el período de lactancia, pero también en momentos de estrés) y una menopausia prematura, entre otras razones.

Entre las causas más tratables de amenorrea secundaria, el peso (tanto por exceso como por defecto) es, por lo general, la más común. Si le faltan unos cuantos kilos, o pierde el 15 % de su peso con demasiada rapidez, el organismo asume que se aproxima un período de carencias y paraliza los sistemas que no resultan esenciales para su supervivencia inmediata. Asimismo, se evita un posible embarazo cuando, por lo que a su cuerpo se refiere, no existe suficiente alimento como para sustentar a la madre y a su futuro hijo.

El sobrepeso también puede interrumpir los períodos, ya que cuanta más grasa corporal se acumula, más estrógenos produce el organismo. Si bien cierta cantidad de grasa resulta esencial para la ovulación, un exceso puede inhibirla.

Es fundamental tener un peso óptimo para conservar un ciclo menstrual regular. La mejor manera de valorar si su peso se encuentra por encima o por debajo de lo normal es evaluar su índice de masa corporal (IMC), un cálculo que representa la relación entre el peso y la altura (*véase* recuadro, pág. 297). Si su peso se encuentra por debajo de lo normal, engorde unos cuantos kilos mediante la ingesta de calorías saludables, en especial carbohidratos complejos; si está obesa, trate de perder peso (*véanse* págs. 299-301).

Además, la menstruación puede interrumpirse por un exceso de actividad física y por estrés. Los estudios concluyen que un trauma emocional o cualquier tipo de presión que imponga exigencias adicionales a los sistemas inducen al organismo a liberar las hormonas del estrés. Éstas interfieren con las hormonas que el cuerpo necesita para estimular la producción y liberación de óvulos desde los ovarios.

Si toma anticonceptivos orales y deja de utilizarlos, es posible que sufra amenorrea (en este caso, sus períodos todavía no han comenzado a activarse). Esto puede significar que la píldora anticonceptiva ha ocultado otro problema, como el SOPC o una enfermedad tiroidea. Su ginecólogo le aconsejará que se realice una ecografía para examinarle los ovarios, y un análisis de sangre para comprobar los niveles hormonales. Si los resultados son correctos, es probable que muestre cierto desequilibrio hormonal como consecuencia de haber tomado anticonceptivos orales.

Siga las recomendaciones que aparecen a continuación acerca de cómo adaptar la dieta y el estilo de vida para favorecer el equilibrio hormonal y reactivar los ovarios.

TRATAMIENTOS CONVENCIONALES

La medicina moderna sólo puede tratar algunas de las causas específicas de la amenorrea (el resto es su responsabilidad). Si su ginecólogo no encuentra una causa fisiológica a su problema, usted misma tendrá que realizar sus propios cambios en cuanto a la alimentación y estilo de vida para restablecer el equilibrio en su organismo y, con suerte, que sus períodos vuelvan a regularse. Para cuidarse de la manera más adecuada posible, insista a su ginecólogo para que haga todo lo que esté en su mano con el fin de hallar el origen de la amenorrea. Asegúrese de que ha estudiado todas las posibles causas que se han mencionado con anterioridad. Los siguientes son los fármacos más comunes para el tratamiento, que le prescribirán en función de su diagnostico particular.

Bromocriptina Es posible que su ginecólogo le recete bromocriptina si la amenorrea es consecuencia de un exceso de prolactina (hiperprolactinemia). Los efectos secundarios incluyen náuseas, cefaleas y vértigos.

Terapia de sustitución hormonal (TRH) Si el análisis de sangre revela unos niveles altos de hormona folículoestimulante (FSH), la interrupción de la menstruación podría ser el resultado de una menopausia precoz. Ésta no sólo implica que no podrá concebir de manera natural (en el caso de que lo desee), sino que también será más susceptible a padecer problemas de salud relacionados con la menopausia (*véanse* págs. 246-248). El ginecólogo le recomendará seguir un tratamiento de TRH para aumentar los niveles de hormonas esenciales para la salud de los huesos y para su bienestar en general.

DIETA

El organismo necesita una alimentación adecuada con el fin de mantener un ciclo menstrual regular (lo que no significa necesariamente estar más delgada o más gorda, sino gozar de buena salud). Comience por seguir la dieta del equilibrio hormonal (*véase* recuadro, pág. 57), ya que le ayudará a controlar su peso sin la necesidad de un régimen. Para mantener los niveles de glucosa y el equilibrio hormonal, resulta especialmente importante suprimir la cafeína, el azúcar y los alimentos refinados. Trate de comer en pequeñas cantidades y a menudo (incluso cada tres horas) e incluya en la dieta una amplia variedad de cereales integrales saludables y preferentemente ecológicos, frutas, verduras y hortalizas, legumbres, frutos secos, semillas y pescado azul.

SUPLEMENTOS

Para regular las menstruaciones, es esencial que el cuerpo esté sano; por ello, además de seguir la dieta de equilibrio hormonal, tome un buen complejo multivitamínico y mineral cada día (*véase* pág. 320). Preste especial atención a los siguientes suplementos. Las dosis que se indican hacen referencia a la cantidad diaria total, por tanto, cuando decida qué nutrientes necesita suplementar, tenga en cuenta los que ya incluye el complejo multivitamínico.

- COMPLEJO-B (que contenga 400 µg de ácido fólico y 25 mg del resto de vitaminas B cada día) Cualquier tipo de ayuda para que el cuerpo produzca y libere un óvulo durante la ovulación puede permitirle regular las menstruaciones. El organismo necesita vitaminas del complejo B, y en especial ácido fólico, para que las células se dividan, se reproduzcan y generen un nuevo óvulo cada mes. Restablecer los niveles de vitamina B resulta especialmente importante si acaba de dejar los anticonceptivos orales.
- MAGNESIO (300 mg/día) Si el estrés causa o empeora la amenorrea, el magnesio favorecerá la relajación.
- ZINC (15 mg/día) El zinc garantiza un sano equilibrio de estrógenos y progesterona, las hormonas esenciales para el desarrollo de los óvulos, así como para un ciclo menstrual regular. El zinc es un suplemento nutricional de gran importancia si la amenorrea tiene lugar tras dejar los anticonceptivos orales (que puede causar déficit de zinc). Tómelo en forma de citrato de zinc.
- ÁCIDOS GRASOS OMEGA-3 (1.000 mg de aceite de pescado al día, que contenga como mínimo 700 mg de EPA y 500 mg de DHA) La mayoría de las mujeres con amenorrea que acuden a mi consulta presentan déficit de grasas esenciales. Un suplemento de este tipo incrementa las reservas del organismo para favorecer la regulación de la menstruación.

PLANTAS

Las plantas que se indican a continuación ayudan a que el organismo recupere el equilibrio hormonal, al mismo tiempo que alivian el estrés, optimizan la función ovárica y restablecen los períodos.

■ SAUZGATILLO (*Vitex agnus castus*) El exceso de prolactina y los desequilibrios de la hormona folículoestimulante (FSH) y luteinizante (HL) pueden inhibir la ovulación y el ciclo menstrual. El sauzgatillo ayuda a regular la acción de la hipófisis, que estimula la liberación de todas esas hormonas, para restablecer el equilibrio natural del organismo. Tome una cucharadita de tintura con un poco de agua o 200-300 mg en forma de cápsula dos veces al día. Pueden transcurrir seis meses hasta que la planta produzca efecto en el cuerpo, por tanto, necesitará tener paciencia. Asimismo, no deje de tomarla hasta que los períodos sean de nuevo regulares. Entonces, una vez que se hayan restablecido las menstruaciones, vaya reduciendo de manera gradual la dosis de sauzgatillo, para que, tras un par de meses, el ciclo menstrual pueda seguir su curso normal sin el apoyo de esta hierba medicinal.

■ CIMICIFUGA (*Cimicifuga racemosa*) Los herbolarios tradicionales emplean esta planta por sus propiedades para equilibrar las hormonas y su habilidad para regular la menstruación. Tome una cucharadita de tintura en un poco de agua dos veces al día, o 250-350 mg en forma de cápsula cada día hasta que la menstruación se haya regulado.

■ HELONIAS (*Chamaelirium luteum*) Esta planta es capaz de regular e incluso mejorar la función ovárica, incluidos los niveles de hormonas. Tome una cucharadita de tintura con un poco de agua, o 600-900 mg en forma de cápsula cada día, hasta que se regule el ciclo menstrual.

■ GINSENG SIBERIANO (*Eleutherococcus senticosus*) Utilice esta planta si considera que la amenorrea es consecuencia del estrés. El ginseng siberiano, una planta adaptógena, puede ser beneficioso para el organismo, ya que reduce el impacto del estrés y aumenta la energía. Tome una cucharadita de tintura con un poco de agua o 250-300 mg en forma de cápsula dos veces al día. Tenga en cuenta que deberá tomar esta planta medicinal durante unos tres meses antes de comenzar a percibir sus efectos.

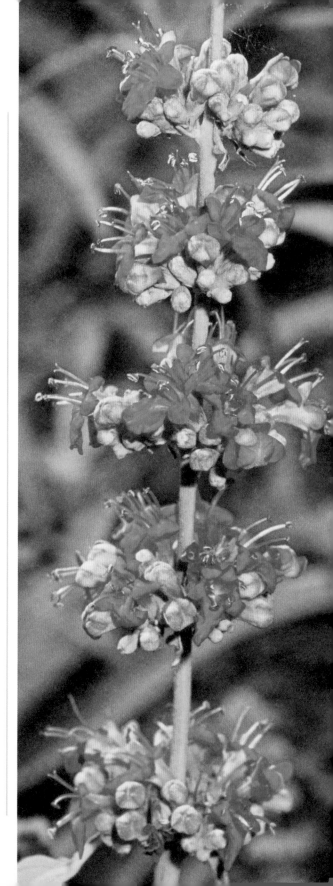

Derecha: sauzgatillo (*Vitex agnus castus*)

OTRAS TERAPIAS NATURALES

Homeopatía Es posible que el homeópata le prescriba los siguientes remedios para regular los períodos. Si desea adquirir algún remedio sin consultar con un especialista, tome los que le resulten adecuados en una potencia de 30 CH dos veces al día, durante 3 días. En cualquier caso, es preferible acudir a un homeópata, ya que podrá aconsejarle en función de sus síntomas y constitución física.

• *Aconitum*, cuando los períodos se interrumpen de forma súbita, quizá después de un trauma inesperado o un gran impacto, como un accidente serio o la pérdida de un ser querido

• *Natrum muriaticum* puede ayudarle a restablecer la menstruación, si intuye que su interrupción podría deberse a la tristeza o incluso a una depresión

• La pulsatilla resulta útil en caso de que las menstruaciones se hayan interrumpido como resultado del agotamiento o una anemia (falta de hierro en la sangre)

• La sepia da muy buenos resultados en caso de que la menstruación no se restablezca después de un embarazo o tras dejar los anticonceptivos orales.

Acupuntura Durante una consulta a un acupuntor a causa de un problema de amenorrea secundaria, el profesional deseará saber si ésta se debe al estancamiento de la energía *qi* y la sangre en el organismo o a un déficit de ambos. Para ello, el especialista comprueba su estado general de salud y realiza algunas preguntas (acerca de las pautas de sueño y del estrés) para tratar de establecer otros posibles signos y síntomas. Le examinará la lengua y comprobará la intensidad y el ritmo del pulso. Una vez que el acupuntor haya determinado la causa aparente de la amenorrea, la tratará de acuerdo con los puntos de acupuntura para reequilibrar tanto el *qi* como el flujo sanguíneo del organismo.

Aromaterapia Un masaje regular de aromaterapia puede favorecer el restablecimiento de las menstruaciones mediante la estimulación de los órganos pélvicos y la relajación. Acuda a un masajista o intente realizarse un automasaje. En el caso de esta última opción, utilice la técnica de la página 105 y emplee una mezcla de 15 gotas de aceite esencial de rosa diluidas en 6 cucharaditas de aceite de almendras dulces, o pruebe el ma-

MASAJE RÁPIDO ABDOMINAL

Mezcle 15 gotas de aceite de lavanda con seis cucharaditas de aceite de almendras dulces. Frótese las manos con el aceite y masajee la parte derecha del abdomen; con los dedos planos, realice pequeños movimientos circulares. Presione el abdomen tanto como pueda (debe sentirse cómoda). Con movimientos circulares, continúe el masaje hacia arriba en la parte derecha, cruce hacia el centro, justo sobre su ombligo, y después hacia abajo y a la izquierda. Realice varios recorridos grandes por el vientre en esta dirección y concluya con una fricción abdominal con las palmas de las manos, con suaves deslizamientos en el sentido de las agujas del reloj.

saje abdominal rápido (superior). Si es posible, trate de practicar el automasaje cada día.

Reflexología Un reflexólogo tratará de restablecer el equilibrio del organismo y, por tanto, también de las menstruaciones, mediante un masaje en los puntos reflejos de la hipófisis, la tiroides y las glándulas suprarrenales, así como de los puntos relacionados con los riñones y el sistema reproductor.

AUTOAYUDA

Relájese y descanse El estrés y un sueño de escasa calidad pueden desencadenar desequilibrios hormonales que, a su vez, en ocasiones, provocan amenorrea. Destine cierto tiempo a la relajación como parte de su rutina diaria, incluso aunque sólo sea media hora al día. Practique la meditación (cualquiera de las meditaciones o visualizaciones propuestas en este libro pueden proporcionar el punto de partida). O pruebe con algún ejercicio específico de relajación, como contraer y destensar todos los grupos musculares del cuerpo por partes para tener la sensación de que se libera del nerviosismo. Sienta cómo la tensión fluye y desaparece mientras relaja cada músculo.

Reglas abundantes

¿Existe algo semejante a una hemorragia menstrual «normal» para una mujer «tipo»?

Probablemente no. Pero no cabe la menor duda de que, para algunas mujeres,

su menstruación resulta más larga e intensa de lo que sería deseable y sano.

Con el fin de diagnosticar problemas relacionados con la hemorragia menstrual, se considera que, en términos generales, se pierden unas ocho cucharaditas (40 ml), o el volumen que cabe en media cáscara de huevo, de sangre en cada regla. Es evidente que no resulta práctico medir en casa la cantidad que se menstrúa, por lo que el mejor modo de decidir si los períodos son o no inusualmente abundantes es considerar cuán a menudo debe cambiarse. Si necesita ponerse una compresa o un tampón nuevos cada hora, es posible que sufra menorragia o reglas abundantes.

CAUSAS

La menorragia puede ser un síntoma de un trastorno ginecológico, como, por ejemplo:

• Pólipos uterinos
• Hipotiroidismo (véanse págs. 58-61)
• Fibromas (véanse págs. 114-117)
• Endometriosis (véanse págs. 118-124)
• Cáncer de útero (véase pág. 125)
• Enfermedad inflamatoria pélvica (EIP, *véase* recuadro, pág. 140)

Si bien esta relación sugiere que sufrir menorragia es el síntoma de un problema ginecológico más grave, para muchas mujeres no existe una causa específica en el caso de las reglas abundantes. Esto se conoce como *hemorragia disfuncional* y afortunadamente no implica ninguna alteración seria. Quizás el cuerpo produzca un revestimiento uterino particularmente grueso, fruto de un desequilibrio ente los estrógenos y la progesterona del organismo. El desequilibrio hormonal puede indicar falta de ovulación, lo que supondría un predominio de

estrógenos. Debería solicitar a su ginecólogo que investigara las causas, si lo considera necesario.) Si la sangre no coagula de manera eficaz en el útero, pero, por otro lado, usted está sana, es posible tener menstruaciones abundantes. Asimismo, el estrés puede provocar hemorragias más abundantes, al igual que, irónicamente, la anemia (falta de hierro en la sangre), y entonces la pérdida extra de sangre provoca más anemia, con lo que se crea un círculo vicioso. Por último, si utiliza un dispositivo intrauterino (DIU) como método anticonceptivo, puede tener hemorragias abundantes. Sin embargo, en el caso del dispositivo Mirena (*véase* página siguiente), que contiene progestágeno, advertirá que es posible controlar la hemorragia porque reduce el grosor del epitelio uterino.

DIAGNÓSTICO

Por lo general, la menorragia no suele ser más que una característica inofensiva de la singularidad de cada organismo, pero siempre es importante consultar a un ginecólogo para descartar cuestiones más serias, incluido el cáncer de útero. Si le asegura que la menorragia no es un síntoma de una alteración grave, siga un enfoque natural (la dieta que se ha recomendado en el libro, suplementos nutricionales, plantas y consejos para llevar una vida sana) para controlar las hemorragias. A continuación se indican diversas pruebas que probablemente le recomendará el ginecólogo para establecer un diagnóstico claro.

Ecografía Esta prueba se realiza desplazando un aparato de ultrasonidos por el abdomen para conseguir una imagen del útero, que aparece en pantalla (a veces la ecografía es vaginal). Ayuda a establecer si una alteración como los fibromas es la causa de la menorragia.

Histeroscopia Se trata de un procedimiento que consiste en introducir una cámara microscópica a través del cuello del útero para visualizar la cavidad uterina. El médico puede detectar si existe alguna alteración morfológica, como pólipos, que pueda causar fuertes hemorragias.

Análisis de sangre Establece si la causa de la menorragia radica (o no) en un desequilibrio hormonal. Asimismo, es conveniente controlar si existe una posible anemia. Las hemorragias abundantes provocan importantes pérdidas de hierro, lo que le puede producir cansancio y letargo.

Frotis vaginal Si el especialista intuye que una infección (como la enfermedad pélvica inflamatoria) podría ser la causante de las intensas hemorragias, realizará un frotis de la vagina para confirmar o descartar el diagnóstico.

TRATAMIENTOS CONVENCIONALES

Asegúrese de que su ginecólogo determina la causa de la menorragia (incluso si se trata de decidir que no existe ningún problema médico) antes de tomar cualquier medicación. Los fármacos para controlar la coagulación, por ejemplo, pueden ocultar los fibromas grandes. Si la hemorragia es el síntoma de otro problema, por lo general, el tratamiento de esa alteración reducirá la pérdida de sangre. Los siguientes fármacos se aplican especialmente en los casos de hemorragia disfuncional.

Ácido tranexámico De todos los fármacos que un ginecólogo puede prescribirle para las hemorragias abundantes, éste parece ser el más eficaz. Mejora la coagulación de la sangre en la matriz. Sin embargo, puede tener desagradables efectos secundarios, que incluyen náuseas y trastornos gástricos.

Anticonceptivos orales La píldora controla las hemorragias abundantes porque (en realidad) exime al cuerpo de la responsabilidad de cumplir con los ciclos menstruales. La «menstruación» que se tiene durante la semana de descanso entre ciclos en realidad es sólo un síntoma de que al cuerpo se le han retirado las hormonas anticonceptivas; no se trata de un período real. Aunque se soluciona el problema de la menorragia, la píldora conlleva algunos efectos secundarios bastante incó-

modos: náuseas, pérdida de deseo sexual, depresión, dolor en las mamas y coágulos de sangre, entre otros.

Progestógenos Si el ginecólogo sospecha que padece un problema relacionado con la producción de progesterona (por tanto, en el organismo hay un exceso de estrógenos), es muy probable que le prescriba progestógenos, o, lo que es lo mismo, progesterona sintética. Le ayudarán a recuperar las hemorragias normales, pero tienen una serie de efectos secundarios, como náuseas, acné, sensibilidad en los pechos, hinchazón y cambios de humor.

Ácido mefenámico Este fármaco, que ha demostrado reducir de manera significativa las hemorragias, se incluye en la categoría de antiinflamatorio no esteroideo y se le relaciona con la capacidad de inhibir la síntesis de prostaglandinas. La reducción de las prostaglandinas «malas» en el organismo implica una inflamación uterina menor y una mejor coagulación, lo que, como consecuencia, reduce el flujo sanguíneo. Posiblemente el ginecólogo le prescribirá este fármaco para que lo tome sólo mientras está menstruando. Si bien resulta eficaz, los efectos secundarios incluyen fatiga, erupciones y desórdenes gástricos.

Danazol Se trata de la versión modificada y sintética de la testosterona, una hormona masculina. El danazol altera el equilibrio hormonal para impedir la ovulación. Esto, a su vez, frena el crecimiento del epitelio uterino, lo que hace que las hemorragias no sean abundantes. Los efectos secundarios incluyen irritabilidad, cefaleas, acné, aumento de peso, voz ronca, disminución del tamaño de las mamas y vello facial.

Análogos de la hormona liberadora de la gonadotropina (GnRH) Estas hormonas sintéticas conducen al cuerpo a una menopausia transitoria, lo que impide la menstruación. Los efectos secundarios incluyen sofocos, cefaleas, cambios en el estado de ánimo, sequedad vaginal e insomnio.

DIU de progestágenos (Mirena) Este dispositivo intrauterino contiene progestágenos (hormonas sintéticas) que se liberan directamente en el epitelio uterino para detener su crecimiento y, por tanto, regular la hemorragia. Con el tiempo, puede impedir la menstruación, lo que no significa que esté en la menopausia: todavía puede ovular, pero como el dispositivo (Mirena) evita el crecimiento del epitelio uterino, no existen las hemorragias.

Cirugía Si la medicación no puede controlar el flujo menstrual, existen tres tipos de intervenciones quirúrgicas que el ginecólogo le puede recomendar. La primera, y menos agresiva, es D y L (dilatación y legrado). El ginecólogo dilata el cérvix (fase de «dilatación») para raspar o aspirar una capa de tejido uterino. Si bien se trata de un procedimiento eficaz a corto plazo, en algunos casos, la pared del útero puede volver a crecer, lo que obliga a someterse a otro legrado. El segundo tipo de intervención es la ablación endometrial o resección endometrial, que consiste en la destrucción definitiva del epitelio uterino por medio de un láser o alambre, respectivamente. A pesar de que ofrece buenos resultados, casi con toda seguridad afectará a su fertilidad. La histerectomía (*véanse* págs. 128-131), una importante operación, es el último y más dramático tipo de cirugía para tratar la menorragia. En mi opinión debe evitarse, siempre y cuando sea posible.

DIETA

Puesto que el desequilibrio hormonal figura como la causa más común de la menorragia, siga la dieta del equilibrio hormonal (*véase* recuadro, pág. 57). En especial, evite el café y el alcohol, ya que aumentan el flujo menstrual. Consuma abundantes fitoestrógenos (*véase* pág. 31) y ácidos grasos esenciales (*véase* pág. 26). Ambos nutrientes aumentan los niveles de prostaglandinas beneficiosas en el organismo para reducir la hemorragia.

Asimismo, conviene tener cuidado con el consumo de grasas saturadas, como las que se encuentran en la carne y los productos lácteos. Los alimentos ricos en grasas saturadas también contienen ácido araquidónico (AA), presente en altas concentraciones en las mujeres que sufren menorragia. El ácido araquidónico impulsa la producción de PGE_2, una prostaglandina nociva que causa el aumento de viscosidad de la sangre y la hemorragia.

Finalmente, evite tomar té negro (indio o clásico), así como bebidas gaseosas y con cafeína durante las comidas, ya que bloquean la asimilación del hierro presente en los alimentos. Este mineral es fundamental para regular el flujo sanguíneo.

SUPLEMENTOS

Tome cada día un complejo multivitamínico y mineral de buena calidad (*véase* pág. 320) y aumente el aporte de los siguientes suplementos nutricionales. Tenga en cuenta cuáles se incluyen en el complejo multivitamínico a la hora de considerar las cantidades propuestas a continuación:

- VITAMINA A (10.000 UI/día) Diversos estudios han demostrado que las mujeres que tienen reglas abundantes pueden presentar déficit de vitamina A. Tómela en forma de betacaroteno, no como retinol.
- COMPLEJO B (que contenga 25 mg de cada vitamina B cada día). Las vitaminas del complejo B, en general, son importantes para que el organismo pueda producir prostaglandinas beneficiosas.
- VITAMINA C con bioflavonoides (500 mg dos veces al día). Esta vitamina ayuda a fortalecer los capilares sanguíneos y, como consecuencia, a detener las hemorragias. Tómela en forma de ascorbato de magnesio.
- VITAMINA E (400 UI/día) Se ha demostrado que la vitamina E reduce las hemorragias, pero existen ciertas dudas acerca del motivo. Es posible que ayude a mejorar la coagulación de la sangre o a regular las hormonas, en especial los estrógenos.
- HIERRO (14 mg/día) Con el fin de detener la hemorragia, los vasos sanguíneos necesitan contraerse y el hierro es de gran ayuda. Si la analítica revela que existe falta de hierro en su organismo, tome cada día hierro en forma de quelato o citrato aminoácido, junto con un suplemento de vitamina C, siempre en ayunas.
- ZINC (15 mg/día) Si la menorragia se debe a un exceso de estrógenos, el zinc ayudará a mejorar el equilibrio hormonal en todos los niveles.

PLANTAS

Si no se logra controlar la hemorragia de manera natural, los fármacos se hacen necesarios. No obstante, puede intentar reducir la medicación por medio de plantas medicinales (aunque no debe emplearlas si toma hormonas sintéticas). Tras unos cuantos ciclos, advertirá que las hemorragias empiezan a moderarse. Sabrá que funcionan si, poco a poco, consigue reducir la dosis de medicación hasta ser capaz de seguir el tratamiento exclusivamente a base de plantas (y tener ciclos «normales»). Con el tiempo, también desaparecerá la necesidad de tomar plantas.

■ ANGÉLICA CHINA (*Angelica sinensis*) y PIE DE LEÓN (*Alchemilla vulgaris*) Emplee estas plantas a largo plazo para mejorar la función uterina, ayudar a disminuir la intensidad de la hemorragia y equilibrar las hormonas. La angélica china (*dong quai*) favorece la reducción de las prostaglandinas nocivas del organismo, y, por tanto, optimiza la capacidad de coagulación de la sangre. El pie de león puede estimular la circulación del útero, lo que supone una mejora en su salud en general. Tome una cucharadita de ambas tinturas (mezcladas a partes iguales) disuelta en un poco de agua, dos o tres veces al día, o 300 mg de ambas plantas, en forma de cápsula, dos veces al día. Siga este tratamiento a lo largo de todo el mes, incluso durante la menstruación.

■ PLANTAS ASTRINGENTES Estos remedios fitoterapéuticos ayudan a que se contraigan los vasos sanguíneos para, de este modo, controlar la hemorragia. Tome una cucharadita de la mezcla de tinturas (a partes iguales) disuelta en un poco de agua, dos o tres veces al día, o 200-300 mg de cada planta, en forma de cápsula, cada día.

• Geranio (*Geranium maculatum*)
• Sello de oro (*Hydrastis canadensis*)
• Zurrón de pastor (*Capsella bursa-pastoris*)
• Milenrama (*Achillea milefolium*)

OTRAS TERAPIAS NATURALES

Homeopatía Los remedios homeopáticos que se suelen prescribir en caso de menorragia son *Lachesis* y *Sangunaria*. Tómelos en una potencia de 30 CH dos veces al día durante tres días. Asimismo, acuda a su homeópata, ya que podrá aconsejarle de acuerdo con su sintomatología.

Acupuntura Un acupuntor le ayudará a controlar las hemorragias menstruales mediante una terapia para regular el flujo de sangre que pasa por el útero y optimizar la función hepática (para garantizar la eliminación de las hormonas «viejas»).

AUTOAYUDA

Realice ejercicio Si tiene unas reglas abundantes, el ejercicio se convierte en una de las actividades más beneficiosas para su salud. Además de favorecer el equilibrio hormonal (y de aliviar los dolores menstruales), la actividad física mejora la circulación de todo el cuerpo, incluido el útero. Si la sangre no se acumula en la matriz, los períodos resultarán menos abundantes.

Derecha: pie de león (*Alchemilla vulgaris*)

Fibromas

Los fibromas, unos tumores no cancerosos situados en el útero, pueden afectar incluso al 20 % de las mujeres. En ocasiones son hereditarios y resultan más frecuentes en mujeres de entre los 30 años y la menopausia.

Un fibroma se asemeja a una pelota de goma de color pálido. Está constituido por un conjunto de células compacto que forma una masa dura. Comienza como una sola célula uterina que más tarde de divide de forma anormal.

SÍNTOMAS

Con independencia de que sean grandes o pequeños, o de que se encuentren en el interior del tejido muscular de la pared uterina (mioma) o sobre él, los fibromas son bastante comunes (y pueden pasar inadvertidos). Un fibroma uterino de gran tamaño (incluso puede ser tan grande como un feto de siete meses) puede provocar menstruaciones abundantes y dolorosas y/o hemorragias entre reglas. Esto se debe a que los fibromas aumentan la superficie de la pared uterina, lo que implica que se debe expulsar más epitelio durante el período. Asimismo, es frecuente sentir dolor en la parte baja de la pelvis, a menudo durante el período o la penetración. O incluso es posible no apreciar ningún síntoma. De hecho, numerosas mujeres han acudido a mi consulta porque tenían dificultades para quedarse embarazadas y sólo entonces descubrieron que la causa eran los fibromas. Éstos pueden afectar a la fertilidad, ya que dificultan la implantación de un óvulo.

CAUSAS

Todavía se desconoce la causa de los fibromas uterinos; no obstante, se sabe que el exceso de estrógenos hace que aumenten de tamaño. De ahí que sea más propensa a padecer fibromas si tiene sobrepeso.

DIAGNÓSTICO

Si tiene menstruaciones abundantes, además de cualquiera de los síntomas mencionados anteriormente, y su abdomen está hinchado, padece estreñimiento, siente la necesidad de orinar frecuentemente o tiene problemas para concebir, consulte a su ginecólogo para que estudie si su problema son los fibromas.

Le realizará una exploración pélvica y (si intuye que tiene fibromas) probablemente le realizarán una ecografía abdominal o vaginal para determinar su tamaño y localización.

TRATAMIENTOS CONVENCIONALES

En numerosas ocasiones, los fibromas tan sólo requieren un tratamiento muy suave o incluso ni siquiera éste resulta necesario. Sin embargo, si son grandes y le provocan molestias, como menorragia o estreñimiento, le presionan la vejiga o afectan a la fertilidad, su ginecólogo le recomendará medicación.

Le aconsejo que visite a su ginecólogo antes de tomar cualquier fármaco para cerciorarse de que sigue el tratamiento más adecuado.

Análogos de la hormona liberadora de la gonadotropina (GnRH) Estos fármacos interrumpen el ciclo hormonal, disminuyen los niveles de estrógenos en el organismo e inhiben la ovulación; de esta manera, reducen los miomas uterinos. Sin embargo, sólo resultan eficaces mientras los toma y pueden provocar náuseas, cefalea e irritabilidad.

Progestógenos Si bien todavía no se ha determinado si las formas sintéticas de progesterona pueden reducir los miomas uterinos, su ginecólogo se las recomendará para aliviar los síntomas, como la menorragia (es probable que le implante el dispositivo intrauterino Mirena) y el dolor pélvico. En algunas ocasiones, el fármaco puede causar síntomas característicos del SPM, como hinchazón, cambios de humor y granos.

TRATAMIENTO QUIRÚRGICO DE LOS FIBROMAS

La cirugía es el método más agresivo para tratar los fibromas o miomas uterinos. Sin embargo, antes de permitir que su ginecólogo le recomiende esta opción, lea la información que se proporciona aquí sobre cada una de las posibles técnicas quirúrgicas. Espero que le permita elegir con conocimiento de causa entre las opciones terapéuticas más adecuadas para usted. Y recuerde que, como mínimo, en la mitad de los casos los fibromas no causan problemas, de manera que lo mejor es olvidarse de ellos.

MIOMECTOMÍA

Consiste en una operación para extirpar los fibromas uterinos. El tamaño de los mismos y su ubicación en el útero determinarán el modo en que el cirujano llevará a cabo el procedimiento. Por ejemplo, se le practicará una miomectomía histeroscópica (mediante láser) si los fibromas crecen en la cavidad uterina y tienen unos 2,5 cm o menos. Si los tumores se encuentran en la parte externa de la matriz, precisará una miomectomía abdominal. Aquí, el cirujano realiza una pequeña incisión en el abdomen con el fin de extirpar los fibromas. En ambos casos se aplica anestesia general.

Si requiere una miomectomía, asegúrese de que se la practique un especialista de reconocido prestigio. Si la intervención no se lleva a cabo de manera adecuada, puede ocasionar una importante hemorragia, e incluso es posible que resulte necesaria una histerectomía completa o que se desarrollen ciertas adherencias (tejido cicatricial) que, a su vez, pueden causar infertilidad.

Si los fibromas le impiden quedarse embarazada, una miomectomía, acompañada de terapia natural (lo ideal es durante los seis meses previos a la concepción), es, con mucho, el mejor camino que debe seguir: los fibromas desaparecen y el cuerpo estará en perfecto equilibrio para un embarazo.

HISTERECTOMÍA

La más radical de todas las técnicas quirúrgicas para tratar los fibromas es la histerectomía. Los médicos suelen tener el criterio de que resulta más sencillo extirpar todo el útero que practicar una miomectomía para eliminar únicamente los fibromas. Lea detenidamente el apartado de histerectomía (*véanse* págs. 128-131) y tome una decisión consecuente acerca de si este procedimiento es adecuado o no para usted. En la mayoría de los casos, en absoluto resulta necesario ser tan radical con la cirugía. Los fibromas uterinos se pueden tratar perfectamente con la ayuda de otros métodos.

ABLACIÓN Y RESECCIÓN ENDOMETRIAL

Si no desea quedarse embarazada, y los fibromas le provocan menorragias, quizás se le plantee la ablación o resección endometrial. En este procedimiento, el cirujano introduce un láser o un alambre caliente en la cavidad uterina para destruir el tejido del revestimiento. Se trata de una práctica irreversible que evita que un óvulo fecundado se implante en la matriz.

TÉCNICAS MODERNAS

En el tratamiento de los fibromas uterinos, existen dos técnicas quirúrgicas bastante novedosas. La miolisis (ablación con láser) es una técnica de destrucción del núcleo del fibroma por medio de láser. Con ello se limita el volumen de sangre que llega al fibroma mediante la coagulación de los vasos, lo que causa su reducción y posterior desaparición de los fibromas. El otro procedimiento, la embolización arterial uterina, inyecta pequeñas partículas en las arterias, que llegan hasta el interior del útero con el fin de cortar su fuente de alimentación (sangre) y, así, disminuir su tamaño. Esta técnica lleva implícito cierto riesgo de infección.

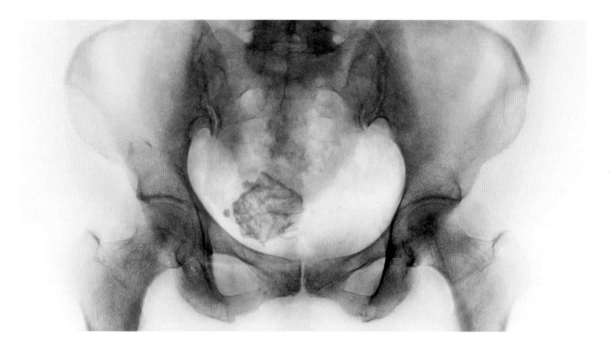

Superior: radiografía de la región pélvica de una mujer que muestra fibromas (manchas rosadas).

DIETA

Una alimentación adecuada permite controlar el crecimiento de los miomas uterinos y los síntomas. Para ello, siga las recomendaciones dietéticas que se indican a continuación y los consejos acerca de los suplementos nutricionales (*véase* pág. 112). Yo misma he sido testigo de los buenos resultados del enfoque natural en el tratamiento de esta patología (incluidas la fitoterapia y la autoayuda) en un plazo de seis meses.

Puesto que los fibromas se agravan por el exceso de estrógenos, siga la dieta del equilibrio hormonal (*véase* recuadro, pág. 57). En particular, preste atención a las siguientes recomendaciones:

No tome cafeína y reduzca el consumo de grasas perjudiciales Los productos con cafeína aumentan el flujo menstrual y pueden potenciar los síntomas causados por los fibromas uterinos. Además, un estudio donde se analizaban los efectos del café instantáneo en el sistema reproductor de los ratones demostró que éste aumentaba la probabilidad de que estos animales desarrollaran fibromas. Las grasas saturadas bloquean la capacidad del organismo para absorber los lípidos esenciales, necesarios para combatir los fibromas, al mismo tiempo que aumentan los niveles de estrógenos en sangre. Las mujeres que consumen mayor cantidad de carne tienen un riesgo más elevado de padecer fibromas que aquellas que toman más verduras y hortalizas.

Tome más fibra Resulta especialmente importante aumentar la ingesta de fibra para eliminar los estrógenos no deseados a través de los intestinos. Los cereales integrales, como el arroz integral, la avena y el centeno, así como la fruta fresca y las verduras, son todos ellos magníficas fuentes de fibra.

Aumente el consumo de fitoestrógenos Los alimentos ricos en fitoestrógenos impulsan la producción natural de una proteína denominada *globulina aglutinante de las hormonas sexuales* (SHBG), que controla los estrógenos en sangre.

Cuide a su hígado Evite cualquier sustancia que dificulte la función hepática, como el alcohol, el tabaco y los fármacos para que el hígado depure los estrógenos «viejos» de manera eficaz.

Adquiera alimentos ecológicos Si padece fibromas, ahora más que nunca es importante comprar productos ecológicos. Los pesticidas que se emplean en los cultivos no ecológicos pueden contener xenoestrógenos (*véase* pág. 18), que pueden estimular el desarrollo de los fibromas. Éstos contienen mayor cantidad de DDT (Dicloro Difenil Tricloroetano) que cualquier otro.

PLANTAS

Las siguientes plantas medicinales le ayudarán a reducir los miomas uterinos. Si uno de los síntomas son las menorragias, considere, asimismo, los consejos fitoterapéuticos de las páginas 112-113.

■ SAUZGATILLO (*Vitex agnus castus*) Esta planta tiene una eficacia demostrada a la hora de reducir el exceso de estrógenos en el organismo. Puede tomarla todo el mes (incluso en los días de menstruación), durante un amplio período de tiempo. Tome una cucharadita de tintura con un poco de agua, o bien 200-300 mg en forma de cápsula dos veces al día.

■ CARDO MARIANO (*Silymarin marianum*) Este tónico hepático puede aumentar la capacidad de depuración del organismo, ya que ayuda a excretar los estrógenos no deseados o incluso los «viejos». Tome 1 cucharadita de tintura disuelta en un poco de agua dos veces al día, o una cápsula de 200-400 mg/día.

OTRAS TERAPIAS NATURALES

Homeopatía Los remedios homeopáticos pueden ser únicos en el alivio de los síntomas físicos y emocionales; no obstante, debe prescribírselos un homeópata profesional. Los remedios más comunes que un especialista le recomendará en el caso de fibromas uterinos son *Lachesis* y *Sanguinaria*, ambos en una potencia de 30 CH (dos veces al día), que le ayudarán a controlar las hemorragias abundantes, en el caso de que existieran.

Acupuntura En la medicina tradicional china, los acupuntores creen que los fibromas son el resultado del estancamiento del *qi* y la sangre tanto en la matriz como en el hígado (que elimina los estrógenos del organismo). Un profesional intentará aumentar el flujo de energía en los órganos reproductores y optimizar la función hepática con el fin de tratar los fibromas.

Aromaterapia La aromaterapia es útil para favorecer el equilibrio hormonal, evitar la estasis a nivel uterino y fomentar la relajación. Llene la bañera y añada dos gotas de cada uno de los siguientes aceites esenciales: jengibre, que potencia la circulación sanguínea; mejorana, que alivia el estreñimiento y los calambres en el vientre, si éstos se encuentran entre sus síntomas; y rosa, que posee ligeras propiedades reguladoras del equilibrio hormonal. Como alternativa, también puede mezclar 6 gotas de rosa y 4 gotas de los aceites esenciales de jengibre y mejorana con 6 cucharaditas de aceite de almendras dulces (como aceite de base); realice un suave masaje abdominal, (*véase* pág. 109).

AUTOAYUDA

A menudo me consagro a la labor de recordar a mis pacientes que los fibromas uterinos son una afección benigna, en absoluto precursora de un cáncer. Por eso, a menos que éstos afecten de manera negativa a la fertilidad o al ciclo menstrual, no es necesario alarmarse ni optar por un tratamiento drástico, como la cirugía, para extirparlos. Creo que se pueden obtener muchos beneficios con el uso de métodos naturales y de autoayuda.

Ejercicio Cualquier actividad física que acelere las pulsaciones y mejore la circulación resulta beneficiosa para prevenir o reducir los fibromas.

Queme el exceso de grasa Practicar ejercicio físico y seguir la dieta del equilibrio hormonal favorecerá la pérdida de peso, en caso necesario. Como los fibromas uterinos son estrógeno-dependientes y las células grasas producen dicha hormona, asegurarse de mantener al mínimo el exceso grasa (dentro de las pautas saludables) puede ayudar en el tratamiento de los fibromas. Compruebe su índice de masa corporal (IMC) mediante las tablas de la página 297 para poder valorar si la pérdida de peso le resultaría positiva. En caso necesario, consulte las técnicas que se recogen en las páginas 300-301.

Practique sexo Es posible, aunque no está probado, que los orgasmos regulares puedan ayudar a reducir los fibromas uterinos al aumentar el riego sanguíneo en la región pélvica.

Endometriosis

Un gran número de mujeres padecen endometriosis. Por tanto, no sorprende que muchas visitas al ginecólogo se produzcan por este motivo.

La endometriosis se caracteriza por la migración de las células del endometrio (epitelio uterino) hacia otras partes del cuerpo, donde forman «implantes» endometriales, por lo general en la cavidad pélvica (ovarios y cérvix), pero también, aunque muchísimo menos frecuente, en la vejiga y el intestino, los pulmones, el corazón, los ojos, las axilas, las rodillas o las fosas nasales (*véase* recuadro, derecha). Se trata de una patología seria, más común en mujeres de más de 30 años. La mitad de ellas tendrán problemas de fertilidad.

SÍNTOMAS

El dolor en la región pélvica es el síntoma más destacado, y también el más incómodo, de la endometriosis, y no siempre se limita a los días precedentes y durante la menstruación. Algunas mujeres sufren este dolor a lo largo de todo el mes. Si los implantes endometriales se han fijado en el intestino o la vejiga, sentirá molestias durante las deposiciones o al orinar. Si sospecha que padece endometriosis, controle y anote cualquier dolor que sienta y compruebe si es cíclico o no (estos patrones pueden ayudar a establecer un diagnóstico). Asimismo, es posible que advierta dolor durante el coito (conocido como *dispareunia*). Se trata de uno de los síntomas más frecuentes de la endometriosis, por lo que merece la pena visitar al ginecólogo si sospecha que padece esta molestia.

Existen otros muchos síntomas que, si aparecen unidos, pueden indicar la existencia de endometriosis. Por desgracia, muchas mujeres con endometriosis tienen todas estas molestias, lo que hace que vivan una situación insostenible. Incluyen menstruaciones irregulares y/o menorragias, dolor en la parte baja de la espalda, cansancio, trastornos digestivos y dificultad para conseguir un embarazo.

CAUSAS

Los médicos siguen sin saber exactamente las causas de la endometriosis. Las teorías van desde la «menstruación retrógrada» (cuando la sangre endometrial que se desprende durante la menstruación «retorna» a las trompas de Falopio en lugar de ser expulsada a través de la vagina) hasta problemas relacionados con el sistema inmunitario. Nadie ha sido capaz de determinar cuál de las muchas teorías existentes es la cierta, aunque es probable, como ocurre en muchos otros aspectos de la vida, que el origen del problema resida en una combinación de diversos factores. Se sabe que, en ocasiones, puede ser hereditaria, y tal vez la explicación más aceptada sea que la endometriosis es sensible a los estrógenos: cuanto mayor es el nivel de estrógenos en el organismo, más susceptible se es de padecerla. Es evidente que este argumento explicaría la tendencia actual a sufrir esta patología. Si retrasa la maternidad (como ocurre con muchas mujeres actuales), tendrá un mayor número de menstruaciones, y, en consecuencia, se estará exponiendo a recibir mayor cantidad de estrógenos.

DIAGNÓSTICO

Con frecuencia, a muchos ginecólogos les cuesta diagnosticar la endometriosis. Por esta razón, si experimenta síntomas de forma cíclica y, en especial, si siente molestias durante el coito y dolor menstrual, insista a su médico para que le realice un chequeo. A continuación se señalan los métodos de diagnóstico más frecuentes:

Ecografía Si bien la ecografía resulta útil, en realidad no aporta un diagnóstico preciso de endometriosis. Lo que puede

ETAPAS DE LA ENDOMETRIOSIS

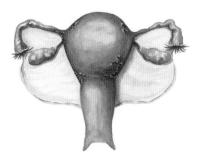

MÍNIMA

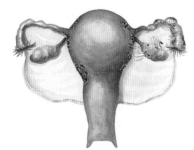

LEVE

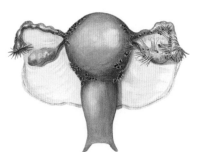

MODERADA

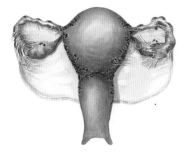

SEVERA

La sangre que elimina durante la menstruación es el endometrio o epitelio uterino, que se había preparado para recibir un óvulo fertilizado.

Sin embargo, en la endometriosis, aparecen implantes de tejido endometrial fuera del útero. Las células que forman dichos implantes responden exactamente de la misma manera a los estímulos hormonales que las del propio epitelio uterino. Esto significa que cuando las hormonas activan las fases del ciclo, las células endometriales (incluso las que están fuera de la matriz) reciben el mensaje de desarrollarse, desprenderse y eliminarse. Pero, para estos implantes, no existe ningún lugar por donde puedan eliminarse, con lo que la sangre, que no encuentra salida, causa los síntomas propios de esta afección. En la endometriosis, podemos distinguir cuatro etapas. La etapa I (superior izquierda) se conoce como *mínima* y se caracteriza por una pequeña cantidad de implantes superficiales en el interior de la pelvis.

La etapa II (superior derecha) se denomina *leve*. Aquí, los implantes son de mayor tamaño y profundizan más en el tejido que los alberga. La etapa III (inferior izquierda) es la *moderada*. Los implantes son todavía más numerosos y profundos, y comienzan a formar adherencias que literalmente «pegan» los órganos de la región pélvica. La etapa IV (inferior derecha) se conoce como *severa*. En dicha fase, los implantes son densos y profundos, con adherencias que bloquean por completo la función normal del órgano.

mostrar, sin embargo, es cualquier anomalía en la cavidad pélvica, incluidos implantes y quistes, que pueden ser consecuencia de la endometriosis. La ecografía también detecta una patología denominada *adenomiosis*, o presencia de implantes de tejido endometrial en el miometrio, la capa muscular del útero. La adenomiosis es un signo inequívoco de que padece endometriosis y con toda probabilidad su ginecólogo le recomendará una laparoscopia.

Laparoscopia Es la prueba más utilizada para diagnosticar la endometriosis. Generalmente se lleva a cabo bajo anestesia general con el fin de que el especialista pueda inyectarle un gas inocuo para «inflar» la pared abdominal. Una vez que su abdomen se ha «hinchado», los órganos pélvicos se pueden observar con facilidad con la ayuda de un laparoscopio. Este instrumento consiste en un fino tubo con una videocámara diminuta que el médico inserta a través de una incisión justo debajo del ombligo. Con el laparoscopio, el doctor observará si existen o no implantes endometriales en la cavidad abdominal. Si los hubiese, normalmente los eliminará mediante láser durante el mismo procedimiento.

TRATAMIENTOS CONVENCIONALES

El modo convencional de tratar la endometriosis se apoya en ciertos fármacos que bloquean las hormonas reproductoras. Como reducen los niveles de estrógenos en el organismo, las menstruaciones se interrumpen. La endometriosis es una patología compleja, de manera que, si lo que le ha comentado su ginecólogo no se ajusta a su caso en concreto o simplemente carece de sentido para usted, no tenga reparo en pedir una segunda opinión. (Si padece endometriosis no utilice la terapia hormonal sustitutiva [THS], ya que puede agravar la situación.)

Danazol Como la endometriosis se desarrolla bajo la acción de los estrógenos, si su ginecólogo le prescribe una hormona masculina suave, la ovulación se interrumpe por completo, lo que evita el suministro de estrógenos de su organismo. Tenga en cuenta que cualquier hormona masculina puede provocarle efectos secundarios «masculinos», como acné, vello facial, aumento de peso y voz grave. Asimismo, es posible que aparezcan náuseas, erupciones cutáneas, cefaleas y cambios de humor.

Anticonceptivos orales Si toma la píldora anticonceptiva de manera continua, sin dejar períodos de descanso para la hemorragia menstrual, puede reducir el impacto de la endometriosis.

Análogos de la hormona liberadora de la gonadotropina (GnRH) Estos compuestos le conducirán a una menopausia temporal y reducirán el suministro de estrógenos. Su ginecólogo los prescribirá en forma inyectable, atomizador nasal o implante (intradérmico).

Diatermia o cirugía con láser Si los tratamientos con fármacos no surten efecto, su ginecólogo puede aconsejarle la diatermia (empleo de calor intenso) o cirugía láser para quemar los implantes endometriales. El procedimiento se lleva a cabo mediante laparoscopia, con el fin de eliminar tanta endometriosis como sea posible y liberar cualquiera de los órganos con adherencias (tejido cicatrizal del endometrio).

Histerectomía Como último recurso, su ginecólogo puede aconsejarle una histerectomía. Sin embargo, a menos que le extirpen los ovarios y la matriz, los implantes son proclives a desarrollarse de nuevo en otras partes de su cuerpo, porque los ovarios continúan produciendo estrógenos. La mayoría de los facultativos coinciden en que, a pesar de que la endometriosis influye de manera directa en sobre el útero, éste en sí no es el problema.

DIETA

Puesto que el consenso general ratifica que el exceso de estrógenos juega un papel significativo en el desarrollo de la endometriosis, resulta importante seguir la dieta del equilibrio hormonal (*véase* recuadro, pág. 57). En particular, prescinda por completo de las grasas saturadas (*véase* pág. 26). Los estudios demuestran que las mujeres que consumen carne una vez al día tienen el doble de probabilidades de padecer endometriosis que aquellas que ingieren menor cantidad de carne roja y más frutas y verduras. En un estudio se pudo comprobar que, en las mujeres que ingerían más cantidad de carne roja, el riesgo de desarrollar endometriosis aumentaba un 80 %; las que consumían más fruta fresca y verduras redujeron la probabilidad en un 40 %. Opte por los alimentos ricos en grasas insaturadas, como los frutos secos, las semillas y el pescado azul.

Como parte de la dieta del equilibrio hormonal, debería reducir el consumo de cafeína, cuyo efecto diurético hace que se reduzcan las reservas de vitaminas y minerales esenciales para el equilibrio hormonal. Cabe señalar que los estudios demuestran que en las mujeres que toman más de dos tazas de café al día aumenta el riesgo de desarrollar endometriosis. Sustitúyalo por infusiones y raíz de diente de león (el diente de león se conoce especialmente por su acción beneficiosa en el hígado, que ayuda a que el organismo elimine el exceso de estrógenos).

SUPLEMENTOS

Si sufre endometriosis, los suplementos nutricionales pueden actuar de dos maneras: combatiendo la afección mediante la disminución de los estrógenos y, a la vez, aliviando los síntomas. Tome los siguientes suplementos, pero tenga en cuenta cuáles de ellos ya se encuentran en el suplemento diario de multivitaminas y minerales.

■ COMPLEJO B (que contenga 25 mg de cada vitamina B a diario) Las vitaminas del complejo B ayudan al hígado a eliminar el exceso de estrógenos y son importantes para que el organismo pueda producir prostaglandinas beneficiosas, que actúan como un antiinflamatorio. La vitamina B₁ puede reducir de manera significativa el dolor menstrual.

■ VITAMINA C con bioflavonoides (1.000 mg dos veces al día en forma de ascorbato de magnesio) Este antioxidante puede ayudar al cuerpo a acabar con los implantes endometriales. Asimismo, favorece la relajación del músculo liso y previene la inflamación.

■ VITAMINA E (400 UI/día) La vitamina E resulta especialmente útil en los casos de dolor menstrual y de reglas abundantes.

■ MAGNESIO (300 mg/día) El útero es un músculo, y este mineral actúa como relajante muscular para aliviar el dolor. Recomiendo tomarlo en forma de citrato de magnesio.

■ ZINC (15 mg/día) Se trata de un nutriente necesario, tanto en lo que respecta al equilibrio hormonal como en la transformación de ácidos grasos en prostaglandinas saludables.

■ ÁCIDOS GRASOS OMEGA-3 (1.000 mg de aceite de pescado que contengan como mínimo 700 mg de EPA y 500 mg de DHA cada día) El organismo los necesita para producir prostaglandinas beneficiosas para el alivio de la inflamación y los calambres. (Si es vegetariana, emplee aceite de linaza).

PLANTAS

Mientas los cambios pertinentes en la dieta y los suplementos nutricionales actúan en el cuerpo, las plantas medicinales pueden ayudarle a regular los niveles hormonales, así como a afrontar los síntomas específicos de la endometriosis. (Emplee las plantas recomendadas en la página 103.)

Las plantas son poderosas medicinas, pero también más suaves que los fármacos en cuanto a su acción. Por este motivo, al principio, trate de combinar los remedios fitoterapéuticos con los fármacos convencionales para el dolor. De forma gradual, vaya reduciendo la medicación hasta que el organismo únicamente utilice las plantas para hacer frente a los síntomas (el tiempo necesario oscilará de una mujer a otra). Con un poco de suerte, y siguiendo las recomendaciones dietéticas y de suplementos nutricionales para restablecer el equilibrio, en última instancia, debería ser capaz de no depender ni de los remedios fitoterapéuticos ni de los fármacos.

Tome las plantas que se indican durante un período de entre dos y seis meses. Si en este tiempo no aprecia ninguna mejoría en los síntomas, consulte a un fitoterapeuta especializado, quien adaptará la terapia a su caso en particular.

■ SAUZGATILLO (*Vitex agnus castus*) Permite que el organismo produzca las cantidades de progesterona adecuadas para compensar el exceso de estrógenos. Tome una cucharadita de tintura con un poco de agua, o bien una cápsula de 200-300 mg dos veces al día.

■ DIENTE DE LEÓN (*Taraxacum officinale*) Otra planta valiosa para una correcta función hepática. Tome una cucharadita de tintura con un poco de agua dos veces al día, o bien una cápsula de 200-400 mg cada día.

■ EQUINÁCEA (*Echinacea purpurea*) Excelente estimulante del sistema inmunológico. La equinácea se debe administrar durante diez días, descansar otros tres, continuar diez días más, otros tres de descanso, y así sucesivamente. Tome una cucharadita de tintura con un poco de agua dos o tres veces al día, o una cápsula de 200-300 mg dos veces al día.

■ CARDO MARIANO (*Silymarin marianum*) Este tónico hepático puede ayudar al hígado a estar en óptimas condiciones para depurar el exceso de estrógenos del organismo. Éstos pueden volver a circular por el cuerpo y asentarse en los implantes endometriales, lo que estimularía su crecimiento. Tome una cucharadita de tintura disuelta en un poco de agua dos veces al día, o una cápsula de 200-400 mg/día.

YOGA PARA LA ENDOMETRIOSIS

La endometriosis se agrava a causa del estrés y la tensión, por tanto, los efectos reconfortantes y tranquilizadores del yoga pueden aliviar bastante los síntomas y estimular la circulación en los órganos reproductores. Póngase ropa holgada y cómoda, y practique las siguientes posturas sobre una esterilla de yoga o una toalla doblada durante al menos diez minutos al día. No realice un esfuerzo excesivo.

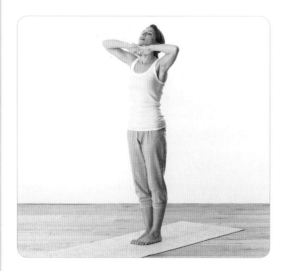

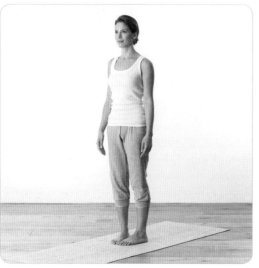

RESPIRACIÓN ENERGIZANTE (SUPERIOR IZQUIERDA)

Permanezca erguida y con los pies juntos. Entrecruce los dedos de las manos y colóquelos bajo la barbilla. Junte los codos. Inspire por la nariz mientras cuenta hasta cinco. Al mismo tiempo que sube los codos hacia los lados todo lo que pueda (abra las manos, pero mantenga los dedos unidos), sienta el aire en la parte posterior de la garganta. Incline la cabeza hacia atrás. Espire por la boca. Una los codos y las palmas de las manos y levante la cabeza. Repita el ejercicio de nuevo.

POSTURA DE LA MONTAÑA (INFERIOR IZQUIERDA)

Póngase de pie, con los pulgares de los pies juntos y los talones ligeramente separados. Deje que los brazos caigan de manera relajada a cada lado de su cuerpo. Separe y extienda los dedos del pie, asegúrese de que las rótulas miren hacia delante y mantenga la pelvis alineada con las piernas. Continúe hacia arriba: estire la columna vertebral y ensanche el pecho. Deje caer los hombros y estire la parte posterior del cuello. Mantenga esta posición durante un minuto. Descanse y repita la postura una vez más.

ESTIRAMIENTO LATERAL (PÁGINA SIGUIENTE, SUPERIOR)

En posición vertical, separe las piernas de manera que tengan la distancia de las caderas, con los dedos de los pies mirando hacia delante. Realice una inspiración y levante el brazo derecho. Mientras espira, inclínese suavemente hacia el lado izquierdo y deslice la mano

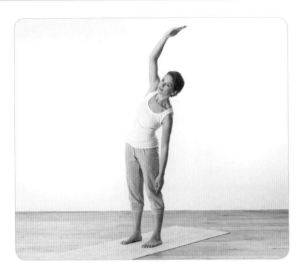

izquierda por la pierna del mismo lado. No se esfuerce. Respire y trate de mantener la postura mientras cuenta hasta cinco o hasta diez si tiene fuerzas. Inspire y recupere lentamente la posición vertical. Espire, baje lentamente el brazo y descanse. Repita el ejercicio con el otro lado. Practique la secuencia completa cinco veces.

EL GATO (CENTRO IZQUIERDA)

Colóquese a cuatro patas (apoyada en las manos y las rodillas) y asegúrese de repartir el peso de manera uniforme. Los dedos deben apuntar hacia delante. Realice una lenta inspiración, contraiga los músculos del abdomen y curve la espalda hacia arriba para dibujar un arco. Baje la cabeza hasta que la barbilla toque el pecho y cuente hasta cinco. Expulse lentamente el aire, mientras relaja la columna vertebral y la cabeza vuelve a su posición normal. Continúe con la espiración al mismo tiempo que invierte el arco de la columna vertebral y tire de la cabeza hacia atrás para mirar hacia arriba. Tome aire de nuevo, a la vez que la cabeza, el cuello y la columna recuperan la posición inicial. Realice movimientos lentos y nada forzados. Repita la secuencia completa cinco veces.

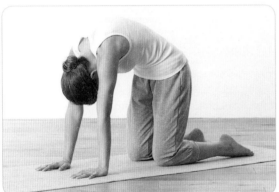

POSTURA DEL NIÑO (CENTRO INFERIOR)

Arrodíllese en el suelo sobre una colchoneta y siéntese sobre los talones, de tal manera que éstos queden debajo de las nalgas y las rodillas miren hacia delante. Separe ligeramente las rodillas y mantenga los dedos de los pies juntos para formar una V con los muslos. Doble la columna vertebral hacia abajo y lleve el tronco suavemente sobre los muslos, con los brazos extendidos por delante de la cabeza. Si es posible, toque el suelo con la frente. Descanse en esta posición mientras cuenta hasta 20 o mientras se sienta cómoda. Incorpórese lentamente hasta recuperar la posición sentada.

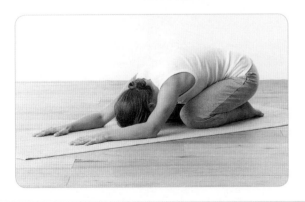

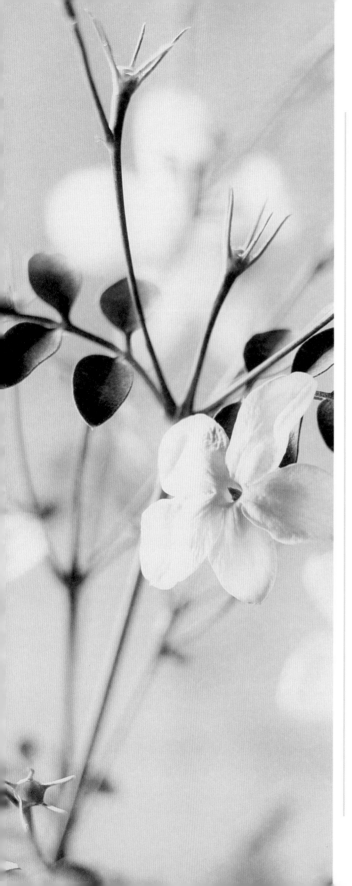

OTRAS TERAPIAS NATURALES

Homeopatía Para reducir el dolor en el bajo vientre, los homeópatas suelen prescribir *Lachesis* 30 CH y *Calcarea* 30 CH (ambas se deben tomar dos veces al día).

Acupuntura Los puntos de acupuntura por lo general asociados a la endometriosis se encuentran en las orejas, el abdomen, las muñecas, los pies, las piernas y la espalda. El acupuntor tratará éstos y otros puntos relevantes de su fisiología.

Aromaterapia Practicar regularmente un masaje abdominal con aceites esenciales puede aliviar los calambres propios de la endometriosis. Utilice la técnica que se describe en la página 105, y aplíquese una mezcla terapéutica de 15 gotas (en total) de todos o varios de los siguientes aceites esenciales diluidos en 6 cucharaditas de aceite de almendras dulces: salvia romana, manzanilla romana, mejorana, jazmín y rosa damascena. Como alternativa, añada una o dos gotas de cada aceite esencial al agua del baño y sumérjase durante veinte minutos para calmar el dolor.

AUTOAYUDA

Utilice compresas Los tampones pueden contener dioxinas (estrógenos ambientales) y dificultar la menstruación. Emplee compresas de algodón puro.

Consiga su peso ideal Las grasas producen estrógenos, y diversos estudios demuestran que las mujeres con sobrepeso suelen tener unos niveles más altos de esta hormona. Siga las directrices propuestas en las páginas 296-301 para conseguir su peso ideal.

Ejercicio Aumentar la circulación en la región pélvica por medio de la actividad física ayuda a aliviar el dolor, equilibrar las hormonas y reducir el estrés. Si la endometriosis es tan severa que el ejercicio aeróbico no es posible, el yoga consiste en una alternativa excelente (*véanse* p. 122-123).

Relájese El estrés puede agravar el dolor de la endometriosis, e incluso algunos expertos creen que podría desencadenar esta afección. La práctica regular de la meditación favorece la calidad del sueño, reduce el estrés y combate el dolor (*véanse* págs. 50-51).

Izquierda: jazmín (*Jasminum officinale*)

Prevenir el cáncer de útero

El cáncer de útero (también conocido como cáncer *endometrial*) se forma en el epitelio uterino, por lo general en las células secretoras de mucosidad, y es el cuarto cáncer más común entre las mujeres.

Si inicia la menopausia después de los 52 años de edad o las menstruaciones comenzaron antes de los 12 años, puede tener mayor riesgo de padecer cáncer de útero que otras mujeres. Los problemas y desarreglos menstruales (como la menorragia o la amenorrea), no haber dado a luz, tomar ciertos fármacos ricos en estrógenos, la obesidad, la hipertensión arterial y los antecedentes familiares de cáncer de mama, cáncer de ovarios y cáncer de colon también son factores de riesgo.

A pesar de que ciertos factores, como los antecedentes familiares, están fuera de su control, otros se pueden evitar. Si tiene sobrepeso, haga todo lo posible por perder los kilos de más (*véanse* págs. 300-301); actúe para reducir la presión sanguínea, si es necesario, y trate de equilibrar las hormonas de una manera natural, en vez de depender de fármacos relacionados con ellas (no obstante, consulte siempre con su médico antes de pasar de la medicina convencional a la natural). La dieta del equilibrio hormonal (*véase* recuadro, pág. 57), así como los suplementos nutricionales y las plantas medicinales recomendados para la amenorrea (*véanse* págs. 107-108), le ayudarán a conseguirlo. Además, deje de fumar, reduzca la ingesta de alcohol y practique ejercicio con regularidad (todo ello contribuirá a minimizar el riesgo).

Puesto que uno de los primeros síntomas del cáncer de útero es una hemorragia anormal, acuda a su ginecólogo si su regla no es como siempre o es muy abundante, o si tiene hemorragias entre las menstruaciones o después de la menopausia. Otros síntomas incluyen dolor en la parte baja de la espalda y/o en el abdomen. También puede aparecer secreción acuosa, teñida de sangre, seguida de una hemorragia vaginal. Puesto que el cáncer endometrial es más común

a partir de los 50 años, siempre recomiendo una ecografía pélvica anual a todas las mujeres que superen esa edad, ya que puede detectar cualquier crecimiento anormal o masas en el útero.

Si se detectan a tiempo, la mayoría de los casos de cáncer de útero pueden ser tratados con éxito, y la terapia casi siempre prolonga la vida.

HIPERPLASIA ENDOMETRIAL

Los períodos irregulares, las menorragias y las hemorragias prolongadas (sangrados abundantes durante más de siete días) pueden sen síntomas de hiperplasia endometrial, o proliferación del epitelio uterino. Se cree que entre el 1 y el 4 % de las mujeres que padecen una hiperplasia leve, con el tiempo, desarrollarán cáncer de útero. Las estadísticas aumentan a más del 20 % si se trata de una hiperplasia avanzada. Solicite a su ginecólogo un tratamiento convencional. Siga la medicación que le prescriban para eliminar la mucosa uterina, o sométase a una intervención quirúrgica para extirparla. Asimismo, tome los suplementos nutricionales propuestos para la amenorrea (*véase* pág. 107). Emplee la fitoterapia sólo en el caso de que se le haya practicado cirugía, BAJO NINGÚN CONCEPTO si toma medicación para tratar la hiperplasia endometrial.

Prolapso uterino

El útero se sostiene gracias a una serie de músculos y tejidos. Si éstos se debilitan, la matriz se puede desplazar hacia la cavidad vaginal, lo que se conoce como *prolapso uterino*.

Un útero prolapsado se siente como un bulto duro en el exterior de la vagina, en particular cuando se está de pie. Algunas mujeres también tienen dolor en la parte baja de la espalda, incontinencia urinaria, sensación de pesadez o tracción en el abdomen, estreñimiento y dolor durante las relaciones sexuales.

Todo lo que debilita los tejidos de sostén del cuerpo incrementa la amenaza de prolapso; por ejemplo, la caída en el nivel de estrógenos en la menopausia o el tabaco. Los partos difíciles y largos también aumentan el riesgo, así como el estreñimiento, la tos crónica, el sobrepeso y un trabajo excesivamente agotador.

TRATAMIENTOS CONVENCIONALES

Su ginecólogo le diagnosticará prolapso uterino mediante exploración interna, o, tal vez, con una ecografía y le ofrecerá los siguientes tratamientos.

Pesario En caso de tratarse de un prolapso leve, el ginecólogo puede colocarle un dispositivo de polietileno en forma de anillo para subir el útero y sostenerlo en su lugar. El pesario debe reemplazarse cada 3-12 meses.

Cono vaginal El cono vaginal, que se inserta como si se tratase de un tampón, contiene pesos que usted debe conservar en el interior de la vagina mediante un ejercicio de contracción de los músculos del suelo pélvico. Debe repetir el procedimiento un determinado número de veces al día. De este modo, se fortalecen los músculos que mantienen el útero en su lugar.

Cirugía Una intervención quirúrgica permite que el útero recupere su posición normal, pero la solución quirúrgica más frecuente es la histerectomía (*véanse* págs. 128-131). Le insto a que pruebe todas las alternativas antes de optar por la extirpación del útero, que debería convertirse en el último recurso.

Si el prolapso es tan severo que el útero sobresale de su cuerpo, debería seguir los consejos de nutrición, fitoterapia y otros tratamientos naturales acompañados de cirugía. Si el prolapso es moderado, antes de decidirse por la intervención quirúrgica, pruebe el enfoque natural, en combinación con los ejercicios del suelo pélvico (*véase* recuadro, página siguiente) y/o los conos vaginales, durante seis meses. Con un poco de optimismo, en este tiempo podrá corregir el problema sin necesidad de una intervención médica invasiva.

DIETA

El prolapso no es exactamente una patología de carácter hormonal, pero puede agravarse en torno a la menopausia, cuando descienden los niveles hormonales; por tanto, le recomiendo seguir la dieta del equilibrio hormonal (*véase* recuadro, pág. 57) para mantener el organismo en las mejores condiciones posibles. En particular, consuma mucha fibra para prevenir el estreñimiento (los esfuerzos pueden empeorar el prolapso), así como cereales integrales y linaza. Tome cinco raciones de fruta y verdura cada día. Asimismo, resulta importante aumentar la cantidad de líquido para prevenir el estreñimiento. Sin embargo, no se exceda, y asegúrese de orinar a menudo (demasiada presión en la vejiga también puede provocar prolapso).

Los alimentos ricos en vitamina C, los bioflavonoides y la vitamina A ayudan a reforzar las estructuras que sostienen el útero, porque proporcionan abundante colágeno, proteína que mantiene el vigor de los ligamentos y los huesos. Consuma cebollas, perejil, legumbres, cítricos, bayas y uvas en gran cantidad, y tome té verde.

SUPLEMENTOS

Complete el suplemento de multivitaminas y minerales con una cantidad extra de vitamina A; no obstante, tenga en cuenta el contenido del complejo multivitamínico.

- VITAMINA A (25.000 IU/ día) Esta vitamina favorece que el organismo produzca colágeno (*véase* página anterior). Tómela como betacaroteno.

PLANTAS

Tome las siguientes plantas mezcladas en una tintura (cada una de ellas a partes iguales). Disuelva una cucharadita de tintura en un poco de agua y tómela dos o tres veces al día. Si prefiere las cápsulas, deben contener 300 mg de cada planta (ecológica, si es posible); tómelas dos veces al día.

- ANGÉLICA CHINA (*Angelica sinensis*) Esta planta aumenta el riego sanguíneo en el útero, al mismo tiempo que lo nutre y lo mantiene sano.
- HELONIA (*Chamaelirium luteum*) y PIE DE LEÓN (*Alchemilla vulgaris*) Ambas son excelentes para fortalecer los músculos debilitados del suelo pélvico.
- COLA DE CABALLO (*Equisetum arvense*) La cola de caballo contiene flavonoides, que pueden ayudar a fortalecer el tejido conectivo del útero.
- HOJA DE FRAMBUESO (*Rubus idaeus*) Esta planta contiene fragrina, un alcaloide que tonifica los músculos de la región pélvica, incluidos los del útero.

OTRAS TERAPIAS NATURALES

Homeopatía En caso de prolapso, se suele prescribir Sepia 30 CH, Pulsatilla 30 CH o Belladona 30 CH, junto con otros remedios constitucionales. Tome cada uno de ellos dos veces al día para aliviar la sensación de pesadez o la presión en el bajo vientre.

Acupuntura Un acupuntor a menudo tratará de aumentar lo que se denomina «hundimiento del *qi* del bazo». Esto ayuda a que los órganos prolapsados recuperen su posición normal.

Osteopatía Un osteópata ayuda a realinear los músculos y el esqueleto en general, al mismo tiempo que identifica y trata de corregir los patrones musculares inadecuados que pueden agravar el prolapso.

AUTOAYUDA

Masaje con aromaterapia Realice cada día un suave masaje en su abdomen con aceite esencial de romero o de pimienta negra. Esto aliviará los dolores en la región pélvica y estimulará el riego sanguíneo del útero. Añada 14 gotas de cualquiera de los dos aceites esenciales a 6 cucharaditas de aceite de almendras dulces (aceite de base). Vierta un poco de la mezcla esencial en las palmas de las manos y aplíquesela en el abdomen siguiendo la técnica propuesta en la página 105. (Si lo prefiere, puede mezclar los aceites: añada 7 gotas de cada uno de ellos a 6 cucharaditas del aceite de base.)

Salud ante todo Un peso adecuado es esencial para evitar que los músculos y los ligamentos realicen un sobreesfuerzo. Consulte las páginas 296-301 para adecuar el peso a su complexión física. Además, trate de controlar la tos. Si tiene tos, trátela con urgencia para evitar la presión sobre el suelo pélvico.

EJERCICIOS DEL SUELO PÉLVICO

Los ejercicios del suelo pélvico (o ejercicios de Kegel) pueden fortalecer los músculos de la pared vaginal, lo que previene el prolapso. Para comprobar si es capaz de reconocer los músculos pélvicos, la próxima vez que vaya al servicio intente detener el flujo de la orina. Los músculos empleados son los pélvicos. Practique el siguiente ejercicio varias veces al día.

1 Poco a poco, contraiga los músculos del suelo pélvico. Cuente hasta dos (vaya aumentando cada vez más, hasta que pueda contar hasta diez). Descanse. Repita la secuencia diez veces. Cuando haya terminado, repose un minuto antes de comenzar el paso 2.

2 Contraiga y relaje los músculos del suelo pélvico unas treinta veces seguidas.

Histerectomía

La histerectomía es una de las intervenciones quirúrgicas más practicadas

a las mujeres. Pero ¿son todas ellas necesarias, o simplemente resultan la opción

más sencilla?

Una histerectomía consiste en una intervención en la que el cirujano extirpa algunos o todos los órganos reproductores femeninos. Es probable que tenga alguna amiga a la que se le haya practicado una histerectomía, pero ¿sabría qué hacer si su médico le recomienda esta intervención? Ante todo, deseo aclarar que, por lo que he podido comprobar y compruebo cada día, la mayoría de las histerectomías resultan innecesarias. Por ejemplo, se suelen aconsejar en caso de menorragias, fibromas, endometriosis, prolapso y enfermedad pélvica inflamatoria (EPI), cuando todas ellas pueden tratarse mediante un enfoque natural y otros tratamientos de medicina convencio-

nal. Es evidente que la histerectomía supone la solución definitiva a estos problemas, pero, a menos que sufra cáncer de útero u ovarios, o haya dado a luz y hayan surgido una serie de complicaciones, ésta no siempre es la única solución.

Si recoge sólo una pequeña parte de los consejos que aparecen en el libro, que uno de ellos sea éste: considere todas las alternativas posibles antes de optar por algo tan radical como la extirpación de algunos o todos los órganos reproductores. Solicite a su médico que le exponga los argumentos, las opciones y las consecuencias. Pida una segunda, tercera y cuarta opinión. Hágase usted misma una serie de preguntas (*véase* recuadro, izquierda). Relativice cualquier información y tómese su tiempo hasta que esté convencida de que una histerectomía es la opción adecuada para usted. En la mayoría de los casos, no es tan urgente tomar una decisión.

LA INTERVENCIÓN

Una histerectomía es una intervención de cirugía mayor que requiere una larga estancia en el hospital, incisiones y anestesia general, además de un postoperatorio doloroso. También puede provocar bruscos e inesperados cambios físicos, sexuales y psicológicos. No podrá volver a concebir. Si le han extirpado los ovarios (e incluso si no es así), tendrá que hacer frente a los síntomas de la menopausia. Es posible que sufra incontinencia urinaria y gane peso. Todos estos cambios son fruto de la caída de estrógenos.

Si la cirugía es la opción más conveniente en su caso, considere el tipo de histerectomía que se le debe practicar. Las siguientes son las cuatro modalidades de cirugía posibles. Como norma general, trate de conservar intacto el mayor número de órganos posible.

GUÍA PARA TOMAR UNA DECISIÓN

Plantéese las siguientes preguntas. Si contesta no a alguna de ellas, ¿no sería preferible reconsiderarlo?

☐ ¿Deseo tener más hijos?

☐ ¿Los síntomas alteran mi día a día?

☐ ¿He probado todas las opciones naturales?

☐ ¿Estoy preparada para hacer frente a los síntomas de una menopausia súbita y precoz?

☐ ¿Mi vida corre algún riesgo sin esta intervención?

ÁREA EXTIRPADA EN LA OPERACIÓN

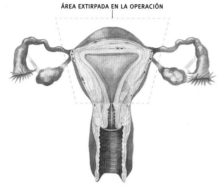

ABDOMINAL PARCIAL

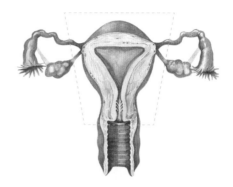

ABDOMINAL TOTAL

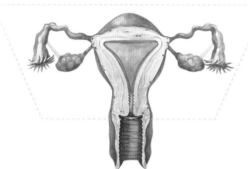

TOTAL CON SALPINGO-OFORECTOMÍA BILATERAL

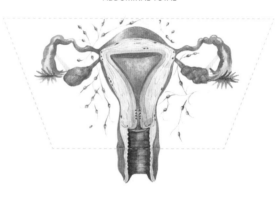

ABDOMINAL RADICAL

Histerectomía parcial abdominal

Supone el tipo de histerectomía menos invasiva, puesto que únicamente se extirpa el útero y se mantiene intacto el resto de los órganos reproductores. Como el cuello uterino queda en su lugar, tendrá menor riesgo de padecer prolapso vaginal (que ocurre cuando la parte interna de la vagina asoma fuera del cuerpo como si invirtiera su posición de dentro hacia fuera). Probablemente las relaciones sexuales serán igual de placenteras.

Histerectomía abdominal completa

El cirujano extirpa el útero y el cérvix. La recuperación se prolonga unos tres meses. La cirugía puede dificultar el orgasmo. Puesto que en esta operación se extirpa el cuello del útero, no serán necesarias más citologías, y resulta menos probable sufrir los síntomas de la menopausia de manera in-

mediata, ya que los ovarios se conservarán intactos (*véase* pág. 130).

Histerectomía total con salpingo-oforectomía bilateral

En esta versión de histerectomía abdominal, no sólo se extraen la matriz y el cuello uterino, sino también los ovarios y las trompas de Falopio. Si se somete a esta intervención sin haber pasado aún por la menopausia, inmediatamente después se le prescribirá la terapia hormonal sustitutiva (THS) durante un largo período de tiempo. Sin ovarios, entrará de súbito en la menopausia (*véase* pág. 130). Por tanto, cuanto más joven sea en el momento de la intervención quirúrgica, más se prolongará la THS. Mentalícese de que le prescribirán la terapia de sustitución hormonal hasta que tenga aproximadamente 50 años.

Histerectomía radical abdominal

Se trata de la modalidad más extensa de histerectomía, ya que no sólo incluye la extirpación de todos los órganos reproductores, sino también del cérvix, la parte alta de la vagina y los ganglios linfáticos de esa zona. Un médico sólo la propondrá en caso de padecer cáncer de cuello uterino. La intervención puede afectar a la vejiga, el tracto urinario y los intestinos. La recuperación requiere un tiempo mínimo de tres meses.

Procedimientos no quirúrgicos

Algunos tipos de histerectomía se pueden practicar sin necesidad de incisión abdominal.

Histerectomía vaginal

A menos que su útero sea muy grande, el cirujano podrá extraer la matriz y el cérvix mediante una incisión vaginal, y no en el abdomen. Tanto el procedimiento en sí como su posterior recuperación son más rápidos que en el caso de la histerectomía abdominal.

Histerectomía vaginal asistida por laparoscopia

En esta sumamente compleja intervención, un cirujano especializado utiliza un laparoscopio para examinar la cavidad pélvica y, después, extirpa el útero y el cérvix a través de la vagina.

CONSECUENCIAS DE LA PÉRDIDA DE LOS OVARIOS

Tras una histerectomía en la que también se le extraen los ovarios, si todavía menstruaba, a partir de ese momento entrará de forma inmediata en la menopausia. Es importante conocer sus consecuencias antes de someterse a la intervención con el fin de que pueda prepararse emocionalmente.

En una menopausia que tiene lugar de manera «natural», los ovarios van reduciendo de manera gradual la producción de estrógenos a lo largo de los años. Cuando los ovarios se extirpan mediante cirugía, los estrógenos descienden de forma repentina. En algunos casos, esto puede suponer un cambio brusco en el organismo, tanto a nivel físico como emocional. Si cuando le realizan la intervención supera los 50 años, ya habrá experimentado un descenso natural de los niveles de estrógenos. Incluso en el supuesto de que todavía no haya en-

trado en la menopausia, tendrá menos síntomas de menopausia inmediata (sofocos y sudores nocturnos, cambios de humor, etcétera) y su médico no le prescribirá nada nuevo. Sin embargo, si tiene menos de 50 años, le prescribirá la terapia de sustitución hormonal, que deberá seguir hasta que cumpla 50 años, cuando, de manera natural, llega el climaterio.

A menudo me preguntan si conservar los ovarios previene la menopausia precoz. A pesar de que es más probable evitarla si los ovarios permanecen intactos, los cambios que tienen lugar en el suministro de sangre a los ovarios tras la cirugía implican un mayor riesgo de entrar en la menopausia durante los cinco años siguientes a la histerectomía. En cualquier caso, estoy firmemente convencida de que conservar los ovarios y recurrir a técnicas naturales para detener la menopausia le ayudará a sentirse más saludable durante más tiempo.

PREPARAR CUERPO Y MENTE

La histerectomía es una intervención quirúrgica seria. Debería mantenerse tan en forma como le sea posible antes de entrar en el quirófano, porque se encontrará en mejores condiciones para hacer frente a la cirugía en sí y también reducirá su convalecencia. Siga los consejos que se indican más adelante para que su cuerpo (y su mente) se restablezcan lo antes posible.

HISTERECTOMIA Y TIPOS DE TSH

A una mujer con síntomas de menopausia que llega a esa etapa de la vida de manera natural se le prescribirá una TSH que combine estrógenos y progesterona. (Los estrógenos por sí solos incrementarían el riesgo de padecer cáncer de útero, porque se acumulan en el epitelio uterino.) Sin embargo, tras una histerectomía, desaparece la amenaza de este tipo de cáncer, por lo que el médico le aconsejará una TSH únicamente con estrógenos. (Para saber las consecuencias en el organismo y cómo se le administrará el fármaco, *véase* pág. 249.)

DIETA

Las recomendaciones dietéticas, en especial consumir abundantes frutas y verduras, así como dejar la cafeína, que aparecen en la primera parte de este libro (*véanse* págs. 24-29), beneficiarán a su salud y a su sistema inmunitario, con lo que será menos vulnerable a padecer una infección tras la intervención. (La infección supone un riesgo en cualquier intervención quirúrgica.) Durante su ingreso en el hospital, le administrarán un auténtico cóctel farmacológico, desde la anestesia previa a la operación hasta analgésicos para el dolor postoperatorio. El hígado se sobrecarga al tener que eliminar todas estas toxinas del organismo. Por este motivo, trate de suprimir el alcohol a partir del momento en que le comuniquen que le deben someter a esta intervención. Conceda un descanso a su hígado.

SUPLEMENTOS

Los suplementos nutricionales constituyen un buen medio para asegurarse de que su cuerpo cuenta con abundantes reservas de nutrientes necesarios para recuperarse tan pronto como sea posible. Tome una dosis diaria de 1.000 mg de vitamina C (con bioflavonoides) para fortalecer su sistema inmunitario, 30 mg de citrato de zinc y 1.000 mg de ajo añejo en cápsulas. Tome, asimismo, un buen probiótico (*véase* recuadro, pág. 33), que ayude al sistema inmunológico en su lucha contra los agentes patógenos con una flora intestinal sana. Los probióticos también contrarrestan los efectos negativos de los antibióticos. Adquiera un probiótico que contenga como mínimo diez mil millones de bacterias en cada cápsula (*véase* pág. 320).

PLANTAS

Para protegerse frente a posibles infecciones durante el postoperatorio, sobre todo mientras permanece en el hospital, tome equinácea (*Echinacea purpurea*). Esta planta, que estimula el sistema inmunitario, aumenta la actividad de las células T, los glóbulos blancos de la sangre que evitan las infecciones. Comience a tomarla tan pronto como sepa la fecha de la intervención quirúrgica; tómela durante diez días, descanse una semana, y comience de nuevo el proceso. Esta planta resulta mucho más eficaz cuando no se toma de forma continuada. Adquiera equinácea en tintura (una cucharadita disuelta en un poco de agua tres veces al día) o en cápsulas (300-400 mg dos veces al día).

OTRAS TERAPIAS NATURALES

Homeopatía Visite a su homeópata antes y después de la operación, ya que de esta manera le podrá proporcionar remedios individualizados para acelerar el proceso de recuperación. Para comenzar, podría tomar árnica 30 CH varias veces al día durante la semana previa a la intervención quirúrgica.

Aromaterapia Los aceites esenciales contribuyen a aliviar el dolor y potencian la curación y un sueño reparador tras la intervención. Trate de rociar la habitación del hospital con un poco de lavanda y manzanilla, o vierta unas cuantas gotas en la almohada o en su frente antes de dormir. Además de favorecer la relajación, la lavanda posee cualidades antibacterianas, lo que ayuda a combatir las infecciones (añada unas cuantas gotas en el baño vespertino).

AUTOAYUDA

Aceite de vitamina E Si el tipo de cirugía que le van a practicar requiere incisión, consulte con su médico las contraindicaciones, y, si no opone ninguna objeción, aplique aceite de vitamina E directamente en la piel antes y después de la operación. El aceite favorece la cicatrización y reduce el riesgo de que la cicatriz se hipertrofie. Abra una cápsula de vitamina E (o emplee unas pocas gotas de aceite de vitamina E puro de la botella) y frote la herida (o el lugar donde le practicarán la incisión) dos veces al día.

Controle sus emociones Resulta complicado predecir cómo se sentirá tras la histerectomía, ya que cada mujer reacciona de una manera diferente. Sin embargo, es importante estar preparada para ciertos cambios, ya que una operación de estas características modifica su vida. Mientras que algunas mujeres se sienten de inmediato más sanas y rejuvenecidas, otras consideran que se les ha arrebatado una parte muy importante de ellas mismas. Esta pérdida es como cualquier otra y resulta fundamental trabajar a través del proceso de duelo, verbalizar los sentimientos y dar salida a las emociones. Puede solicitar consejo, pero, antes de la operación, trate de contar con un amigo cercano o un ser querido, que tras la cirugía se muestre preparado para escuchar sin juzgar, así como para ofrecerle su apoyo cuando lo necesite.

EL CÉRVIX

La parte más baja del útero, el cérvix, constituye la puerta de entrada a todos los órganos reproductores. Cuidar el cérvix resulta vital no sólo para este órgano, sino también para el resto del sistema reproductor.

Se puede decir que el cérvix consiste en un canal entre la vagina y el útero. Sus beneficiosas secreciones mucosas (*véase* pág. 15) protegen a todos los órganos reproductores de los agentes patógenos nocivos (bacterias, virus y otros microbios) que existen fuera del organismo.

ALTERACIONES

Como cualquier parte del organismo, el cuello uterino puede permanecer sano durante toda su vida reproductiva. Sin embargo, del mismo modo que los demás órganos del cuerpo, el cérvix es susceptible a desarrollar enfermedades. Las patologías más frecuentes que pueden afectar al cuello uterino son el crecimiento anormal de las células (que potencialmente podría derivar hacia un cáncer), las infecciones en general y las enfermedades de transmisión sexual (ETS, *véanse* págs. 148-151).

Un problema común es la cervicitis, o inflamación del cuello uterino. Suele estar causada por algún tipo de irritación en el cérvix (como llevar un tampón durante demasiado tiempo) o por una infección vaginal o una ETS. En la mayoría de los casos, se puede tratar con antibióticos. Más seria, sin embargo, es una enfermedad denominada *displasia cervical*, nombre con que se conocen en la terminología médica las alteraciones anómalas de las células que forman el tejido cervical. En sí misma, la afección no presenta síntomas, pero se considera precancerosa (si no se trata correctamente, puede derivar en una fase precoz de cáncer cervical, conocida como *carcinoma cervical in situ*. Por esta razón, resulta fundamental que se realice una citología o prueba de Papanicolaou (*véase* pág. 135). Otros problemas del cuello uterino incluyen pólipos cervicales inocuos (prolongaciones en forma de lengua que crecen hacia fuera de la abertura cervical) y quistes cervicales benignos.

CUIDAR EL CUELLO DEL ÚTERO

A continuación se presentan unos sencillos consejos para evitar ciertas alteraciones y cuidar la salud cervical.

Examine su alimentación Siga la dieta del equilibrio hormonal (*véase* pág. 57). Está demostrado que tomar demasiado alcohol, tener sobrepeso y seguir una alimentación rica en productos refinados, grasas saturadas y azúcares afecta a la salud hormonal, a su bienestar físico, incluida la salud del cérvix.

Consuma muchas vitaminas del complejo B Presente de manera natural en las hortalizas verdes y amarillas, así como en los cítricos, las vitaminas del complejo B son fundamentales para la salud del cérvix, ya que un déficit, por ejemplo, de ácido fólico puede aumentar el riesgo de desarrollo anómalo de las células del cuello del útero. Si toma la píldora anticonceptiva, resulta especialmente importante cuidarse con suplementos de ácido fólico, porque los anticonceptivos orales incrementan la división celular en el cérvix, lo que puede derivar en alteraciones. Además de consumir abundantes alimentos ricos en vitaminas del complejo B, tome un complejo vitamínico que contenga 400 µg de ácido fólico y 25 mg de cada una de las vitaminas más importantes del complejo B.

Tome raíz de bardana Este remedio fitoterapéutico (cuyo nombre en latín es *Arctium lappa*) se conoce por ayudar a prevenir o incluso revertir los cambios precancerosos que puedan desarrollarse en el cérvix. Los fitoterapeutas consideran que resulta mucho más eficaz cuando se toma fresca, pero los componentes activos también producen efectos beneficiosos en el caso de consumirla seca. Si le inquieta la posibilidad de pa-

YOGA PARA EL CÉRVIX

La postura del sastre resulta beneficiosa para la salud del cérvix porque ayuda a conservar la flexibilidad del cuello del útero y mejora la circulación sanguínea en la región pélvica. Practique esta postura en un lugar tranquilo, alejada de posibles distracciones. Vístase con ropa amplia y cómoda que no limite sus movimientos. Si la postura le resulta incómoda para los tobillos, coloque debajo una toalla doblada para que la superficie le resulte más mullida.

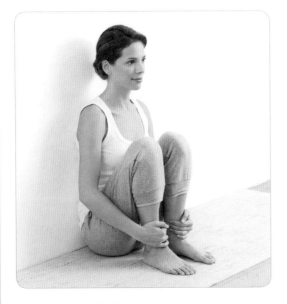

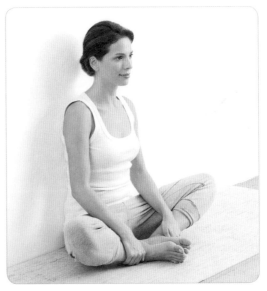

1 Extienda una alfombra o una manta en el suelo y siéntese con la espalda contra la pared. Póngase cómoda y coloque las piernas rectas delante de usted. Flexione las rodillas y mueva los pies hacia atrás, de manera que permanezcan tan cerca de su cuerpo como sea posible.

2 Deje que las rodillas caigan suavemente hacia fuera hasta que note tirantez en los muslos. Las plantas de los pies deben estar juntas. Sujétese suavemente los tobillos, pero trate de mantener la espalda recta contra la pared (si esta posición le resulta complicada, sostenga las pantorrillas en lugar de los tobillos). Evite que las rodillas se muevan, simplemente descanse en esta posición. Respire profundamente; inspire por la nariz y espire por la boca, durante tanto tiempo como se sienta cómoda.

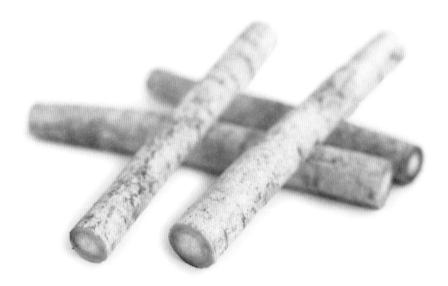

Superior: raíz de bardana (*Arctium lappa*; *véase* pág. 132)

decer cáncer de cérvix, tome raíz de bardana en forma de tintura (una cucharadita con un poco de agua dos o tres veces al día) o una cápsula de 500-700 mg/día. Asimismo, esta planta permite elaborar una deliciosa infusión. Para prepararla, hierva cuatro cucharadas de raíz de bardana fresca bien laminada en cuatro tazas de agua durante diez minutos (con la cacerola tapada). Déjela enfriar y cuélela. Tómese una taza dos veces al día. (Puede conservar el resto de la infusión en un recipiente hermético en el frigorífico durante veinticuatro horas.)

Esté atenta Además de someterse a controles periódicos mediante citología o prueba de Papanicolaou, necesita estar alerta ante cualquier síntoma fuera de lo habitual, como molestias durante la penetración, secreciones de extraño olor, sequedad inusual o aumento de la secreción (que no esté relacionada con las fluctuaciones hormonales normales), hemorragia tras las relaciones sexuales, hemorragia inesperada o constante dolor en la pelvis. Ante cualquiera de estos síntomas, acuda a su médico con rapidez.

Practique sexo seguro Utilizar preservativo previene algunas ETS que afectan al cuello del útero (como el PVH, o papilomavirus humano, que produce verrugas genitales). Pero, ante todo, resulta imprescindible conocer el historial sexual de su pareja antes de practicar sexo.

Deje el tabaco Fumar aumenta el riesgo de displasia (trastornos en las células cervicales que pueden derivar hacia un cáncer). Si todavía fuma, abandone este nada saludable hábito.

No abuse de las irrigaciones Le recomiendo que evite las irrigaciones, ya que pueden afectar a la consistencia y las cualidades protectoras del moco cervical; incluso puede dañar el propio cérvix. Bañarse y ducharse es saludable, pero la vagina posee mecanismos de autolimpieza sin que tengamos que intervenir en ellos.

Consiga el máximo bienestar Por último, pero no menos importante, adopte un estilo de vida saludable. El estrés y la falta de ejercicio físico conllevan efectos negativos en todas las células del organismo, incluidas las del cérvix. Practique cada día la postura del sastre de yoga (*véase* pág. 133) como parte del programa de ejercicio regular para favorecer la salud del cérvix y conseguir su relajación.

Pruebas de cérvix

A mediados del siglo xx, Georgios Papanicolaou, un médico griego afincado en Estados Unidos, desarrolló la prueba Papanicolaou, una manera de descubrir mutaciones en las células del cuello uterino con el objetivo de detectar cáncer de cérvix.

Durante más de sesenta años, a la mayoría de las mujeres en edad de procrear se les ha practicado por lo menos una prueba de cuello uterino a lo largo de su vida. El ginecólogo introduce un pequeño instrumento llamado *espéculo* y recoge una muestra de células de la superficie del cérvix. Durante mucho tiempo se ha extendido sobre una placa de vidrio (procedimiento conocido como *citología cervical*), pero en la actualidad la muestra se suele introducir en una solución con alcohol (*véase* inferior) para enviarla al laboratorio. Un especialista la examina para detectar no sólo la existencia de cáncer de cuello uterino, sino también ETS (*véanse* págs. 148-149) y displasia cervical, ambos factores de riesgo en el cáncer de cérvix.

¿QUÉ SUCEDE CON LA CITOLOGÍA?

Si le han practicado una citología, un técnico de laboratorio analiza las células en el microscopio y las clasifica en función del grado de anomalía que presentan. Si el laboratorio identifica cambios significativos, el ginecólogo le recomendará una colposcopia (*véase* página siguiente).

En los últimos años, la eficacia de la citología cervical se ha sometido a debate, ya que muchas mujeres han obtenido resultados erróneos. A algunas de ellas se les ha informado de irregularidades en la citología, cuando, de hecho, era completamente normal; y a otras les ha ocurrido a la inversa.

En realidad, el proceso de análisis de la muestra celular resulta agotador y repetitivo. Actualmente, los médicos tienden a emplear la solución de alcohol, que filtra los desechos celulares del raspado y permite al técnico marcar las células anormales con una tinción fluorescente. Asimismo, los científicos han comenzado a probar un equipo de detección de células, que ofrece la ventaja de reducir el margen de error humano, pero todavía requiere un análisis en pantalla dirigido por el técnico.

A pesar de que la citología no siempre resulta cien por cien exacta, puede detectar ente el 60 y el 85 % de las anomalías (lo que le proporciona la oportunidad de comenzar lo antes posible un tratamiento, en caso necesario).

LA INTERPRETACIÓN DE LOS RESULTADOS

Si la prueba de Papanicolaou muestra cambios leves o moderados de las células cervicales, su ginecólogo puede solicitar una prueba del VPH. VPH son las siglas del virus del papiloma humano, causante de las verrugas genitales. Sabemos que el VPH es también responsable de cerca del cien por cien de los cambios que tienen lugar en las células del cuello uterino, hasta el punto de que es una de las causas de la displasia cervical. Si la prueba del papiloma da un resultado negativo, debería realizarse una nueva citología y otro test de VPH unos seis meses más tarde. En el caso de que el resultado vuelva a salir negativo, significa que la anomalía no ha evolucionado y su ginecólogo descartará cualquier tratamiento, porque el riesgo que tiene de padecer cáncer de cérvix es insignificante.

Si, por el contrario, la prueba de VPH es positiva, le recomendará una colposcopia, con la que se analizan de manera más profunda los cambios celulares. Para llevar a cabo este procedimiento, su médico le inyectará una pequeña cantidad de ácido acético (vinagre, fundamentalmente) en la vagina, que obligará a que las células cervicales se llenen de agua para que dejen de ser translúcidas. El colposcopio en sí se coloca fuera de la vagina y proyecta una luz brillante en el cuello del útero. Con este instrumento, las células enfermas aparecen resaltadas con color blanco, lo que le permite al médico distinguirlas de las sanas con mayor facilidad.

Sin embargo, muchas mujeres que padecen el virus VPH nunca llegan a sufrir displasia cervical, porque su sistema inmunitario las protege. Con todo, a medida que nos vamos haciendo mayores, y en concreto a partir de los 30 años, el virus presenta un riesgo mayor de causar displasia; por tanto, resulta esencial visitar al ginecólogo con cierta regularidad para que nos practique una citología que nos pueda ofrecer un diagnóstico precoz.

En numerosas mujeres, los cambios celulares leves jamás evolucionan hacia un cáncer y ni tan siquiera les plantean problemas. En la gran mayoría de los casos, el crecimiento anormal de las células se corrige por sí solo. A lo largo de las siguientes páginas, verá qué es lo que ocurre cuando la citología revela que se padece cáncer de cuello uterino, así como los medios con los que se cuenta para que el organismo luche contra esta patología.

CLASIFICACIÓN DE LOS CAMBIOS CELULARES

El término CIN (por sus siglas en ingles) significa neoplasia cervical intraepitelial y consiste en un sistema de clasificación que evalúa la gravedad de la alteración citológica. Se trata de medir el número de células anómalas en la superficie del cérvix.

- CIN I: Crecimiento celular anómalo leve
- CIN II: Crecimiento celular anómalo moderado
- CIN III: Crecimiento celular anómalo severo (carcinoma in situ). Las células que han crecido de manera descontrolada todavía permanecen en la superficie cervical. Si no se trata, éstas podrían metastatizarse e invadir otros órganos pélvicos. El problema se convierte entonces en un cáncer de cérvix invasivo.

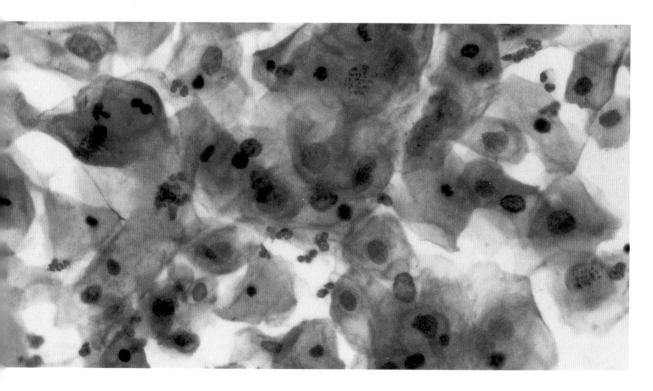

Superior: células cervicales analizadas mediante la prueba de Papanicolaou

Prevenir el cáncer del cuello uterino

El hecho de que le detecten alteraciones anómalas en las células del cérvix puede aterrorizarla. Pero no tiene por qué significar necesariamente que padezca cáncer del cuello uterino (y existe un gran número de medios a su alcance para prevenir dicha enfermedad).

Cada año se diagnostican en todo el mundo alrededor de 370.000 nuevos casos de cáncer de cérvix. El principal factor de riesgo de dicha enfermedad es el virus del papiloma humano (VPH). Cualquier elemento que incremente el peligro de contraer el virus resulta en sí mismo un factor de riesgo de cáncer de cérvix. Esto incluye la actividad sexual precoz (las células jóvenes pueden ser más susceptibles al daño cervical que causa el virus) y un sistema inmunitario debilitado. Además, fumar es un factor de riesgo mayor, ya que la nicotina es perjudicial para las células del cuello uterino.

SÍNTOMAS Y DIAGNÓSTICO

Si aparece cualquier tipo de hemorragia tras la penetración, o si se sufren sangrados entre los períodos y secreción vaginal continua, es aconsejable acudir al ginecólogo de inmediato. Solicite que le realice una citología para descartar displasia cervical (recuerde que la erosión cervical y los pólipos también pueden causar sangrados entre las menstruaciones, por tanto, no suponga que se trata de algo malo). Su médico le practicará una colposcopia (*véanse* págs. 135-136), con la que determinará si existe o no crecimiento celular anómalo. En caso afirmativo, le realizará una biopsia para descartar la posibilidad de que las células sean cancerosas.

TRATAMIENTOS CONVENCIONALES

Tras el diagnóstico, su médico le prescribirá el tratamiento más adecuado para el tipo de degeneración celular. Los siguientes intentan prevenir que la displasia evolucione hacia un cáncer.

Diatermia El CIN que clasifica las alteraciones de las células del cuello uterino es útil para analizar las células de la superficie del tejido cervical. Un especialista puede destruirlas de forma rápida y sencilla mediante calor (diatermia), aplicado con anestesia local. Si bien es posible que cause una hemorragia durante las tres semanas posteriores a la intervención, se trata de una técnica muy eficaz y resulta improbable que surjan nuevas alteraciones celulares. Después de la diatermia, le aconsejo encarecidamente que se someta a pruebas cervicales cada seis meses, que más adelante podrían realizarse cada año, siempre y cuando su médico lo considere oportuno. La cirugía mediante láser (las células se queman) y la criocirugía (que utiliza un frío intenso y controlado) son tratamientos adecuados para las anomalías cervicales externas.

Biopsia de cono En ocasiones, puede resultar necesario extirpar las células cervicales afectadas en lugar de destruirlas mediante calor. Esta técnica se denomina *biopsia de cono* y el médico suele optar por dicho método si no es capaz de distinguir las células con la suficiente claridad. Se practica con anestesia local o total. La biopsia de cono recibe este nombre porque el especialista utiliza un lazo caliente para extraer una muestra de tejido cervical en forma de cono. (La muestra tiene esta forma porque la parte extraída más próxima a la vagina es más ancha que el tejido procedente de la unión del cuello del útero, para seguir el perfil natural del cuello de la vagina.)

La biopsia de cono supone, a la vez, un tratamiento y un método de diagnóstico. Las células anómalas se extraen (y resulta improbable que reaparezcan) a modo de tratamiento, pero también se envían al laboratorio para su posterior análisis. Puede tener hemorragias durante las tres semanas posteriores a la operación, mientras el tejido se regenera.

Vacuna Existe una vacuna disponible para las chicas jóvenes, que contribuye a evitar el cáncer de cérvix. Normalmente se administra a niñas de entre 12 y 13 años, y su finalidad es prevenir la infección por el virus del papiloma (*véase* pág. 135). Se trata de una vacuna muy controvertida, ya que reduce el riesgo de que una chica contraiga verrugas genitales, y, por tanto (reza el argumento), podría crear en las niñas una falsa sensación de seguridad y fomentar su promiscuidad. Algunos estudios sugieren que la vacunación puede provocar numerosos efectos secundarios, como náuseas, debilidad muscular, fiebre, mareos y somnolencia. Pero todavía más inquietante es el hecho de que algunos médicos hayan notificado casos de jóvenes que han sufrido parálisis, convulsiones y problemas de la vista tras la vacuna. En consecuencia, no recomiendo esta vacuna a ninguna de mis pacientes, y tampoco a sus hijas.

DIETA

La nutrición juega un importante papel en la prevención de la displasia cervical y la proporción correcta de nutrientes incluso puede, según algunos estudios, revertir por completo los cambios celulares anómalos.

En primer lugar, incremente la ingesta de antioxidantes estimuladores del sistema inmunitario, en especial de betacaroteno (el organismo lo emplea para fabricar vitamina A), que, según algunas investigaciones, puede ser deficitaria en mujeres que sufren cáncer de cérvix. Las verduras y las frutas de color naranja poseen un alto contenido en betacarotenos, por tanto, consuma abundantes zanahorias, boniatos y melón cantalupo, entre otros. Además, las verduras de hoja verde, como el brócoli, la col rizada y el repollo, son buenas fuentes de esta vitamina. Otros valiosos nutrientes, con propiedades antioxidantes, son la vitamina C (presente en los cítricos, las judías verdes, etcétera) y la vitamina E (que también se encuentra en las verduras y hortalizas de hoja verde y en los frutos secos y las semillas), así como los minerales zinc (en legumbres, frutos secos y cereales integrales) y selenio (pescados y mariscos, cereales y ajo).

Además, añada a sus platos alimentos ricos en ácido fólico (verduras y hortalizas de hoja verde, verduras amarillas y cítricos). Se ha demostrado que el ácido fólico, una vitamina del complejo B, retrasa la mutación de las células anómalas.

SUPLEMENTOS

Los siguientes suplementos son especialmente adecuados para ayudar en la lucha contra el VPH y la displasia, que puede causar cáncer de cuello de útero. Tome un complejo multivitamínico diario (*véase* pág. 320) y añada los suplementos que se enumeran a continuación si las proporciones del mismo no alcanzan las siguientes cantidades.

■ COMPLEJO B (que contenga 25 mg de cada vitamina B a diario) Las investigaciones muestran una importante relación entre el déficit de vitamina B_6 y el cáncer de cérvix: entre una cuarta y una tercera parte de las mujeres que padecen esta enfermedad carecen de la cantidad necesaria de dicho nutriente. Recuerde que las vitaminas del complejo B funcionan al unísono, por tanto, adquiera siempre un complejo B en lugar de suplementos individuales. La excepción es el ácido fólico (*véase* inferior).

■ VITAMINA C con bioflavonoides (500 mg dos veces al día en forma de ascorbato de magnesio) Los estudios demuestran que las mujeres con displasia cervical suelen tener bajos niveles de vitamina C. Esta vitamina es un potente antioxidante (y, por tanto, ayuda a prevenir alteraciones celulares), así como un estimulante del sistema inmunitario (puede ayudar al organismo en la lucha ante cualquier infección).

■ ÁCIDO FÓLICO (800 µg/día) Sorprendentemente, incluso aunque el déficit de ácido fólico pueda pasar desapercibido en un análisis de sangre, se hará patente en un raspado cervical, porque la falta de ácido fólico comporta alteraciones en las células del cuello uterino. Si utiliza anticonceptivos orales, todavía resulta más importante tomar ácido fólico.

■ SELENIO (200 µg/día) y ZINC (500 mg/día como citrato de zinc) Ambos antioxidantes son cruciales para mantener tanto la salud como la función de todas las células del organismo.

■ CAROTENOS (50.000 UI una vez al día). Se sabe que el betacaroteno es un nutriente fundamental en la prevención del cáncer de cuello de útero, pero otros carotenos también resultan importantes. Los tomates y distintas frutas rojas y hortalizas (como los pimientos rojos) contienen licopeno. Algunos expertos consideran que éste puede ser más potente que el betacaroteno para prevenir o revertir la displasia cervical. Si toma un suplemento, puede estar segura de que se beneficia de un amplio abanico de diversos carotenos y de todos sus efectos positivos.

PLANTAS

Algunas plantas son potentes antivirales. Puesto que sabemos que la mayoría de los casos de displasia cervical son causados por virus (VPH; *véase* pág. 135), podemos aprovechar estas hierbas para vencer la enfermedad. Las dosis propuestas a cada planta por separado. Si necesitara un efecto combinado de varias de ellas, sería conveniente mezclarlas a partes iguales y tomar cada día una cucharadita de la tintura resultante con un poco de agua.

- ASTRÁGALO (*Astragalus membramaceus*) Los estudios demuestran que esta planta es ideal contra un gran número de virus. El astrágalo crece mejor en suelos ricos en selenio, por lo que, además, puede mejorar los niveles de dicho metal. (El selenio es un formidable antioxidante; *véase* pág. anterior). Tome una cucharadita de tintura con un poco de agua dos veces al día, o 500-900 mg en forma de cápsula cada día.
- UÑA DE GATO (*Uncaria tomentosa*) Esta planta ayuda a potenciar la actividad de los leucocitos (para luchar contra el virus del papiloma) y posee grandes propiedades antioxidantes, lo que la convierte en un valioso anticancerígeno. Tome una cucharadita de tintura con un poco de agua dos veces al día, o 500-900 mg en forma de cápsula cada día.
- EQUINÁCEA (*Echinacea purpurea*) Al ser un potente antiviral, la equinácea puede ayudar al organismo a luchar contra el VPH. Los estudios demuestran que esta planta resulta más eficaz si realiza breves descansos durante el tratamiento. Por tanto, tómela durante diez días, descanse una semana, tómela diez días más, descanse otra semana, etcétera. Tómese 1 cucharadita de tintura con un poco de agua tres veces al día, o una cápsula de 300-400 mg dos veces al día.
- SELLO DE ORO (*Hidrastis canadensis*) Estimulante del sistema inmunitario, esta planta ejerce una importante acción antimicrobiana, e incluso puede ayudar a reducir o eliminar las alteraciones celulares del cérvix. Tome una cucharadita de tintura con un poco de agua dos veces al día, o una cápsula de 300-600 mg cada día.
- TUYA (*Thuja occidentalis*) Puesto que el VPH produce verrugas genitales y la tuya ofrece grandes beneficios en el tratamiento de las mismas, resulta lógico pensar que esta planta puede ayudar a vencer el virus del papiloma. Tome una cucharadita de tintura con un poco de agua dos veces al día, o una cápsula de 500-900 mg cada día.

AUTOAYUDA

Practique sexo seguro En la gran mayoría de los casos, la displasia cervical es una enfermedad de transmisión sexual (resulta extremadamente inusual que la padezca una mujer que no ha tenido relaciones sexuales). Por tanto, a menos que mantenga una relación estable, utilice siempre preservativo durante el sexo y no se acueste con nadie antes de conocer su vida sexual. Por desgracia, los preservativos no le protegen por completo del VPH, ya que el virus también se encuentra en las células epiteliales de alrededor de los genitales. Por tanto, evite acostarse con alguien que tenga verrugas en los órganos reproductores, y trate de limitar el número de parejas sexuales.

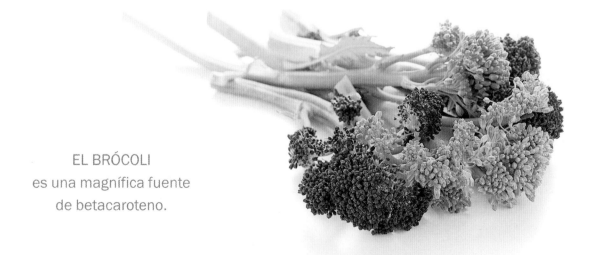

EL BRÓCOLI
es una magnífica fuente
de betacaroteno.

LA VAGINA

La vagina es un buen barómetro de la salud reproductora en general. Mantenerla en perfectas condiciones constituye un valioso impulso al objetivo de conservar sano el resto del sistema reproductor.

La vagina alberga una flora bacteriana perfectamente equilibrada (lactobacilos) que la mantiene como un entorno ácido (que la protege de infecciones) y combate las bacterias poco saludables. La vagina, cuando goza de buena salud, se conserva inalterable gracias a un sistema autorregulador que lucha contra las bacterias, y puede estar más limpia que la propia boca.

A pesar de que algunas mujeres muestran niveles de lactobacilos más bajos que otras, y, por tanto, se hallan más expuestas a las infecciones, existe una serie de elementos que pueden alterar este sistema (por lo demás) sano. Dentro de estos factores se incluyen la promiscuidad, las infecciones vaginales y los antibióticos que eliminan todo tipo de bacterias (con independencia de que sean éstas benignas o malignas).

En circunstancias normales, las paredes vaginales segregan un moco ácido para controlar los organismos nocivos para la salud. Cuando la flora bacteriana se altera, la vagina produce un exceso de moco con el fin de mantener la higiene, un hecho que resulta poco saludable. A menudo, los cambios en el flujo vaginal no sólo pueden ser sintomáticos de una infección, sino también de un desequilibrio hormonal o un quiste.

¿QUÉ OCURRE CUANDO SE PRODUCEN ALTERACIONES?

La infección vaginal más frecuente es una infección por hongos, conocida como *candidiasis* (*véanse* págs. 144-147). Sin embargo, las infecciones generales en la vagina (*véase* página siguiente) y las enfermedades de transmisión sexual (*véanse* págs. 148-151), como la clamidia y la gonorrea, son trastornos que también ejercen un serio impacto en la salud de la misma.

CÓMO CUIDAR LA VAGINA

Lo más importante que se puede hacer por la salud vaginal es mantener una higiene adecuada, ya que contribuye a la proliferación de las bacterias benignas. Si no lava la entrada de la vagina con cierta frecuencia, el flujo puede aumentar y atraer a las bacterias nocivas. Sin embargo, no recomiendo las irrigaciones vaginales. Irrigar agua en la vagina altera el equilibrio del pH, que se torna demasiado alcalino. Esto significa que destruye las «bacterias beneficiosas». Además, muchos de los productos de higiene íntima contienen perfumes o jabones que irritan la pared vaginal. Si desea llevar una buena higiene de su vagina, simplemente enjuáguela con agua. Para conocer las diez mejores maneras de mantener la vagina sana, *véase* pág. 143.

ENFERMEDAD INFLAMATORIA PÉLVICA

Este término (abreviado como EIP) se emplea para describir cualquier infección en los órganos reproductores. Puede afectar no sólo a la vagina, sino también a los ovarios, las trompas de Falopio y el útero. Los síntomas de la EIP pueden ser similares a los de muchas infecciones vaginales (*véase* página siguiente), pero, por lo general, mucho más severos. Asimismo, es posible que se presenten acompañados de fiebre. La enfermedad inflamatoria pélvica puede ser peligrosa; por tanto, acuda a su ginecólogo de inmediato si sospecha que padece dicha dolencia.

Infecciones vaginales

La vagina es un medio cálido y húmedo y, por tanto, constituye un lugar perfecto para la proliferación de invasores no deseados. Las infecciones vaginales se producen cuando los mecanismos protectores de la misma fallan por alguna razón.

TIPOS DE INFECCIONES VAGINALES

Si una mujer acude a mi consulta con una infección vaginal que no es candidiasis, normalmente se trata de uno de los dos siguientes tipos. El primero y más común es la vaginitis bacteriana (VB). La causa de esta afección es la proliferación excesiva de bacterias nocivas en la vagina, lo cual es consecuencia del incremento de alcalinidad en la flora bacteriana de la vagina (*véase* página anterior). Mantener relaciones sexuales sin protección, tener varios compañeros sexuales, utilizar un dispositivo intrauterino (DIU) como anticonceptivo, realizar irrigaciones vaginales y emplear desodorantes vaginales pueden alterar el equilibrio ácido-alcalino de la vagina.

El segundo tipo se conoce como *tricomoniasis*. Se trata de una enfermedad de transmisión sexual en la cual el compañero infectado transmite un diminuto parásito (protozoo) a la vagina durante el coito.

SÍNTOMAS

Aunque la VB puede no presentar síntomas, algunas mujeres presentan secreciones grisáceas o amarillentas con un desagradable olor a pescado. Es posible que las secreciones sean más abundantes tras la relación sexual. El coito puede producir dolor alrededor de la vagina y aparecer sensación de escozor al orinar. La tricomoniasis también puede ser asintomática, o es posible que se presenten molestias alrededor de la vagina y secreciones incoloras y, a veces, espumosas con un olor a pescado.

Si presenta cualquiera de estos síntomas, acuda a su ginecólogo (siempre y cuando no coincidan con la menstruación), en especial si intenta un embarazo, ya que la VB puede ser causa de aborto. Su médico tomará una muestra de las secreciones y las enviará al laboratorio. Si el análisis resulta positivo para alguna de las dos infecciones, su ginecólogo solicitará una revisión de su pareja.

TRATAMIENTOS CONVENCIONALES

Ambas afecciones se pueden tratar con fármacos que se dispensan con receta médica, por lo que debe acudir a su ginecólogo.

Antibióticos Los más recetados para la VB son la doxiciclina y la clindamicina. Estos fármacos pueden causar náuseas, vómitos y otros problemas gastrointestinales.

Antimicrobianos El metronizadol es un antimicrobiano que elimina de forma eficaz las bacterias anaerobias. Se puede utilizar para tratar tanto la VB como la tricomoniasis.

DIETA

Llevar una alimentación sana y equilibrada (*véanse* págs. 24-29) ayudará al cuerpo a mantener el equilibrio ácido-alcalino adecuado. Además, intente tomar más yogur entero ecológico con microorganismos vivos, ya que contiene bacterias beneficiosas. También puede aplicar un poco de yogur natural a la vagina. Evite los yogures de frutas y las bebidas probióticas, ya que son muy ricas en azúcares. Por la misma razón, prescinda del alcohol mientras padezca esta alteración. Cualquier producto que contenga azúcar fomenta el desarrollo de bacterias nocivas. Además, el alcohol baja las defensas.

Incluya en su alimentación verduras y hortalizas ricas en betacarotenos, ya que el cuerpo los transforma en vitamina A y, además, estimulan las defensas. Las frutas, las verduras y las hortalizas de color amarillo, naranja y rojo son ricas en betacarotenos.

SUPLEMENTOS

Los suplementos pueden fortalecer el organismo para prevenir la propagación de infecciones y estimular las defensas. Tome los siguientes suplementos mientras padezca la infección y hasta cuatro semanas después de su recuperación. Tenga en cuenta el contenido del complejo multivitamínico diario a la hora de tomar suplementos.

■ VITAMINA B (debe contener 25 mg de cada vitamina del grupo B una vez al día) Las vitaminas del complejo B ayudan a la formación de células sanas que sustituyen a las infectadas.

■ VITAMINA C con bioflavonoides (1.000 mg dos veces al día en forma de ascorbato de magnesio) La vitamina C ayuda a fortalecer las estructuras del cuerpo y estimula las defensas.

■ VITAMINA E (400 UI una vez al día) Esta vitamina es un potente estimulante de las defensas. Si tiene molestias en la vagina, abra una cápsula y aplique su contenido en ella.

■ ZINC (30 mg una vez al día). Este potente estimulante de las defensas acelera la curación.

■ PROBIÓTICOS (debe contener al menos diez mil millones de organismos por cápsula; una cápsula al día) Contribuyen a la recolonización de la vagina por las bacterias beneficiosas. Si está tomando antibióticos, tome el probiótico a otra hora del día para que no coincidan las dos tomas. Si lo desea, mientras toma el probiótico utilice simultáneamente un pesario vaginal que contenga bacterias beneficiosas para obtener mejores resultados.

PLANTAS

Muchas plantas estimulan las defensas y ayudan al cuerpo a luchar contra las bacterias nocivas. Tome las siguientes hierbas mientras padezca la infección. A excepción del ajo, mezcle las tinturas a partes iguales y tome una cucharada con un poco de agua tres veces al día. También puede tomar 300 mg de cada hierba diariamente hasta que la infección haya desaparecido.

■ CORTEZA DE RAÍZ DE AGRACEJO (*Berberis vulgaris*) Este remedio contiene un alcaloide llamado *berberina*, que, según algunos estudios, puede ser eficaz contra las infecciones fúngicas y bacterianas.

■ EQUINÁCEA (*Echinacea purpurea*) y RESINA DE MIRRA (*Commiphora molmol*) Ambos remedios fitoterapéuticos tienen potentes efectos antimicrobianos y son eficaces contra las infecciones. Utilice la equinácea en la tintura de manera intermitente (una semana sí y una semana no) para obtener mejores resultados.

■ AJO (*Allium sativum*) El ajo contiene importantes propiedades antibacterianas. Tome suplementos de ajo (1.000 mg diarios) para mejorar sus defensas cuando padezca una infección. El ajo añejo es el más eficaz.

■ CALÉNDULA (*Calendula officinalis*) La caléndula es cicatrizante y antimicrobiana.

OTROS TRATAMIENTOS NATURALES

Aromaterapia El aceite esencial del árbol del té tiene importantes propiedades antimicrobianas y antifúngicas. Si se mezcla con vinagre de manzana, que ayuda a restaurar el equilibrio ácido-alcalino de la vagina, el aceite esencial del árbol del té constituye un aditivo terapéutico para el baño. Añada cinco gotas de aceite del árbol del té y cinco tazas de vinagre de manzana al agua caliente y relájese durante unos veinte minutos. Utilice este procedimiento todas las noches o una noche sí y otra no, hasta que la infección haya desaparecido.

AUTOAYUDA

Siga todas las instrucciones para mantener la vagina sana (*véase* recuadro, página siguiente). Además, para asegurarse una rápida recuperación, siga los siguientes consejos:

Deje de fumar Fumar puede incrementar las posibilidades de que una simple infección vaginal se convierta en algo más serio, como una enfermedad inflamatoria pélvica (EIP; *véase* recuadro, pág. 140).

Acuda a su ginecólogo No se limite a pensar que la infección es simplemente una candidiasis y no caiga en la tentación de ir a la farmacia a comprar un medicamento sin receta para una infección fúngica. Si tiene cualquiera de los síntomas mencionados en la página 141, acuda a su ginecólogo. Una vez que haya recibido un diagnóstico, entonces podrá utilizar todos los remedios naturales que se han mencionado, pero es muy importante tomar la medicación que le recete su médico. Recuerde que las infecciones vaginales pueden generar serias complicaciones (como la infertilidad) si no se tratan de manera adecuada.

LAS DIEZ MEJORES MANERAS DE MANTENER LA VAGINA SANA

1 UTILICE AGUA Utilice sólo agua para mantener la vagina limpia y evite cualquier tipo de jabones perfumados y desodorantes, ya que pueden irritar esta parte de la anatomía femenina.

2 LÍMPIESE DE DELANTE HACIA ATRÁS Límpiese siempre de delante hacia atrás después de orinar o defecar para minimizar el riesgo de que las bacterias nocivas puedan entrar en la vagina.

3 UTILICE PRESERVATIVO Reducir el número de compañeros sexuales es la mejor manera de proteger la vagina. Sin embargo, si éste no es el caso, utilice preservativo para minimizar el riesgo de contraer una ETS.

4 EVITE EL AZÚCAR Las bacterias nocivas se nutren de azúcar, por lo que una dieta baja en este componente hace que acaben muriendo.

5 EVITE LOS ALIMENTOS QUE PRODUCEN MUCOSIDAD La carne roja, los cereales refinados y los productos lácteos (excepto el yogur biológico natural; *véase* punto 7) pueden hacer que la mucosa vaginal comience a trabajar con gran rapidez y que altere el medio ácido que mantiene las infecciones bajo control.

6 INCREMENTE EL APORTE DE BETACAROTENOS Transformados en vitamina A por el organismo, los betacarotenos son esenciales para el sistema inmunológico. Los podemos encontrar en las zanahorias, los boniatos y los albaricoques, así como en muchas otras frutas, verduras y hortalizas de color naranja o amarillo, y también en verduras de hoja verde como el brócoli, la col rizada y las espinacas.

7 AUMENTE LAS BACTERIAS BENEFICIOSAS Consuma mucho yogur ecológico natural, ya que es rico en bacterias beneficiosas. Como alternativa (o además de eso) también puede tomar un suplemento probiótico que contenga al menos diez mil millones de bacterias beneficiosas por cápsula (una cápsula al día), en especial si sigue un tratamiento con antibióticos.

8 EVITE EL ALCOHOL El alcohol fomenta la proliferación de hongos en la vagina, lo que puede derivar en una infección fúngica (generalmente una candidiasis; *véanse* págs. 144-147). El alcohol también es muy rico en azúcar, lo que hace que el hígado tenga que trabajar a toda velocidad para depurar el sistema.

9 REVISE SU ARMARIO La ropa interior de algodón puede ayudar a que la vagina «respire» y evitar así el calor y el sudor, que pueden fomentar la proliferación de bacterias nocivas. Las medias, los bañadores, la ropa de deporte y los pantalones vaqueros que se llevan durante un tiempo prolongado también crean un exceso de calor y humedad, lo que favorece la aparición de organismos nocivos. Evite dormir con ropa interior y, si cree que el detergente o el suavizante le causa irritación en la vagina, cámbielos por otros de inmediato.

10 CÁMBIESE DE COMPRESA CON REGULARIDAD Si emplea tampones, intente cambiárselos al menos cada cuatro horas y utilice, en la medida de lo posible, tampones ecológicos de algodón, ya que es menos probable que los productos químicos puedan entrar en la vagina. En el caso de las compresas, cámbieselas cada tres horas, o con mayor frecuencia si su menstruación es abundante.

CANDIDIASIS

Un 75 % de las mujeres, en algún momento de sus vidas, padecerá candidiasis, una infección micótica vaginal. Probablemente se trate del tipo de infección que suelo tratar con más frecuencia en mi consulta.

El cuerpo contiene miles de millones de organismos diferentes, la mayoría de ellos cruciales para la salud, y muchos totalmente inofensivos. Uno de estos organismos normalmente inofensivos es *Candida albicans*, un hongo que en un cuerpo sano es controlado por miles de millones de bacterias beneficiosas. Sin embargo, cuando se produce una oscilación, en particular en el equilibrio natural ácido-alcalino del organismo, descienden los niveles de bacterias beneficiosas, y organismos como *Candida albicans* empiezan a proliferar. Cuando la cándida toma el control, el resultado es una infección micótica vaginal. El signo más evidente de que se tiene una infección micótica es que la vagina segrega un flujo blanco viscoso no asociado al ciclo menstrual (su olor a levadura es característico). El picor y las molestias durante el coito y la micción son otros de sus síntomas.

Piense en su estilo de vida y otros factores que hayan podido desencadenar la infección. La candidiasis a menudo se desarrolla en momentos en que se encuentra especialmente fatigada, bajo estrés, tomando antibióticos o medicamentos hormonales (como los anticonceptivos orales o THS), o también si se está embarazada. Sin embargo, aunque todos los síntomas le conduzcan a pensar que padece una infección micótica, es importante que acuda a su médico para confirmar el diagnóstico y descartar enfermedades más serias como el cáncer de cuello de útero.

TRATAMIENTOS CONVENCIONALES

La farmacia tiene a su disposición un gran número de antimicóticos para tratar una infección de este tipo. Si bien comprar antimicóticos sin consultar con su médico resulta muy frecuente, yo no lo recomendaría. Los síntomas de una infección micótica pueden ser los mismos que los de otras infecciones vaginales (*véanse* págs. 146-147) y es muy importante seguir el tratamiento indicado. Acuda siempre a su ginecólogo. Aunque le prescriban exactamente lo que habría comprado, como mínimo estará segura de que sigue el tratamiento adecuado.

Tratamientos orales Es posible que le receten un tratamiento antimicótico oral con fluconazol de una sola toma. La ventaja es que con una sola dosis se resuelve el problema. Sin embargo, puede tener efectos secundarios, tales como náuseas, dolor abdominal, diarrea, flatulencias y erupciones cutáneas.

Cremas y pesarios El tratamiento tópico es una de las maneras más fáciles de acabar con una infección micótica vaginal. El médico le puede recetar una pomada antimicótica para que se la aplique directamente en la vagina o en una serie de pesarios, que introducirá en su vagina. Complete siempre el tratamiento, o, de lo contrario, la infección micótica aparecerá de nuevo.

DIETA

Su cuerpo ya tiene un exceso de hongos (levaduras), por tanto, evite los alimentos que los contengan (desde el pan hasta el cava). Además, los niveles de bacterias beneficiosas en la vagina son parcialmente estrógeno-dependientes, lo que significa que resulta crucial equilibrar las hormonas mediante la dieta del equilibrio hormonal (*véase* recuadro, pág. 57). En particular, intente eliminar de su alimentación el azúcar en todas sus

> LA CANDIDIASIS es una infección por hongos.

variedades, como el añadido a las comidas y bebidas, o el azúcar de pasteles, caramelos y otros alimentos refinados. Intente evitar los zumos de fruta mientras padece la infección micótica, ya que son ricos en fructosa y pobres en fibra. Los hongos y las bacterias se alimentan de azúcar, por tanto, una dieta rica en azúcares obstaculizará que el organismo pueda superar la infección.

Un alimento recomendable en caso de infección micótica es el yogur biológico natural ecológico. El yogur biológico es una fuente importante de bacterias beneficiosas que intervienen en la prevención de la proliferación de los hongos. También se puede aplicar directamente sobre la vagina.

El ajo contiene un compuesto llamado *alicina*, que, según algunos estudios, tiene propiedades antimicrobianas y antimicóticas, e incluso puede ayudar al cuerpo a prevenir la proliferación de cándida. Para obtener los mejores resultados terapéuticos, se debe consumir ajo crudo; por tanto, píquelo muy fino y añádalo a ensaladas o mastique un diente de ajo al día. Como alternativa, también puede tomarlo en forma de suplemento fitoterapéutico. Tome 1.000 mg de ajo cada día.

SUPLEMENTOS

Tenga en cuenta el contenido de su complejo multivitamínico diario a la hora de tomar los siguientes suplementos.

■ BETACAROTENOS
(25.000 UI una vez al día)
Muchas mujeres con candidiasis tienen déficit de este nutriente.
■ ZINC (30 mg una vez al día) Las mujeres con candidiasis a menudo presentan déficit de este potente estimulante de las defensas. Tómelo como citrato de zinc.
■ FOS (10 mg una vez al día) Todas las frutas y verduras contienen fructooligosacáridos (FOS), un tipo de fibra hidrosoluble que constituye un alimento probiótico que favorece la proliferación de bacterias beneficiosas para el organismo. Si lo desea,

puede espolvorear el suplemento de FOS en la comida.
■ ÁCIDOS GRASOS OMEGA-3
(1.000 mg de aceite de pescado que contenga al menos 700 mg de EPA y 500 mg de DHA cada día) Los ácidos grasos omega-3 tienen una acción antimicótica.
■ PROBIÓTICOS
(que contengan al menos diez mil millones de organismos por capsula; una cápsula al día) Este suplemento combate la infección de manera activa, ya que permite que proliferen las bacterias beneficiosas. Los pesarios vaginales que contengan probióticos también ofrecen buenos resultados.

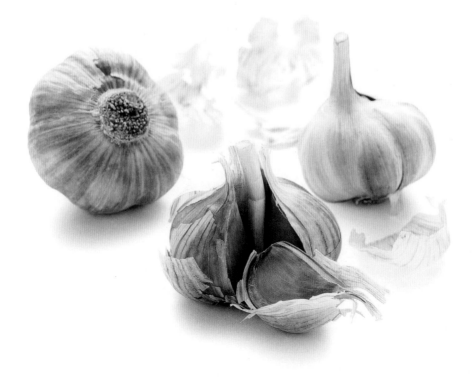

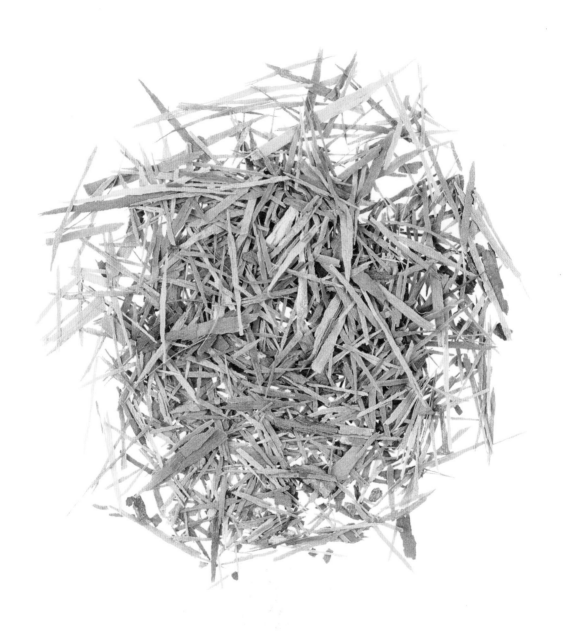

PLANTAS

Elabore una mezcla de tintura. Utilice las siguientes hierbas a partes iguales y añada una cucharadita a un poco de agua dos o tres veces al día. Como alternativa, puede tomar una cápsula de 300 mg de cada planta una vez al día. Si lo desea, también puede añadir las que figuran en la sección de infecciones vaginales (*véase* pág. 142). Tome esta mezcla contra la candidiasis, así como para prevenir las recaídas.

■ EQUINÁCEA (*Echinacea purpurea*) Además de estimular las defensas, esta planta puede reducir el número de candidiasis en mujeres que tienen predisposición a padecerla.

■ SELLO DE ORO (*Hydrastis canadensis*) Refuerza las defensas, ya que activa los glóbulos blancos. Contiene un principio activo con propiedades antimicóticas y antibióticas llamado *berberina*. En definitiva, el sello de oro constituye un remedio importante contra las infecciones micóticas.

■ LAPACHO ROSADO (*Tabebuia impetiginosa*) La corteza interna de esta planta tiene importantes propiedades antimicóticas. Cuando adquiera este remedio, asegúrese de que se trata de corteza de lapacho rosado entera, y no de un compuesto aislado o de extractos de otras especies (compruebe el nombre en latín para asegurarse), o simplemente de la parte externa de la corteza. Si el remedio está elaborado con corteza entera no causará ningún efecto secundario.

OTROS TRATAMIENTOS NATURALES

Aromaterapia Existen diversos aceites esenciales de gran ayuda para la candidiasis. El mejor es el aceite esencial de árbol del té, antimicótico y calmante. Puede añadir hasta cinco gotas a la bañera. Como alternativa, para calmar la vagina (especialmente si sufre picores, inflamación y molestias), puede añadir hasta diez gotas de aceite esencial de lavanda y diez gotas de aceite esencial de bergamota; esta mezcla también actuará contra la infección y actuará como prevención. Relájese en el agua durante unos veinte minutos. Si le funciona, repita esta rutina cada noche mientras persista la infección. Como última opción, también puede añadir unas cuantas gotas (entre cuatro y seis) de aceite esencial de jara a la bañera. Este aceite almizclado y calorífico contribuye a calmar la inflamación.

AUTOAYUDA

Sal común Puede ayudar a calmar la irritación y el picor de la vagina. Añada un puñado de sal marina a la bañera o lávese con una solución salina (una cucharadita de sal por cada medio litro de agua).

No lleve ropa interior ajustada Si desea superar (o prevenir) una infección micótica, su vagina debe poder «respirar». Las fibras sintéticas como el nailon provocan calor y sudor, lo que crea un medio perfecto para que los hongos proliferen. Utilice siempre ropa interior de algodón y evite, en la medida de lo posible, llevar medias de nailon. Si no tiene otro remedio, al menos asegúrese de que lleven un refuerzo de algodón. Además, recuerde quitarse la ropa lo antes posible después de hacer ejercicio. Finalmente, acostúmbrese a dormir sin ropa interior.

Utilice compresas Si sufre candidiasis, evite utilizar tampones y opte por las compresas. Las compresas permiten que la menstruación salga de la vagina, lo que las convierte en una opción más sana e higiénica que los tampones, con los que la hemorragia queda atrapada en la vagina. Sin embargo, no emplee compresas cuando no tenga el período, ya que la tira de plástico de la parte inferior impide que el aire circule bien por la zona genital.

Evite el perfume Los jabones perfumados y los baños de espuma pueden alterar el equilibrio natural ácido-alcalino del organismo, lo que favorece la proliferación de hongos. Además, evite los polvos de talco y los productos de higiene íntima, ya que pueden causar irritación. Si desea utilizar una esencia exclusiva, elija su aceite esencial favorito y añada unas gotas a su ropa interior después de habérsela puesto.

Aconseje a su pareja que se haga una revisión Si sufre candidiasis de manera recurrente, es posible que su pareja también esté infectada aunque no presente síntomas. Por esta razón, es importante que le realicen las pruebas pertinentes y le prescriban el tratamiento adecuado. Si su pareja no se trata y tiene la infección, se la irán contagiando el uno al otro.

Derecha: lapacho rosado (*Tabebuia impetiginosa*)

Enfermedades de transmisión sexual ETS

Clamidia, gonorrea, hepatitis B, herpes genital, VIH, condilomas genitales y sífilis son enfermedades de transmisión sexual (ETS), enfermedades que se transmiten de una persona a otra a través del contacto sexual.

Cada año aparecen nuevas clases de clamidia, del mismo modo que aumenta el número de casos de ETS. Estas cifras no sólo sorprenden, sino que también asustan, ya que, en el mejor de los casos, estas enfermedades pueden causar infertilidad, pero también pueden acortar la vida. Si sospecha que ha contraído una ETS, resulta absolutamente crucial que acuda a su ginecólogo para que la reconozca de inmediato. Las razones le parecerán obvias después de leer este apartado y conocer los daños que pueden causar en su cuerpo. Observe que a las ETS a veces se les llama ITS, infecciones de transmisión sexual.

TIPOS DE ETS

Clamidia Se trata de una infección bacteriana más común en mujeres menores de 25 años. Resulta peligrosa, ya que un 75 % de las mujeres infectadas y un 25 % de los hombres no presentan ningún síntoma, lo que implica que muchos portadores no saben que lo son. Esto permite a la clamidia desarrollarse en el organismo y que los portadores la contagien sin ser conscientes de ello. Quienes presentan estos síntomas pueden tener secreciones anormales, dolor durante el coito y la micción así como dolores abdominales. En las mujeres, la infección afecta al útero y las trompas de Falopio. Si no se trata debidamente, puede dar lugar a una enfermedad inflamatoria pélvica (EIP; *véase* recuadro, pág. 140). La clamidia también puede causar infertilidad, puesto que inflama las paredes del útero y destruye el tejido ciliar que transporta los óvulos a través de las trompas de Falopio. Por fortuna, si se diagnostica a tiempo, se puede erradicar por completo con antibióticos.

UN GRAN NÚMERO de personas contrae gonorrea cada año.

Gonorrea Esta infección bacteriana puede invadir el cuello del útero, la matriz, la garganta, el recto, los huesos y los ojos, y puede causar dolor pélvico, secreciones, hemorragias y una micción dolorosa. Si tiene gonorrea en el ojo, puede que uno de los síntomas más evidentes sea que le molesta la luz. También se puede extender a las trompas de Falopio y causar EIP, pero sus efectos sobre la fertilidad a largo plazo son menos graves que en el caso de la clamidia. Su ginecólogo le diagnosticará gonorrea mediante un análisis de orina, o una citología en el área infectada. La infección se puede tratar con antibióticos.

Hepatitis B El término *hepatitis* significa «inflamación del hígado». La hepatitis A, B y C son inflamaciones del hígado causadas por un virus. El virus de la hepatitis B se transmite por contacto sexual (también se contagia por el uso de agujas infectadas) y, en casos extremos, puede convertirse en cáncer de hígado. Es posible que presente síntomas gripales o molestias gástricas, aunque casi la mitad de los casos no padecen ningún síntoma que evidencie la dolencia. Su médico le recetará fármacos antivirales para tratar la enfermedad, aunque, en ocasiones, se resuelve por sí misma. Si piensa que está expuesto y puede contraer la hepatitis B, considere seriamente la posibilidad de vacunarse.

Herpes genital Causado por el virus del herpes simple (el mismo que causa el herpes labial), el virus del herpes genital se propaga por contacto cutáneo con una persona infectada. El virus causa ampollas que se revientan y forman dolorosas úlceras alrededor de los genitales. Las ampollas a veces causan dolor al orinar y normalmente están precedidas de síntomas gripales y dolor de cabeza durante aproximadamente una semana. En la mayoría de los casos, se cura en tan solo unos días sin necesidad de ningún tratamiento; sin embargo, al igual que el herpes labial, el virus permanece latente y puede reaparecer pasado un tiempo a causa de la fatiga o el estrés. Los síntomas de esta enfermedad son entumecimiento u hormigueo en las nalgas o en la parte posterior de los muslos. Si se encuentra en una etapa avanzada del embarazo y contrae el virus, puede causar daños cerebrales al bebé e incluso provocar su muerte. Es probable que su médico le recomiende practicarle una cesárea para evitar que el bebé entre en contacto directo con las úlceras durante el parto.

VIH El virus de la inmunodeficiencia humana (VIH) causa el sida (síndrome de inmunodeficiencia adquirida). Se descubrió en 1984 y representa la sexta causa de muerte entre la población mundial de hombres y mujeres jóvenes. Si bien los tratamientos actuales pueden prolongar la vida de una forma relativamente sana y normal, el virus resulta fatal casi en todos los casos. Se transmite principalmente a través de las relaciones sexuales que se mantienen sin protección y de madres a hijos durante el embarazo. La única manera de protegerse del VIH mientras se practica sexo es utilizando un preservativo. Si padece esta infección, su médico le recetará un tratamiento antiviral que prolongará su vida y aliviará los síntomas de la enfermedad.

Condilomas Los condilomas están causados por el virus del papiloma humano (VPH), que puede causar cáncer de cérvix (*véanse* págs. 135-136). Si contrae condilomas, debería visitar a su ginecólogo de manera regular para que le realice citologías de control. Los condilomas suelen aparecer en la parte exterior del área genital o en la vagina, el cuello del útero, el ano y a veces en la garganta. En la mayoría de los casos, se curan sin necesidad de seguir ningún tratamiento; sin embargo, si le resultan antiestéticas o considera que pueden afectar a su autoestima, solicite a su médico que las elimine mediante la congelación, la escisión o la abrasión, o bien aplíquese una crema o un fluido químico para limitar

su crecimiento. Tenga en cuenta que no se trata de una solución, sino de meros tratamientos para aliviar los síntomas del virus, que se conserva en el organismo de forma permanente.

Sífilis Es posible curar esta infección bacteriana con antibióticos. En las etapas tempranas, puede producir llagas indoloras en el área genital, normalmente en un plazo de dos o tres meses después de haber contraído la infección. Sin embargo, en fases más avanzadas, la sífilis puede invadir y dañar el corazón, los ojos, los huesos, el cerebro y el sistema nervioso; en algunos casos, puede incluso provocar la muerte. Si está embarazada y se infecta de sífilis, contagiará la enfermedad al bebé.

CÓMO PROTEGERSE

Esté atenta a los síntomas Si tiene alguna secreción vaginal anormal, dolor o molestias abdominales, hemorragias entre períodos o después del coito, picor genital, ampollas o úlceras, dolor al practicar el coito o al orinar, o si presenta cualquier otro síntoma que ponga en evidencia la existencia de alteraciones en la vagina, la matriz o el cuello del útero, es crucial acudir al ginecólogo de inmediato.

Sométase a análisis En países como Suecia, se llevan a cabo análisis rutinarios para detectar clamidia; esta forma de detección precoz para prevenir la enfermedad conlleva que el número de casos sea mucho menor que en el resto del mundo. Si donde reside no es habitual realizar estos análisis de forma rutinaria, solicítelo a su ginecólogo estas pruebas. Recuerde que la clamidia es a menudo asintomática, por lo que le recomiendo una exploración si tiene una nueva pareja. Solicite una citología cada tres años para descartar anormalidades del cérvix, a menos que sepa que padece VPH, en cuyo caso su médico le indicará con qué frecuencia tiene que hacérsela.

Utilice anticonceptivos de barrera Si tiene una nueva relación, utilice preservativo hasta que tenga la certeza de que su pareja se ha realizado las pruebas de todas las ETS. No sea demasiado confiada y recuerde que a menudo las ETS

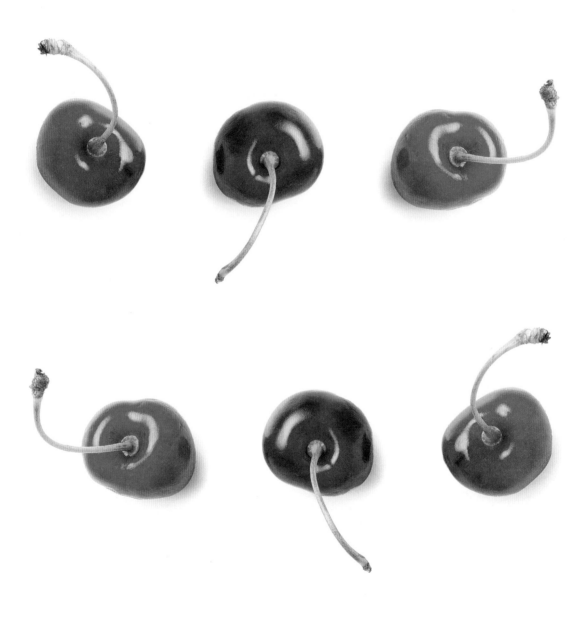

no presentan síntomas. Si su compañero no desea ponerse preservativo, sea usted misma quien lo utilice, recurra al preservativo femenino, que se diseñó para ofrecer a la mujer mayor control sobre su salud sexual. Éste consiste en una funda de poliuretano con dos anillos: un pequeño anillo elástico que se coloca alrededor del cuello del útero y un anillo mayor que queda por fuera de la vagina, por el cual se introduce el pene.

Estimule su sistema inmunitario Lleve una alimentación lo más sana y equilibrada posible (*véanse* págs. 24-29), ya que de esta manera mejorará la salud general del sistema reproductor y activará las defensas para luchar contra la infección. Consuma fruta, verdura y cereales integrales ricos en antioxidantes, así como otros alimentos que contengan nutrientes inmunoestimulantes, como los betacarotenos, el ácido fólico y los flavonoides. Las proantocianidinas son antioxidantes muy potentes (mucho más que los presentes en las vitaminas C y E) y ayudan a mejorar la salud del sistema cardiovascular. Fortalecen el tejido conjuntivo del cuerpo y crean fuertes barreras contra la infección. Se encuentran en las bayas, las cerezas y las uvas.

Practique sexo seguro Recuerde que el sexo oral no ofrece ninguna garantía de que sea seguro, ya que a través de él puede contagiarse de herpes, gonorrea, hepatitis y VIH. Pida a su pareja que se realice unos análisis completos antes de intimar.

QUÉ HACER SI YA LE HAN CONTAGIADO UNA ENFERMEDAD

No espere a que aparezcan los síntomas si sospecha que le han contagiado una enfermedad. Vaya al ginecólogo de inmediato, ya que cuanto más lo retrase, más arriesga su salud y bienestar a largo plazo.

Si le prescribe fármacos, resulta fundamental seguir sus indicaciones. Sin embargo, la utilización de medicinas complementarias, junto con la medicina convencional, puede ayudar a aliviar los síntomas y acelerar la recuperación.

Apóyese en la alimentación Siga la dieta del equilibrio hormonal (*véase* recuadro pág. 57), así como las indicaciones

que se han ofrecido para mantener su vagina sana (*véase* recuadro pág. 143). Refuerce su sistema inmunitario con frutas y verduras (*véase* izquierda) y espolvoree ajo picado crudo en las ensaladas.

Estimule la flora bacteriana saludable Los antibióticos que le prescriba el médico no sólo acabarán con las bacterias nocivas de su cuerpo, sino también con las saludables. Por esta razón, resulta fundamental tomar un suplemento probiótico diario que contenga al menos diez mil millones de bacterias saludables por cápsula para restaurar ese daño colateral.

No baje la guardia Incluso cuando los síntomas hayan desaparecido gracias a la medicación, acuda a su médico para que haga un seguimiento. Insista en que le vuelva a realizar análisis, especialmente si le diagnosticaron clamidia, gonorrea o sífilis. Debe asegurarse de que la infección ha desaparecido por completo antes de dejar la medicación y mantener de nuevo relaciones sexuales, incluso en el caso de que la relación sea estable.

Coméntelo antes Si está pensando en un embarazo y le han diagnosticado una ETS, evite el coito antes de consultar a su ginecólogo. Algunas ETS se pueden contagiar al bebé en el mismo momento del parto o incluso cuando aún está en el vientre materno. Si ya está embarazada, pregunte a su médico si le recomienda tomar algún tipo de medicación y también si sería mejor para el bebé nacer por cesárea o por parto vaginal.

No se sienta culpable. Muchas mujeres que contraen una ETS se sienten mal o «sucias». Quizá haya sido algo impulsiva o imprudente, pero no tiene por qué sentirse culpable o avergonzada. Lo que debe hacer es seguir el tratamiento que le prescriba su médico para evitar problemas de salud a largo plazo e intentar aprender de sus errores. Tampoco tenga reparo en informar a sus anteriores parejas sobre su ETS; de esta manera, conseguirá que se realicen análisis y evitará que contagien la ETS a terceras personas, en caso de que estén infectados.

Cistitis

La anatomía femenina, tan compleja e inteligente en muchos sentidos, nos hace más propensas a padecer infecciones en la vejiga, conocidas como *cistitis* en la terminología médica y, en ocasiones, denominadas *infecciones del tracto urinario* (ITU).

La anatomía urinaria de la mujer es mucho más compacta que la del hombre: la uretra femenina (el conducto que sale de la vejiga y por el cual se expulsa la orina) es considerablemente más corta y está mucho más cerca del ano. Este hecho precisamente facilita que las bacterias accedan a la vejiga femenina, lo que produce una infección que inflama las paredes de la misma. Esto causa el clásico síntoma de la cistitis, que consiste en la sensación de urgencia para ir al lavabo aunque la vejiga esté prácticamente vacía. La escasa orina que se expulsa normalmente irrita las paredes doloridas e inflamadas de la uretra. Otros síntomas son fiebre, dolor de cabeza y molestias abdominales.

CAUSAS

Si bien las bacterias son siempre la causa directa de la cistitis, los médicos dividen esta patología en dos tipos: infecciosa y no infecciosa (o bacteriana y no bacteriana). Ambas ocurren con la misma frecuencia.

Cistitis infecciosa Este tipo de cistitis se produce cuando las bacterias (normalmente *E. coli*, aunque no el mismo tipo que causa intoxicación alimentaria) alcanzan la vejiga e irritan sus paredes, lo que provoca inflamación. Las bacterias *E. coli* se encuentran normalmente en el intestino, por tanto, y debido a la escasa distancia que existe entre la entrada de la uretra y el ano en la anatomía femenina, pueden pasar fácilmente de un conducto al otro. Cuando alcanzan la vejiga se multiplican, irritan sus paredes y causan dolor, inflamación e infección.

Es posible que los niveles hormonales también sean la causa. Durante la menopausia, los bajos niveles de estrógenos pueden hacer que los tejidos de la vagina se tornen más delga-dos, con lo que las bacterias acceden con mayor facilidad al tracto urinario. El bajo nivel de estrógenos también aumenta la posibilidad de infección de uretra y vejiga, ya que contribuye a la reducción del grosor de sus paredes, además de resecarlas. Durante el embarazo, los altos niveles de progesterona relajan los músculos de la vejiga y los uréteres (los conductos que van de los riñones a la vejiga), con lo que el flujo de orina se ralentiza. Esto provoca que las bacterias dispongan de más tiempo para multiplicarse, con lo que la infección es mucho más fácil.

Cistitis no infecciosa Este tipo de cistitis se produce normalmente como consecuencia de un exceso de relaciones sexuales o que éstas sean demasiado agresivas; normalmente no se trata del resultado directo de una infección. Aunque la cistitis no infecciosa produce los síntomas de la cistitis por sí misma, también provoca que usted sea más susceptible a infecciones bacterianas secundarias. Utilizar una compresa durante demasiado tiempo; llevar pantalones, medias o ropa interior demasiado ajustada; ciertos cosméticos irritantes, incluidos los jabones y los baños de espuma; los vaivenes al montar a caballo o en motocicleta; la comida picante, la cafeína y el alcohol; la deshidratación y el cloro de las piscinas también pueden causar cistitis no infecciosa.

TRATAMIENTOS CONVENCIONALES

La cistitis infecciosa se puede extender de la vejiga a los riñones, y una infección renal es una patología muy grave que puede producir daños permanentes en el riñón. Por esta razón, resulta crucial visitar a su médico ante la primera sospecha de infección.

Antibióticos Su médico le recetará antibióticos para la cistitis infecciosa, que aliviarán los síntomas de una manera rápida y harán desaparecer la infección en una semana aproximadamente. Pero los antibióticos no sólo acaban con las bacterias nocivas del organismo, sino también con las beneficiosas. Por tanto, tenga en cuenta que deberá tomar suplementos probióticos (*véase* inferior) para reponer las que ha perdido.

DIETA

Llevar una alimentación saludable, de acuerdo con las indicaciones ya descritas (*véanse* págs. 24-29), reforzará sus defensas y ayudará al organismo a vencer la cistitis infecciosa. Dedique especial atención a los siguientes puntos, ya que le ayudarán a eliminar las bacterias nocivas y restablecer el equilibrio en su cuerpo.

Evite la acidez Las bebidas y los alimentos ácidos como el té, el café, el alcohol, el azúcar, la carne, las comidas picantes y los zumos cítricos sin diluir pueden provocar cistitis. En caso de que sea propensa a padecer infecciones, intente evitarlos. Si se está recuperando de una cistitis infecciosa, elimine por completo estos alimentos de su dieta y beba mucha agua.

Tome agua de cebada El agua de cebada constituye un antiinflamatorio estupendo para el sistema urinario. Lleve a ebullición un cuarto de litro de agua en un cazo, añada 40 g de cebada y déjela hervir a fuego lento durante veinte minutos. Retire el cazo del fuego y deje que se enfríe. Sírvase una taza y tómesela a lo largo del día. Puede conservar el agua restante en un recipiente hermético en el frigorífico hasta veinticuatro horas.

Consuma yogur biológico El yogur biológico natural ecológico contiene bacterias beneficiosas (probióticas) que ayudan a que se recupere la flora intestinal. Esto adquiere mayor relevancia si ha tomado antibióticos recientemente.

Suprima el azúcar El azúcar es el alimento favorito de las bacterias, de manera que, si lo toma, empeorará su infección. Elimínelo por completo de su dieta (en todas sus formas, desde caramelos hasta zumos de frutas) mientras padezca cistitis.

DIARIO DE ALIMENTACIÓN

Algunas mujeres que padecen cistitis descubren que ciertos alimentos «saludables» empeoran la infección. Algunos de ellos son las fresas, las patatas, los tomates, las espinacas y el ruibarbo. Si es propensa a sufrir cistitis, anote cada día lo que ingiere para detectar alimentos que desencadenen la infección. Escriba cada día todo lo que coma y beba y anote cualquier síntoma. Mantenga este diario durante al menos tres meses.

Si sospecha que un alimento le produce cistitis, evítelo durante dos semanas; después, introdúzcalo de nuevo en su alimentación para observar si vuelve a tener cistitis; si lo hace, sabrá que ese alimento desata la infección y deberá eliminarlo por completo de su dieta.

Tome zumo de arándanos Siempre que lo tome sin azúcar añadido, no pasteurizado y cien por cien natural, el zumo de arándanos le ayudará a luchar contra la cistitis, ya que estos frutos son ricos en proantocianidinas. Estas sustancias hacen que las bacterias *E. coli* no se adhieran a la pared mucosa de la vejiga y la uretra. Si éstas no se pueden adherir, tampoco se pueden multiplicar y simplemente son expulsadas con la orina. En caso de tener predisposición a sufrir cistitis, puede beber zumo de arándanos de modo preventivo; sin embargo, de nuevo, incido en que sea sin azúcar añadido, no pasteurizado y cien por cien natural. Como alternativa, también puede tomar un suplemento de arándano en polvo o consumir el fruto fresco, si lo prefiere.

Tome ajo El ajo constituye un remedio natural que, además de reforzar sus defensas, le ayudará a eliminar las bacterias *E. coli*. El ajo crudo es mucho más eficaz que cocinado, por tanto, pique el ajo crudo y espárzalo en las ensaladas; también puede consumir dientes de ajo enteros. Como alternativa, adquiera ajo en forma de suplemento (1.000 mg de ajo añejo una vez al día).

SUPLEMENTOS

Tome los siguientes suplementos si padece cistitis.

- VITAMINA C con bioflavonoides (500 mg cuatro veces al día) Los estudios demuestran que la vitamina C puede lograr que las bacterias *E. coli* no se multipliquen y, por tanto, que no provoquen infección. Tómela en forma de ascorbato de magnesio, menos ácida que el ácido ascórbico.
- BETACAROTENO (25.000 UI una vez al día) Este precursor de la vitamina A es un potente antioxidante que puede ayudar a las células a luchar contra la infección.
- ZINC (30 mg una vez al día) Otro valioso antioxidante que participa en la lucha contra la infección.

- BROMELINA (500 mg tres veces al día entre comidas) Esta enzima natural ha demostrado tener propiedades antiinflamatorias para la vejiga. También se puede utilizar para tratar la cistitis no infecciosa.
- PROBIÓTICOS (deben contener al menos diez mil millones de organismos por cápsula; una cápsula al día) La cantidad de bacterias beneficiosas en el yogur biológico es bastante reducida, así que para luchar contra la infección de manera más eficaz, tome yogur y un suplemento. También puede utilizar pesarios vaginales con *Lactobacillus* durante la infección.

PLANTAS

Mezcle las tinturas de cada una de las siguientes plantas a partes iguales y tome una cucharadita con un poco de agua tres veces al día, desde el momento en que aparezca la infección hasta que ésta haya desaparecido. También puede tomar cápsulas de 300 mg de cada hierba dos veces al día.

- ESTILOS DE MAÍZ (*Zea mays*) Añada esta planta si sufre dolor en el tracto urinario.
- EQUINÁCEA (*Echinacea purpurea*), SELLO DE ORO (*Hydrastis canadensis*) y GAYUVA (*Arctostaphylos uva-ursi*) Todas ellas son antisépticos generales.
- COLA DE CABALLO (*Equisetum arvense*) Esta

planta se utiliza para tratar problemas de riñón y del tracto urinario. Es antiinflamatoria, antibacteriana y diurética.
- MILENRAMA (*Achillea millefolium*) La milenrama es antiinflamatoria y ayuda a luchar contra la infección. Además de añadirla a la mezcla de tinturas, también puede tomarla a modo de infusión tibia cuatro veces al día.

OTROS TRATAMIENTOS NATURALES

Homeopatía He sido testigo a lo largo de los años de que los tratamientos homeopáticos producen buenos resultados en la cistitis. Lo ideal sería que acudiera al homeópata, quien le prescribirá los remedios adecuados según su constitución y sus síntomas. Sin embargo, por lo general, le recetará *Cantharis* 30 CH (dos veces al día) para mitigar la sensación cortante y de quemazón, así como para aliviar la impresión de urgencia a la hora de orinar; o bien *Belladonna* 30 CH (dos veces al día) si tiene quemazón y pequeños coágulos de sangre en la orina roja brillante (acuda al médico si aprecia sangre en la orina).

Aromaterapia Diluya 15 gotas de aceite esencial de sándalo en 6 cucharaditas de aceite de albaricoque dulce templado, póngase unas cuantas gotas en las manos y masájeese el abdomen (*véase* recuadro, pág. 105); o añada 3 gotas de bergamota, 5 gotas de sándalo y 2 gotas de aceite esencial de árbol del té a la bañera y tome baños de veinte minutos cada noche hasta que la infección haya desaparecido. Estos aceites son afines al tracto genitourinario, por lo que resultan de gran valor en el tratamiento contra la cistitis.

AUTOAYUDA

Consiga que su orina sea alcalina No existe nada más desagradable cuando se sufre cistitis que la sensación de escozor al orinar, consecuencia de una orina excesivamente ácida. Puede neutralizarla tomando un cucharadita de bicarbonato sódico disuelta en medio litro de agua caliente. Tómelo dos veces al día. (Nota: no utilice este remedio si padece epilepsia.)

Orine siempre que lo necesite Aguantarse la orina supone una tensión para la vejiga, que empeora un episodio de cistitis. Orine siempre que sea necesario.

Dúchese Ducharse resulta siempre mucho más higiénico que bañarse. Por tanto, si es propensa a sufrir cistitis, opte por la ducha en vez de por la bañera. (Aunque puede utilizar la aromaterapia para aliviar los síntomas de la cistitis en caso de infección.)

Derecha: zumo de arándanos (*véase* Dieta, pág. 153)

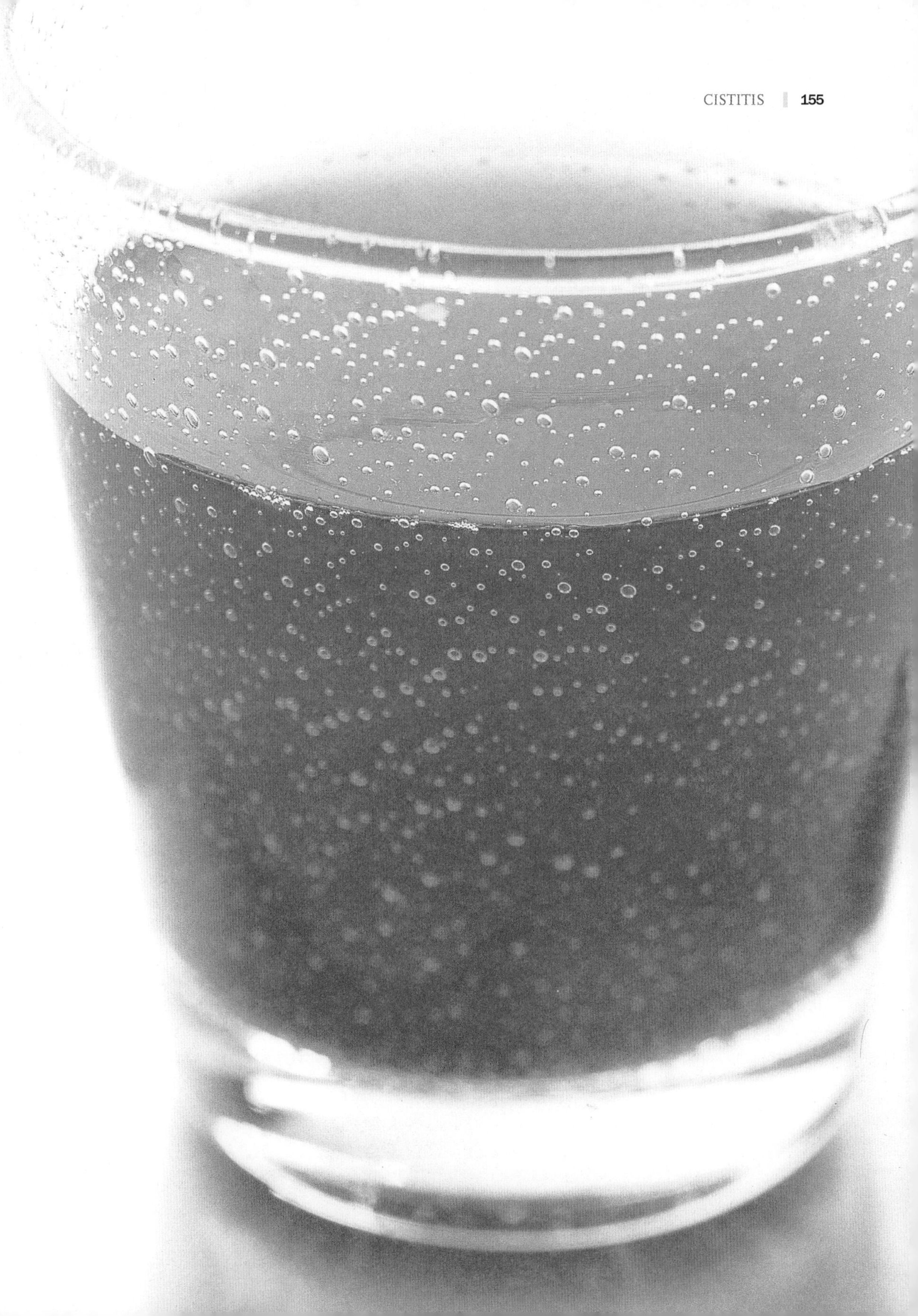

Relaciones sexuales dolorosas

El sexo es una parte natural de las relaciones amorosas, y también posee un gran número de efectos beneficiosos para la salud. Sin embargo, el sexo doloroso no es normal ni saludable. De hecho, puede constituir un síntoma de otro problema subyacente.

Además de resultar placentero, el sexo tiene efectos positivos para el cuerpo, que incluyen fomentar la liberación de las hormonas del «bienestar», aumentar el buen estado de salud general, la relajación y los niveles de capacidad física, e incluso, reducir el riesgo de enfermedades cardiovasculares. En resumen, practicar sexo con regularidad es beneficioso tanto para el cuerpo como para la mente. Sin embargo, estos efectos positivos sólo se producen cuando resulta cómodo y lo disfrutan los dos miembros de la pareja. Si siente dolor alrededor o en la zona de la vagina o la pelvis durante la penetración, entonces tiene unas relaciones sexuales dolorosas, algo que debe decidirse a tratar, como haría con cualquier otra cosa.

Si con frecuencia padece dolor durante las relaciones sexuales, recuerde que éste NUNCA forma parte de unas relaciones sexuales normales. No debe preocuparse por comentárselo a su compañero, ya que él no lo sabrá a menos que usted se lo explique. Todas las terapias recomendadas en las páginas 158-159 pueden ofrecerle alivio, pero, cuando el sexo resulta doloroso, normalmente es el indicio de que ocurre alguna cosa, por lo que lo primero que debe hacer es buscar consejo y tratamiento médico.

CAUSAS

Infección vaginal Es posible que las infecciones micóticas (*véanse* págs.144-147) o bacterianas (*véanse* págs. 141-143) no produzcan síntomas evidentes, pero pueden provocar dolor en las relaciones sexuales porque la infección inflama la mucosa que recubre las paredes de la vagina, y, por tanto, la fricción del pene produce punzadas. Los condilomas (*véase* pág. 149) también provocan dolor durante la penetración.

Irritación vaginal En el mercado se encuentran muchos productos que pueden irritar el delicado epitelio de la vagina. Entre ellos, las espumas anticonceptivas, las cremas o los geles, los diafragmas y los preservativos de látex, los vaporizadores de desodorante vaginal, los detergentes para la colada, así como los productos para el baño y la ducha. Los tampones perfumados, llevar tampones durante más de cuatro horas seguidas y utilizar protectores diarios o compresas cuando no tiene la regla también pueden causar irritación. Siga el consejo acerca de cómo mantener su vagina sana (*véase* recuadro, pág. 143) y evite los irritantes tanto como le resulte posible. (Sin embargo, no deje de utilizar preservativo, ya que se trata de una barrera de protección que resulta esencial si no conoce el historial sexual de su compañero.)

Sequedad vaginal La excitación sexual provoca que las paredes de la vagina secreten mucosidad para lubricarla, lo que procura una relación placentera y sin dolor. Cuando la lubricación resulta insuficiente, el sexo puede resultar doloroso. La falta de preliminares o sentirse nerviosa o tensa al practicar el sexo son las causas más comunes de una lubricación escasa. Si se siente inquieta con el sexo, es importante que dialogue con su compañero; o, si no puede explicárselo a él, comente lo que le preocupa con un amigo o con su médico. Nunca haga nada que le impida sentirse cómoda.

Por otra parte, la sequedad vaginal puede presentarse durante los años que preceden a la menopausia, cuando los niveles de estrógenos empiezan a disminuir, lo que provoca cambios en la producción de mucosidad vaginal. Si la sequedad se debe

EL TÉRMINO MÉDICO con el que se denomina el sexo doloroso es *dispareunia.*

a cambios hormonales, consiga un lubricante natural que esté libre de sustancias petroquímicas, o parabenos, glicerina, silicona y otros irritantes. Yo recomiendo Yes Pure Intimacy, que se puede encontrar en todo el mundo (*véase* pág. 320).

Tensión vaginal Puede ocurrir cuando se siente tensa o no está completamente relajada durante la penetración. Incluso puede suceder aunque exista suficiente lubricación. Si se trata de la primera relación sexual, es posible que esta rigidez se deba a que el himen aún no está bastante abierto. Este problema desaparecerá con el tiempo.

Vaginismo Este serio problema causa involuntarios y fuertes espasmos en los músculos de la vagina que, con frecuencia, hacen imposible la penetración, incluso la de un dedo o un tampón. El vaginismo con frecuencia se debe a alguna clase de trauma psicológico asociado a las relaciones sexuales o a la penetración. Le recomiendo encarecidamente que comente a su ginecólogo sus miedos o preocupaciones para que pueda orientarla en consecuencia. Una solución posible (convencional) es la dilatación vaginal. En este procedimiento, su médico le facilitará un dilatador. Se trata de un dispositivo de penetración que se introduce en la vagina. Al principio, el dilatador será, aproximadamente, como un dedo meñique. Con el tiempo, usará dilatadores mayores, hasta llegar a uno con una circunferencia similar a la de un pene. No sienta prisa durante el tratamiento (debe estar segura de que el doctor trabajará según su ritmo, para que esté cómoda durante cada etapa).

Vulvodinia Este estado crónico (progresivo) causa una sensación de quemazón y/o escozor en la vulva (área genital que

CÓMO RECUPERAR LA INTIMIDAD

Esperar que las cosas se solucionen por sí mismas puede resultar nefasto en todos los aspectos de una relación, incluso en el dormitorio. Es importante que trate cualquier asunto con su pareja y que se muestre abierta pero respetuosa. Con un poco de suerte, si el diálogo resulta cómodo, la intimidad también lo será.

TÓMESE TIEMPO PARA DIALOGAR. El momento idóneo para tener una conversación seria no es cuando espera invitados o mientras los niños aún están levantados. Reserve tiempo para hablar y respételo. Desconecte todos los teléfonos y apague la televisión. Si lo desea, ponga música agradable.

ESTABLEZCA TURNOS. Póngase de acuerdo, antes empezar, para que cada uno tenga ocasión de hablar. No se interrumpan uno a otro: escúchense y, cuando llegue su turno, respondan. Esto no sólo evitará el inicio de una lucha verbal, sino que también le proporcionará tiempo para reflexionar sus respuestas, de manera que sean más moderadas y conciliadoras en lugar de una retórica refleja o defensiva.

SEA DUEÑA DE SUS SENTIMIENTOS. Hable en primera persona: «Tengo un problema con...», o «Siento que...». No diga «Tú haces...» o «No hagas esto...», ya que significa censura y sitúa a su pareja a la defensiva.

FIJE UNA FECHA. Cuando ambos hayan expresado todo lo que deseen, concluya la conversación de manera positiva y fije una fecha. Programe alguna actividad agradable para que los dos puedan disfrutar juntos. Puede ser un paseo por su parque favorito, una cena tranquila o una excursión por el campo. Trate de encontrar una actividad que facilite la conversación. Ambos pueden disfrutar del cine, pero, a menos que después vayan a cenar, las películas no favorecen la conversación. Establezca algún contacto físico: tómense de las manos cuando paseen o sobre la mesa mientras almuerzan.

incluye el clítoris, los labios y la abertura vaginal) que hacen que el sexo resulte muy doloroso e incómodo. Su ginecólogo sólo podrá establecer el diagnóstico cuando haya descartado otras alteraciones que también causan dolor en la vulva, como infecciones por hongos y ETS, y probablemente le prescribirá fármacos contra la inflamación y antihistamínicos para controlar los síntomas.

Estreñimiento La pared de la vagina es sensible a la presión. Si durante la penetración se aplasta entre dos objetos duros, como el pene en erección y una deposición en su colon, sentirá dolor.

Otras causas La penetración profunda y brusca puede causar dolor pélvico, lo que no es más normal ni oportuno que el dolor en la vagina durante el sexo. Problemas de parto que desgarran los ligamentos que sostienen la matriz, abortos mal practicados, relaciones violentas o violaciones, histerectomía, infecciones del cérvix o el útero, EIP (enfermedad inflamatoria pélvica; *véase* recuadro, pág. 140), quistes en los ovarios, fibromas y el útero invertido (*véase* recuadro, pág. 13) también pueden causar dolor pélvico durante las relaciones sexuales. Acuda a su ginecólogo y explíquele todos los síntomas con el fin de que pueda tratarla de la manera apropiada.

DIETA

Una dieta saludable, rica en frutas, verduras y cereales integrales (*véanse* págs. 24-29), garantiza la suficiente fibra para regular el ritmo deposicional. Aunque pueda parecer que no tiene relación, el funcionamiento regular no sólo favorece el equilibrio de los sistemas del organismo (de manera que se eliminan las hormonas «viejas»), y que se goce de buena salud, sino que también previene que el sexo resulte doloroso como consecuencia del estreñimiento (*véase* superior).

Además de llevar una dieta saludable, resulta importante tomar muchos líquidos. Propóngase beber de seis a ocho vasos de agua diarios. Esto fomentará la lubricación (el cuerpo necesita agua para producir moco vaginal) y prevendrá el estreñimiento. Para saber la cantidad de líquido que bebe, rellene dos o tres botellas de cristal con el total de su ingesta diaria y vaya vaciándolas a lo largo del día.

AUTOAYUDA

Dedique tiempo a los preliminares Si no está suficientemente excitada durante el acto sexual, es posible que presente problemas de lubricación. Coméntele a su pareja lo que le excita y asegúrese de contar con el tiempo necesario para hacer el amor.

Libérese de sus sentimientos Si está enfadada o resentida con su pareja, le resultará muy difícil intimar, y aún más que la excite. Procure que los problemas de su relación no se agraven o acumulen (trátelos en cuanto surjan). Utilice las técnicas del recuadro de la pág. 157 para que su relación recupere el buen camino.

Siéntase atractiva Una imagen pobre de su cuerpo puede impedir la excitación de la misma manera que las dificultades en una relación. Alta, baja, rellenita o delgada, su pareja considera que usted es encantadora (es por lo que, en un primer momento). A veces, algo tan simple como un poco de ejercicio ligero puede hacer que cada día se sienta mejor consigo misma. Tan pronto como la imagen de su cuerpo mejore, también lo hará su disposición para la intimidad. Si las cosas no se solucionan, plantéese acudir a un psicólogo para hablarle de sus complejos.

Tómese una pausa tras el embarazo Si le han practicado una episiotomía o ha sufrido un desgarro vaginal durante el parto, los tejidos sensibles de la cicatriz pueden convertir la penetración en difícil o dolorosa. Espere por lo menos seis semanas después de que nazca el bebé antes de mantener relaciones sexuales.

Acierte con su médico Si le resulta difícil comunicarse con su ginecólogo, o si no detecta ningún problema físico, persista y pida una segunda, tercera o cuarta opinión, hasta que encuentre el médico que comprenda su estado y le proporcione la orientación correcta y todo el apoyo que usted necesita.

Manténgase sana Realícese una revisión ginecológica anual para asegurarse de que no padece endometriosis, fibromas, infecciones fúngicas o ETS. Siga las pautas para una vagina sana (*véase* recuadro, pág. 143).

Lleve un diario Si con frecuencia siente dolor durante las relaciones sexuales, puede ser razonable anotar durante unos cuantos meses cuándo ocurre y bajo qué circunstancias. Esto le ayudará a descubrir si sucede en un momento determinado del mes, en una posición en concreto, en el caso de una penetración profunda, cuando no hay suficientes preliminares o en el momento en que su compañero se retira. Cuanto más conozca acerca del problema, más probable será que lo solucione.

Evite el dolor Si sabe que la penetración le va a producir dolor, no considere que es preferible no comentarlo. Hable con su compañero sobre otros modos de conseguir intimidad y tener relaciones sexuales sin necesidad de penetración. Trabajen juntos para encontrar una solución que les haga disfrutar del sexo a los dos.

YOGA PARA UN SEXO MUY SATISFACTORIO

El yoga puede aumentar la circulación sanguínea y, por tanto, las sensaciones en los genitales y los órganos de reproducción. Calma la irritabilidad, ayuda a desarrollar la conciencia de las sensaciones y fomenta la excitación.

Esta posición de yoga, la flexión sentada hacia delante con las piernas separadas, le ayudará a abrir las caderas, le proporcionará mayor flexibilidad y la hará más sensible a la excitación. Vista ropa holgada y encuentre un lugar donde nada la pueda distraer.

Siéntese en el suelo con la espalda recta y las piernas estiradas y rectas hacia el frente, imagine que una cuerda le estira hacia delante desde la parte superior de la cabeza; sienta cómo se alarga su columna vertebral. Sentada y recta, vaya abriendo las piernas todo lo que pueda hasta que advierta una ligera tensión en la parte interna de los muslos. Mantenga la parte anterior de las rodillas hacia arriba y estire los dedos de los pies de manera que apunten hacia el techo. Cuando se sienta en equilibrio, lentamente, camine por el suelo con las manos hacia delante. Incline el torso hacia delante: flexione el cuerpo hacia abajo desde las caderas y conserve rectos el cuello y la columna vertebral. Llegue tan lejos como pueda. Mantenga el estiramiento de cinco a diez respiraciones completas, y entonces camine hacia atrás con las manos hasta recuperar la posición sentada.

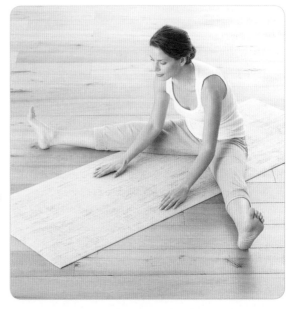

LAS PIERNAS

Creo que no existe una mujer entre todas las que he atendido que, si le preguntaran, no afirmara que le gustaría tener unas piernas largas y suaves. Cuidar las piernas, con independencia de la forma, es como cuidar todo el cuerpo.

A medida que se envejece, el tono muscular, la forma y el estado de la piel de las piernas (y del resto del cuerpo) comienzan a deteriorarse. Pero, precisamente, de la misma manera que es posible potenciar la salud de los sistemas internos del organismo, también se puede optimizar la salud de las partes visibles. Empiece por alimentarse de forma saludable (*véanse* págs. 24-29). Después, trate de practicar ejercicio con regularidad (*véase* inferior). Si bien resulta fundamental comer sano y realizar actividad física para lucir unas piernas bonitas, otro paso esencial consiste en evitar o minimizar los problemas que puedan restarles atractivo. En este apartado, se indica cómo superar dos de los problemas que pueden hacer que las piernas resulten antiestéticas y poco saludables: la celulitis y las varices (así como las arañas vasculares).

EJERCICIOS PARA LAS PIERNAS

Combinar el ejercicio cardiovascular para que el corazón lata un poco más de lo normal (por ejemplo, caminar rápidamente, ir en bicicleta o correr) con los ejercicios de musculación (como ejercicios tonificantes y levantamiento de pesas) ayudará a que las piernas conserven su forma. Asegúrese de que ejercita cada grupo de músculos de forma alterna. Trabaje los músculos de las nalgas levantando las piernas (a gatas, levante cada pierna por turnos); le proporcionará la sensación de lucir unas piernas más largas. Después, ejercite los cuádriceps (músculos anteriores de los muslos), los músculos isquiotibiales (de la parte posterior de los muslos), las pantorrillas, y el tendón de Aquiles (en los tobillos). Ponerse de cuclillas, y subir y bajar sobre las puntas de los pies trabajarán el contorno de la pierna. Tómese tiempo para estirar todos los grupos musculares antes y después del ejercicio; así mantendrá unas piernas que parecerán más largas.

Celulitis

La celulitis está causada por acúmulos de grasa no metabolizada, agua y toxinas atrapadas bajo la piel, que empujan hacia arriba sobre el tejido fibroso circundante. Estas impurezas se endurecen para formar las desigualdades.

Si la circulación en el tejido conectivo resulta insuficiente, éste se hincha y cede, lo que permite que la grasa sobresalga y origine la celulitis. Una escasa circulación linfática, la toxicidad en el organismo, los factores hereditarios, los desequilibrios hormonales, la falta de sueño, el tabaco, el estrés y la excesiva exposición al sol también causan esta afección.

DIETA

Siga la dieta del equilibrio hormonal (*véase* recuadro, pág. 57), ya que le ayudará a combatir los radicales libres y el daño tisular causantes de la celulitis. Además, trate de enriquecer su alimentación con lecitina, un elemento nutritivo que puede ayudar a reparar las células del tejido de la piel. Los alimentos ricos en lecitina incluyen los huevos, las manzanas, los cacahuetes y las crucíferas.

AUTOAYUDA

Haga ejercicio Practicar ejercicio físico es una de las mejores maneras para eliminar la celulitis, ya que potencia la circulación linfática y sanguínea, estimula la sudoración para expulsar las sustancias de desecho y restablece una delgada capa de grasa subcutánea. Procure realizar unos treinta minutos diarios de ejercicio aeróbico y el mismo tiempo de ejercicios de musculación tres veces por semana.

Cepille su cuerpo El cepillado en seco del cuerpo ayuda a romper los acúmulos de grasa, favorece el drenaje linfático y estimula la circulación. Los cepillos para la piel se pueden adquirir en la mayor parte de las farmacias y es preferible emplearlos a primera hora de la mañana, antes de la ducha. (*Véase recuadro, inferior.*)

CEPILLADO ... CELULITIS

El «cepillado» de todo el cuerpo ... entre tres y siete minutos. Es muy importante que ... recuerde que ... debe ... presión al corazón.

1 Dé pasadas firmes y rítmicas para cepillar la planta del pie derecho. Después, ... el empeine del pie y hacia el tobillo, continúe hacia la parte inferior de la pierna ... cubra toda la superficie ... desde la rodilla hasta la parte superior de la cadera. Cepille el área de las nalgas hasta la cintura. Repita el proceso en la pierna izquierda.

2 Cepille la parte superior de las nalgas y prosiga hacia arriba. Cepille toda la espalda hasta los hombros. Continúe con el brazo derecho; preste especial atención al área en torno a la axila. Realice la misma operación, esta vez en el brazo izquierdo. Para finalizar, realice un suave cepillado de garganta y cuello.

Varices

Las varices, unas venas abultadas, dilatadas y amoratadas de manera permanente, por lo general aparecen en las pantorrillas, Pueden causar molestias, dolores, latidos, tobillos hinchados, inquietud en las piernas y calambres nocturnos.

Cuando las venas de las piernas gozan de buena salud, las válvulas de su interior se abren para permitir que la sangre circule por ellas y después se cierran suavemente para evitar que la sangre refluya hacia abajo otra vez hacia los pies. Con el tiempo las válvulas ceden y resultan menos eficientes. Esto quiere decir que la sangre empieza a acumularse en las venas, lo que conlleva daños y distensión de las mismas. A su vez, implica complicaciones como úlceras, hinchazón e inflamación de otras venas.

¿QUIÉN TIENE VARICES?

Los expertos consideran que dos tercios de las mujeres tienen varices, probablemente por la fluctuación de los niveles de hormonas a lo largo de su vida. En muchas de ellas, las venas varicosas aparecen entre los 20 y los 30 años de edad. Pero, hasta que no tienen 40 o 50 años, las venas no empeoran; algunas son tan dolorosas que muchas mujeres buscan un tratamiento.

El embarazo, estar de pie o sentada con las piernas cruzadas durante largos períodos de tiempo, el estreñimiento, el aumento de peso y la herencia genética pueden provocar varices. Otras causas son la falta de ejercicio físico, una alimentación desequilibrada y los cambios hormonales antes del período menstrual o alrededor de la menopausia.

TRATAMIENTOS CONVENCIONALES

Su médico le recomendará cualquiera de los siguientes tratamientos, en función de la gravedad de sus síntomas.

Medias de soporte Las medias elásticas comprimen las venas, pero pueden tener un aspecto más antiestético que las mismas venas. Si necesita mucho soporte, su médico le recomendará medias de compresión, que ejercen presión en las paredes de las venas y obligan a la sangre a pasar de las venas más pequeñas a las mayores.

Esclerosis Su médico puede recomendarle inyecciones de un líquido esclerosante para irritar las paredes de la vena que impide que la sangre fluya por la vena y la elimina.

Cirugía Se trata de una intervención quirúrgica ambulatoria en la que se extirpan o se ligan las venas, pero la recuperación puede llevar más de tres semanas. Además, pueden aparecer venas nuevas, aunque es menos probable si, además, se le realiza una esclerosis. Para que existan más probabilidades de eliminar las varices, siga las pautas de salud natural de la página siguiente.

ARAÑAS VASCULARES

Las arañas vasculares aparecen cuando los vasos sanguíneos finos y cercanos a la superficie de la piel se rompen o dilatan y forman «constelaciones» rosadas y rojizas. Muchas mujeres las odian, pero no son tan graves como las varices y tampoco suponen ningún riesgo para su salud. Sin embargo, pueden causarle dolor en las piernas si está mucho tiempo de pie. Es posible que su médico le recomiende la esclerosis (*véase* superior), o cirugía con láser para eliminarlas, pero los tratamientos naturales también ofrecen buenas alternativas.

DIETA

Siga las pautas de las páginas 24-29 para una alimentación saludable y asegúrese de que consume abundante fibra y bebe la suficiente cantidad de agua cada día, porque los esfuerzos y el estreñimiento pueden aumentar la presión de las venas de las piernas. Entre los alimentos especialmente útiles para las varices se incluyen las bayas, las cerezas y las uvas, el trigo sarraceno (alforjón) y las cebollas.

PLANTAS

Una dosis diaria de rusco o acebillo (*Ruscus aculeatus*) y castaño (*Aesculus*) reducirá cualquier hinchazón. Mezcle las tinturas de ambas, a partes iguales, y tómese una cucharadita en un poco de agua una vez al día o 300 mg de cada hierba diariamente.

OTROS TRATAMIENTOS NATURALES

Aromaterapia El siguiente es uno de mis tratamientos favoritos de aromaterapia para las varices. Añada 2 gotas de aceite esencial de caléndula a 3 cucharaditas de hamamelis y frote suavemente la mezcla sobre las varices al final de cada día.

AUTOAYUDA

Haga ejercicio Por lo menos treinta minutos diarios de ejercicio han de ser una prioridad para usted, ya que el movimiento permite la circulación de la sangre y detiene su estancamiento en las venas. Camine a paso ligero, cada día, durante veinte o treinta minutos. Trate de hacer este ejercicio, siempre que sea posible, sobre tierra o hierba en vez de sobre un pavimento duro, puesto que este último añade presión a las piernas y puede hacer que empeore la hinchazón de las venas. Si necesita estar de pie durante largos períodos de tiempo, contraiga y relaje los músculos de las pantorrillas con frecuencia. Cuando esté sentada, coloque la espalda derecha, evite cruzar las piernas, y trate de no mantenerse en esta posición más de una hora seguida.

Deje el tabaco Los estudios demuestran que las varices son más comunes entre las mujeres que fuman.

Ponga los pies en alto En casa, descanse las piernas sobre un escabel o contra la pared, o sobre algún punto elevado cuando esté sentada frente a su mesa de trabajo.

YOGA PARA LAS VARICES

La postura del cadáver o *savasana* ayuda a aumentar el flujo sanguíneo en las piernas.

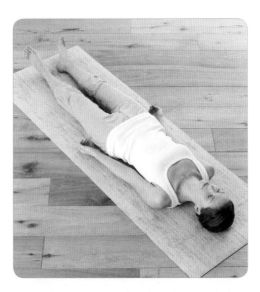

1 Siéntese con las piernas estiradas hacia delante y la espalda recta. Inclínese hacia atrás para descansar sobre sus codos. Inspire y espire por la nariz.

2 Lentamente, vaya bajando la espalda hasta el suelo, con los brazos a los lados. Mediante suaves movimientos, estire las piernas y después relájelas. Permita que se separen de manera natural. Ponga las palmas de las manos hacia arriba. Relaje los hombros de manera consciente, alejándolos de las orejas.

3 Cierre los ojos y respire con tranquilidad; tome aire por la nariz y espire por la boca. Permanezca en esta posición durante tanto tiempo como se sienta cómoda; céntrese en su respiración si advierte que su mente se distrae con otros pensamientos.

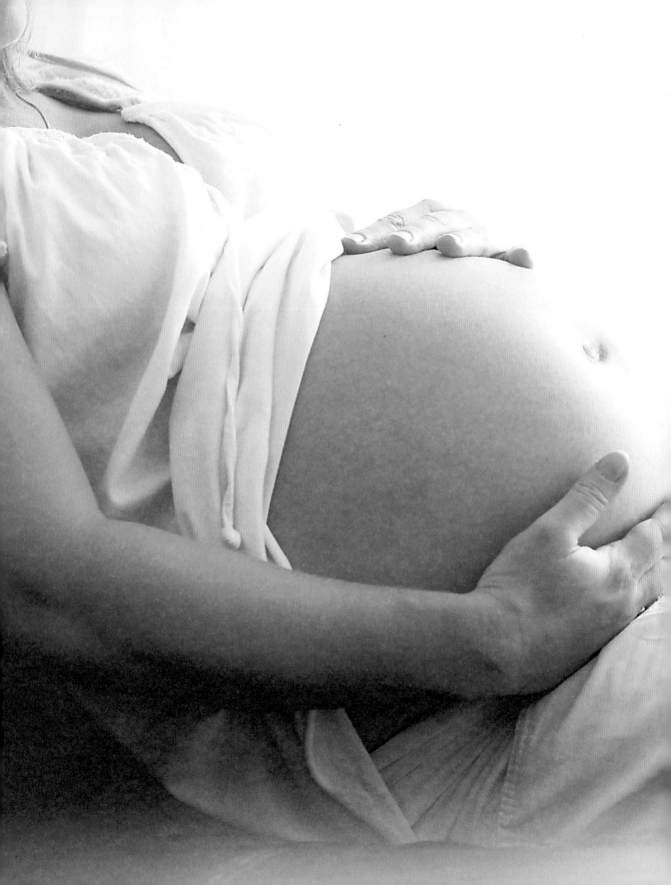

Concepción, embarazo y parto

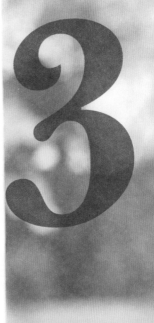

La decisión de quedarse embarazada puede ser muy emocionante, a causa de la magia que supone crear una nueva vida. Sin embargo, para muchas de mujeres que conozco, también puede implicar una época de gran incertidumbre. Y no sólo porque conseguir un embarazo no siempre resulta tan sencillo como mucha gente piensa. Si no está preparada, los cambios que su cuerpo va a experimentar durante el embarazo pueden asustarla.

En mi opinión, resulta fundamental conocer cómo mantenerse saludable antes de concebir. Se sabe que si toma medidas para mejorar la salud, no sólo conseguirá el embarazo con mayor rapidez, sino que también aumentarán las posibilidades de disfrutar de una gestación sencilla, de un parto y un nacimiento tranquilos y de un bebé sano. Además de explicar cómo se pueden dar esos pasos, este capítulo examina por qué la infertilidad aumenta cada día más, y cómo proceder si la gestación resulta un problema para usted.

LA CONCEPCIÓN

Si bien es cierto que, desde el comienzo de la humanidad, la concepción y el nacimiento son dos realidades inherentes a la condición humana, esto no evita que engendrar una nueva vida todavía suponga en muchos aspectos un completo y absoluto milagro.

La concepción natural tiene lugar cuando el espermatozoide de un hombre entra en el cuerpo de una mujer durante la penetración y fertiliza un óvulo, que se desplaza por la trompa de Falopio. Para que la fecundación tenga lugar, el ovocito debe ser fertilizado entre las 24 y las 36 horas posteriores a la ovulación, pero, por fortuna, un espermatozoide puede vivir hasta 72 horas en el interior del cuerpo de una mujer. Por tanto, si desea concebir, el mejor momento comienza 72 horas antes de su ovulación y acaba 36 horas después de ella. Para la mayoría de las mujeres, la ovulación tiene lugar unos 14 días antes de que comience la menstruación (*véase* pág. 94). Por ejemplo, si su ciclo dura 28 días, es probable que ovule el día 14 (cuente el primer día de su período como día 1). Por tanto, se encuentra en su momento álgido de fertilidad entre los días 11 y 15. En el caso de un ciclo menstrual de 32 días, probablemente ovulará el día 18 y, por tanto, será más fértil entre los días 15 y 19.

LOS SÍNTOMAS DEL EMBARAZO

El óvulo fecundado se desplaza, a lo largo de 6 días, desde la trompa de Falopio hasta el útero. Durante ese tiempo se convierte en un embrión, una masa redondeada de células que se dividen y que llevan la carga genética de ambos progenitores. Este embrión se desarrolla en el epitelio uterino.

A lo largo de este período de tiempo, usted advertirá un retraso (una de las primeras señales de embarazo), aunque algunas mujeres tienen una pequeña hemorragia mensual que se corresponde más o menos con los días en que debía aparecer la regla. Otros cambios incluyen cansancio, náuseas, sensibilidad en las mamas, frecuente necesidad de orinar, necesidad de comer ciertos alimentos y aversión al café, al té o al alcohol. Para confirmar su embarazo, puede adquirir una prueba en la farmacia. Si el primer test es negativo, pero usted tiene sospechas de que está embarazada y no ha menstruado, espere una semana y realícese una nueva prueba. En el caso de obtener el mismo resultado y no tener el período, le recomiendo que consulte a su ginecólogo.

¿CUÁL ES LA FECHA PREVISTA DE PARTO?

La duración media de un embarazo es de 280 días; por tanto, para calcular la fecha prevista de parto, cuente desde el primer día de su última menstruación, añada nueve meses y súmele una semana. A pesar de que esta fórmula le proporcionará una fecha, tenga en cuenta que un embarazo perfectamente normal puede tener una duración de entre 37 y 42 semanas; por tanto, la fecha es meramente orientativa (al fin y al cabo la naturaleza seguirá su curso).

LAS ETAPAS DEL EMBARAZO

Los primeros tres meses del embarazo se denominan *primer trimestre*. Hacia el tercer mes, el bebé ya mide 6,5 cm de longitud y se llama *feto*. Si tenía náuseas matinales, éstas comenzarán a desaparecer tras la semana 12.

El segundo trimestre transcurre entre los meses cuarto y sexto. Es probable que se encuentre menos cansada y que advierta cierta hinchazón en el bajo vientre. Hacia el quinto mes, empezará a sentir que el bebé se mueve y da patadas. En estos momentos mide unos 33 cm.

Los últimos tres meses se denominan *tercer trimestre*. Sentirá como una pesada carga el peso del bebe, el líquido amniótico, el útero, la placenta y los kilos de más. Hacia el final del noveno mes, el bebé pesará unos 3 o 4 kg y ya estará completamente formado. Se colocará en la posición de parto, con la cabeza encajada en la pelvis.

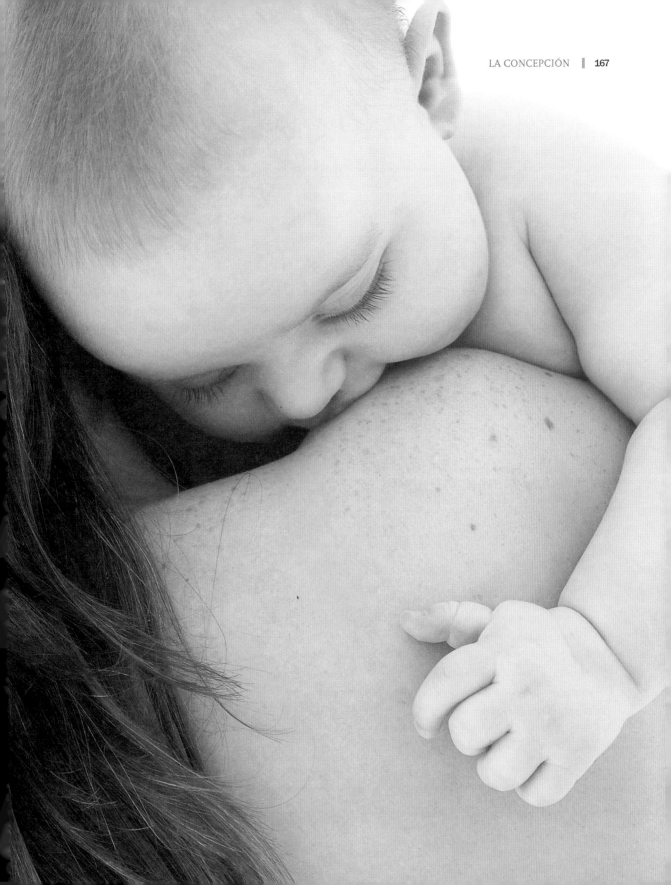

Cuidados previos a la concepción

Siempre recomiendo a todos mis pacientes (tanto hombres como mujeres)

que sigan un plan de salud de tres meses antes de intentar la fecundación,

ya que estimula la fertilidad y fomenta un embarazo, un parto y un bebé sanos.

Al recomendar un período de tres meses de cuidados previos, intento animarles (tanto a usted como a su pareja) a que revisen los diferentes aspectos de su estilo de vida, como la alimentación (incluidos los suplementos nutricionales), el ejercicio físico que practican, su entorno y el estrés. De esta manera, no sólo se logra una concepción más fácil, sino también que nazca un bebé sano (un buen plan de preconcepción también puede ayudar a fomentar la salud del bebé durante su vida adulta, ya que las investigaciones demuestran que todo lo que acontece durante la concepción y el embarazo puede aumentar o disminuir el riesgo de padecer enfermedades cardíacas, hipertensión y diabetes en la futura vida del nuevo ser).

PROGRAMA DE PRECONCEPCIÓN DE TRES MESES

Su reserva de óvulos ya se estableció en su organismo incluso antes de que usted viniera al mundo. No obstante, si sigue este

CONTROL DE CALIDAD DEL ESPERMA

Un tercio de los problemas para concebir puede atribuirse a los hombres, una tercera parte a las mujeres, y otra tercera, a ambos.

Ciertos factores relacionados con la alimentación y el estilo de vida pueden influir de forma negativa en la fertilidad de los hombres. A continuación, se muestran las medidas más importantes para maximizar tanto la cantidad como la calidad de su esperma.

REDUCIR EL CONSUMO DE ALCOHOL El alcohol perjudica al hígado, encargado de eliminar las hormonas «viejas»; la bebida puede provocar en los hombres una acumulación de pequeñas cantidades de estrógenos. Además, bloquea la capacidad del organismo para absorber ciertos nutrientes, incluido el zinc.

DEJAR DE FUMAR Las sustancias químicas que contiene el tabaco pueden dañar el ADN del espermatozoide, que tiene mayores posibilidades de ser rechazado para la fecundación de manera natural. En el caso de que ésta se produjera, el espermatozoide dañado podría aumentar el riesgo de sufrir un aborto.

MANTENERSE FRESCO Los baños calientes, los calzoncillos demasiado apretados y el calor en general dificultan la producción de espermatozoides. Ésta tiene lugar a 32 °C, de ahí que los testículos se encuentren fuera del cuerpo masculino (a diferencia de los órganos reproductores de la mujer). Todo lo que aumente la temperatura del esperma, o incluso aproxime en exceso los testículos al cuerpo (como conducir durante grandes distancias) puede reducir la cantidad de esperma.

programa durante los tres meses previos a la concepción, controlará la calidad de sus óvulos.

Una mujer debe esperar alrededor de tres meses antes de que uno de sus ovocitos esté maduro y listo para la ovulación, y un hombre tarda más o menos el mismo tiempo en producir una nuevo esperma. Lo cierto es que tres meses resulta un plazo mágico, ya que también es éste el tiempo que su cuerpo necesita para eliminar por completo ciertas toxinas que reducen la fertilidad y aumentar los niveles de nutrientes fundamentales para inducir la fecundación, así como para que su pareja acabe con los hábitos poco saludables de su vida y los convierta en positivos. El modo en que vivan durante estos tres meses (su alimentación, el ejercicio físico, la cantidad de toxinas a las que se exponen, etcétera) establecerá notables diferencias en la calidad del óvulo y de los espermatozoides.

El programa de preconcepción de tres meses consta de cinco sencillos pasos.

PASO UNO: ALIMENTARSE BIEN

Probablemente, lo más importante para aumentar las posibilidades de concebir y tener un bebé sano sea llevar una dieta saludable (y no en el sentido de perder kilos, sino de disponer de los nutrientes necesarios para equilibrar el nivel de glucemia y mantener un peso saludable, puesto que ambos aspectos contribuyen de manera decisiva en la optimización de las hormonas de la fertilidad).

Antes de la concepción (y durante el embarazo), su objetivo debe ser incluir en la dieta gran variedad de alimentos, con una ingesta suficiente de carbohidratos, fibra y grasas esenciales, abundantes proteínas saludables y mucha agua. Lleve una dieta rica en frutas y verduras; cereales integrales, por ejemplo, en forma de pasta y arroz y pan integral; proteínas de gran calidad, procedentes de frutos secos ecológicos, semillas, pescado, huevos y legumbres; y un aporte de «grasas buenas» que incluya aceite de oliva virgen extra, semillas de cáñamo y aceites de pescado (consumir salmón ecológico dos veces a la semana y un puñado de nueces y semillas cada día resultará de gran ayuda). A continuación se indican los nutrientes que necesita conocer. Algunos de ellos ayudan a preparar su cuerpo para la concepción y otros a optimizar la salud del nuevo ser que crece en su interior. Todos ellos resultan vitales tanto para usted como para su pareja.

Consumir bebidas frescas y puras Trate de beber por lo menos una media de seis a ocho vasos de agua diarios, e incluso más si practica ejercicio físico. Los zumos de fruta diluidos, las infusiones y, por supuesto, el agua cuentan en su ingesta de líquidos, pero debería evitar los refrescos con gas, el té y el café, ya que alteran los niveles de glucemia y privan a su organismo de valiosos nutrientes que aumentan la fertilidad. Además, el té y el café son diuréticos y, por tanto, deshidratan.

Reforzar sus reservas de vitaminas de la fertilidad

Asegúrese de consumir gran variedad de alimentos ricos en vitaminas B_6, C y E, así como en ácido fólico. Numerosos estudios revelan que la vitamina B_6 resulta esencial para el equilibrio hormonal y la fertilidad. Los huevos, los plátanos, los cacahuetes, las setas, la avena, la soja, las pipas de girasol, el salmón, la caballa y las lentejas son valiosas fuentes de vitamina B_6. La vitamina C puede favorecer la ovulación y, junto con la vitamina E, ayuda a conservar la fertilidad durante más tiempo y a aumentar la calidad de los óvulos. La vitamina C está presente en las frutas y las verduras, en particular en los cítricos, las bayas y las hortalizas de hoja verde, como las coles de Bruselas y la coliflor. La vitamina E influye en la producción de ovocitos. Para ello, consuma semillas, frutos secos, yemas de huevo, pescado azul y brócoli. El ácido fólico resulta decisivo para la salud del bebé (no sólo durante los primeros días del embarazo, sino también incluso antes de la fecundación). Lo encontrará en hortalizas de hoja verde, cítricos, frutos secos, legumbres y cereales integrales. La vitamina A (o betacaroteno) es una vitamina importantísima para la fertilidad femenina. Las frutas y verduras de colores brillantes contienen mucho betacaroteno.

Incrementar las reservas de zinc El zinc resulta esencial para la reproducción (de hecho, las carencias severas de zinc pueden ser perjudiciales para la fertilidad, tanto masculina como femenina; el hombre lo necesita para fortalecer el núcleo del espermatozoide con el fin de que pueda penetrar en el óvulo y se produzca la fecundación). Obtenga la cantidad necesaria (unos 15 mg/día) mediante la ingesta de almendras, pescado, judías, yogur, avena, maíz, huevos, guisantes y cereales integrales.

Consumir más magnesio Los estudios demuestran que el déficit de magnesio puede afectar de manera negativa a la fertilidad de la mujer. Para aumentar su ingesta, tome abundantes frutos secos, verduras, arroz integral, huevos y pipas de girasol.

Aumente sus reservas de manganeso Unos niveles adecuados de manganeso pueden aumentar la calidad del esperma masculino y evitar malformaciones congénitas en el bebé, así como mejorar la salud del recién nacido y prevenir problemas de comportamiento en su vida futura. Las mejores fuentes de manganeso incluyen cereales integrales, semillas, hortalizas de hoja verde, judías verdes, boniatos, cebollas, fresas, plátanos, manzanas y huevos.

Aumentar los niveles de selenio El selenio parece ser esencial en la producción de espermatozoides (la mayor concentración de selenio en el cuerpo de un hombre se localiza alrededor de los testículos). En las mujeres, el déficit de selenio se ha relacionado con un mayor riesgo de sufrir un aborto. Asegúrense unas buenas reservas de este mineral, mediante la ingesta de huevos, frutos secos, brócoli y ajo.

Tomar calcio Si está intentando un embarazo, el calcio resulta esencial. Es necesario para el desarrollo de la dentición, los huesos y el sistema nervioso del bebé. Puede tomar calcio con los productos lácteos (opte por productos ecológicos enteros en lugar de los desnatados), pero tenga en cuenta que existen otras muchas fuentes de este mineral como, por ejemplo, el salmón, o ciertas frutas y verduras, como las naranjas, las ciruelas, o las hortalizas de hoja verde, así como semillas de sésamo, almendras, legumbres y cereales integrales.

Beneficiarse de las grasas saludables Las grasas saturadas que proceden de la carne, así como las grasas trans, presentes en los alimentos procesados, son perjudiciales (pueden reducir la fertilidad). Por otra parte, las grasas esenciales, que se encuentran en los frutos secos, las semillas y el pescado azul, resultan beneficiosas para el equilibrio hormonal, la fecundación y el desarrollo de un bebé sano. Los científicos han descubierto que son imprescindibles en la formación del cerebro, los ojos y el sistema nervioso del feto que alberga en su interior.

No subestimar el valor de los suplementos nutricionales Un buen complejo de multivitaminas y minerales diseñado para aumentar la fertilidad actúa a modo de reserva, ya que es posible que la alimentación no siempre contenga todos los nutrientes que necesita (*véase* pág. 32). Además, un suplemento puede favorecer la optimización de los niveles de nutrientes en el organismo en el menor tiempo posible. Según afirman los investigadores, un adecuado suplemento de multivitaminas y minerales, formulado específicamente para la fertilidad, puede duplicar la probabilidad de quedarse embarazada, al mismo tiempo que ayuda al organismo a crear óvulos de mejor calidad. Los suplementos para este fin que suelo recomendar son Fertility Plus for Women y Fertility Plus for Men; ambos se pueden adquirir por Internet (*véase* pág. 320).

PASO DOS: CONTROLAR EL PESO

Cierta cantidad de grasa corporal resulta básica para mantener el ciclo menstrual. Si esa cantidad se reduce y pierde demasiado peso, el equilibrio hormonal puede verse alterado y es posible que se interrumpa la ovulación. Por otro lado, engordar demasiado también puede alterar la ovulación, porque el exceso de grasa provoca un desequilibrio en los niveles de las hormonas reproductoras. Para un hombre, el sobrepeso puede afectar a su capacidad de procrear, ya que reduce tanto la calidad como la cantidad de sus espermatozoides.

Si supera o no llega al peso adecuado (*véase* pág. 297) le recomiendo que se proponga recuperar un peso saludable durante el programa de los tres meses. Si tiene sobrepeso, recuerde que la mejor manera de perder los kilos que le sobran no consiste en seguir un régimen estricto, sino en alimentarse de manera saludable y realizar más ejercicio físico.

Si, por el contrario, su peso está por debajo del ideal para su fisonomía y necesita ganar unos kilos, no se sienta tentada a alimentarse a base de galletas y comida basura para ingerir más calorías. Trate de resistirse a este tipo de comida (a pesar de que se sentirá saciada y le ayudarán a ganar peso, impiden que coma otro tipo de alimentos más nutritivos y beneficiosos para la fertilidad, que tanto usted como su futuro bebé van a necesitar). En su lugar, propóngase consumir abundantes alimentos frescos y saludables en cada comida y tome un pequeño tentempié a media mañana y a media tarde.

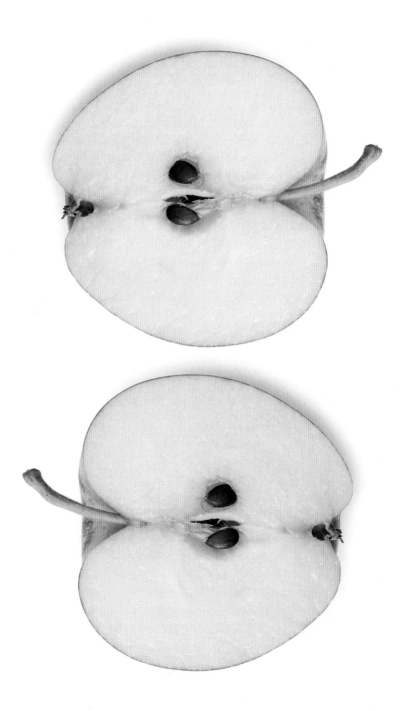

PASO TRES: MANTENERSE SANOS Y EN FORMA

Encontrarse sanos y en forma implica la práctica de ejercicio físico de manera regular, como mínimo treinta minutos al día, ya que la actividad física regular estimula el equilibrio hormonal, lo que, a su vez, aumenta la fertilidad. Además de alimentarse de manera correcta y realizar ejercicio, deberían acudir a un profesional en el cuidado de la salud para asegurarse de que no padecen infecciones ni enfermedades de transmisión sexual (*véanse* págs. 148-151), como la clamidia, que puedan limitar su capacidad para concebir y poner en riesgo la salud del futuro bebé.

PASO CUATRO: DESESTRESARSE

El estrés crónico incrementa los niveles de hidrocortisona en el organismo. Con el fin de producir esta hormona, el cuerpo utiliza progesterona, con lo que no permite que cumpla su otra función: desempeñar un importante papel en la fertilidad (*véase* recuadro, pág. 19). Además, se cree que el estrés evita el correcto funcionamiento del hipotálamo, que estimula a la hipófisis para que libere hormonas de la fertilidad. Los altos niveles de hidrocortisona también se asocian al desequilibrio de la glucemia y el aumento de peso.

Por otra parte, el estrés afecta de forma negativa al impulso sexual masculino y femenino (debido a los efectos de la hidrocortisona en la producción de hormonas masculinas, también conocidas como *andrógenos*, que estimulan la libido): si no disfruta del sexo o lo practica con poca frecuencia, le resultará más difícil quedarse embarazada.

Padecer un gran estrés también puede incrementar el riesgo de que el feto muera. Un estudio realizado por la Universidad de Dinamarca a unas 20.000 mujeres indica que las que mostraban nerviosismo, ansiedad o falta de autoestima durante los últimos tres meses del embarazo eran más propensas a sufrir muerte fetal. El aumento del riesgo puede deberse a que los altos niveles de hormonas del estrés reducen el riego sanguíneo en la placenta (y, por tanto, el suministro de oxígeno al feto). Otras investigaciones muestran que el estrés triplica el riesgo de sufrir un aborto durante las primeras semanas

ANTICONCEPCIÓN PRECONCEPTIVA

Es importante que durante los tres meses previos a la concepción emplee un método anticonceptivo que le permita restablecer la normalidad de su ciclo menstrual tan pronto como deje de utilizarlo.

Muchas mujeres recurren a los anticonceptivos orales por tratarse de un método muy conocido, pero éstos no siempre son la mejor alternativa. Cuando algunas mujeres dejan de tomar la píldora anticonceptiva, su fertilidad se dispara y se quedan embarazadas de inmediato, pero en otras, la ovulación no se restablece y sus ovarios permanecen en estado latente durante muchos meses, o incluso años. Algunas de las mujeres que he tratado no menstruaron hasta tres años después de dejar la píldora. Además, ésta priva al organismo de ciertos nutrientes, incluidas varias vitaminas B y ácido fólico (*véase* superior), y altera el equilibrio de otros, entre ellos el zinc, esencial para la fertilidad.

El método de planificación familiar natural (aprender a distinguir sus días fértiles) funciona en algunas parejas, pero no resulta infalible.

En particular, este método no constituye una decisión acertada si ha presentado ciclos irregulares o ausencia de éstos (como es el caso de muchas mujeres con SOPQ; *véanse* págs. 83-87).

Puesto que no es posible predecir cómo va a reaccionar su cuerpo ante los anticonceptivos orales, y las técnicas naturales no resultan seguras, le recomiendo que, durante el período de preconcepción, utilice un método de barrera, como el preservativo o el diafragma, que serán eficaces pero no alterarán las hormonas.

de gestación y que los hijos de mujeres estresadas presentan mayor probabilidad de ser hiperactivos y manifestar problemas emocionales, así como de sufrir estrés.

Utilice las técnicas propuestas para reducir el estrés en su vida (*véanse* págs. 309-311). Asegúrese de reservar un espacio para usted y su pareja. Fije un día a la semana para disfrutar juntos de un plan divertido sin ningún límite de tiempo (un largo paseo bajo el sol, un día de descanso en el jardín o ver una película o varias). A menudo, un pequeño y sencillo cambio en su rutina diaria puede ayudar a liberar tensiones.

PASO CINCO: ESTILO DE VIDA SANO

Como casi todo el mundo en la sociedad actual, probablemente usted también haya estado expuesta a una serie de productos petroquímicos, metales pesados y otras toxinas a lo largo de su vida, desde el humo de un cigarrillo, hasta el que desprenden los vehículos a motor, además de los pesticidas y conservantes que se emplean sobre y en los alimentos. Algunas de estas sustancias pueden actuar como miméticos o alteradores hormonales (y, para las mujeres que tratan de concebir, este hecho es nefasto). Por otro lado, las toxinas también pueden afectar la calidad y la cantidad de espermatozoides de su pareja.

Deje de fumar Lo primero es dejar el tabaco, si todavía no lo ha hecho. Según un estudio de febrero de 2004, facilitado por la British Medical Asociation, el tabaco daña el sistema reproductor de hombres y mujeres y aumenta el riesgo de sufrir un aborto espontáneo (hecho que también es extensible a las fumadoras pasivas). Otra investigación ha vinculado el tabaco a malformaciones congénitas, como la espina bífida y la fisura palatina. Un estudio de la Universidad de Idaho demostró que las sustancias químicas tóxicas incluidas en los cigarrillos pueden provocar alteraciones negativas en el ADN, que se transmiten a las futuras generaciones a través de los espermatozoides.

Reduzca el consumo de alcohol Los estudios demuestran que tan sólo una copa al día puede limitar la fertilidad tanto en hombres como en mujeres; por tanto, mi consejo es que ambos eviten el alcohol durante el período de preconcepción (y usted durante toda la gestación).

Evite las toxinas medioambientales Ningún programa de cuidados previos a la concepción puede ser completo sin tener en cuenta el efecto que provocan en el organismo las sustancias hormonalmente activas presentes en el medio ambiente (*véase* recuadro, pág. 18). Sin embargo, no es necesario obsesionarse, ya que, en la mayoría de los casos, una dieta saludable, el ejercicio físico regular y ciertas precauciones de sentido común (como las señaladas en el recuadro inferior) resultan suficientes para reducir el riesgo de sobrecarga tóxica. Recuerde que también es importante que su pareja siga las siguientes recomendaciones.

CÓMO HACER FRENTE A LAS TOXINAS

- Procure consumir alimentos ecológicos, pero si las frutas y verduras no lo son, lávelas bien o pélelas.
- Cocine en cacerolas o sartenes de acero inoxidable, hierro fundido o recipientes de vidrio en lugar de aluminio. Evite utilizar sartenes antiadherentes, puesto que su recubrimiento puede ser cancerígeno.
- En el frigorífico, conserve los alimentos en vidrio o loza, en vez de envolverlos en film transparente. Evite calentar la comida en recipientes de plástico. Los alimentos grasos conllevan mayor peligro, ya que los xenoestrógenos son lipofílicos, lo que significa que son atraídos por las grasas.
- Beba agua filtrada, bien de una jarra diseñada para este fin, bien mediante un filtro colocado en el fregadero.
- Solicite a su dentista empastes blancos en lugar de los de amalgama de plata, que contienen mercurio.
- Adquiera productos para la limpieza del hogar y cosméticos «naturales» con el objetivo de reducir de manera significativa la carga tóxica en su entorno, así como en usted misma y su pareja.
- Decore su hogar con plantas, ya que ayudan a absorber las toxinas del ambiente.

La donación de óvulos

La concepción a menudo no resulta tan natural o sencilla como imaginamos.

Para algunas parejas, la donación de óvulos proporciona una solución

valiosa para la paternidad.

Incluso en las parejas más sanas, sin problemas de fertilidad y con un perfecto equilibrio hormonal, los porcentajes de embarazo tan sólo alcanzan el 25 % del total de sus ciclos. Por tanto, resulta sencillo comprender por qué muchas parejas no consiguen concebir en el primer intento ni en el segundo y a veces ni tan siquiera en el decimosegundo. Si tiene menos de 35 años, siga el programa de preconcepción que se ha presentado antes y concédase un plazo de entre 9 y 12 meses para procrear. Si no lo consigue, consulte a su médico. Si supera los 35 años, siga también este mismo programa de preconcepción, pero acuda a su ginecólogo tan pronto como desee quedarse embarazada con el fin de evitar la pérdida de tiempo, en el caso de que existiera algún problema. Si sus ovocitos no son aptos para la fecundación, o su edad dificulta el embarazo, es posible que desee considerar la donación de óvulos. Si llega a buen término, este proceso le permitirá disfrutar de la experiencia del embarazo, como si la concepción hubiera sido natural.

¿A QUIÉN VA DIRIGIDA LA DONACIÓN DE ÓVULOS?

La dieta, los suplementos y los cambios en el estilo de vida pueden obrar milagros en algunos casos de infertilidad, pero no siempre. Por desgracia, algunas parejas simplemente no pueden concebir a sus propios hijos, porque el cuerpo de la mujer no puede producir, o no produce, óvulos viables. (Los problemas de fertilidad no siempre recaen en las mujeres; los problemas relacionados con el esperma se tratan en las páginas 178-179.) La donación de óvulos suele ser una opción factible si ha tenido una meno-

INCLUSO LA MUJER MÁS FÉRTIL sólo cuenta con un 25 % de probabilidades de concebir en cada ciclo.

pausia precoz o nació con ovarios no funcionales (síndrome de Turner), o si los ovarios son resistentes a la estimulación de las hormonas hipofisarias (síndrome del ovario resistente). Se puede beneficiar de la donación de óvulos si con anterioridad ha mostrado una respuesta ovárica pobre frente a la estimulación hormonal; también puede considerar esta técnica si ha perdido los ovarios a causa de una enfermedad, una intervención quirúrgica o un tratamiento para el cáncer, o porque ha heredado una alteración genética que no desea transmitir a sus hijos.

Por otro lado, puede considerar la donación de óvulos si es mayor de 40 años, pues es posible que sus propios óvulos ya no sean de la mejor calidad, lo que significa que los de una donante le ofrecerán mayores posibilidades de concebir. Lo mismo es aplicable si se ha sometido en diversas ocasiones a fecundación in vitro sin éxito.

¿QUIÉN ES DONANTE DE ÓVULOS?

Si está considerando someterse a un tratamiento de fertilidad mediante donación de óvulos, es importante que comprenda en qué consiste este método y que conozca su procedencia. Por desgracia, y por razones obvias, resulta mucho más difícil conseguir óvulos que espermatozoides, ya que existen riesgos asociados tanto a la estimulación ovárica (con la que se estimulan los ovarios de la donante para que madure más de un óvulo en un mismo ciclo, *véase* pág. 176) como a la extracción de ovocitos.

Como resultado, muchas parejas esperan durante bastantes años antes de recibir los óvulos, y algunas incluso viajan al extranjero con el fin de conseguirlo.

Donantes anónimas

En ciertos casos, algunas mujeres que ya han tenido hijos y que se plantean la esterilización deciden donar óvulos. En ocasiones, es el propio médico quien las anima a valorar la posibilidad de medicarse para estimular a sus ovarios antes de someterse a esta intervención; de esta manera, la extracción de óvulos puede realizarse durante el mismo proceso. Algunas deciden convertirse en donantes sencillamente porque ya han tenido sus propios hijos y desean ayudar a parejas menos afortunadas.

En ocasiones, una mujer sometida a fecundación in vitro (FIV; *véanse* págs. 183-184) puede ofrecerse a donar algunos de sus óvulos, con el fin de, a cambio, no tener que costearse el tratamiento. Sin embargo, este hecho puede repercutir a nivel emocional en la donante en el supuesto de que no logre quedarse embarazada y la mujer a la que le ha donado sus óvulos, sí.

La creciente conciencia acerca de hasta qué punto los orígenes genéticos influyen en la futura salud de una persona establece que, en la actualidad, en algunos países, los hijos nacidos como resultado de la donación de óvulos tengan autorización legal y capacidad para averiguar la identidad de sus «padres» biológicos una vez que hayan alcanzado la mayoría de edad. En este supuesto, la donante debería estar preparada para descubrir, un buen día, que tuvo un hijo. Manténgase informada acerca de las leyes vigentes antes de considerar la inseminación (o donar sus óvulos) no sólo por las implicaciones en el presente, sino también por las futuras repercusiones.

Donantes conocidas

Si un miembro de su familia o una amiga están dispuestas a donarle sus óvulos como «donante conocida», es muy afortunada. Sin embargo, es muy importante que tanto usted como su donante conozcan los argumentos a favor y en contra de dicha propuesta. Como aspectos positivos, usted puede depositar toda su confianza en la procedencia del óvulo y si éste procede de un familiar, como una hermana, sabrá que la genética del bebé será similar a la suya. Además, la donante pensará que le regala lo más maravilloso que alguien le puede dar. No obstante, lo negativo es que existe una posibilidad real de que la donante, con el paso del tiempo, sienta que tiene derecho como madre a opinar acerca de la educación y el desarrollo del niño (hay que tener en cuenta que es muy probable que vea a su hijo crecer). El riesgo de confusión emocional puede llegar a ser enorme, por lo que resulta de vital importancia que ambas se sometan a algún tipo de orientación psicológica y emocional por parte de un profesional antes de conceder o recibir tan preciado don de un ser querido.

LA SALUD DE LA DONANTE

Por lo general, para donar sus óvulos, una mujer debe ser mayor de 21 años pero menor de 35. El límite inferior le asegura que pueda acogerse legalmente a un contrato; mientras que el superior responde al hecho de que una mujer mayor no responde de manera tan favorable a los tratamientos de fertilidad. También existe el peligro de que los óvulos presenten algún tipo de anomalía, lo que reduce las probabilidades de concepción o aumenta el riesgo de malformaciones congénitas. Algunos programas de donación prefieren mujeres que ya hayan sido madres o que hayan donado previamente sus óvulos con éxito. De esta manera, existe mayor probabilidad de que sean fértiles y resulta más sencillo prever sus sentimientos en lo que respecta a tener descendencia de otra persona. Recuerde que, en ciertos lugares del mundo, un bebé concebido mediante esta técnica un día estará en su derecho de indagar acerca de la identidad de su madre biológica; piense en las posibles repercusiones que esto podría tener para usted.

Una mujer que desea donar sus óvulos debe someterse a diversos reconocimientos médicos antes de ser aceptada. Éstos incluyen un examen físico y ginecológico y su historial médico y el de su familia, incluida cualquier enfermedad hereditaria que pueda afectarla. También se le realizarán análisis de sangre y orina, así como una evaluación psicológica, y se descartarán enfermedades como la hepatitis B y el virus de la inmunodeficiencia humana (VIH). La donante no debe omitir información acerca de afecciones hereditarias o discapacidades. También tendrá la oportunidad de discutir acerca de sus derechos y responsabilidades. La donación no se producirá a menos que la donante sea aceptada y emparejada con una receptora, además de haber firmado su consentimiento por escrito.

EL PROCESO DE LA DONACIÓN DE ÓVULOS

Si se plantea este procedimiento, entender el proceso puede ayudarle a sentirse partícipe del milagro de la vida, al mismo tiempo que le permitirá brindar su apoyo a la donante, en el caso de que la conozca. De la misma manera, si desea ser donante de óvulos, es importante saber que, en el caso de ser aceptada y seguir adelante, se trata de un proceso largo que requiere un compromiso total por su parte. Por ejemplo, durante la donación:

• se le medicará durante un par de semanas, y se le realizarán diversos análisis de sangre y ecografías;

• deberá reorganizar su horario de trabajo o su casa para adaptarse a las exigencias del proceso de donación de óvulos;

• se le solicitará que se abstenga de beber, fumar y tomar cualquier tipo de droga ilegal;

• no podrá automedicarse ni tomar medicamentos bajo prescripción facultativa sin permiso previo;

• renunciará a mantener relaciones sexuales sin profilaxis durante las semanas que dure el tratamiento;

• estará obligada a firmar formularios de consentimiento que ceden el destino de los óvulos exclusivamente a su receptora (usted no puede opinar sobre la gestión de los mismos).

¿QUÉ TIPO DE MEDICACIÓN DEBERÁN TOMAR RECEPTORA Y DONANTE?

Tanto usted como la mujer que dona los óvulos deberán seguir un tratamiento médico (a menudo anticonceptivos orales) para sincronizar sus ciclos. A la donante se le prescribirá un fármaco para estimular la liberación de más de un ovocito durante la ovulación (con el fin de disponer de más óvulos), y a usted se le administrarán otros fármacos para asegurarse de que el revestimiento uterino esté preparado en el momento de la extracción de los óvulos. La sincronización resulta importante, porque, una vez que se tienen los óvulos, se ponen en contacto con los espermatozoides y se fecundan, el útero debe estar preparado para la implantación, de la misma manera que ocurriría en una concepción natural.

La segunda medicación que se le proporcionará a la donante es una inyección diaria de hormonas para estimular el desarrollo de los folículos ováricos y la maduración de los óvulos. Después, le pondrán otra inyección hormonal para completar el proceso de desarrollo de los óvulos. Por lo general, la donante puede ponerse ella misma las inyecciones en su casa. A veces incluso se le pueden administrar hormonas por vía oral en lugar de mediante inyecciones subcutáneas, si bien esta práctica tiende a ser menos frecuente.

A algunas mujeres, el tratamiento les causa efectos secundarios, que incluyen sofocos, sensación de depresión o irritabilidad, cefaleas e insomnio. Estas reacciones suelen desaparecer tras la segunda medicación y no deben constituir motivo de preocupación. No obstante, en rarísimas ocasiones (aproximadamente el 1 % de los casos), la respuesta al tratamiento resulta excesiva y se produce un gran número de óvulos, lo que provoca inflamación en los ovarios. Esta situación se conoce como *síndrome de hiperestimulación ovárica* (SHO) y, en casos severos, puede resultar muy grave. Sus síntomas son náuseas y vómitos, dolor e hinchazón abdominal y respiración corta. La donante también puede sentir debilidad y pérdida del conocimiento, así como experimentar una disminución en la micción. Se trata de complicaciones serias que precisan atención hospitalaria urgente. Algunos médicos consideran que los medicamentos para la fertilidad también incrementan el riesgo de padecer cáncer de ovarios, si bien por el momento no se dispone de evidencias firmes que corroboren dicha teoría.

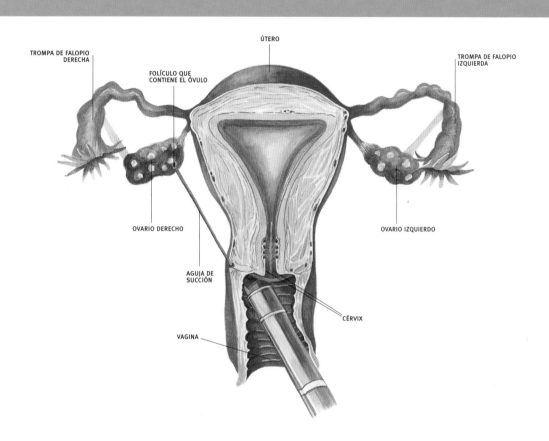

TROMPA DE FALOPIO
DERECHA

ÚTERO

TROMPA DE FALOPIO
IZQUIERDA

FOLÍCULO QUE
CONTIENE EL ÓVULO

OVARIO DERECHO

OVARIO IZQUIERDO

AGUJA DE
SUCCIÓN

CÉRVIX

VAGINA

EXTRACCIÓN DE LOS ÓVULOS

Una vez que la ecografía detecta que los óvulos de la donante
están suficientemente maduros, deben ser extraídos de los
ovarios por diversos métodos. En un primer procedimiento
(*véase* ilustración), que se realiza en un quirófano
con la paciente sedada, o, en algunas ocasiones, con
anestesia general, el médico, bajo control ecográfico,
inserta una aguja, a través de la vagina hasta los
folículos ováricos, para extraer los óvulos. Si la paciente
sólo está sedada, puede solicitar analgésicos antes
de comenzar el proceso, ya que puede resultar
algo molesto.

En el segundo método se utiliza laparoscopia
y se practica con anestesia general. El cirujano
efectúa una pequeña incisión justo debajo
del ombligo para insertar un laparoscopio (instrumento
para ver el interior del abdomen) y, a continuación,
introduce una aguja hueca para extraer los óvulos.
Tras la laparoscopia, la donante puede experimentar
molestias en el abdomen, similares al dolor
menstrual. Sin embargo, desaparecen en breve.

Una vez se han extraído los óvulos, se unen
a los espermatozoides para que se produzca
la fecundación.

La donación de esperma

Cada vez es más frecuente recurrir a las técnicas de inseminación artificial.

Los motivos son diversos, desde la mala calidad del esperma hasta infertilidad masculina.

Y es precisamente aquí donde la donación de esperma tiene gran importancia.

La práctica de la inseminación artificial existe desde hace más de cien años. La inyección intracitoplasmática del esperma (ICSI; donde el espermatozoide se inyecta directamente en el óvulo) y la extracción de esperma mediante cirugía (donde los espermatozoides maduros pueden extraerse de los testículos) han ayudado a que hombres con semen de poca calidad puedan engendrar a sus propios hijos.

¿A QUIÉN SE DIRIGE ESTE TIPO DE INSEMINACIÓN?

Con diferencia, las personas que suelen escoger este tratamiento son parejas que desean tener un hijo pero que no pueden porque el hombre tiene espermatozoides de poca calidad o carece de ellos (quizá porque se le ha practicado una vasectomía, o porque los testículos resultaran afectados por las sesiones de quimioterapia o radioterapia para el tratamiento del cáncer). Por otra parte, puede tener dificultad para eyacular de manera adecuada (por ejemplo, si padece una afección denominada eyaculación retrógrada, en la cual el esperma se redirecciona hacia la vejiga en lugar salir por la uretra), o padecer cualquier otra alteración irreversible que afecte a su fertilidad.

Otras parejas susceptibles de someterse a este tratamiento son aquellas que anhelan la paternidad, pero que están preocupadas porque el hombre puede transmitir a su hijo una enfermedad congénita, como la hemofilia o la distrofia muscular de Duchenne, o una enfermedad de transmisión sexual incurable. También suelen recurrir a la inseminación de esperma algunas mujeres solteras y las parejas de lesbianas a las que les gustaría ser madres.

EL SEMEN DONADO
se congela
y se conserva
en nitrógeno líquido.

¿QUIÉN DONA ESPERMA?

En algunos países, los donantes de esperma son remunerados, mientras que en otros se trata de voluntarios que actúan de manera altruista, y únicamente se les sufragan los gastos que se consideran razonables. Es frecuente que los donantes de esperma sean estudiantes. Algunas parejas, sin embargo, suelen preferir a un donante conocido (a menudo algún familiar para que el bebé mantenga cierta relación genética con su padre). Como ocurre con la donación de óvulos, lleva implícita una carga emocional. Resulta muy importante que tanto el donante como los receptores sean plenamente conscientes de sus responsabilidades para con la otra parte. Todos deben estar de acuerdo en la influencia que el donante tendrá o no en el futuro. De la misma manera que en la donación de óvulos, a la larga, en algunos países, el bebé puede tener el derecho de averiguar quién es su padre biológico (*véase* recuadro, página siguiente).

Por lo general, los donantes de esperma suelen tener entre 18 y 45 años, y se trata de hombres sanos, de inteligencia y capacidad fértil normales, y carentes de historial de trastornos mentales o enfermedades hereditarias. Deben someterse a análisis de sangre y a una exploración genital, que incluye el control de las secreciones uretrales, así como posibles verrugas y úlceras genitales. La clínica (previa autorización) contactará con el médico de cabecera del posible donante para comprobar si existe alguna razón médica para descartarlo de la donación. Debe tener en cuenta que no todos los hombres fértiles son aptos para donar su esperma. Esto se debe a que los donantes deben contar con un gran número de espermatozoides móviles para compensar el hecho de que algunos de

IDENTIFICABILIDAD: LOS DERECHOS DE LOS DESCENDIENTES

En algunos países, una vez que los hijos concebidos por inseminación artificial son mayores de edad, tienen el derecho de saber la identidad de los donantes. Asimismo, este derecho se extiende a los padres, es decir, a las parejas que recibieron el esperma. En cambio, en España, actualmente, la donación de semen está regulada por la ley de reproducción asistida, aprobada el 26 de mayo de 2006 por el Congreso de los Diputados (Ley de reproducción asistida 14/2006).

Debido a la creciente conciencia acerca de que los factores genéticos tienen cierta influencia en la vida de una persona, cada vez en más países se está suprimiendo el anonimato del donante. Resulta interesante señalar que Suecia en 1985, por ejemplo, fue el primer país en no mantener la identidad del donante de forma anónima, lo que permite a todos los hijos conocer a su padre biológico. En España, en cambio, la donación de semen sigue siendo anónima. Así lo establece la legislación española sobre reproducción asistida, que indica claramente que en ningún caso ni los padres ni el futuro hijo pueden conocer la identidad del donante.

---

ellos morirán en el proceso de la congelación. Un análisis de esperma habitual puede mostrar los niveles de motilidad espermática, así como comprobar la cantidad total y el número de espermatozoides útiles. El proceso de cribado puede durar hasta seis meses.

Si el hombre es aceptado como donante de semen, se le solicitará que firme unos formularios legales en los que dará consentimiento para que sus muestras de esperma puedan ser almacenadas hasta diez años y utilizadas para tratar a otras personas. Además, la clínica anotará datos como el aspecto físico del donante (constitución, tipo de piel y color de ojos y cabello) para que la pareja pueda seleccionar a los donantes que más se asemejen a sus características físicas.

¿QUÉ OCURRE CON EL SEMEN?

Una vez que el donante ha entregado su esperma, este último se somete a análisis clínicos con el fin de garantizar su calidad, y, seguidamente, se mezcla con una solución conservante que se utiliza para la congelación (conocida como *crioconser-*

vante). Se distribuye en diversos recipientes, se sella y se congela en nitrógeno líquido, para almacenarse a una temperatura de -195 ºC. El esperma puede conservarse congelado de este modo durante más de diez años.

Cada lote de esperma se cataloga y se etiqueta cuidadosamente para garantizar que las clínicas puedan seleccionarlos fácilmente en función de los requisitos de los receptores.

RECURRIR AL MISMO DONANTE

Si este tipo de inseminación ha sido fructífera, quizás desee tener un segundo bebé con el mismo donante. Este hecho no suele representar ningún problema, ya que la clínica dispondrá de un registro de donantes y debe tener acceso a más esperma de este hombre. Por lo general, el esperma donado no se suele utilizar en más de diez ocasiones (lo mismo ocurre con los óvulos donados). Esto minimiza la remota posibilidad de que dos hijos nacidos como resultado de tales procedimientos llevados a cabo con el mismo donante desearan contraer matrimonio.

Reproducción asistida

Desde la fecundación in vitro hasta la transferencia intratubárica de gametos (con el maravilloso acrónimo de GIFT, término que significa «regalo» en castellano), las técnicas de reproducción asistida han permitido que miles de parejas estériles hayan podido procrear.

En el ejercicio de mi profesión, he advertido que, en la mayoría de los casos, realizar cambios positivos en aspectos como la dieta y el estilo de vida puede obrar maravillas en cuanto a las probabilidades de que una pareja conciba de manera natural. Sin embargo, en ocasiones la naturaleza no se puede modificar y siempre existirán hombres y mujeres para los que la fecundación artificial sea el único medio de convertirse en padres.

Con independencia del modo de concepción (natural o mediante técnicas de reproducción asistida), siempre debe tener en cuenta el programa de preconcepción de tres meses (*véanse* págs. 168-173). Estas recomendaciones para estimular la fertilidad no sólo incrementarán las probabilidades de éxito en la reproducción asistida, sino que también le brindarán la oportunidad de dar a luz a un bebé sano, que gozará de una vida saludable.

FÁRMACOS PARA LA FERTILIDAD FEMENINA

Cuando tome la decisión de recurrir a la reproducción asistida, su médico le prescribirá una serie de fármacos para maximizar las probabilidades de éxito. En la página siguiente, se incluye una lista de fármacos que potencian la fertilidad. Algunos de ellos estimulan la ovulación, mientras que otros la inhiben con el fin de controlarla. Infórmese muy bien acerca de los efectos secundarios antes de comenzar cualquier tratamiento de fertilidad.

ESTRÉS Y REPRODUCCIÓN ASISTIDA

Una vez que haya tomado la decisión de recurrir a la reproducción asistida, debe ser consciente de que el tratamiento puede resultar muy estresante, tanto en el terreno emocional como en el físico. No sólo le prescribirán muchos fármacos para la fertilidad, que afectarán a su cuerpo, sino que también se enfrentará a los altibajos emocionales que acompañan a todo el proceso.

Cuando se embarque en este periplo, trate de mantener el sentido de la perspectiva. El promedio de éxito de las técnicas de reproducción asistida, tales como la fertilización in vitro (FIV), es sólo del 25 % y, por tanto, inferior a lo que se podría pensar. Intente seguir con su vida con tanta normalidad y satisfacción como le sea posible. Las investigaciones demuestran que las mujeres que están nerviosas durante el proceso de FIV pueden producir como mínimo una quinta parte menos de óvulos y consiguen un porcentaje inferior de fecundación que las que están menos estresadas. Haga todo lo que esté en su mano para controlar el nerviosismo (*véanse* consejos, págs. 309-311 y apóyese en las terapias naturales, como la acupuntura y los masajes; *véanse* también págs. 47 y 48-49).

Para estimular la ovulación

■ CITRATO DE CLOMIFENO Esta sustancia provoca el aumento de la hormona luteinizante (LH), que estimula la ovulación. En mujeres que no ovulan, el citrato de clomifeno induce la ovulación en aproximadamente el 80 % de los casos, con un índice de gestación, gracias a este tratamiento, del 40-50 %. La dosificación del clomifeno variará en función de su respuesta en términos de ovulación, pero la normal es 150 mg tres veces al día. Si la dosis es demasiado alta, este fármaco puede afectar a la mucosa cervical y hacer que resulte hostil para los espermatozoides; también puede aumentar el peligro de aborto espontáneo, en caso de embarazo.

Deberá comenzar a tomar clomifeno al inicio del ciclo menstrual, normalmente durante cinco días. Si no se consigue un embarazo tras cinco o seis ciclos, el tratamiento no será el adecuado, por lo que su médico no debería animarla a seguir con el mismo. Tenga en cuenta que los estudios indican que recurrir al clomifeno durante 12 ciclos o más puede incrementar el riesgo de padecer cáncer de ovarios.

Ciertos estudios han demostrado que, cuando se toma junto con un sensibilizador de la insulina, como la metformina, el clomifeno aumenta considerablemente las posibilidades de ovulación y embarazo. Además, el uso de suplementos de estrógenos junto con clomifeno aumenta los índices de embarazo.

■ GONADOTROPINA MENOPÁUSICA HUMANA (hMG) Si no ha respondido a la medicación con clomifeno, su médico podría sugerirle un tratamiento con la hMG. Este tipo de fármaco (que incluye tanto la hormona folículoestimulante [FSH] como la LH, que se administra mediante una inyección diaria) estimula los ovarios para que produzcan varios folículos en cada ciclo.

■ GONADOTROPINA CORIÓNICA HUMANA (hCG) Durante el embarazo, la placenta secreta esta hormona de manera natural. Cuando se toma a modo de fármaco para aumentar la fertilidad (mediante una inyección unos días antes de ovular), puede aumentar el número de óvulos liberados por el ovario.

Resulta eficaz para reactivar la ovulación en el 90 % de las mujeres que la toman, mientras que el porcentaje de embarazo como consecuencia del uso de hCG es de un 15 % por ciclo. A menudo se utiliza junto con la inseminación intrauterina (IUI, *véanse* págs. 182-183).

■ BROMOCRIPTINA O CABERGOLINA Si la causa de la falta de ovulación se debe a una hiperproducción de prolactina (su médico le realizará un análisis de sangre para confirmarlo), es posible que le prescriba bromocriptina o cabergolina para reducir los niveles de prolactina en su organismo. Esta hormona evita la ovulación, ya que inhibe la liberación de FSH y LH desde la hipófisis. Estos fármacos se administran por vía oral.

Para inhibir la ovulación

■ AGONISTAS DE LA HORMONA LIBERADORA DE GONADOTROPINAS (GnRH) Los agonistas de la GnRH se utilizan normalmente durante la fecundación in vitro, así como en los tratamientos mediante inyección intracitoplasmática de espermatozoides (ICSI). (*Véanse* págs. 183-184 y 186, respectivamente.) Durante su ciclo menstrual, el aumento de la LH secretada por la hipófisis estimula al cuerpo a liberar un óvulo. Los agonistas de la GnRH hacen que la hipófisis libere sus depósitos de LH, e impiden que se secrete más esta hormona; por tanto, detienen la ovulación.

■ ANTAGONISTAS DE LA HORMONA LIBERADORA DE GONADOTROPINAS (GnRH) Causan un efecto similar al de los agonistas de la GnRH, ya que interrumpen la ovulación. Al bloquear los receptores de la GnRH, inhiben la síntesis de gonadotropinas (FSH y LH).

La principal diferencia entre estos dos medicamentos es que los agonistas agotan las reservas de LH, mientras que los antagonistas bloquean su producción.

Ambos fármacos poseen el mismo objetivo: permitir programar con precisión la recogida de óvulos o la inseminación, sin riesgo de ovulación espontánea (y, por tanto, tener que abandonar el ciclo de fecundación in vitro).

La otra diferencia entre los dos fármacos es la rapidez de su efecto. Los agonistas pueden tardar hasta una semana en inhibir la ovulación y, sin embargo, los antagonistas actúan en cuestión de horas. Que su médico decida utilizar agonistas o antagonistas de la GnRH depende del protocolo que la clínica haya establecido en ese ciclo de FIV en particular.

FÁRMACOS PARA LA FERTILIDAD MASCULINA

Si el análisis de semen de su pareja revela problemas, su médico o especialista en fertilidad le recomendará que tome ciertos fármacos para solventarlos. Los que aparecen a continuación son los más comunes entre los hombres:

■ CLOMIFENO, TAMOXIFENO O TESTOSTERONA
La causa más frecuente de infertilidad masculina es la escasa cantidad de espermatozoides. En este caso, un médico le prescribirá cualquiera de estas sustancias en aras de aumentar su producción. El clomifeno y el tamoxifeno actúan como inhibidores de los estrógenos, con lo que provocan que el organismo de su pareja libere más FSH y LH, y aumente la producción de testosterona. Los hombres, como las mujeres, secretan FSH y LH en la hipófisis. El cuerpo masculino necesita FSH para el desarrollo de los espermatozoides, motivo por el cual unos niveles elevados de FSH también pueden incrementar la producción de semen. La LH es necesaria para la producción de testosterona, por tanto, a los hombres con niveles bajos de dicha hormona se les prescribe una forma farmacológica de LH. Sin embargo, hasta ahora no existen evidencias para afirmar que uno u otro enfoque aumenten definitivamente el número de espermatozoides.

■ GONADOTROPINA CORIÓNICA HUMANA (hCG) y/o GONADOTROPINA MENOPÁUSICA HUMANA (hMG)
Si el análisis de sangre de su pareja muestra unos bajos niveles de LH (necesaria en la producción de testosterona) y FSH (esencial para la maduración y el desarrollo de los espermatozoides), el médico le prescribirá hCG (LH) o hMG (una combinación de LH y FSH) para comprobar si al añadir de nuevo una o ambas hormonas mejora la cantidad y la calidad de los espermatozoides. La respuesta de su pareja a dichos fármacos sería supervisada durante un período de tres meses.

■ CORTICOSTEROIDES Aproximadamente en el 10 % de los casos, la infertilidad masculina se debe a que el propio sistema inmunitario del hombre libera anticuerpos que atacan a los espermatozoides a medida que se van generando. Un análisis de semen puede comprobar la existencia de tales anticuerpos y, si se detectan, es posible que el médico recete a su pareja una tanda de corticosteroides para suprimir el sistema inmune. Tenga en cuenta que, hasta la fecha, no existen pruebas concluyentes en cuanto a la fiabilidad de este tratamiento, y sus efectos secundarios incluyen aumento de peso, distensión abdominal, erupciones cutáneas e insomnio.

■ BROMOCRIPTINA Y CABERGOLINA
En las mujeres, el exceso de prolactina en el organismo impide la ovulación (*véase* pág. 181); en los hombres, en cambio, provoca impotencia y falta de deseo sexual. Un análisis de sangre puede confirmar la existencia de altos niveles de prolactina, que se reducirán con la utilización de cualquiera de estos fármacos. La dosis dependerá del exceso de prolactina, y los médicos observarán su respuesta al tratamiento.

TÉCNICAS DE REPRODUCCIÓN ASISTIDA

Si inducir la ovulación y/o estimular la producción de espermatozoides por sí solos no proporcionan los resultados esperados, es posible que su especialista le proponga dar el siguiente paso, es decir, intentar conseguir el embarazo mediante técnicas de reproducción asistida. Aunque es maravilloso que algunas parejas sean capaces de engendrar y dar a luz a unos bebés sanos gracias a estas técnicas, trato de inculcar a todas mis pacientes la idea de que los métodos de fecundación artificial no son una panacea ni funcionan en todos los casos.

Este hecho no debe desalentarla (al fin y al cabo, el pensamiento positivo ejerce gran influencia en estas situaciones); sin embargo, hay que tener en cuenta que los altibajos emocionales y la confusión ante los intentos fallidos pueden resultar muy estresantes para ambos miembros de la pareja y para su relación, por lo que es importante ser realista.

Inseminación intrauterina (IUI)

Como su propio nombre indica, el objetivo de la IUI es aproximar los espermatozoides a los óvulos más de lo que se lograría mediante el acto sexual. Un especialista en fertilidad utiliza un catéter para introducir el esperma directamente en el útero en el momento en que usted esté ovulando. Esta técnica permite que los espermatozoides alcancen las trompas de Falopio, justo cuando el ovario libera un óvulo. El médico puede aconsejarle que tome un fármaco para la fertilidad, como la hCG (*véase* pág. 181) para favorecer la ovulación durante el tratamiento de IUI, pero, en general, esta técnica de

¿POR QUÉ SE OPTA POR LA REPRODUCCIÓN ASISTIDA?

Este gráfico muestra las diversas razones por las que las parejas recurren a las técnicas de reproducción asistida, como la FIV (*véase* inferior). Algunas parejas pueden tener problemas de fertilidad, masculinos o femeninos (por ejemplo, escasa motilidad de los espermatozoides y trompas de Falopio bloqueadas). Quiero hacer hincapié en que no está sola (y también en que, a pesar de que es la mujer quien se queda embarazada y lleva el bebé en su interior, en un tercio de los casos el motivo de que las parejas recurran a la reproducción asistida es que existe algún tipo de problema con los espermatozoides). Las afecciones de las trompas de Falopio suponen un tercio de los casos de fecundación artificial, y la disfunción ovulatoria una quinta parte. No obstante, recuerde que en una relación basada en el amor ninguno de los dos debe establecer culpables. Por sorprendente que parezca, en el 6 % de todas las parejas que optan por un tratamiento de FIV, nunca se encontrará la causa. Por tanto, si éste es su caso, resulta crucial que siga mis recomendaciones acerca de los cuidados preconceptivos para que quizá un día simplemente suceda el milagro de la vida (como, y me siento orgullosa de decirlo, he comprobado una y otra vez).

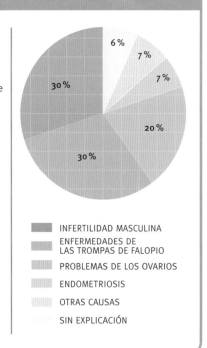

- ◼ INFERTILIDAD MASCULINA
- ◼ ENFERMEDADES DE LAS TROMPAS DE FALOPIO
- ◼ PROBLEMAS DE LOS OVARIOS
- ◼ ENDOMETRIOSIS
- ◼ OTRAS CAUSAS
- ◼ SIN EXPLICACIÓN

reproducción asistida resulta menos invasiva y más económica, y se precisa tomar menos fármacos que en el caso de FIV o ICSI (*véase* inferior).

En mi opinión, los doctores no ofrecen lo suficiente esta técnica. Por tanto, si cumple con los siguientes requisitos y tiene la certeza de que su pareja tiene unos espermatozoides sanos, le recomiendo que la elija antes que cualquier otro tratamiento. Resulta más adecuada para mujeres menores de 35 años con un diagnóstico de infertilidad no explicada, lo que significa que no existe ninguna razón médica o física por la que no puedan concebir. La IUI también está indicada en el caso de que la mucosa cervical obstaculice la entrada de los espermatozoides, pero no resulta conveniente si tiene bloqueadas o dañadas las trompas de Falopio, o si tiene más de 40 años, ya que, en general, el porcentaje de éxito (entre el 10 y el 15 % por cada tentativa) de este tratamiento es demasiado bajo.

Fecundación in vitro (FIV)

El procedimiento de reproducción asistida más popular, y también más conocido, es la FIV, comúnmente denominado *técnica de la probeta*. Este término, un poco simplista, oculta una extrema complejidad, en la que sus propios óvulos se unen a los espermatozoides de su pareja (o donante) en una placa de Petri, con el fin de inducir la fecundación y producir embriones. Una vez que éstos se han formado, se le introducen en su útero. Este procedimiento normalmente tiene lugar tres días después de la extracción de los óvulos, pero, en ocasiones, el período de tiempo puede ser mayor (en torno a cinco o seis días). En estos casos, la clínica de fertilidad espera a que el embrión se transforme en lo que se denomina *blastocisto*. Éste se encuentra en un estado de desarrollo más avanzado, en el cual el conjunto de células en proceso de división se halla más preparado para anidar en la pared uterina. Los doctores pueden utilizar dicho procedimiento si en la placa de

Petri existe un gran número de embriones prósperos. Esto permite al facultativo seleccionar para su posterior transmisión aquellos grupos celulares que ofrezcan las mayores probabilidades de prosperar. Transferir los embriones, o blastocistos, es un procedimiento sencillo, en el que se introduce un suave y fino catéter a través del cérvix y los blastocistos se depositan en el útero.

A pesar de que originariamente estaba especialmente pensado para mujeres con lesiones en las trompas de Falopio, la FIV actualmente se utiliza en parejas con un amplio abanico de problemas de fertilidad, que incluyen espermatozoides anómalos, problemas de ovulación, endometriosis e infertilidad no explicada. Tenga en cuenta que el proceso hasta que los embriones se introducen en su útero es largo, y que tanto usted como su pareja necesitarán someterse a numerosas pruebas de todo tipo (análisis de sangre para las hormonas, ecografías, diagnóstico seminal, etcétera) a lo largo del tratamiento. Además, será preciso seguir el protocolo de la clínica en lo que se refiere al uso de fármacos para la fertilidad, que se verá controlado durante todo el proceso para garantizar una respuesta adecuada. No resulta sorprendente que el riesgo de nacimientos múltiples aumente mediante el tratamiento de FIV, por lo que en algunos países se ha optado por limitar el número de embriones por mujer dependiendo de su edad.

FIV en el ciclo natural o FIV con estimulación leve

En la FIV convencional, los expertos en fertilidad utilizan fármacos para estimular a los ovarios de manera que produzcan óvulos, que posteriormente se extraen y se ponen en contacto con los espermatozoides. Sin embargo, en la FIV en el ciclo natural, el objetivo del especialista consiste en extraer el único óvulo que se desarrolla de manera natural en cada ciclo, generalmente sin recurrir al uso de fármacos para potenciar la fertilidad. Después, siguiendo el mismo procedimiento que en la FIV convencional, el óvulo se une al espermatozoide en una placa de Petri, y el embrión resultante se implanta en el útero.

Si bien los porcentajes de éxito de la FIV en el ciclo natural pueden ser inferiores a los de la FIV convencional, yo recomiendo que pruebe este primer enfoque, ya que es más saludable para usted, y, además, resulta menos caro (los fármacos constituyen una parte importante del coste total del FIV convencional). En general, debería considerarlo como su primera opción si le resulta difícil tolerar el tratamiento médico (por ejemplo, si ha observado que los fármacos le producen una serie de desagradables efectos secundarios). No obstante, en ocasiones, su médico le prescribirá una dosis reducida de fármacos para la fertilidad (denominada FIV con estimulación leve) con el objetivo de estimular la liberación de más de un óvulo. Sin embargo, las dosis son tan reducidas que no existe riesgo (o es ínfimo) de padecer el síndrome de hiperestimulación ovárica (*véase* recuadro, pág. 176).

Transferencia intratubárica de gametos (GIFT)

La diferencia entre la GIFT y la FIV radica en que, en la primera, la fertilización tiene lugar en el interior del cuerpo y no en una placa. Los óvulos y los espermatozoides se colocan en la placa de Petri como en la FIV. Sin embargo, en lugar de que la fecundación se produzca fuera de su organismo y después se implante el embrión (óvulo fertilizado) en su cuerpo, un especialista en fertilidad introduce los gametos en una de las tropas de Falopio. De este modo, la fecundación tiene lugar exactamente donde acaecería en la concepción natural.

INCUBACIÓN ASISTIDA (IA)

Si debe someterse a la FIV o a la ICSI (*véase* pág. 186), le pueden aconsejar que considere la IA. Durante este procedimiento, un embriólogo perfora la capa protectora del embrión para facilitar su desarrollo e implantación en el endometrio uterino. Normalmente, las enzimas presentes en las trompas de Falopio empiezan a debilitar esta capa, pero es evidente que dicha parte del proceso se pierde en el curso de la reproducción asistida.

La IA parece mejorar el porcentaje de éxito en las mujeres más jóvenes, pero no en las mayores de 35 años.

REFLEXOLOGÍA PARA AUMENTAR LA FERTILIDAD

La reflexología puede potenciar la fertilidad, ya que ayuda a reducir el estrés y mejora el equilibrio hormonal, ambos decisivos en la fecundación. Si acude a un profesional en reflexología, éste se centrará en su problema específico, pero, mientras tanto, el masaje que se propone a continuación es ideal para realizarlo en casa, incluso tres veces por semana, siempre y cuando disponga de tiempo.

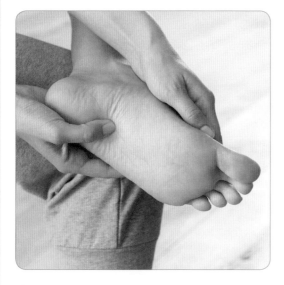 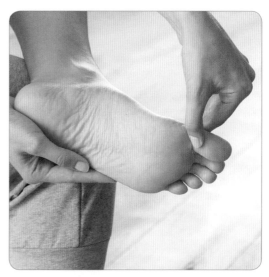

1 Llene de agua tibia una palangana y sumerja los pies durante diez minutos. A continuación, séquelos suavemente con ligeros golpecitos. Aplíquese en las manos unas gotas de aceite de masaje relajante, como lavanda (15 gotas en 6 cucharaditas de aceite de almendras dulces), o un poco de crema hidratante.

2 (superior izquierda) Sentada, apoye el pie izquierdo sobre la rodilla derecha. Utilice la mano derecha para presionar y empujar la planta del pie, sobre todo alrededor del talón, punto de reflexología que representa los órganos reproductores. Realice este ejercicio durante dos o tres minutos.

3 (superior derecha) Apriete y empuje la parte inferior del pulgar del pie izquierdo, con una firme presión, pero sin llegar a sentir dolor. Este punto se corresponde con la hipófisis, que es la responsable de regular las hormonas de la reproducción. Continúe el ejercicio durante dos o tres minutos más.

4 Una vez que haya finalizado el masaje del pie izquierdo, repita los pasos 3 y 4 en el pie derecho (que debe colocar sobre su rodilla izquierda).

El inconveniente frente a la FIV es que, si el tratamiento no resulta satisfactorio, es imposible saber si la fecundación no llegó a ocurrir o si tuvo lugar pero algo no fue bien. Puesto que esta técnica precisa las trompas de Falopio, tan sólo es adecuada para las mujeres que las tengan sanas.

Inyección intracitoplasmática de espermatozoides (ICSI)

En el caso de que su pareja presente problemas en los espermatozoides (por ejemplo, si cuenta con una cantidad insuficiente o muchos de ellos son anómalos), no serán factibles los métodos como la FIV, lo que plantea la alternativa de la ICSI. El tratamiento de ICSI implica extraer los óvulos de la misma manera que en la FIV (*véase* ilustración, pág. 177), pero, posteriormente, un espermatozoide se inyecta directamente en el óvulo para fecundarlo. Los especialistas implantan el embrión en el útero del mismo modo que en la FIV.

Si bien el porcentaje de éxito de la ICSI es ligeramente superior que la FIV, existe, en particular, un aspecto que me inquieta. Como el embriólogo decide qué espermatozoide inyectar en el óvulo, se pierde el factor de la «supervivencia del más fuerte» (no siempre el espermatozoide más sano o fuerte emprende su camino hacia la pared del óvulo). Algunas investigaciones demuestran que los bebés que nacen mediante tratamientos de ICSI pueden ser más propensos a padecer ciertos problemas en los cromosomas o a mostrar alguna deficiencia genética congénita. Si tienen en cuenta todos los aspectos de la selección natural, considero importante que, en el caso de espermatozoides con anomalías severas, el varón se someta a alguna prueba genética antes de considerar cualquier proceso de tratamiento con ICSI. Esto le ayudará a evitar que el padre pueda transmitir al hijo los mismos problemas de esterilidad. Si su pareja muestra azoospermia en el análisis clínico del semen, todavía puede plantearse un tratamiento de ICSI mediante un proceso de «aspiración de espermatozoides», en el cual un especialista trata de obtenerlos directamente de los testículos.

> EN 1997, los médicos anunciaron el primer nacimiento fruto de inseminación artificial mediante ICSI y óvulos congelados.

MEJORAR LAS PROBABILIDADES DEL TRATAMIENTO DE FIV O ICSI

Sin lugar a dudas, gran parte del éxito de cualquier tratamiento de FIV o ICSI al que se someta vendrá determinado por la cantidad y la calidad de sus óvulos y de los espermatozoides de su pareja (y, por tanto, existen muchos factores determinados en los que usted puede intervenir para mejorar todo lo posible las probabilidades de concebir). El primero y principal, es asegurarse de seguir las orientaciones que le he ofrecido en cuanto a cuidados preconceptivos (*véanse* págs. 168-173), antes, durante y tras la implantación del embrión. En pocas palabras, a lo largo de todo este período, asegúrese de llevar una dieta sana y equilibrada, así como de mantener una ingesta diaria de vitaminas (incluido ácido fólico), minerales y suplementos de ácidos grasos omega-3.

Debido a lo dedicado del proceso, tras la implantación, procure no realizar ninguna actividad que pueda resultarle demasiado pesada; trate de disminuir, relajándose todo el tiempo que pueda permitirse, los niveles de estrés al máximo; practique de forma regular un poco de ejercicio suave (nadar o caminar son los más indicados siempre que se realicen con cierta moderación), y trate de seguir las mismas pautas de salud que antes de someterse a los tratamientos de reproducción asistida, es decir, evite el alcohol, la cafeína y el tabaco, intente tomar aire fresco y puro. Beba abundante agua y descanse bien. Incluso en el caso de que la primera vez el tratamiento no produjera unos resultados satisfactorios, se asegurará de que su organismo y su sistema reproductor están en las mejores condiciones posibles para tener más suerte en el siguiente intento, si así lo deciden usted y su pareja.

Asimismo, si considera que no es suficiente, puede recurrir a las terapias complementarias, como la acupuntura, la reflexología (*véase* recuadro, pág. 185), la hipnoterapia, la homeopatía y las técnicas de relajación durante los tratamientos de fertilidad. Le servirán de gran ayuda. En cualquier caso, asegúrese de ponerse en manos de profesionales cualificados y comente las diferentes opciones con su especialista en fertilidad para que le asesore.

CONGELACIÓN DE ÓVULOS

Los médicos son capaces de congelar y descongelar con éxito los espermatozoides de un hombre desde hace unos cincuenta años. Desde 1983, incluso es posible congelar embriones humanos. Sin embargo, congelar un óvulo (u ovocito) es mucho más difícil por dos razones. En primer lugar, los óvulos son células de gran tamaño con capas externas bastante resistentes al agua. Cuando el agua queda atrapada en el interior del óvulo, durante el proceso de congelación, se forman cristales de hielo que causan daños. En segundo lugar, la investigación sobre óvulos de animales ha demostrado que su congelación puede dañar el mecanismo de control de los genes o cromosomas, lo que aumenta el riesgo de malformaciones congénitas. Sin embargo, como consecuencia del desarrollo del ICSI (*véase* pág. 186), se fue adquiriendo una nueva óptica. Según parece, en los primeros ensayos, los espermatozoides tenían dificultades para penetrar en el óvulo descongelado, pero con el uso de la ICSI, el espermatozoide pudo inyectarse directamente en el óvulo, ya que la aguja realizaba dicha función. El ensayo culminó con éxito y se produjeron nacimientos, pero, a pesar de ello, el procedimiento se mantuvo «en cuarentena».

Sin embargo, este panorama cambió en el año 2007, cuando tal vez el estudio más exhaustivo hasta la fecha acerca de los niños que nacieron después de este procedimiento de congelación, reveló que parecían tan sanos como los concebidos de manera natural o mediante fecundación in vitro. Hoy en día, los expertos en fertilidad consideran que la investigación sobre un método conocido como *vitrificación* será capaz de despejar los últimos obstáculos en la congelación de óvulos. Este hecho permite que una mujer pueda conservar su fertilidad hasta el momento en que le sea posible demorar su maternidad, o tener hijos tras someterse a un tratamiento oncológico que le haya provocado esterilidad. La vitrificación consiste en la congelación ultrarrápida del óvulo tras una preparación especial. Hasta el 95 % de los óvulos vitrificados sobreviven al proceso de descongelación, en comparación con entre el 50 y el 60 % de los conservados mediante los antiguos sistemas de congelación lenta. Asimismo, cuando las investigaciones evaluaron los resultados de doscientos niños nacidos a partir de óvulos vitrificados, descubrieron que el porcentaje de malformaciones congénitas fue del 2,5 %, equiparable a los embarazos naturales y al FIV.

CONGELACIÓN DE ÓVULOS EN LA PRÁCTICA

Si desea congelar sus óvulos, debería seguir el programa de preconcepción de tres meses (*véanse* págs. 168-173) con el fin de que sus óvulos estén en las mejores condiciones posibles antes de que se los extraigan y los congelen.

Además, hay que recalcar que la congelación de óvulos todavía se encuentra en sus primeras fases de desarrollo y no ofrece garantías de éxito. Si utiliza sus óvulos cuando sea más mayor, existirá un riego más elevado de sufrir un aborto espontáneo debido a su edad.

Apoyo totalmente el procedimiento de congelación de óvulos en el caso de mujeres que se han sometido a quimioterapia u otros tratamientos que les hayan provocado esterilidad. Sin embargo, no me sentiría cómoda si recomendara a alguna de mis pacientes que congelara sus óvulos con el único objetivo de postergar la maternidad. Del mismo modo que con otros tratamientos de fertilidad, necesitará tomar fármacos, con sus consiguientes riesgos médicos (*véase* pág. 181). Poder congelar óvulos con éxito representa un maravilloso avance en la ciencia de los tratamientos de fecundación. No obstante, a mi juicio, resulta una opción para quienes jamás podrían concebir hijos de otra manera, y no para aquellas parejas que deciden tenerlos más tarde de lo que dispone la naturaleza.

Fertilidad y edad

A lo largo de los veinticinco años que llevo al frente de mis clínicas, he podido observar una innegable tendencia: las mujeres postergan demasiado la maternidad, lo que provoca una creciente preocupación ante la infertilidad relacionada con la edad.

POR QUÉ IMPORTA LA EDAD

Usted llegó a este mundo con los óvulos de los que dispondrá durante toda su vida (por lo general, unos dos millones). Sin embargo, desde el momento en que nació, estos óvulos comenzaron a morir, y en torno a los 45 años ya sólo le quedarán unos diez mil. Si bien parecen muchos, no todos tendrán la calidad suficiente como para concebir un bebé sano. Cuanto mayor es la mujer, más viejos son sus óvulos (y éstos no son tan viables como los más jóvenes). Este hecho se debe a que los óvulos más viejos llevan implícito un riesgo mayor de anomalías cromosómicas que pueden impedir la fecundación o aumentar la probabilidad de aborto espontáneo.

En general, la fertilidad se reduce drásticamente después de los 35 años: las menstruaciones pueden ser regulares, pero es posible que no ovule cada mes. No obstante, no se desespere, porque, existen numerosos recursos al alcance de su mano para limitar la rapidez con que el envejecimiento de los órganos tiene lugar. Con respecto a los óvulos, esto significa mejorar su calidad, aunque no sea posible aumentar su cantidad. El estrés, la alimentación, el tabaco y el alcohol aceleran el proceso de envejecimiento, por tanto, ha llegado el momento de abandonar estos hábitos. Asimismo, regular las hormonas mediante una serie de ajustes en la dieta y el estilo de vida también puede optimizar sus posibilidades de concebir, siempre en función de la edad.

PRUEBAS DE RESERVA OVÁRICA

Toda mujer es única, y si bien los 35 años es la edad media en que la fertilidad empieza a descender, usted puede ser diferente. Un modo de valorar cuánto tiempo le queda a su reloj biológico consiste en analizar su «reserva ovárica», es decir, la cantidad de óvulos. A continuación, se mencionan los principales recursos de que dispone su médico para evaluarlo. Recuerde, sin embargo, que las pruebas sólo indican la cantidad de óvulos y no su calidad.

Ecografía Cuando se realiza durante la primera mitad del ciclo menstrual, permite conocer el tamaño de los ovarios y el número de pequeños folículos cuantificables (antrales) que contienen los óvulos en desarrollo.

Determinación en sangre de la HAM No es necesario realizar este análisis de sangre en un momento concreto del ciclo y no precisa acudir a un hospital, sino tan sólo visitar a su médico. El análisis mide los niveles en sangre de una hormona denominada antimulleriana (HAM). Los ovarios producen HAM cada mes para estimular la maduración de los óvulos y contribuir a la producción de estrógenos. Los niveles de HAM en su organismo pueden resultar un buen indicador del funcionamiento de sus ovarios, lo que, a su vez, indica tanto la cantidad como la calidad de los óvulos. En general, cuanto más bajos sean los niveles de HAM, mayor probabilidad existirá de que sus niveles de fertilidad también sean reducidos.

Análisis de sangre de FSH Cada mes, la hipófisis libera la hormona foliculoestimulante (FSH) para que un grupo de folículos crezcan en la superficie de un ovario. Al comienzo de un ciclo normal, el nivel de FSH debería ser bajo. Si una extracción de sangre tomada durante el segundo o el tercer día de su ciclo revela que dicho nivel es elevado, casi con toda probabilidad la hipófisis estará liberando un exceso de FSH, porque los ovarios no responden a los niveles normales.

Cuantos menos óvulos posea, más FSH deberá liberar la hipófisis para estimularlos.

Si la prueba muestra que su reserva ovárica es baja, necesita centrarse en aumentar la calidad de los óvulos con el fin de tener mayores probabilidades de concebir.

SU DIETA

Si desea concebir, su dieta debe estar dominada por frutas y verduras. Estos alimentos son una fuente de antioxidantes que protegen contra los efectos de los radicales libres. Estos átomos químicamente inestables pueden dañar las células de su organismo y se han relacionado con un gran número de problemas de salud, incluido el envejecimiento prematuro. Las vitaminas A, C y E, además del selenio y el zinc, son antioxidantes y están presentes en las frutas y verduras de colores intensos, por ejemplo, en las zanahorias, las calabazas y el melón cantalupo, así como en los frutos secos, las semillas y el pescado azul. Si bien su madre le instaba a que se comiera la verdura (generalmente de hoja verde), usted debería comer las verduras con los colores del arco iris, ya que la clave está en la variedad.

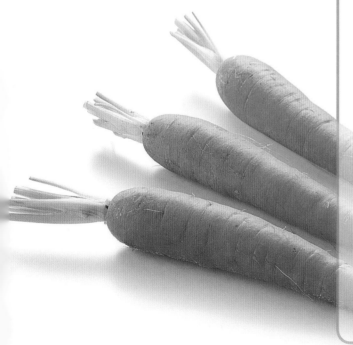

EL MENÚ PARA LA FERTILIDAD

A continuación se indican algunas ideas de alimentos saludables y deliciosos, repletos de nutrientes antiedad.

DESAYUNO Opte por unas gachas de copos de avena ecológicos, cocinadas con agua en lugar de leche, y coronadas con cacahuetes, semillas y bayas de colores, como arándanos y frambuesas. O tome un huevo escalfado sobre una tostada de pan integral con tomates asados. O un yogur natural ecológico enriquecido con fruta, y en el que habrá esparcido frutos secos y semillas.

COMIDA Prepare una colorida sopa de zanahoria, pimiento rojo o tomate, y añada proteínas vegetales, como las lentejas. Si toma un bocadillo, prepárelo con pan integral y con una generosa cantidad de ensalada, por ejemplo, tomate, pepino o lechuga, junto con el relleno.

CENA Acompañe la cena con verduras asadas, salteadas o al vapor, y añada hierbas aromáticas, especias o aromas como ajo, ralladura de limón, jengibre, *tamari*, zumo de limón, *miso*, cúrcuma y canela. Una ración de tofu con un sofrito de verduras, aderezado con ajo, jengibre y *tamari* (salsa de soja) es una buena elección. Otra opción saludable es un trozo de salmón a la plancha, acompañado de una mazorca de maíz, brócoli y boniatos asados.

APERITIVOS A media mañana y por la tarde consuma frutos secos y semillas, frutas secas y fruta fresca de diversos colores.

SUPLEMENTOS

Resulta importante tomar los suplementos nutricionales (o un suplemento combinado para la fertilidad; *véase* pág. 320) que se han mencionado en la sección de cuidados preconceptivos (*véanse* págs. 169-170), aunque la prioridad ahora es tener unos niveles adecuados de vitaminas y minerales antioxidantes. Por tanto, además del suplemento para la fertilidad, tome:

■ ANTIOXIDANTES 1.000 mg (500 mg dos veces al día) diarios de vitamina C con bioflavonoides (como ascorbato de magnesio); 600 UI de vitamina E; 15 mg de zinc y 100 µg de selenio (el suplemento para la fertilidad también debe incluirse en estas cantidades).

■ ÁCIDOS GRASOS OMEGA-3 (1.000 mg de aceite de pescado que contengan como mínimo 700 mg de EPA y 500 mg DHA cada día) Estas grasas saludables son cruciales para su salud en general, así como para mantener sus células en perfectas condiciones (si es vegetariana, tome aceite de linaza).

PLANTAS

Los herbolarios poseen un gran número de recursos que pueden ralentizar el proceso de envejecimiento y aumentar la fertilidad. Los siguientes son mis favoritos:

■ SAUZGATILLO (*Vitex agnus castus*) Esta maravillosa planta equilibra las hormonas de los ovarios, ya que estimula el funcionamiento sistemático de la hipófisis, lo que, a su vez, regula los niveles de FSH y LH. El sauzgatillo puede estimular la ovulación y ayudar a restablecer el ciclo menstrual regular. Por ser una planta adaptógena, favorece el equilibrio general; por tanto, si tiene bajos niveles de una hormona o un exceso de otra diferente, el sauzgatillo ayudará a su organismo a regularse. Tome una cucharadita de tintura con un poco de agua,

o una cápsula de 200-300 mg dos veces al día.

■ GINSENG SIBERIANO (*Eleutherococcus senticosus*) Esta planta adaptógena tiene un efecto beneficioso sobre las glándulas suprarrenales y puede ayudarle a afrontar mejor los momentos de estrés. Resulta importante hacer todo lo posible para reducir los efectos negativos del estrés en su equilibrio hormonal. Tome una cucharadita de tintura con un poco de agua o 250-300mg en forma de cápsula dos veces al día.

AUTOAYUDA

Alcohol El alcohol puede retrasar la concepción, y si tiene más de 35 años, el tiempo resulta esencial. Las investigaciones han demostrado que las mujeres que toman cinco copas o menos a la semana tienen el doble de probabilidades de conseguir un embarazo en un período de seis meses que aquellas mujeres que toman diez copas o más.

Estrés Las hormonas del estrés pueden provocar que el ciclo menstrual deje de ser regular o incluso que se interrumpa; además, un exceso de ansiedad puede inducir a sus ovarios a liberar óvulos que no estén lo suficientemente maduros, con lo que se reducirá su cantidad. Trate de dedicar al menos treinta minutos al día a practicar una rutina de relajación (*véanse* meditación, pág. 51 y visualización pág. 61). Si la relajación no le satisface, dedíquese treinta minutos al día. Desconecte los teléfonos, la televisión y la radio, y consagre ese tiempo a su disfrute (ya sea a pintar, leer o escuchar música).

Fumar Simplemente abandone este hábito. El humo del tabaco contiene sustancias denominadas *hidrocarburos aromáticos policíclicos*, que son tóxicas y pueden hacer que sus óvulos mueran a un ritmo superior al normal, lo que acelera la menopausia.

Manténgase en forma al aire libre Cualquier tipo de ejercicio previene el envejecimiento, excepto si la práctica de éste se lleva al extremo. Sin embargo, en la actualidad, existen resultados concluyentes que demuestran que practicar actividad física al aire libre y, al mismo tiempo, exponerse al sol durante quince minutos (sin protección solar, pero nunca entre las once de la mañana y las tres de la tarde) tiene un visible efecto antienvejecimiento. Esto último podría parecer contrario a la creencia popular, pero, como todo en la vida, simplemente se trata de una cuestión de equilibrio. La vitamina D se procesa a través de la piel que se expone al sol. Unos buenos niveles de esta vitamina en el organismo pueden ralentizar el reloj biológico. Además, se cree que la vitamina D desempeña una importante función en el control del sistema inmunitario, ya que es la que le permite concebir y, curiosamente, después evita que su cuerpo rechace el embrión (aborto espontáneo).

FERTILIDAD MASCULINA Y EDAD

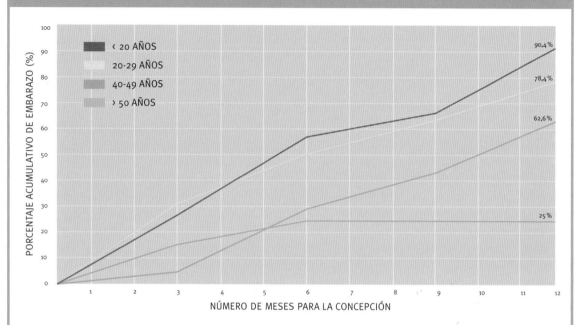

Si bien la mayoría de la gente coincide en el descenso de la fertilidad femenina como consecuencia del paso de los años, los hombres también poseen un reloj biológico que comienza a ralentizarse en torno a los 40 años. En los hombres mayores de 40 años desciende tanto la calidad como la cantidad de espermatozoides y existe una mayor probabilidad de alteraciones del ADN, lo que aumenta el riesgo de que su pareja sufra un aborto espontáneo o que el bebé nazca con problemas congénitos. El descenso de la fertilidad se concreta de forma clara en este gráfico que muestra la influencia de la edad masculina en los porcentajes de embarazo durante el primer año. Las probabilidades de conseguir un embarazo se van reduciendo a medida que va aumentando la edad del hombre. Por tanto, para un hombre de más de 50 años sólo existe una posibilidad del 25 % de concebir durante el primer año, comparada con el 78,4 % de un hombre cuya edad esté comprendida entre los 20 y los 39 años.

No obstante, con cambios positivos en su alimentación y estilo de vida, se puede reducir mucho el daño en el ADN espermático. Pida a su pareja que siga los cuidados preconceptivos (*véanse* págs. 168-173). Deberá abandonar el tabaco y el alcohol, así como tomar baños tibios, y evitar las saunas. Debería eliminar los aditivos, los conservantes y los edulcorantes artificiales, en especial si tiene más de 35 años. Convendría que se alimentara de la manera más sana posible (*véanse* págs. 24-29), con abundante frutas y verduras ecológicas ricas en antioxidantes. Otro factor primordial en el daño del ADN es el peso. Cuando el índice de masa corporal (IMC) está por encima de 25 (*véase* pág. 297), existe mayor riesgo de fragmentación del ADN espermático. El problema aumenta cuando el IMC es superior a 30. Anime a su pareja a practicar ejercicio físico regular para perder peso.

EMBARAZO, PARTO Y LACTANCIA

Me encanta ver cómo avanza la gestación, entre otras cosas porque sé

que bajo su preciosa apariencia exterior subyace un intrincado trabajo

para mantener a la madre y al bebé en óptimas condiciones.

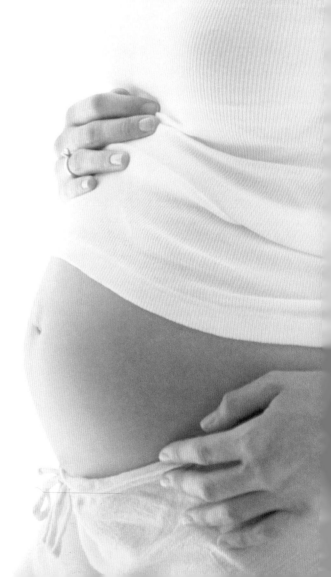

Durante el embarazo, las hormonas se alteran, los músculos y los ligamentos se distienden, el corazón trabaja más y el organismo almacena grandes cantidades de líquido y reservas de grasa. No obstante, durante la mayor parte de la gestación, si usted es como la mayoría de las mujeres, se sentirá llena de salud. Aun así, en un primer momento, tendrá náuseas matutinas y dolor de ligamentos, y hacia el final de la gestación sentirá molestias en la espalda y experimentará dolores durante el parto, momentos en los que los increíbles cambios que concurren en su cuerpo quizás hagan que se sienta mal.

He advertido que el embarazo suele representar el primer contacto de muchas mujeres con la medicina natural, ya que (con razón) los médicos alopáticos se muestran reacios a recomendar medicamentos durante la gestación y, por el mismo motivo, muchas mujeres no desean tomarlos si penetran en la placenta y el feto puede absorberlos. En este apartado se realizará un recorrido por algunos de los problemas, tanto los más frecuentes como los menos comunes, pero, sin embargo, importantes, que pueden tener lugar durante la gestación y el parto. Asimismo, se proporciona una serie de consejos de cómo la medicina nutricional y natural pueden ayudar (desde aliviar las náuseas matutinas hasta reducir los dolores del parto). No obstante, si le inquieta algo durante su embarazo, no confíe sólo en un libro. Es muy importante que acuda a su médico antes de iniciar cualquier forma de medicina correctiva (natural o de otro tipo) con el fin de descartar la existencia de problemas graves tanto para usted como para su futuro hijo.

Salud durante el embarazo

Albergar una nueva vida en su interior resulta una experiencia sorprendente y al mismo tiempo gratificante. Ahora, más que en cualquier otro momento de su vida, deseará saber qué tipo de alimentos y hábitos de vida son los mejores para usted.

Necesitará conocer qué alimentos evitar, así como cuáles consumir y qué tipo de suplementos nutricionales debe tomar. Otros aspectos de la salud también son importantes (por ejemplo, ¿cómo mantenerse en forma pero sin riesgo durante el embarazo?). Las siguientes páginas ofrecen una guía única para un embarazo natural y saludable.

EL VALOR DE LA ALIMENTACIÓN

Durante los nueve meses de embarazo, usted literalmente «crea» a su bebé (casi desde la nada). Por esta razón, hay que recalcar lo importante que resulta que ingiera alimentos nutritivos y saludables.

En cierto modo, el feto se encuentra protegido en el interior de su útero (se sabe que si el organismo no dispone de suficiente alimento, primero satisfará las necesidades del feto). De todos modos, esto no debe hacerle olvidar las consecuencias de lo que usted decida comer (o no comer) sobre la salud de su futuro hijo. El feto que crece en su interior es muy sensible a su estado nutricional; una ingesta pobre en nutrientes esenciales puede alterar el desarrollo de sus órganos, e influir en su estructura y función a largo plazo. Como resultado, aumenta el riesgo de que, una vez que haya dado a luz, el bebé tenga problemas de salud que pueden perdurar hasta la edad adulta.

Durante los nueve meses de embarazo (e incluso más si decide darle el pecho), su hijo dependerá totalmente de usted para recibir todos los nutrientes que necesita. Debe alimentarse bien desde el mismo momento en que descubra que está embarazada. La responsabilidad es muy grande, pero fácil de seguir si estudia las orientaciones que se ofrecen a continuación. Si ya ha seguido las pautas acerca de los cuidados preconceptivos (*véanse* págs. 168-173), es probable que no necesite realizar grandes cambios para cubrir las demandas nutricionales extras propias del embarazo. Sólo tendrá que escuchar a su cuerpo y seguir su ejemplo.

DIETA DURANTE EL EMBARAZO

La cantidad de alimentos que debe consumir no debe incrementarse en exceso durante el embarazo. Sin embargo, con el fin de sustentar a su futuro hijo, es necesario aumentar la ingesta de nutrientes esenciales. Requerirá una generosa dosis de vitaminas B, D y E, además de magnesio, selenio y zinc. Trate de tomar los siguientes alimentos y suplementos nutricionales:

Proteínas Durante el embarazo, su cuerpo requiere más proteínas para que su futuro hijo pueda desarrollarse de manera adecuada. Asegúrese de tomarlas (vegetales o animales) en cada comida. Por ejemplo, si desayuna unas gachas, esparza unas cuantas semillas molidas por encima. Algunas fuentes saludables de proteína incluyen las legumbres, el pescado, los productos lácteos, los frutos secos, las semillas, los cereales integrales y ciertas verduras (como el brócoli o las espinacas).

Grasas esenciales Ingiera la suficiente cantidad de grasas esenciales procedentes del pescado azul, los frutos secos y las semillas, ya que son cruciales para el desarrollo del cerebro, los ojos y el sistema nervioso central del feto, en especial durante el primer trimestre del embarazo. Es posible que se sienta algo confusa con respecto a los beneficios del pescado azul, ya que, por un lado, se sabe que es importante para usted y para el feto y, por otro lado, se recomienda no ingerir más de dos raciones de pescado azul a la semana durante el embarazo, debido a los altos niveles de mercurio presentes en este alimento. Para optimizar los niveles de grasas esenciales procedentes del pescado le recomiendo que evite el tiburón, el pez espada y el marlin, y limite su ingesta de atún a dos filetes frescos a la semana o cuatro latas de atún medianas. Los otros pescados azules (sardinas; salmón, este último de anzuelo u orgánico y no de piscifactoría; arenques; caballa y anchoas) son todos ellos beneficiosos. Los suplementos de aceite de pescado resultan también adecuados, siempre y cuando provengan de fuentes de confianza, que se habrán analizado para detectar posibles contaminantes. Deberían contar con abundante EPA y DHA (en mi consulta recomiendo un suplemento que incluya 700 mg de EPA y 500 mg de DHA en sólo dos cápsulas, que se deben tomar a diario). No consuma suplementos de aceite de hígado de bacalao o de cualquier otro pescado durante el embarazo: contienen mucha vitamina A, que puede ser tóxica para el feto.

Hierro Durante el embarazo aumenta ostensiblemente el volumen de sangre, lo que significa que necesita una cantidad de hierro extra para producir hemoglobina para el creciente número de eritrocitos. Alimentos ricos en hierro son los huevos, las verduras de hoja verde, las algas marinas, los albaricoques, las lentejas, el mijo y los cereales integrales. Evite el híga-

do, porque contiene grandes cantidades de vitamina A (*véase* izquierda). Para favorecer la absorción de hierro procedente de los alimentos, no tome té negro, durante al menos treinta minutos antes o después de cada comida: los taninos del té impiden que su organismo pueda absorber esta sustancia (y también otros minerales como el calcio).

Su ginecólogo o comadrona le realizarán una prueba de anemia (bajos niveles de hierro en sangre) durante el embarazo y le prescribirán suplementos de hierro sólo si los necesita. Si es su caso, adquiera hierro ecológico, como el citrato de hierro o el quelato de hierro, que se mezclan con aminoácidos para que su absorción resulte más sencilla. Asimismo, tómelo siempre con un suplemento de vitamina C y en ayunas, ya que de esta manera se favorece su absorción.

Calcio El feto necesita calcio para tener unos huesos y unos dientes fuertes. La naturaleza es sabia y las investigaciones han demostrado que durante el embarazo su organismo absorbe más cantidad de calcio de los alimentos (y no lo toma de nuestros propios huesos, como se creía antiguamente). Unas buenas fuentes de calcio son los productos lácteos ecológicos, las verduras de hoja verde, las semillas de sésamo y el pescado

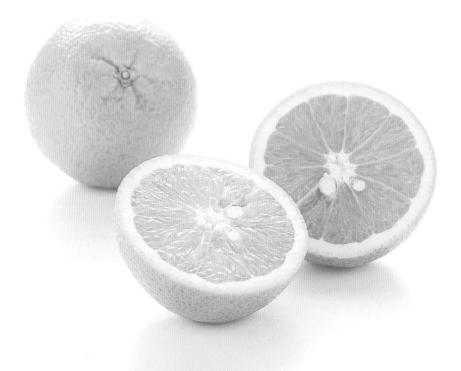

con las espinas incluidas (como el salmón en lata). Evite las espinacas y el ruibarbo, ya que contienen ácido oxálico, que bloquea la capacidad del organismo para absorber el calcio.

Ácido fólico Este nutriente, esencial durante el embarazo, es en realidad una vitamina del grupo B (B$_9$) y ayuda a prevenir el riesgo de deformaciones del canal espinal de su futuro hijo. Puede cubrir sus necesidades de ácido fólico con un buen suplemento prenatal que contenga 400 µg de este elemento, así como con el consumo de, como mínimo, una ración al día de verduras de color verde oscuro, como el brócoli. También debería tomar dos o tres raciones de fruta (las fresas y los plátanos son perfectos) al día. Trate de no cocinar demasiado los alimentos, puesto que el calor evita que se conserve el ácido fólico.

Vitamina C El feto necesita vitamina C para tener unos huesos y unos dientes fuertes. Los cítricos, las bayas, el brócoli, la coliflor y los pimientos son alimentos ricos en vitamina C. Además, le recomiendo un suplemento de vitamina C, ya que es mejor que cualquier otro suplemento prenatal que esté tomando (*véase* recuadro, derecha). Tome 500 mg de vitamina C con bioflavonoides (en forma de ascorbato de magnesio, no como ácido ascórbico) dos veces al día.

Un embarazo a base de productos ecológicos

Si lleva una dieta variada y saludable, rica en frutas, verduras, cereales integrales, frutos secos, semillas, legumbres, huevos y pescado azul obtendrá un gran número de nutrientes esenciales, en especial si adquiere productos ecológicos.

Si su cuerpo asimila productos químicos, el feto también lo hará. Los alimentos ecológicos son la mejor elección durante el embarazo, ya que no se han tratado con pesticidas, herbicidas u otras sustancias tóxicas. Si su economía no se lo permite, opte por alimentos ecológicos de pequeño tamaño (ya que cuanto más pequeño es el alimento, más pesticidas absorbe). Adquiera alimentos elaborados con cereales ecológicos (como la avena y el pan integral) y compre plátanos convencionales, por ejemplo. Adquiera zanahorias y patatas ecológicas, porque sólo necesita limpiarlas muy bien, pero no pelarlas, y la mayoría de los nutrientes de gran valor se concentran justo debajo de la piel. Asimismo, puede emplear cebollas convencionales,

ya que de todas maneras tiene que pelarlas. La sociedad actual comporta que no podamos evitar la exposición a todos los productos químicos, pero haga todo lo que esté a su alcance en función de los recursos y opciones de que disponga.

¿Cuánto debe comer?

El embarazo es una etapa de extremos: nunca se ha sentido tan emocionada o cansada, y nunca ha tenido tanto apetito. Pero también debería preocuparse por el aumento de peso;

SUPLEMENTOS NUTRICIONALES

Durante el embarazo, tome un suplemento que contenga los siguientes nutrientes en la dosis que más se aproxime a la de esta lista. Si le resulta imposible encontrar un buen suplemento prenatal en los establecimientos de su zona, puede adquirirlo a través de Internet (*véase* pág. 320).

Vitamina B$_1$: 10 mg
Vitamina B$_2$: 10 mg
Vitamina B$_3$: 10 mg
Vitamina B$_5$: 10 mg
Vitamina B$_6$ (como piridoxal -5-fosfato): 10 mg
Vitamina B$_{12}$: 50 µg
Vitamina C con bioflavonoides: 150 mg
Vitamina E: 200 UI
Vitamina D$_3$ (colecalciferol): 5 µg
Betacaroteno: 833,3 µg
Ácido fólico: 400 µg
Calcio (como citrato): 40 mg
Cromo (de Saccharomyces): 20 µg
Hierro (como citrato): 5 mg
Magnesio (como citrato): 28 mg
Manganeso (como citrato): 2 mg
Selenio (como selenito de sodio): 100 µg
Zinc (como citrato): 7,5 mg

incluso es posible que haya iniciado el embarazo con sobrepeso. No es el momento de pensar en dietas de adelgazamiento o en limitar grupos de alimentos (ya que significaría privar a su propio cuerpo y al de su futuro hijo de valiosas vitaminas y minerales). Además, a medida que va perdiendo peso, su organismo va liberando las toxinas que se encuentran almacenadas en la grasa, hasta el punto de alcanzar al feto antes de que el cuerpo las elimine.

Si se alimenta de manera saludable y mantiene unos niveles de glucemia estables (mediante pequeñas y frecuentes ingestas de alimentos de calidad; *véase* inferior), perderá los kilos de más y alcanzará el peso adecuado. Durante el embarazo, debería proponerse no ganar más de 15 kilos ni menos de 5.

En esta etapa de su vida, será más susceptible a que se produzcan cambios en los niveles de glucemia; por tanto, evite consumir azúcares refinados en todas sus variantes. No tienen ningún valor nutricional y tan sólo aportan calorías vacías que le harán ganar peso y le provocarán altibajos en los niveles de glucemia. Asimismo, tenga cuidado con los zumos de fruta. Si bien un vaso de zumo de naranja puede contener 8 naranjas, ha perdido su fibra y, por tanto, puede tener un efecto adverso en el equilibrio de la glucemia (la fibra modera la respuesta del organismo frente al azúcar de la fruta). En su lugar, tome zumos suaves o diluidos con agua. Otro pequeño detalle que le puede ayudar a saber cuánto debe comer es tomarse su tiempo y masticar bien. Su cerebro tarda 20 minutos en recibir la señal de saciedad, por tanto, si come con rapidez ingerirá muchas calorías antes de que el cerebro le envíe el mensaje de que su cuerpo ya está saciado.

SUPLEMENTOS

Si bien lo ideal es proporcionar los nutrientes necesarios para el feto por medio de la alimentación, es muy posible que ésta no sea suficiente, en especial en el caso del ácido fólico y el resto de

ALIMENTOS QUE SE DEBEN EVITAR DURANTE EL EMBARAZO

Los alimentos «poco saludables», como la comida rápida, los fritos, los productos que contienen grasas hidrogenadas (trans) y las carnes procesadas (salchichas, hamburguesas, etcétera) deben eliminarse durante el embarazo.

Evite la carne, las aves y el pescado poco cocinados, ya que pueden provocar intoxicación alimentaria, igual que los huevos crudos. Estos últimos pueden producir salmonelosis, que no perjudicará directamente al feto, pero le provocará diarrea y vómitos, y le hará sentirse muy mal.

Las enfermedades que se transmiten a través de los alimentos también son frecuentes con el consumo de patés, ensaladas listas para consumir y queso azul o cremoso sin pasteurizar, como el *brie* o el stilton. Todos estos alimentos pueden contener listeria, una bacteria que puede transmitirse al feto y ocasionar un aborto espontáneo. Sin embargo, los quesos curados sí se pueden consumir.

Las golosinas, los chocolates, los alimentos procesados y los refrescos carbonatados contienen grandes cantidades de azúcares refinados y no tienen ningún valor nutricional (*véase* superior), por tanto, evítelos. La cafeína puede aumentar el riesgo de sufrir un aborto espontáneo, lo que hace aconsejable limitar su consumo a una taza de té o café al día. El alcohol puede perjudicar el desarrollo del feto, de manera que debería abstenerse por completo de tomarlo durante el embarazo.

No obstante, no se convierta en esclava de la alimentación. Si en torno al 90 % de su dieta es saludable, puede darse el lujo de disfrutar de alguna golosina, como el helado o el chocolate, de vez en cuando. Pero escoja los de mejor calidad, puesto que no contendrán edulcorantes artificiales, conservantes ni colorantes. Una dieta sana y equilibrada engloba una amplia variedad de alimentos (por tanto, no los subestime). Disfrute de un poco de todo, pero con moderación.

Página siguiente: infusión de manzanilla

vitaminas del grupo B, la vitamina C, el calcio y el hierro; de ahí la importancia de tomar suplementos nutricionales prenatales durante el embarazo (*véase* recuadro, pág. 195). Con independencia del suplemento que elija, lo más importante es asegurarse de que no contiene más de 2.500 UI (diarias) de vitamina A, ya que un exceso puede resultar tóxica para el feto (sin embargo, el betacaroteno que el organismo necesita para la producción de la vitamina A es beneficioso). No obstante, recuerde que ningún suplemento prenatal sustituye una dieta sana.

PLANTAS

Las plantas pueden resultar de ayuda ante diversas molestias incómodas del embarazo. Quizá desee probar con una infusión de jengibre para las náuseas matutinas o una manzanilla para el estrés. Sin embargo, igual que los aceites esenciales, las plantas son sustancias potentes y algunas de ellas no son aconsejables durante el embarazo (entre otras, la angélica de China y el sello dorado). Visite a un profesional que le pueda aconsejar de manera adecuada.

OTRAS TERAPIAS NATURALES

Es muy probable que durante el embarazo su médico se muestre reacio a prescribirle medicamentos convencionales por miedo a que puedan perjudicar al feto (infórmele de los fármacos que toma regularmente tan pronto como sepa que está embarazada). Por esta razón, las terapias complementarias resultan una alternativa aconsejable para el bienestar de cualquier embarazada.

Las sesiones con un buen profesional de la acupuntura y/o de la digitopuntura, así como de la hipnoterapia, la homeopatía, la meditación, el yoga y la reflexología han demostrado ser útiles en el alivio de los síntomas propios del embarazo, por ejemplo, el cansancio, el dolor muscular y las náuseas matutinas. También puede probar las siguientes terapias (con la debida orientación por parte de un especialista).

Aromaterapia y masaje Un masaje de aromaterapia puede relajar los músculos cansados, calmar el dolor de piernas o de espalda e incluso prevenir la aparición de estrías (*véase* recuadro, pág. 198) durante el embarazo. El simple hecho de inhalar el aroma de algunos aceites puede ayudar a serenar la ansiedad que provoca el parto o a relajarla durante el mismo. Sin embargo, practique aromaterapia siempre bajo el control y guía de un especialista cualificado, ya que existen numerosos aceites esenciales que están contraindicados durante el embarazo, y resulta importante que su tratamiento no sólo prescinda de ellos, sino que también se adapte a sus necesidades personales. Debería evitar los aceites esenciales de: albahaca, laurel, salvia romana, consuelda, hinojo, hisopo, enebro, mejorana, melisa, mirra, romero, tomillo y salvia.

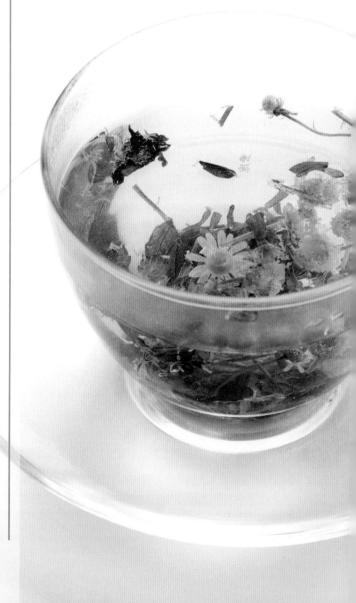

EJERCICIO

Antiguamente (cuando la gestación se consideraba una enfermedad) se creía que no se debía practicar ejercicio físico si se estaba embarazada. En la actualidad, los expertos animan a las futuras madres a mantenerse activas, porque resulta positivo tanto para ellas como para su hijo. En el único caso en el que se puede poner en peligro al feto es cuando se realiza un ejercicio agotador, intenso o violento, como la escalada o el montañismo, el boxeo o correr una maratón (los abdominales también se excluyen). Sin embargo, la práctica de actividad física moderada, por ejemplo, treinta minutos al día caminando a paso ligero o la natación pueden prevenir los problemas de un aumento excesivo de peso, una mala higiene postural, dolor de espalda y una deficiente imagen de uno mismo. Además, en momentos con un estado de ánimo bajo durante la gestación, el ejercicio favorecerá el buen humor.

Si estaba en forma antes del embarazo, debería ser capaz de seguir estándolo. No obstante, consulte a su médico antes de comenzar cualquier programa de actividad física. Trate de asistir a clases de yoga para embarazadas. Los suaves estiramientos y las posturas de yoga no sólo le reportarán grandes beneficios durante el embarazo, sino que también pueden facilitar el parto.

Es posible que considere que el embarazo ya resulta un entrenamiento por sí solo y prefiera descansar. En realidad, si realiza algún tipo de actividad física de manera regular, controlará su peso y fortalecerá su cuerpo para las exigencias del embarazo, el parto y la recuperación posparto. Piense en los nueve meses de embarazo como un período de entrenamiento: se está ejercitando para ser una madre en forma, preparada para recibir a su bebé con energía cuando éste llegue al mundo y dispuesta a hacer frente a todo lo que implica el hecho de cuidar de una nueva vida.

MASAJE ANTIESTRÍAS

La mejor manera de prevenir las estrías durante el embarazo es seguir una dieta saludable, beber mucha agua e hidratar la piel por la mañana y la noche. Un masaje regular también puede resultar beneficioso, ya que un aceite de masaje o una crema que se aplique en las áreas más propensas a tener estrías favorece la circulación y evita que aparezcan. Intente realizarse el siguiente masaje antiestrías, tan a menudo como sea posible, durante todo el embarazo.

1 Siéntese en una posición cómoda en una silla o en el suelo. (Si está embarazada de más de cuatro meses, no se recomienda acostarse.) Póngase una generosa cantidad de aceite de vitamina E o crema o manteca de cacao corporal en la palma de una mano y frótela con la otra.

2 Si es necesario, añada un poco más de aceite o crema en las manos y masajee los muslos, primero uno y después el otro. Frote la parte superior con firmeza, pero sin que le produzca incomodidad, y dé ligeros pellizcos en la piel.

3 Mediante movimientos ligeros y suaves, comience en la parte superior del abdomen, con una mano sobre la otra, y realice suaves movimientos en la dirección de las agujas del reloj (primero en la parte izquierda) alrededor de todo su vientre.

4 Para concluir, realice un suave masaje en cada pecho con suaves y ligeros toques alrededor de todo el contorno (deténgase si los siente doloridos o irritados).

Depresión prenatal

Probablemente ya conozca todo sobre la depresión posparto o posnatal; sin embargo, quizá no haya oído hablar sobre un trastorno sorprendentemente común, la depresión prenatal.

El embarazo debe ser un momento de gran alegría, en especial si es deseado. Sin embargo, actualmente se cree que las mujeres tienen más probabilidades de deprimirse durante el embarazo que después de éste. Un estudio del *British Medical Journal* demostró que casi tres de cada veinte mujeres sufren trastornos depresivos a lo largo de la gestación, y, sobre todo, en torno a las treinta y dos semanas. Por suerte, en la gran mayoría de los casos, la depresión desaparece cuando nace el bebé; además, no parece que las mujeres que tienen depresión prenatal tengan que sufrir también depresión posnatal.

SÍNTOMAS

El decaimiento y la depresión son dos cosas diferentes. El embarazo es un momento traumático: las hormonas fluctúan desenfrenadamente, los órganos están más comprimidos y, por lo general, todo el cuerpo se encuentra bajo presión tanto física como mental. Al tener que enfrentarse a todo ello, no es extraño que las mujeres se sientan decaídas de vez en cuando durante el embarazo; sin embargo, ¿se trata de depresión?

La respuesta es no. Los cambios de humor y los breves períodos de tristeza no pueden calificarse como depresión, que se caracteriza por un estado crónico de tristeza. A continuación, se describen los síntomas de la depresión prenatal: puede presentar tanto insomnio como somnolencia; puede sentirse irritada, enfadada o muy sensible con demasiada facilidad; puede ser propensa a episodios de llanto, y es posible que se aleje de sus amistades y familiares; incluso puede pensar en autolesionarse o lesionar al feto, y casi con toda seguridad dejará de cuidarse. Lo más importante es reconocer estos síntomas y buscar ayuda, ya que se trata de un trastorno muy real: no le debe avergonzar buscar el apoyo de los demás, aunque en un primer momento sólo sea un buen amigo o una buena amiga.

CAUSAS

Aunque parece que algunos factores predisponen a las mujeres a la depresión prenatal, resulta imposible afirmar categóricamente quién desarrollará este trastorno y quién no. Si se siente identificada con alguna de las siguientes categorías, cabe la posibilidad de que exista cierto riesgo real. Esté atenta a los síntomas y hable con alguien lo antes posible si cree que puede estar sufriendo una depresión, pero no se obsesione.

Herencia Muchas depresiones ocultan un factor hereditario, es decir, tiene más probabilidades de sufrir algún tipo de depresión si sus padres, abuelos o incluso tíos la han sufrido o la sufren. También es más propensa a la depresión prenatal si ya ha padecido antes algún tipo de depresión.

Estrés y ansiedad adicionales Como ya se ha dicho, aunque el embarazo debería ser un período de alegría, también puede provocar estrés físico y mental. Si, además, existen otros factores en su vida que le provocan estrés (como un trabajo nuevo o demasiado complicado, la pérdida de un familiar, una separación u otros problemas de pareja), las dificultades pueden ser muy grandes y dar lugar a que aparezca la depresión. El estrés resultante de una relación, del pasado o del presente, en la que existen abusos también puede desencadenar una depresión. Cuando tantas cosas de su propio cuerpo están fuera de control, el hecho de haber sufrido un abuso, ya sea sexual, emocional, físico o verbal, puede hacer que la maternidad se convierta en una experiencia traumática, en lugar de feliz.

El propio embarazo Para las madres primerizas, el embarazo está lleno de incógnitas. El cuerpo experimenta cambios desconocidos hasta ese momento, y la perspectiva de la responsabilidad que supondrá cuidar del bebé antes y después de que nazca puede llegar a ser abrumadora. De la misma manera, muchas madres que están embarazadas de su segundo hijo pueden deprimirse al pensar que no podrán con dos hijos, que el primero puede pensar que ya no le querrá como antes, o que será difícil para el segundo estar a la altura del primero. Los aspectos menos agradables del embarazo, como, por ejemplo, las náuseas matutinas, también pueden provocar depresión prenatal. Finalmente, si se han sufrido frecuentes abortos en el pasado o si se ha perdido un hijo, el embarazo puede generar ansiedad y ésta desembocar en depresión.

Todo esto parece muy pesimista, pero recuerde que para la mayoría de las mujeres el embarazo es un momento de alegría (aunque a veces necesiten apoyo).

TRATAMIENTOS CONVENCIONALES

Sea sincera con su médico y coméntele sus sentimientos. Es poco probable que le recete antidepresivos, ya que están contraindicados durante el embarazo; la única excepción sería si su doctor pensara que puede albergar pensamientos suicidas.

La ayuda psicológica es el apoyo más importante que le pueden ofrecer; si su médico no lo menciona, le recomiendo que usted misma busque un especialista.

DIETA

Lo que comemos ejerce un gran impacto en la química de nuestro cerebro. Aunque los cambios en los hábitos nutricionales (falta de apetito, atracones, etcétera) son un síntoma común de depresión prenatal, intente llevar una alimentación saludable. Si es necesario, pídale a alguien que cocine por usted.

Controlar la glucemia resulta imprescindible, de manera que intente comer poco y a menudo (trate de realizar unas seis pequeñas comidas al día); elimine el azúcar añadido (en pasteles, galletas y zumos de frutas) y los estimulantes como la cafeína. Asimismo, intente combinar los alimentos de manera adecuada.

Muchos antidepresivos como la fluoxetina se conocen como fármacos inhibidores selectivos de la recaptación de serotonina (ISRS) porque optimizan el uso de serotonina, uno de los neurotransmisores que controlan el estado de ánimo. Sorprendentemente, las féculas ayudan a incrementar los niveles de serotonina. Un estudio ha demostrado que una alimentación que contenga abundantes carbohidratos y pocas proteínas puede reducir los síntomas de fatiga y depresión.

Pero ¿por qué? Para producir serotonina, el cerebro necesita triptófano. Este aminoácido se encuentra en los productos lácteos, el pescado, los plátanos, los dátiles, la soja y las almendras, pero éstas y otras formas de proteína también contienen otros aminoácidos.

Al ingerir una proteína, el cuerpo la descompone en aminoácidos que pasan al torrente sanguíneo. Cuando llegan al cerebro, se encuentran con la barrera hematoencefálica, que tan sólo permite el paso de unos cuantos. Como siempre hay menos triptófanos que otros aminoácidos, la mayoría de las veces no pueden traspasar esa barrera. Sin embargo, esto ya no ocurre si los alimentos contienen también féculas, ya que este tipo de hidratos de carbono ayudan al cuerpo a segregar insulina. Ésta utiliza los otros aminoácidos antes de que lleguen a la barrera hematoencefálica, lo que permite la entrada de triptófano en el cerebro. Por tanto, asegúrese de combinar siempre proteína con hidratos. Por ejemplo, si come pescado con verdura, añada patatas, arroz o pasta, ambos integrales.

Cuando nos deprimimos, solemos tener tendencia a comer alimentos que contienen féculas, como el pan, los pasteles, los caramelos y otros dulces y bollos. En cierto modo, el cuerpo se está recetando su propia medicina. Pero recuerde que muchos de los alimentos que nos apetecen combinan azúcares con carbohidratos refinados, lo que nos provocará una subida de glucosa, acompañada de una inevitable bajada. Intente acostumbrarse a resistir la tentación y a optar por féculas de buena calidad, como pueden ser el arroz o el pan, ambos integrales, entre otros.

SUPLEMENTOS

Los déficits de ciertos nutrientes pueden causar depresión, por tanto, es de vital importancia tomar un suplemento prenatal. Aumente también la ingesta de zinc, ya que la carencia de este mineral provoca decaimiento; tome como mínimo 30 mg al día. Finalmente, adquiera un suplemento de calidad de aceite de pescado rico en omega-3 (que contenga al menos 700 mg de EPA y 500 mg de DHA, una vez al día). Altos niveles de estos aceites le servirán de gran ayuda para aliviar la depresión y el abatimiento continuado.

PLANTAS

Si bien diversas plantas (como la hierba de san Juan) se utilizan para tratar la depresión, no le aconsejo que tome ninguna durante el embarazo. Sin embargo, le recomiendo que deje en manos de un naturópata la prescripción de las que puede tomar.

OTROS TRATAMIENTOS NATURALES

Homeopatía No tiene nada que perder, y sí mucho que ganar, si recurre a la homeopatía para aliviar la depresión prenatal. Aunque es importante acudir a un homeópata cualificado, puede probar los siguientes remedios en casa. Tome el que sea más adecuado para usted a una potencia 30 CH tres veces al día entre las comidas.
• *Lycopodium* puede ayudar cuando la depresión va acompañada de mal humor.
• *Pulsatila*, si siente ganas de llorar y tristeza sin ninguna razón aparente.
• *Sepia*, cuando sienta irritabilidad, ganas de llorar, y esté baja de moral.

Aromaterapia Los aceites esenciales pueden resultar beneficiosos para animarse durante la gestación. Sin embargo, utilícelos solamente si está embarazada de más de tres meses (o 24 semanas en el caso del aceite esencial de lavanda). Añada 2 o 3 gotas de los siguientes aceites a la bañera, o utilice un total de 15 gotas diluidas en 6 cucharadas de otro aceite (como el aceite de almendra dulce) para darse un masaje.
• Para reducir la depresión y la irritabilidad: bergamota y manzanilla romana o común.
• Para aliviar la depresión y la ansiedad: jazmín.
• Para estimular el sueño: lavanda.
• Para levantar el ánimo: rosa.

AUTOAYUDA

Practique ejercicio Quizás no tenga ganas de hacer ejercicio, pero el esfuerzo vale la pena. El ejercicio libera endorfinas, unas sustancias químicas que nos hacen sentirnos más felices. También puede mejorar su autoestima, que es muy importante, en especial, si ésta se ha resentido a raíz de su embarazo. Practicar natación, yoga o salir a caminar son buenos ejercicios para las mujeres embarazadas. Intente dedicar al menos treinta minutos diarios a alguna actividad física.

Lleve un diario Anote sus pensamientos y sentimientos en un diario, ya que le puede ayudar a deshacerse de algunas ideas confusas relacionadas con el embarazo. Además, escriba cada día las cosas positivas que le hayan pasado.

Utilice la visualización Siéntese o estírese en una habitación tranquila y sin distracciones e imagínese en algún lugar hermoso, como un jardín o una playa cálida. Este ejercicio le puede resultar muy eficaz si lo practica cada día durante unos diez o quince minutos (cuanto más tiempo, mejor). Intente retener todas las visiones, sonidos y olores en su mente.

MUSICOTERAPIA

Cualquier tipo de música que tenga connotaciones felices para usted la puede animar. Escoja una canción y escúchela relajada mientras imagina cómo fluye toda la ansiedad a través de los dedos de las manos y de los pies. Piense en la maravillosa vida que se está desarrollando en el interior de su vientre. Transmita sentimientos positivos a su futuro hijo, e imagínese que él (o ella) hace lo mismo con usted. Grabe la canción a un reproductor Mp3 y llévelo con usted. Escúchela siempre que esté triste; no tardará en sentirse más animada.

Náuseas matutinas

Si sufre mareo del viajero (cinetosis), ya conocerá esa sensación de mareo que no desaparece hasta que no deja de moverse. Las náuseas matutinas son exactamente iguales (aunque la diferencia es que no puede dejar de moverse para que cesen).

Durante el primer trimestre del embarazo, más del 80 % de las mujeres sienten náuseas matutinas. No obstante, y a pesar de su nombre, éstas no sólo acaecen por la mañana.

Se cree que las náuseas matutinas están causadas por sustancias químicas o por toxinas derivadas de una mayor actividad hormonal; sus síntomas son calambres, acidez de estómago, antojos, hambre voraz, sabor metálico en la boca, cansancio y debilidad generalizada. Los vómitos, que es posible se presenten sin previo aviso, pueden aliviar las náuseas temporalmente; sin embargo, también pueden hacer que la futura madre se sienta muy cansada, además de provocarle hemorragia nasal y cefalea. Por desgracia, todos estos síntomas forman parte del embarazo y su médico no le podrá recetar nada para aliviar estas molestias del primer trimestre de embarazo.

Si bien es cierto que las náuseas matutinas pueden ser una mala experiencia, se sentirá mejor cuando sepa que, según un reciente estudio del Instituto Nacional de Salud Infantil y Desarrollo Humano de Estados Unidos, las mujeres que sienten náuseas durante el embarazo tienen menos probabilidades de sufrir un aborto. Así que, por muy negativas que parezcan, las náuseas matutinas suelen ser una señal de que todo va bien.

NÁUSEAS MATUTINAS Y AUMENTO DE PESO

A muchas mujeres, las náuseas matutinas les provocan ansiedad porque tienen la creencia de que, al vomitar y no aumentar de peso, su hijo no estará bien alimentado. Sin embargo, esto no es así; el cuerpo es muy sabio y, en la gran mayoría de los casos, nutrirá al bebé antes que a la madre. Además, los vómitos tenderán a desaparecer en las primeras semanas del segundo trimestre, cuando la placenta ya esté formada, y aún le quedará mucho tiempo por delante para ganar peso. No obstante, si en algún momento pierde más del 5 % de lo que pesaba antes de quedarse embarazada, es importante que se lo comente a su médico.

DIETA

A pesar de que las continuadas y desagradables náuseas matutinas le hagan preguntarse si alguna vez volverá a disfrutar de la comida como antes, gracias a las mujeres que atiendo en mi consulta he podido comprobar que incluso pueden tener efectos positivos. Ante el temor de que aparezcan las náuseas,

HIPERÉMESIS GRAVÍDICA

En la mayoría de las mujeres, las náuseas matutinas son de leves a moderadas. Sin embargo, en otras, se presentan en su forma más agresiva, lo que se conoce como *hiperémesis gravídica*. Si sufre este trastorno, es posible que precise hospitalización para que la alimenten por vía intravenosa debido a la imposibilidad de mantener ningún tipo de alimento o bebida en el estómago. Este trastorno puede ser peligroso tanto para usted como para el feto, de manera que si vomita tanto que le impida comer y beber, resulta esencial que visite a su médico de inmediato.

Página siguiente: almendras

se plantean su alimentación con más calma, en especial si la habían tenido un poco descuidada antes de quedarse embarazadas. Las náuseas matutinas pueden actuar como un importante estímulo para plantearse una visible mejora en la dieta e incluso para empezar de cero.

En general, trate por todos los medios de no consumir alimentos fritos, comidas picantes o cafeína. Evite también cepillarse los dientes inmediatamente después de comer, ya que ello le puede provocar náuseas. No se complique con la comida. Es posible que delegar la cocina a otra persona y alejarse de los olores desagradables quizá le sirva de ayuda. Lleve ropa holgada y evite, en la medida de lo posible, viajar en automóvil, autocar o avión, ya que pueden empeorar sus síntomas. La comida muy fría o muy caliente también se le puede indigestar. Si siente tantas náuseas que incluso le cuesta tomarse los suplementos prenatales, hágalo cuando se sienta menos mareada y siempre durante las comidas. Además, intente seguir, en la medida de lo posible, los consejos que se proporcionan a continuación para tratar de mitigar las náuseas típicas del embarazo.

Coma pequeñas cantidades y a menudo Mantener un nivel de glucemia equilibrado le ayudará a aliviar los síntomas. Intente combinar hidratos de carbono complejos con un poco de proteína y no pase más de tres horas sin comer. Puede picar una tostada integral o galletitas de centeno con *hummus* ecológico, o una tostada con huevos revueltos bien cocinados. Intente tomar una galletita integral cuando se levante y lleve unas cuantas en el bolso para poder comerse una cuando sienta náuseas.

Pruebe el vinagre de manzana Al levantarse, tómese una taza de agua tibia con dos cucharaditas de vinagre de manzana. El vinagre de manzana tiene un pH neutro, por lo que puede calmar la acidez de estómago y evitar que le produzca náuseas.

Consuma almendras Ponga en remojo diez almendras crudas durante la noche; a la mañana siguiente pélelas y cómaselas. Son ricas en proteínas y calcio; además, pueden ayudar a asentar el estómago.

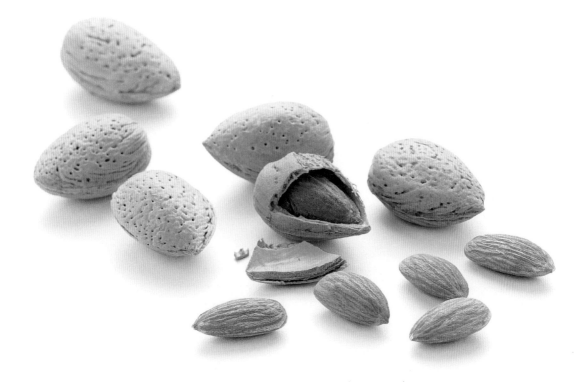

Beba agua Aunque el hecho de beber agua en sí mismo no le calmará las náuseas, es esencial que lo haga para recuperar los fluidos que pierde al vomitar (aunque no todas las mujeres vomitan). Una bebida que le puede ayudar a sentirse mejor es medio litro de agua mineral con el zumo de medio limón y una pizca de sal. El zumo de limón alcaliniza el agua y ayuda a asentar el estómago, lo que, probablemente, atenuará las náuseas.

SUPLEMENTOS

■ VITAMINA B$_6$ (25 mg, una vez al día) Algunos expertos consideran que las náuseas matutinas se deben a los altos niveles de estrógenos en el organismo. Los estrógenos se pueden acumular cuando el hígado no los elimina de forma eficaz. La vitamina B$_6$ optimiza la función del hígado y ayuda a eliminar toxinas.

PLANTAS

■ JENGIBRE Este remedio casero puede resultar muy eficaz contra las náuseas matutinas. Los suplementos de jengibre alivian las náuseas, porque favorecen que los alimentos pasen con mayor rapidez a través del sistema digestivo y reducen la estimulación en la parte del cerebro que provoca las náuseas o los vómitos. Existen diferentes maneras de tomar jengibre, aunque la más eficaz es la infusión. Para elaborar una decocción de jengibre, tome un trozo de jengibre, pélelo y ralle un poco, hasta obtener una cucharadita. En un cazo, lleve a ebullición una taza de agua a fuego lento, añada el jengibre rallado y, sin subir el fuego, cueza 10 minutos. Cuele el líquido resultante y tómeselo. Si lo quiere endulzar, añada un poco de sirope de arce o miel. Como alternativa, puede tomar cápsulas de jengibre (1 g al día, en dos o tres dosis, en función de la cantidad que contenga cada cápsula).

OTROS REMEDIOS NATURALES

Homeopatía Si bien la mejor opción es acudir a un homeópata experto, puede probar los siguientes remedios en casa. Tome el que le resulte más adecuado a una potencia de 30 CH cuatro veces al día durante tres días. Si no nota mejoría, pruebe otro remedio o recurra a un especialista.

ANTOJOS

Cuando se está embarazada, es el momento de escuchar al cuerpo, ya que puede transmitir lo que necesita y lo que no. Por ejemplo, es posible que deje de consumir ciertos alimentos o bebidas como el café, e incluso que llegue a sentir aversión con sólo olerlos. También puede desear comer algún tipo de alimento en concreto.

Algunas veces, los antojos pueden ser síntoma de un déficit nutricional e indicarnos qué tipo de alimento necesita nuestro cuerpo. Los caprichos de helado, por ejemplo, pueden indicar falta de grasa, proteína o calcio. Con independencia de lo que se le antoje, lleve una alimentación equilibrada y escoja siempre la opción más saludable. Por tanto, si le apetecen los dulces, añada más proteína a su alimentación para equilibrar la glucemia y no tener ese antojo, o escoja dulces más saludables, como las pasas.

• El *Arsenicum* está indicado si tiene sensación de náuseas constantes, algunos vómitos y si se siente agotada o decaída.
• La ipecacuana está indicada cuando las náuseas matutinas no mejoran después de vomitar o comer alguna cosa.
• La *Nux vomica* está indicada si siente náuseas, y es muy recomendable si vomita.
• La *Sepia* resulta eficaz en el caso de que sienta náuseas continuamente, pero remiten cuando ingiere pequeñas cantidades de alimento y a menudo.

Digitopuntura Un estudio demostró que las mujeres que se someten a un tratamiento de digitopuntura presentan un 60% de mejoría en las náuseas matutinas. El punto de digitopuntura que corresponde a las náuseas se encuentra en la base de la muñeca, a unos cinco centímetros del pliegue de la muñeca en la parte interior del brazo (puede encontrar el punto si coloca los dedos índice y corazón en horizontal en la muñeca desde la base de la palma de la mano). Presione el punto durante unos segundos cada vez que sienta náuseas. Como alternativa, puede adquirir cintas de digitopuntura, que le resultarán muy eficaces (son las mismas que se utilizan para el tratamiento de la cinetosis). En caso de que deseara someterse a un tratamiento individualizado, le recomiendo que acuda a la consulta de un acupuntor de confianza. Una sesión dos veces por semana durante tres o cuatro semanas aliviará notablemente los síntomas. Si no le gustan las agujas, pruebe la homeopatía.

Aromaterapia Pruebe a rociar un pañuelo con unas gotas de aceite esencial de palisandro y de lavanda e inhálelo durante el día.

AUTOAYUDA

Un modo de ayudarse es descansar tanto como pueda (las náuseas pueden ser un indicio de que no se reposa lo suficiente); además, si es posible, tómese su tiempo para levantarse por la mañana y separe lo que come de lo que bebe (beba poco y muchas veces durante el día y entre comidas). Asimismo, puede seguir los siguientes consejos.

Salga a pasear El hecho de caminar no sólo reducirá su estrés, sino que también hará que se olvide de las náuseas. Es mejor salir a pasear por una zona verde que por la calle, ya que de esta manera podrá respirar profundamente lejos de los humos de los vehículos.

Tómese las cosas con calma Las náuseas matutinas están relacionadas con el estrés y la fatiga, de manera que intente relajarse y desconectar siempre que pueda. Puede seguir los consejos de las páginas 309-311. Intente practicar la relajación cada día.

Pruebe la terapia a base de limón El zumo de limón puede aliviar las náuseas (incluso sólo con olerlo). Corte un limón por la mitad y frótese el zumo en las manos; cada vez que sienta náuseas colóquese las manos en la cara y respire profundamente. Como alternativa, puede mezclar el zumo de limón con agua fría o caliente y tomárselo.

ESTREÑIMIENTO EN EL EMBARAZO

La pared muscular de un intestino sano se contrae para impulsar las heces hasta que el cuerpo las expulsa. Una de las causas del estreñimiento es un fallo en este mecanismo, lo que provoca que las heces se queden atascadas en el intestino y se endurezcan. Por desgracia, es fruto de las hormonas que se producen durante el embarazo, que hacen que el intestino trabaje con menos eficacia. La presión que ejerce la matriz sobre la pared del intestino también puede dificultar su funcionamiento normal. Aunque parezca un problema de escasa importancia, el estreñimiento puede provocar hemorroides como resultado del esfuerzo para expulsar las heces.

No utilice laxantes, ya que los intestinos se pueden habituar a ellos y hacerse perezosos. Realice sencillos cambios en su alimentación, como, por ejemplo, tomar más líquidos (el agua y las infusiones son muy buenos). También es posible aumentar la cantidad de fibra mediante un mayor consumo de frutas, verduras (con piel) y cereales integrales. Evite el salvado y el llantén de avena, ya que pueden producir distensión abdominal y flatulencia. Ponga en remojo durante toda la noche una cucharada de semillas de linaza integral ecológica y tómesela por la mañana antes de desayunar. Finalmente, evacúe siempre que sienta la necesidad e intente caminar durante al menos treinta minutos al día, puesto que el ejercicio favorece el funcionamiento regular del intestino.

Dolor de espalda

El peso del feto y el debilitamiento de los ligamentos durante el embarazo

provocan que entre el 50 y el 75 % de las embarazadas padezca algún tipo

de dolor de espalda a lo largo del período de gestación.

Por fortuna, puede actuar de diferentes maneras para intentar prevenir el dolor de espalda y, si lo padece, para aliviarlo y evitar que se convierta en un problema crónico tras el nacimiento del bebé.

CAUSAS

Todo lo que puede causar dolor de espalda a una mujer en cualquier etapa de su vida también se lo puede producir cuando está embarazada. Adoptar una mala postura, levantar objetos del suelo de manera inadecuada, tener los músculos débiles o tensos y haber sufrido lesiones son factores que pueden implicar cierto estrés o tensión para los ligamentos, los músculos, los discos intervertebrales o las articulaciones. Si está embarazada, permanecer durante mucho tiempo de pie puede hacer que empeore el dolor de espalda. También puede agravarse al final del día, porque los músculos de la espalda se cansan y los ligamentos ceden a causa del peso corporal. El peso adicional del feto hace que la presión y el dolor sean más severos. Sin embargo, existen otros aspectos relacionados con el embarazo que pueden generar dolor de espalda.

Causas específicas del embarazo

Los cambios en los niveles hormonales pueden hacer que los músculos y los ligamentos se relajen, en especial durante los últimos meses de embarazo, momento en que el cuerpo se prepara para el parto. El peso del feto puede provocar una curvatura en la parte inferior de la columna vertebral, la cual, a su vez, ejerce presión en los músculos y los ligamentos. El feto también obliga a los órganos a desplazarse hacia arriba y hacia atrás, lo que implica que la caja torácica se ensanche y ejerza presión en los músculos intercostales. Finalmente, el centro de gravedad cambia poco a poco para acomodar al bebé, hecho que, en sí mismo, puede dar lugar a dolor de espalda. Para corregirlo, intente mantenerse de pie en una superficie firme y con los pies con una separación equivalente a la anchura de los hombros.

Otras causas bastante comunes en las molestias de espalda durante el embarazo son el dolor en la cintura pélvica y la ciática. El dolor en la cintura pélvica es el resultado de la distensión de los ligamentos y causa inestabilidad en la pelvis lo que, a su vez, provoca dolor e inflamación. Si el malestar se localiza en la parte anterior del cuerpo, puede deberse a un trastorno conocido como *disfunción de la sínfisis púbica*, en el que la distensión de los ligamentos afecta a la articulación que une las dos mitades de la pelvis. Esto puede causar dolor e inflamación en la parte anterior del cuerpo.

El nervio ciático es el más largo del cuerpo y se extiende a lo largo de la médula espinal, así como de cada una de las piernas. La *ciática*, nombre con el que se conoce el dolor que se siente (el síntoma), aparece cuando algo comprime o causa inflamación en el nervio ciático al salir de la médula espinal. En el caso del embarazo, la compresión se produce por el aumento del tamaño del útero. Esto puede afectar a la función nerviosa, en la medida en que causa hormigueo en las piernas y dolor a lo largo de la parte posterior de éstas. El problema puede persistir incluso después del embarazo.

EL DESARROLLO DEL FETO altera el equilibrio al tensar la columna vertebral.

CUANDO EL DOLOR DE ESPALDA ES MOTIVO DE PREOCUPACIÓN

La mayoría de los dolores de espalda asociados al embarazo desaparecerán en el momento en que el cuerpo vuelva a la normalidad tras el parto. Sin embargo, existen diversos tipos de afecciones asociadas al embarazo que necesitan tratamiento, de manera que nunca ignore ningún síntoma que le pueda parecer sospechoso o inusual. Los pinchazos en la parte baja de la espalda pueden indicar un parto prematuro, mientras que un dolor intenso de espalda, acompañado de hemorragia vaginal o secreciones tiene que ser evaluado por un médico. Por norma general, si está preocupada por el dolor de espalda, acuda a la consulta de su ginecólogo sin más dilación.

TRATAMIENTOS CONVENCIONALES

A pesar de que el dolor de espalda puede resultar agotador, consulte siempre a su médico antes de tomar cualquier tipo de analgésico mientras esté embarazada. En mi opinión, a menos que el dolor sea insoportable y le impida llevar una vida normal, debería evitar tomar cualquier tipo de fármaco durante el embarazo; como alternativa, puede probar los tratamientos naturales que se indican a continuación.

TRATAMIENTOS NATURALES

Osteopatía La manipulación osteopática, además de servir de apoyo para los músculos y los ligamentos, puede ayudar al cuerpo a soportar el peso del feto. Gracias a ello, el bebé no ejercerá tanta presión sobre la espalda de la madre.

Acupuntura La acupuntura es un tratamiento muy útil para el dolor de espalda, puesto que ayuda a reducir la inflamación y a relajar los músculos. Un acupuntor colocará las agujas en el foco del dolor y después añadirá varias más en el meridiano conectado al mismo (*véase* pág. 47).

Masaje Durante el embarazo, los masajes pueden favorecer la relajación de los músculos de la espalda y, por lo general, aliviar cualquier tensión del cuerpo. Le recomiendo encarecidamente que acuda a un masajista profesional durante el embarazo, ya que será éste quien detectará sus necesidades específicas.

AUTOAYUDA

Unas simples técnicas y terapias naturales le pueden aliviar, tratar e incluso prevenir las molestias del dolor de espalda generalizado durante el embarazo. Sin embargo, si sospecha que le duele la cintura pélvica, disfunción de la sínfisis púbica o ciática (*véase* página anterior), o si las molestias de espalda no remiten con las medidas de autoayuda que se describen a continuación, es importante que acuda a su médico, quien le podrá derivar al fisioterapeuta, en caso de que lo considere necesario.

Adopte una postura correcta Resulta sorprendente el gran número de mujeres que solucionan sus dolores de espalda simplemente mediante una postura corporal correcta. Para estar de pie de manera cómoda y adecuada, ponga los pies ligeramente separados, con las piernas rectas y las manos a los lados o detrás de usted. Manténgase bien erguida y apriete ligeramente los glúteos, ya que esto ayuda a echar los hombros hacia atrás y a abrir la parte superior del pecho, lo que facilita la respiración. Para caminar con la columna y la cabeza erguidas, mire al frente. Lleve calzado plano y cómodo; colóquese el bolso en bandolera o distribuya el peso entre varias bolsas para que haya equilibrio entre las manos, los brazos y los hombros. Eche los hombros hacia atrás y hacia abajo, pero sin inclinar la columna.

Siéntese y levántese con cuidado Intente no pasar mucho tiempo en la misma postura, en especial si está de pie. Si debe hacerlo, utilice la postura que se describe en el apartado anterior o apoye un pie en un taburete bajo. Cuando esté sentada, mantenga los pies planos en el suelo y ligeramente separados y coloque la silla de manera que sus rodillas queden ligeramente por encima de su cadera, o utilice un cojín en forma de cuña para colocar la columna de manera correcta. Si está sentada ante un escritorio, asegúrese de que la altura sea la correcta para trabajar sin tener que inclinarse sobre él.

Duerma de lado y levántese de la cama con cuidado Duerma sobre el lado izquierdo, con las rodillas flexionadas. También le puede resultar útil colocar una almohada entre las rodillas y otra bajo el abdomen. Algunas mujeres encuentran alivio con una almohada larga. Cuando se levante de la cama, estire todo el cuerpo, flexione las rodillas y ruede hacia el lado por el que bajará. Permanezca así un momento y después siéntese poco a poco. Apoye los pies en el suelo con firmeza y presione suavemente la cama con las manos para incorporarse.

Aprenda a levantar objetos Si tiene que levantar algo pequeño, póngase en cuclillas, sujete el objeto cerca de su cuerpo y levántese con un estiramiento de rodillas. No flexione la cintura ni alce el objeto con la espalda; intente no girarse. Evite asir las cosas de manera brusca y no estire los brazos por encima de la cabeza. Pida a alguien que le lleve los objetos pesados.

Manténgase en forma Un ejercicio suave y regular apropiado para embarazadas le ayudará a conservar la espalda fuerte e incluso le aliviará el dolor que ya sentía. Caminar es un ejercicio excelente para la espalda, siempre y cuando siga las indicaciones sobre la postura corporal (*véase* pág. 207). Además, los estudios demuestran que la natación puede reducir el dolor de espalda durante el embarazo. Sin embargo, si opta por esta disciplina, practique sólo aquellos estilos en los que sumerge la cabeza en el agua mientras nada (como braza o crol), ya que mantener el cuello hacia arriba implica un esfuerzo para la espalda. Los ejercicios del suelo pélvico (*véase* recuadro, pág. 127) fortalecerán la musculatura de la espalda, y la postura del gato en yoga (*véase* recuadro, pág. 123), que se puede practicar perfectamente durante el embarazo, también puede calmar el dolor de espalda.

Piense en frío y calor Aplique calor a la espalda por medio de un baño, una bolsa de agua caliente o una manta eléctrica. No obstante, algunas mujeres sienten más alivio si alternan las aplicaciones calientes con las frías. Un chorro de agua caliente dirigido hacia la espalda con la ducha también puede aliviar el dolor.

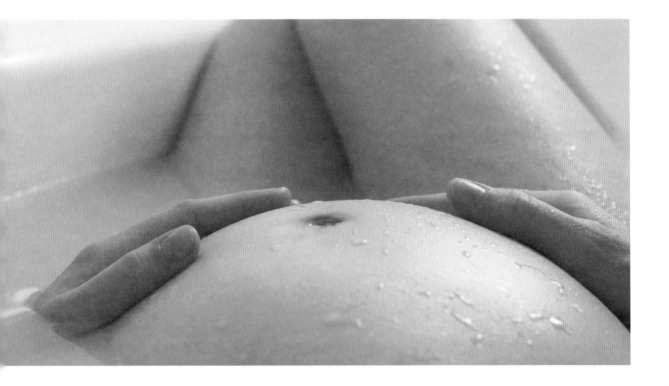

Diabetes gestacional

La diabetes del embarazo (o diabetes gestacional) afecta a entre el 2 y el 3 %
de las mujeres embarazadas. Si bien esta afección puede causar cierta intranquilidad,
es tratable.

La diabetes consiste en una afección en la que el nivel de glucemia es elevado porque el cuerpo no produce suficiente insulina (la hormona que regula la glucosa), o la que produce no
cumple bien su cometido.

SÍNTOMAS

El aumento de la sed, la necesidad de orinar con frecuencia y la
sensación de fatiga son síntomas de diabetes gestacional. Sin
embargo, también son los síntomas de un embarazo normal.
Por esa razón, la diabetes puede pasar desapercibida, de ahí
que los análisis rutinarios de sangre y orina (solicitados por su
ginecólogo o comadrona) sean decisivos.

CAUSAS

Durante el embarazo, diversas hormonas bloquean de una
manera característica la acción normal de la insulina con el
fin de garantizar que el feto reciba suficiente glucosa para su
propio desarrollo. Para compensarlo, el organismo produce
más insulina. La diabetes del embarazo aparece cuando el
cuerpo no puede compensarla de manera adecuada y se incrementa el nivel de glucosa en sangre.

Nadie sabe por qué algunas mujeres padecen diabetes gestacional y otras no, pero el riesgo es mayor en el caso de contar
con antecedentes familiares. Asimismo, aumenta si el feto ha
nacido muerto, o ha dado a luz a un niño muy grande (con un
peso superior a 4,5 kilos), si tiene sobrepeso u obesidad, o si
padece SOPQ (*véanse* págs. 83-87).

DIAGNÓSTICO

La diabetes gestacional por lo general se inicia durante la segunda mitad del embarazo, entre las semanas 20 y 24. A lo

EQUILIBRAR LA GLUCEMIA

Este gráfico muestra lo que sucede en dos momentos:
cuando los niveles de glucemia están descompensados
(y fluctúan muchísimo [línea gris clara]) y cuando
son los correctos (línea gris oscura), donde los niveles
ascienden y descienden lentamente a lo largo del día.
En el caso de padecer diabetes gestacional, los niveles
glucemia son siempre altos (hiperglucemia), como
muestra la línea naranja. Si eliminan los alimentos
y bebidas que provocan la subida de la glucemia
(como los alimentos ricos en azúcares y refinados,
y también la cafeína), puede reducir el nivel
de glucemia de manera natural.

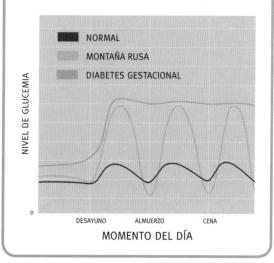

NORMAL
MONTAÑA RUSA
DIABETES GESTACIONAL

NIVEL DE GLUCEMIA

DESAYUNO   ALMUERZO   CENA
MOMENTO DEL DÍA

largo de la gestación, su ginecólogo o comadrona le realizarán análisis de sangre y orina sistemáticos que revelarán el problema, y una prueba de tolerancia a la glucosa lo confirmará. Si los análisis son positivos, el reposo permitirá que esta alteración desaparezca, por lo general tras el nacimiento del bebé; si no es así, es posible que ya existiera un importante riesgo de que en el futuro sufriera diabetes.

RIESGOS

El mayor riesgo es que la diabetes gestacional es un síntoma de una afección denominada *preeclampsia* (*véanse* págs. 212-215). La preeclampsia produce hipertensión arterial, un exceso de líquido amniótico y parto prematuro; también puede provocar un crecimiento exagerado del bebé, lo que puede suponer dificultades en el parto. Como resultado, las mujeres con diabetes gestacional tienen más probabilidades de tener un parto por cesárea que las mujeres que no la sufren. Asimismo, después del nacimiento, puede ser más propensa a padecer diabetes de tipo II.

El recién nacido también puede tener unos niveles bajos de glucemia (hipoglucemia), porque después del nacimiento pueden continuar produciendo demasiada insulina. Afortunadamente, en muchos casos, una alimentación normal con lactancia materna o leche maternizada resulta suficiente para equilibrar los niveles de azúcar en la sangre del bebé, pero en algunos casos, su médico puede recomendar que le administren suero glucosado (dextrosa). En casos extremos, cuando los médicos no son capaces de controlar los niveles de azúcar en sangre del bebé, aumenta ligeramente el riesgo de muerte. Es más probable que el bebé padezca ictericia (la piel y la esclerótica de los ojos amarillean). En general, no es grave y suele desaparecer sin necesidad de ningún tratamiento médico. La diabetes gestacional puede aumentar el riesgo de que el bebé nazca con problemas congénitos, como una malformación en el corazón, o con síndrome de dificultad respiratoria, y es posible que en el futuro tenga cierta predisposición a la obesidad y la diabetes (aunque el riesgo no es alto).

TRATAMIENTOS CONVENCIONALES

Si le diagnostican diabetes gestacional, su médico le derivará a una consulta con médicos y enfermeras especializados en esos casos. Le indicarán con qué frecuencia necesita someter-

se a análisis para controlar los niveles de glucemia y los resultados que debe tener. En este ámbito, tanto la medicina natural como la convencional coinciden por completo, y le proporcionarán una dieta cuidadosamente calculada y un programa de ejercicios. Su alimentación se centrará en controlar la glucemia, así como en garantizar que exista un correcto equilibrio entre las proteínas y los hidratos de carbono que ingiere. Ya se sabe que el ejercicio regular y moderado puede ayudar a equilibrar los niveles de glucemia, de manera que le recomendarán que practique al menos treinta minutos diarios de actividad física que la deje ligeramente sin aliento.

Si la alimentación y los cambios en su estilo de vida no equilibran la glucemia, entonces es posible que precise inyecciones diarias de insulina, y su médico o comadrona especializada le mostrarán cómo proceder. También le enseñarán a reconocer los síntomas de una bajada de azúcar en sangre (hipoglucemia), como palidez, temblores, hambre o sudores. Le aconsejarán qué debe hacer si muestra dichos síntomas, como, por ejemplo, tener a mano una bebida azucarada y no alcohólica. En raras ocasiones, la hipoglucemia provoca pérdida del conocimiento, en cuyo caso necesitará una inyección de glucagón, que permite que el hígado libere glucosa en la sangre para restablecer los niveles de su organismo. Es muy buena idea asegurarse de que su familia y amigos sepan cómo actuar si se desmaya, e incluso llevar una nota en su bolso en la que informe de su situación e indique qué hacer en caso de emergencia.

Cuando el bebé haya nacido, su médico o comadrona comprobarán los niveles de glucemia suyos y de su hijo.

DIETA

Todo lo que ingiere o bebe afecta a la glucemia; así, ciertas mujeres con un historial de diabetes gestacional intentan evitar esta alteración en sucesivos embarazos simplemente con una alimentación correcta. Y lo mismo se puede aplicar a mujeres que han acudido a mi consulta con resultados de análisis al límite.

En realidad, la alimentación no diferirá demasiado de una «típica» dieta sana durante el embarazo (*véanse* págs. 193-197) pero deberá ceñirse estrictamente a ella. En general, necesitará beber mucha agua (por lo menos ocho vasos al día) y realizar tres comidas y tres refuerzos entre horas. Resulta impor-

DIETA IDEAL PARA UN DÍA

El siguiente menú es perfecto para una mujer con diabetes gestacional.

DESAYUNO Copos de avena ecológica, cocidos con agua mejor que con leche y coronados con semillas molidas de diferentes tipos; o un huevo revuelto sobre una tostada de pan integral o de centeno.

A MEDIA MAÑANA Una pieza de fruta con un puñado de frutos secos y semillas.

COMIDA Sardinas asadas con una tostada de pan integral o de centeno; o *humus* (puré de garbanzos) y verduras con pan pita de harina integral.

MERIENDA Galletas de avena con mantequilla de anacardos y mermelada de frutas (sin azúcar añadido).

CENA Quinoa con verduras asadas; o lentejas y verduras al curry con arroz basmati integral.

SUPLEMENTOS

Tome un buen suplemento prenatal (*véase* pág. 320), así como los que se mencionan a continuación.

■ VITAMINA C con bioflavonoides (300 mg dos veces al día, como ascorbato de magnesio) La vitamina C está relacionada con el metabolismo de la glucosa, de manera que puede regular el azúcar en sangre y prevenir la diabetes. La dosis que se menciona corresponde a un día entero, de modo que debe tener en cuenta la del suplemento prenatal.

■ CROMO (200 µg/día, incluida la cantidad del suplemento prenatal) Si el médico ha considerado necesario esperar cierto tiempo para comprobar si la diabetes se soluciona con un enfoque nutricional (lo que indica que su afección no necesita un tratamiento urgente), aumente la ingesta de cromo, ya que favorece la capacidad de la insulina para distribuir la glucosa entre las células, y, por tanto, permite que desciendan los niveles de glucemia. Si sigue un tratamiento con medicación, no tome más cromo.

■ ÁCIDOS GRASOS OMEGA-3 (1.000 mg de aceite de pescado que contenga por lo menos 700 mg EPA y 500 mg DHA diarios) El aceite de pescado es importante contra la diabetes gestacional, porque ayuda a mantener las células flexibles, de manera que los receptores de la superficie de las mismas son más capaces de utilizar la insulina con eficacia. (Si es vegetariana, tome aceite de linaza.)

PLANTAS

Unos cuantos remedios a base de hierbas pueden estabilizar los niveles de glucosa en sangre. Se suelen recomendar la canela y el fenogreco. Sin embargo, como algunas plantas pueden tener un efecto muy rápido sobre los niveles de glucemia, y como éstos varían en función de cada persona, no adquiera ningún remedio herbal sin antes consultar a algún fitoterapeuta cualificado e informar a su ginecólogo de lo que va a hacer.

OTROS TRATAMIENTOS NATURALES

Digitopuntura y acupuntura La Organización Mundial de la Salud aprueba el uso de la acupuntura para tratar la diabetes. En términos de medicina china, se cree que esta patología consiste en un déficit de la energía yang del cuerpo. Un especialista puede utilizar hasta doce puntos de acupuntura en una sesión de tratamiento.

tante distribuir las comidas durante todo el día, a intervalos, y combinar hidratos de carbono integrales con proteínas saludables en todas las comidas, así como tomar algún tentempié para mantener estable la glucemia. Deberá evitar el azúcar y los alimentos dulces, y también los hidratos de carbono refinados, como el pan blanco, los pasteles, los caramelos y los alimentos elaborados, porque su organismo los convierte en azúcar con demasiada rapidez. Consuma alimentos naturales sin refinar (como cereales integrales, frutos secos, semillas, legumbres y vegetales), ya que le permitirán la liberación de glucosa de forma constante. Para concluir, no tome zumos de fruta concentrados, puesto que el azúcar alcanzará el torrente sanguíneo con demasiada rapidez.

Preeclampsia

Caracterizada por hipertensión arterial y proteinuria (altos niveles de proteínas en la orina), la preeclampsia es una alteración que, si se permite su evolución hacia una eclampsia, puede acarrear serias complicaciones tanto a usted como a su hijo.

La preeclampsia se presenta en una de cada catorce mujeres embarazadas y, por lo general, tras la semana 20 de gestación. Su gravedad varía, pero, cuanto más fuerte se presente, mayor será el riesgo de sufrir complicaciones.

SÍNTOMAS

La preeclampsia se caracteriza básicamente por hipertensión arterial. Cuando la presión sanguínea es demasiado alta, disminuye la cantidad de sangre que el organismo proporciona al feto, y éste, al estar desnutrido, puede dejar de desarrollarse de manera normal. Como consecuencia, el bebé puede ser demasiado pequeño (un problema que se conoce como *retraso del crecimiento intrauterino*). La presión de la sangre en una mujer (esté embarazada o no) se sitúa alrededor de 120/80 mm Hg (o un poco menor, lo que es preferible). La primera cifra corresponde a la presión sistólica, la presión máxima a la que está la sangre durante el latido, cuando el corazón bombea con más fuerza; el número más bajo hace referencia a la presión diastólica, la presión mínima a la que está la sangre junto en el momento en que el corazón se relaja durante el latido. La presión de la sangre se mide en milímetros de mercurio (mm Hg).

La preeclampsia se clasifica como leve o grave. En la primera, la lectura de la presión sanguínea probablemente se situará alrededor de 140/100 mm Hg y se acompañará de una ligera hinchazón en manos y pies, pero no se detectará proteinuria. En la preeclampsia grave, la presión sanguínea puede ser mucho más alta, hasta alcanzar 160/110 mm Hg, y la muestra de orina mostrará trazas de proteínas, porque los riñones ya realizan un sobreesfuerzo para funcionar de manera adecuada. Estos síntomas, al igual que los que se mencionan en la página siguiente, indican que la preeclampsia es grave y que precisa tratamiento médico urgente.

Otros síntomas incluyen edemas (líquido acumulado en los tejidos) y proteinuria. En los controles rutinarios de embarazo, realizados por su médico o comadrona, aparecerán esos datos, de ahí la importancia de que se deba mantener una regularidad en las revisiones.

En algunas ocasiones, la preeclampsia se desarrolla con gran rapidez, de modo que no dude en llamar a su médico o comadrona si muestra cualquiera de los síntomas siguientes durante la segunda mitad del embarazo (o los primeros días después del parto, porque la preeclampsia todavía es un riesgo durante las cuatro semanas después del nacimiento): rápido aumento de peso, repentina hinchazón en los tobillos o la cara, visión borrosa, disminución de la micción, cefalea, confusión o ansiedad, dificultad para respirar al hacer un esfuerzo, náuseas o vómitos y dolor en la parte superior del abdomen.

CAUSAS

A ciencia cierta, la etiología de la preeclampsia aún hoy es un misterio, aunque hay quien considera que puede atribuirse a un mal funcionamiento de la placenta. Se sabe que el riesgo de padecerla aumenta si se pertenece a alguna de las siguientes categorías: si se trata de su primer embarazo; si el embarazo es múltiple (como gemelos); si padece hipertensión, diabetes mellitus, alguna enfermedad renal, en el tejido conjuntivo, o vascular; si tiene menos de 25 años o ya ha superado los 35; si tiene sobrepeso o padece obesidad; o si usted o miembros de su familia han sufrido preeclampsia o eclampsia. Sin embargo, también hay que tener en cuenta que factores como el estrés, las preocupaciones o trabajar durante el embarazo no provocan preeclampsia y no existe ninguna razón evidente para no seguir llevando una vida normal durante la gestación.

RIESGOS

Aproximadamente una de cada cinco mujeres con preeclampsia grave desarrolla el síndrome de HELLP, caracterizado por hemólisis, disfunción hepática y trombocitopenia. Básicamente significa que las células de la sangre empiezan a romperse y el hígado deja de funcionar con eficacia, lo que a su vez aumenta el riesgo de sufrir hemorragias serias.

No obstante, la situación más grave aparece cuando la preeclampsia degenera hacia un estado que amenaza su vida denominado *eclampsia*. Alrededor de una entre cien mujeres con preeclampsia padece eclampsia, que causa crisis convulsivas y coma (en la madre). El principal objetivo de cualquier tratamiento para la prevención de la preeclampsia es evitar la eclampsia. Por fortuna, somos capaces de diagnosticar y tratar la preeclampsia con tanta eficacia que, actualmente, la eclampsia es un caso raro.

TRATAMIENTOS CONVENCIONALES

Si le han diagnosticado una preeclampsia leve, es posible que sólo precise controles regulares con su doctor o comadrona, siempre que su estado continúe bajo control. Debería reposar en cama tanto como le sea posible, acostada sobre el lado izquierdo, porque esa postura aumenta la circulación de la sangre hacia la placenta, o sentada recta y bien apoyada. Probablemente, una comadrona la visitará cada día para controlar la presión sanguínea y, en caso de que empeorase de manera significativa, seguramente tendrá que ser ingresada en una clínica u hospital. Una vez allí, el control será absoluto: los médicos utilizarán monitores para controlar en todo momento el crecimiento del feto. Un CTG (cardiotocógrafo) es un aparato que se fija en el vientre gracias a unas cintas o correas para controlar el ritmo del corazón del feto.

El tratamiento más eficaz de la preeclampsia es que nazca el bebé. Esto se debe a que, después del parto, la presión sanguínea, así como cualquier otro síntoma, por lo general suelen restablecerse pronto. De ahí la posibilidad de que su médico decida inducir el parto (o el nacimiento por cesárea). Cuando el parto se avanza sólo unas pocas semanas antes de lo previsto, el riesgo del bebé es mínimo, pero es posible que se vea obligada a tomar una difícil decisión si padece una preeclampsia grave en una fase temprana del embarazo. Usted y su pareja, junto con el ginecólogo, necesitarán tener en cuenta la trascendencia de la situación y su riesgo en caso de complicaciones. También debe valorar el riesgo para el bebé (recuerde que, con preeclampsia, el feto no se desarrolla correctamente) si decide continuar con el embarazo en lugar de dar a luz antes de tiempo.

Fármacos Un extenso estudio publicado en 2002 demostró que la administración de sulfato de magnesio a las madres con preeclampsia reduce aproximadamente a la mitad el riesgo de desarrollar eclampsia (y también disminuye el peligro de padecer convulsiones, sintomáticas de la preeclampsia grave). La medicación se administra durante unas 24 a 48 horas por infusión intravenosa y se emplea especialmente en mujeres con preeclampsia grave, donde existe un riesgo mayor de que derive hacia un estado de mayor peligro. Si su preeclampsia no es grave, le prescribirán fármacos para regular la presión sanguínea.

DIETA

Una dieta sana y equilibrada, con un razonable aumento de peso durante el embarazo, puede ayudar a controlar la hipertensión. Siga las pautas que se indican en las páginas 193-197 para alimentarse de una manera saludable durante la gestación y asegúrese de que la ingesta de sal sea la adecuada (dentro de las pautas habituales de salud), porque al contrario de lo que se aconseja a las mujeres no embarazadas (y, por consiguiente, a los hombres) durante el embarazo, el sodio de la sal mantiene alto el flujo de líquidos en su organismo, lo que ayuda a reducir la presión sanguínea y la hinchazón. Asimismo, beba mucho líquido.

LA PALABRA
eclampsia deriva
del término
griego que significa
«destello súbito».

SUPLEMENTOS

Un estudio de 2006 reveló que las mujeres embarazadas que tomaban un suplemento prenatal eran un 45% menos propensas a padecer preeclampsia que las embarazadas que no lo hacían (el porcentaje de éxito era del 71% en las embarazadas sin sobrepeso). Por tanto, asegúrese de adquirir un suplemento prenatal de buena calidad (*véase* pág. 320) que contenga los siguientes componentes.

■ VITAMINAS del complejo B (ácido fólico 0,5 a 5 mg; B_6 25-50 mg; B_{12} 500 μg) Estas vitaminas del complejo B ayudan a controlar los niveles de homocisteína en sangre, ya que se ha advertido que son elevados en las mujeres embarazadas que sufren preeclampsia. La homocisteína se produce por un proceso natural en el cual el organismo descompone un aminoácido llamado *metionina*. Cuando el organismo no elimina la homocisteína de la manera adecuada, los niveles se incrementan, y esto contribuye al deterioro de los vasos sanguíneos y la coagulación de la sangre.

■ CALCIO (700 mg/día) Las investigaciones han demostrado que los suplementos de calcio pueden reducir el riesgo de que las mujeres padezcan hipertensión y preeclampsia durante el embarazo. El calcio juega un papel importante en la coagulación de la sangre y la estructura de las células, por tanto, contar con unos niveles adecuados de calcio puede prevenir la coagulación anómala de la sangre y la hipertensión arterial.

■ ANTIOXIDANTES (vitamina C con bioflavonoides, 500 mg dos veces al día, como ascorbato de magnesio; vitamina E, 400-600 UI/día) Si bien no se conoce la etiología de la preeclampsia, se cree que pueden jugar un papel muy importante el aumento del estrés oxidativo y la reducción de las defensas antioxidantes.

■ AJO (1.000 mg de ajo añejo/día). Este magnífico alimento tiene efectos muy conocidos en el descenso de la presión sanguínea, y, además, es completamente seguro tomarlo durante el embarazo.

■ ÁCIDOS GRASOS OMEGA-3 (1.000 mg de aceite de pescado que contenga por lo menos 700 mg EPA y 500 mg DHA). Los bajos niveles de ácidos grasos omega 3 se relacionan con un aumento del riesgo de padecer preeclampsia Un trabajo de investigación evidenció que la incidencia de la preeclampsia era unas siete veces más alta en mujeres embarazadas que tenían unos bajos niveles de omega-3. (Si es vegetariana, utilice aceite de linaza.)

TRATAMIENTOS NATURALES

Homeopatía Puesto que la preeclampsia puede convertirse en un problema serio, consulte a un homeópata para que le proporcione un tratamiento individualizado (coménteselo primero a su médico). Sin embargo, las siguientes soluciones resultan útiles cuando se toman en una potencia de 30 CH cuatro veces al día durante cinco días. Emplee los remedios que sean más adecuados para usted. Si no presenta mejoría después de cinco días, acuda a la consulta de un homeópata cualificado y siga un control ginecológico.

• *Aurum metallicum*, si tiene hipertensión, está estresada y tiene deseo de ingerir dulces.

• *Belladona* para la hipertensión acompañada de rubores y cara enrojecida, pero con las manos y los pies fríos.

• *Natrum muricatum* para reducir la retención de líquidos y la hinchazón.

Acupuntura La hipertensión suele responder bien a la acupuntura (un tratamiento también puede ayudar a reducir la hinchazón en manos y pies).

Aromaterapia Utilice aceites esenciales como el de ylang-ylang, naranja y madera de sándalo (pueden ayudar a reducir la presión sanguínea, calmar el organismo y regular el ritmo del corazón). Añada una o dos gotas de cada aceite al agua de baño y relájese durante veinte minutos. Como alternativa, utilice hasta 15 gotas de un aceite, o una mezcla, diluida en 6 cucharaditas de aceite de base, que puede ser aceite de almendras dulces, para un masaje de cuello y hombros.

AUTOAYUDA

Relajación Cualquier tipo de relajación resulta útil para reducir la presión sanguínea. Los ejercicios de meditación de este libro pueden ser de ayuda, y para las posturas acuda a clases de yoga para embarazadas. Le recomiendo que emplee una técnica de relajación por lo menos una vez al día, o dos, si puede dedicar quince minutos cada vez.

Vigile la postura al dormir Duerma sobre el lado izquierdo, ya que aliviará el peso que soportan los vasos sanguíneos más importantes.

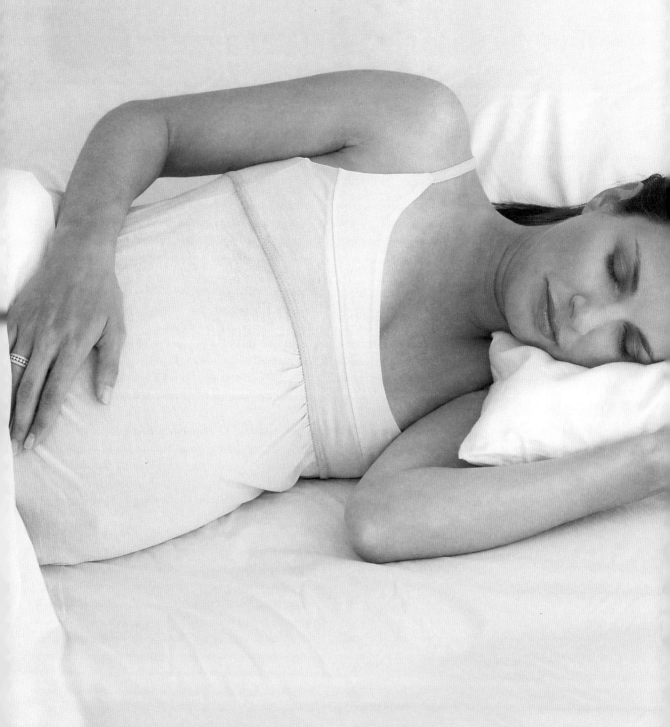

Diferentes maneras de dar a luz

Tras desarrollarse en su interior durante unas cuarenta semanas, el bebé ya está listo para el parto (la etapa final del embarazo y, tal vez para algunas mamás expectantes, la que más intimida de todas).

Si bien es muy posible que un parto no tenga nada que ver con los que aparecen en las películas, una cosa es cierta: tomar al bebé en sus brazos por primera vez hará que todo el esfuerzo parezca un recuerdo difuso y lejano.

PARTO NATURAL (VAGINAL)

La manera más sencilla de dar a luz es también el camino que propone la naturaleza (a través del canal de parto y por la vagina). Pero la vida no siempre deja que las cosas sucedan estaban pensadas. Sin embargo, como es más probable que una embarazada sana tenga un parto natural y saludable, a continuación le expongo las tres fases principales del proceso.

Primera fase Ciertos cambios en el equilibrio hormonal del organismo suavizan el cérvix; así, es posible tener una «señal» cuando se desprende el tapón de moco, que actúa como un sello en el cuello del útero. Esos cambios hormonales también ponen en marcha las contracciones. Las contracciones en esta fase, generalmente, al principio, son suaves e irregulares, y pueden producirse con una frecuencia de treinta minutos. El tiempo que tardan en avanzar durante esta fase varía de una mujer a otra, pero, de manera gradual, se irán haciendo más intensas y más frecuentes, hasta que entre una y otra sólo exista un intervalo de un par de minutos. Es posible romper aguas antes de empezar el parto, aunque también puede tener lugar durante esta primera fase, que termina cuando el cuello del útero está completamente dilatado (unos 10 cm de diámetro, aproximadamente).

Segunda fase Se trata de la fase «activa» del parto, en la que nace el bebé. Como el cuello del útero está completamente dilatado, la cabeza del bebé va descendiendo. Las contracciones serán más intensas y frecuentes y se tiene la necesidad de empujar. Si es posible, es preferible permanecer vertical durante esta fase, ya que la gravedad favorece la apertura de la pelvis, lo que, a su vez, ayuda al bebé a descender hacia el canal del parto. El movimiento de expulsión conduce al bebé más abajo, hasta que su cabecita se aprecia en la vagina, lo que se llama *coronación*, que indica que el bebé está a punto de nacer. En un parto normal, el pequeño nacerá con la cabeza por delante, seguida de los hombros y, después, del resto del cuerpo.

En algunas ocasiones, en la segunda fase del parto, es posible necesitar ayuda para dar a luz. Los fórceps, que se asemejan a grandes tenazas, se colocan alrededor de la cabeza del bebé y logran extraerlo suavemente. Aunque también se puede utilizar una ventosa. En este método, se coloca una especie de copa en la cabeza del bebé y después se extrae el aire, lo que crea un vacío que sujeta la ventosa a la cabeza. Entonces, la comadrona tira del bebé para sacarlo mientras la madre empuja.

Tercera fase Una vez que ha nacido el bebé, la matriz empezará a contraerse para expulsar la placenta (esta fase también se conoce como *placentaria*). El equipo médico debe dirigir esta fase de forma activa: tan pronto hayan aparecido como los hombros del bebé, se le administra a la madre una inyección de oxitocina y ergometrina con el fin de que la matriz se contraiga con más fuerza para el expulsivo. Sin embargo, si el embarazo no ha sufrido ningún contratiempo, también se puede expulsar la placenta de manera natural. Si la madre se encuentra bien, se le colocará el bebé en su pecho, y la succión estimulará la liberación de su propia oxitocina. La ligadura y corte del cordón umbilical se realizan después de que la placenta haya sido expulsada.

POSICIONES DE NALGAS

En un nacimiento de nalgas, tres son las posiciones más frecuentes.

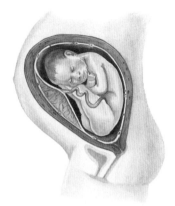

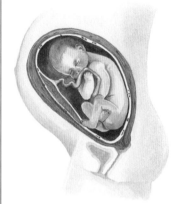

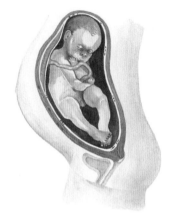

NACIMIENTO DE NALGAS NATURAL

Se trata de la posición de nalgas más habitual, cuando el trasero del bebé está más abajo y las piernas completamente estiradas hacia el pecho, de tal manera que las nalgas aparecen en primer lugar.

NACIMIENTO TOTAL DE NALGAS

En esta posición, los pies del bebé se ocultan bajo las nalgas y ambas rodillas están flexionadas, y, con frecuencia, los tobillos cruzados. Los pies y las nalgas aparecen juntos.

NACIMIENTO DE NALGAS, PERO DE PIE

Aquí, el bebé parece estar «de pie» con las piernas estiradas. Algunas veces, sólo una pierna estará recta. Una o las dos piernas salen antes que las nalgas del bebé.

EL PARTO DE NALGAS

En el 3 % de los embarazos, las nalgas del bebé o sus piernas salen antes que su cabecita, generalmente en una de las tres posiciones principales (*véase* recuadro, superior). Se denomina *nacimiento de nalgas*. Sin embargo, si el bebé está colocado de nalgas, es probable que su ginecólogo recomiende practicar una cesárea para evitar cualquier complicación. Entre ellas, el riesgo más importante es que el cordón umbilical se comprima mientras la cabeza del bebé aún está dentro de usted, y, por tanto, le prive de oxígeno. Si el bebé nace de piernas también le puede causar luxación de cadera.

Incluso si viene de nalgas al final del embarazo, usted puede tratar de que se dé la vuelta (muchos se dan la vuelta en el último momento).

Ayuda médica para dar la vuelta al bebé

Desde la semana 36 del embarazo, se puede practicar una técnica denominada *versión cefálica externa* (VCE), que supone un suave masaje y manipulación en el abdomen, ayudados de un ecógrafo para controlar el procedimiento. Esta técnica tiene éxito en el 60 % de las mujeres embarazadas con el bebé de nalgas, pero no es recomendable si con anterioridad se le practicó una cesárea o existen indicios de que tiene poco líquido amniótico.

Ayuda natural para dar la vuelta al bebé

Le recomiendo que pruebe los siguientes métodos naturales para dar la vuelta al bebé. No obstante, hay que tener en cuenta que lo que funciona en una mujer y su bebé no necesariamente tiene que resultar satisfactorio en otra.

Acupuntura La acupuntura utiliza una técnica llamada *moxibustión* para que el bebé que está de nalgas se dé la vuelta. El profesional quema artemisa y la coloca en el lado externo de su dedo meñique del pie. El proceso se repite con regularidad hasta que el feto se da la vuelta. Confíe sólo en un acupuntor que haya tratado antes a mujeres embarazadas.

Ejercicio El objetivo de este ejercicio es desencajar las nalgas del bebé de su pelvis, de manera que pueda darse la vuelta. Arrodíllese posicionando las piernas bien separadas y los antebrazos en el suelo por delante de usted. Descanse la cabeza sobre los antebrazos, con las nalgas muy arriba. Trate de mantener esta posición durante unos cinco minutos. Practique este ejercicio dos veces al día. (Si en algún momento se siente mareada, incómoda o indispuesta, deténgase inmediatamente.)

CESÁREA

Si los médicos consideran que un parto vaginal puede suponer un riesgo para la madre, el bebé, o para ambos, recomendarán una cesárea, en la que se realiza una incisión quirúrgica a través del abdomen y la matriz para extraer al bebé. Si opta por una cesárea, sea consciente de que se trata de una intervención importante que comporta ciertos riesgos.

¿Qué sucede durante la intervención?

Le indicarán que no coma ni beba nada seis horas antes de someterse a la intervención quirúrgica. Probablemente le administrarán una epidural, en lugar de una anestesia general, para que pueda tener contacto inmediato con el bebé después del nacimiento.

Un cirujano practica una incisión horizontal, a lo largo de la línea del bikini, con el fin de llegar a la matriz, donde secciona el saco amniótico, extrae al bebé, liga el cordón umbilical y lo corta. El especialista libera la placenta y cose el útero y el abdomen.

Tras la intervención quirúrgica

Una vez que le han practicado la operación, es importante que descanse tanto como pueda. Cuando vuelva a casa, necesita tomarse las cosas con calma, disfrutar de unos cuantos mimos y disponer de tiempo sin interrupciones para estar con el bebé.

Maneras naturales de acelerar la recuperación

Dieta Asegúrese de alimentarse de manera saludable; (*véanse* págs. 24-29. Ingiera alimentos fáciles de digerir, como las gachas de avena o las sopas, de manera que no haga trabajar demasiado a su organismo.

Suplementos Tome sus complejos prenatales de multivitaminas y minerales (*véase* pág. 320), así como vitamina C con bioflavonoides (500 mg dos veces al día, como ascorbato de magnesio), y aceite de pescado (1.000 mg que contengan por lo menos 700 mg EPA y 500 mg DHA). El aceite de pescado resulta beneficioso para su salud en general, y, además, es antiinflamatorio. Tome un poco más de vitamina E (300-400 UI), ya que este poderoso antioxidante ayudará a que su piel se recupere con mayor rapidez. Además de tomar vitamina E por vía oral cada día, abra una o dos cápsulas y vierta el aceite sobre la cicatriz. Frótelo suavemente hasta que se absorba bien. Probablemente, le administrarán antibióticos después de la intervención para prevenir cualquier infección, de modo que tome probióticos cada día para restablecer el equilibrio de la flora intestinal. Adquiera uno que tenga como mínimo diez mil millones de bacterias por cápsula.

Homeopatía Tras una cesárea, la homeopatía puede favorecer su pronta recuperación. Tome los siguientes remedios en una potencia de 30 CH tres veces al día durante una semana. Acuda a la consulta de un homeópata para establecer un plan de tratamiento individualizado.
• Se recomienda árnica después de cualquier tipo de cirugía, ya que puede evitar la aparición de hematomas y la inflamación, al mismo tiempo que estimula la cicatrización.
• Caléndula para ayudar en la curación de la herida.
• *Hipericum* puede eliminar los efectos de la anestesia epidural.

Aromaterapia Ciertos aceites esenciales, como el árbol del té, la manzanilla romana o común y el tomillo, pueden acelerar la cicatrización de la herida y reducir el tejido cicatrizal. Utilice unas cuantas gotas de cada uno en su baño. Use también aceite esencial de siempreviva olorosa (*Helicrhysum italicum*, también denominado aceite esencial eterno o inmortal), puesto que posee unas cualidades curativas únicas para la piel.

El parto y los dolores de parto

Cuando las contracciones se van tornando poco a poco más frecuentes y dolorosas, recorren el contorno de la cintura, de delante hacia atrás, y no se alivian con ningún cambio de postura, es más que probable que esté de parto.

Está a punto de pasar por la experiencia más natural del mundo. Póngase en contacto con su ginecólogo o comadrona para que le indique cómo debe actuar y trate de no asustarse. Sin embargo, ¿qué debe hacer si el parto no se inicia, o ha salido de cuentas y no desea que le induzcan el parto? En ocasiones, la naturaleza necesita ayuda.

CÓMO CONSEGUIR QUE COMIENCE EL PARTO

Un paseo diario o un poco de ejercicio suave inducirán al bebé a encajarse, lo que, a su vez, iniciará el parto. Si está embarazada de más de 37 semanas, tome tres infusiones de hojas de frambueso diarias, ya que puede desencadenar las contracciones uterinas. Además, consuma más fibra y alimentos especiados, porque estimulan los intestinos, lo que, al mismo tiempo, puede inducir el parto, aunque no se sabe el motivo. Las relaciones sexuales también ayudan a agilizar el feliz acontecimiento, ya que el esperma contiene prostaglandinas naturales que ayudan a inducir el parto; un orgasmo puede favorecer las contracciones.

HACER QUE EL PARTO PROGRESE

El parto es impredecible, de manera que lo que en un principio parece ir muy rápido, más tarde puede ir más lento o detenerse por completo. Pruebe los siguientes consejos para mantener el ritmo del parto.

Manténgase de pie Durante las primeras fases del parto, estar en pie y moverse tanto como se pueda estimulará que la cabeza del bebé descienda, y caminar o moverse durante las contracciones calmará el dolor. Ponerse en cuclillas entre las contracciones abre la pelvis. Cuando está de pie, la matriz se incli-

na hacia delante y ningún peso oprime los conductos sanguíneos, por tanto, el flujo de sangre y oxígeno es mayor. El sacro también resulta más móvil, lo que ayuda a que las articulaciones de la pelvis se expandan y ajusten a la forma de la cabeza del bebé mientras está descendiendo.

Practique yoga Durante el parto, trate de sentarse con las plantas de los pies juntas y las rodillas abiertas hacia fuera. Esta postura le ayudará a que el área pélvica se ensanche y relaje con el fin de permitir que el bebé salga con más facilidad.

Estimule sus pezones Procure estar a solas con su pareja y anímele a que le acaricie o masajee los pezones. Algunos estudios demuestran que la estimulación de los pezones puede resultar más eficaz que las hormonas sintéticas para inducir las contracciones.

Si no ha llegado el momento, no empuje Empujar contra un cérvix que no está del todo dilatado retrasará el parto, de modo que si usted no está todavía lista, inspire y espire profundamente varias veces y trate de mantener la calma.

FACILITAR EL CAMINO

Las siguientes técnicas le ayudarán a relajarse convertirán su parto en una experiencia mucho más placentera.

Baje la potencia de la luz Si puede, trate de crear un ambiente acogedor y cómodo en el cual usted sea capaz de sentirse en calma. Cuanto más relajada esté durante el parto más sencillo y rápido será.

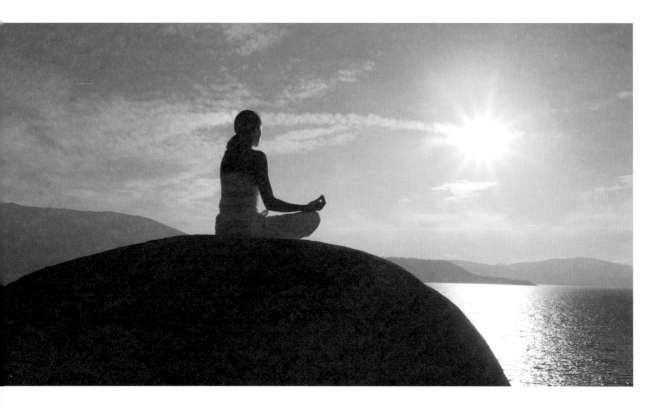

Sumérjase en el agua No es necesario optar por un parto acuático, pero si toma un baño caliente o incluso una ducha durante las primeras fases del parto, permitirá que fluyan las hormonas del nacimiento y usted se sentirá más relajada y fresca, lista para la tarea que le espera.

Cante Trate de cantar o tararear una melodía, puesto que, curiosamente, le ayudará a relajar el suelo pélvico y facilitará el camino al bebé. Si quiere comprobarlo usted misma, intente apretar los dientes y relajar el suelo pélvico al mismo tiempo; le resultará imposible. Pero, si canta, la base de su pelvis se relajará y expandirá.

Utilice esencias Si está de parto, intente verter algunas gotas de salvia romana (*Salvia esclarea*) en un recipiente o en un paño caliente e inhale su aroma. No utilice esta esencia si aún no ha llegado la fase de alumbramiento, porque puede estimular las contracciones.

ALIVIO NATURAL DEL DOLOR

Cuando se inicia el parto, el organismo produce una especie de analgésicos, denominados *endorfinas*, que actúan en el cerebro para reducir la sensación de dolor. Las endorfinas también se liberan durante el ejercicio físico. Aunque pueden ser de ayuda durante el parto, con frecuencia no son suficientes si no se alivia el dolor de otro modo, ya sea mediante fármacos o con terapias naturales. A continuación se enumeran los métodos más conocidos y eficaces para aliviar el dolor de manera natural que suelo recomendar a mis pacientes. Sin embargo, recuerde que la experiencia del nacimiento debería ser feliz y, si en algún momento del parto, el dolor le resulta insoportable, o aparecen complicaciones, de ninguna manera es una vergüenza pedir asistencia médica o anestesia epidural, en caso de que sea necesaria.

Si decide experimentar con alguna de las terapias complementarias (acupuntura, entre otras), pruébelas durante el embarazo para valorar si serán adecuadas en el parto. Informe a su ginecólogo acerca de las terapias complementarias que pretende utilizar y asegúrese de consultar a profesionales expertos en cada una de ellas, antes de que llegue el momento de dar a luz.

Practique la respiración lenta y profunda Si ha asistido a clases para el parto, probablemente habrá aprendido una serie de técnicas de respiración para calmar el dolor. En realidad, representan la parte más elemental y también la manera más eficaz de luchar contra el dolor. Sin embargo, si las técnicas respiratorias no le resultan de mucha ayuda, céntrese únicamente en la expulsión del aire y asegúrese de vaciar bien los pulmones en cada espiración. Espire lenta y profundamente, si es posible con su pareja, que puede ayudarla en sus respiraciones si está embargada por el miedo. Concentrarse en la espiración, y dejar que la inspiración aparezca con naturalidad, tendría que ser suficiente para ayudarla a mantenerse concentrada en el momento y liberar su mente del dolor.

Calme su mente En las primeras fases del parto, procure mantenerse ocupada; cante, escuche música o incluso vea una película. Las técnicas de visualización, como imaginarse que está en una playa soleada o en un hermoso jardín, pueden ayudarla a desconectar de su dolor. Durante las semanas previas al parto, piense en una visualización a un «lugar feliz» con el fin de que se pueda «trasladar» allí rápidamente cuando llegue el momento. Recuerde utilizar todos sus sentidos.

Utilice paños húmedos Una contracción recorre todo el abdomen y también la parte baja de la espalda. Procure humedecer una toalla con agua fría o caliente (lo que prefiera) y pida a su pareja que la mantenga contra su espalda. Tanto un paquete de hielo como una bolsa de agua caliente también son buenas opciones.

Hacer masajes Cuanto más relajada esté, mejor circulará el oxígeno y la sangre por sus músculos y órganos de reproducción, y menos dolorosas serán las contracciones. Puede resultar muy relajante que, durante el parto, le realicen un masaje, con firmes presiones y movimientos descendentes, por el cuero cabelludo, los hombros, los brazos y la parte baja de la espalda. Intente mezclar aceites esenciales de geranio, salvia romana, mejorana y lavanda para aliviar el dolor (15 gotas de aceite esencial en 6 cucharaditas de aceite de base).

Un masaje en las manos también puede resultar tranquilizador. Cuando inspire, pida a su pareja que le presione suavemente la mano con el pulgar en el hueco de la palma, justo debajo del dedo corazón, y que afloje mientras expulsa el aire. Asimismo, presionar alrededor de la articulación de la base del pulgar en cada mano es ideal para mantener la calma. Si no le gustan los masajes, los ejercicios de relajación y de respiración también pueden ayudar a reducir la tensión muscular.

Recurra al poder del agua Una vez que el cuello del útero se haya dilatado 4-5 cm, intente sentarse en una silla bajo la ducha. El agua constituye un fantástico alivio para el dolor. Incluso tal vez le apetezca aplicarse el chorro de la ducha en la parte más dolorida.

TERAPIAS COMPLEMENTARIAS

Acupuntura y TENS Estas técnicas pueden inducir al cerebro a liberar analgésicos naturales, es decir, endorfinas. Algunos hospitales cuentan con comadronas especializadas en acupuntura. Sin embargo, la mayoría de ellas utilizan TENS (estimuladores nerviosos eléctricos transcutáneos) para tratar los puntos clave de la acupuntura. Consiste en un equipo de electroterapia con unos electrodos adhesivos que se colocan en la espalda y que descargan corrientes eléctricas que cierran el paso al dolor. Este sistema funciona en algunas mujeres, pero no en todas. Si pretende recurrir al TENS, pruébelo durante el embarazo, porque es posible que le resulte algo incómodo de dominar. Generalmente, es posible alquilarlo en el hospital o la farmacia.

Digitopuntura Pida a su pareja que le coloque los nudillos de dos dedos a cada lado de su columna vertebral, entre los hoyuelos que se encuentran en la parte baja de la misma, y sus nalgas. Debe presionar mientras usted inspira, y retener el aire durante cinco segundos. Tiene que reducir la presión cuando usted espire. Continúe mientras se sienta cómoda.

Lactancia materna

Ginecólogos, comadronas e incluso fabricantes de leches maternizadas coinciden en alabar los beneficios de la lactancia materna, tanto para usted como para su bebé. Por este motivo, la animo a probarla.

Cuando el dolor del parto ya comienza a calmarse y le muestran a su hermoso recién nacido, comienza su responsabilidad en el cuidado de esta nueva vida. Cualquier comadrona, una vez que el bebé ha nacido y le han examinado, se lo acercará a su regazo para invitarla a que empiece a alimentarlo.

La duración óptima de la lactancia materna es de entre seis y doce meses. No obstante, e incluso si usted solamente dispone de unas semanas, le insto a que empiece a darle el pecho, porque la naturaleza ha preparado la mejor nutrición (y el mejor sistema de distribución de alimentos) para su bebé.

¿POR QUÉ AMAMANTAR ES LA MEJOR OPCIÓN?

Todo el mundo dice (y dirán) que lo mejor es la lactancia materna. Pero ¿cuáles son las razones?

Un alimento completo La leche materna no sólo contiene componentes nutritivos, sino también ingredientes que no se pueden obtener en la leche maternizada, como anticuerpos para que se desarrolle el sistema inmunitario del bebé (*véase* derecha). La leche materna también contiene la proporción perfecta de algunos elementos (por ejemplo, hierro-proteína); en las leches maternizadas, esa proporción está desequilibrada. Asimismo, su pecho tiene la capacidad de producir leche teniendo en cuenta las necesidades, siempre cambiantes, del bebé.

Es digestiva La leche materna está perfectamente diseñada para el desarrollo del sistema digestivo del bebé, y los intestinos del lactante pueden digerir mejor su contenido en proteínas y grasa que las de una leche maternizada. Esto significa que los bebés a los que se les ha dado el pecho suelen sufrir menos cólicos, gases y vómitos.

Anticuerpos El calostro, un líquido pegajoso que precede a la secreción de leche, constituye el primer alimento del bebé; es rico en anticuerpos que pueden proteger al lactante de infecciones y enfermedades. La misma leche materna protege al bebé del estreñimiento, las alergias y la obesidad, al mismo tiempo que permite que sus deposiciones intestinales sean menos olorosas.

Por comodidad La leche materna no sólo es gratis y no existe la necesidad de utilizar biberones, sino que también es algo que usted lleva siempre consigo. Asimismo, se encuentra exactamente a la temperatura correcta.

Se recuperará con más rapidez Además de propiciar la proximidad con su hijo, lo que ayuda a crear el vínculo entre la madre y el bebé, amamantar favorecerá que el útero recupere su tamaño anterior al embarazo con más celeridad (esta contracción causa la sensación de calambre que siente cuando su bebé está mamando) y le ayudará a perder el peso que le ha quedado del embarazo, porque para producir la leche materna se queman calorías. Amamantar la obligará a tranquilizarse durante el día, ya que tendrá que sentarse y descansar mientras alimenta al bebé.

Todo esto no significa que la alimentación con biberón carezca de ventajas. Escoger la leche maternizada, o tener que utilizarla si no puede dar el pecho a su bebé, le permitirá mayor libertad (quizás para pasar más tiempo con sus otros hijos o incluso para salir una tarde); además, resulta más sencillo

POSICIONES PARA AMAMANTAR

A continuación se detallan las cuatro posiciones principales para amamantar a un bebé.

Tenga en cuenta que se necesita un tiempo para sentirse realmente cómoda al dar el pecho.

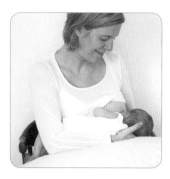

POSICIÓN ACUNADO CRUZADO

Siéntese recta en una silla con reposabrazos y sostenga a su bebé en horizontal, en la curva del brazo contrario al pecho con el que quiere alimentarlo (brazo derecho para el pecho izquierdo, y brazo izquierdo para el pecho derecho).

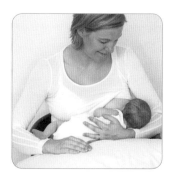

POSICIÓN ACUNADO

Siéntese bien recta en una silla con reposabrazos y sostenga a su bebé con el brazo del lado del pecho con el que le amamantará. Acune a su bebé y permita que su cabeza descanse en el hueco de su codo.

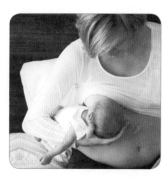

POSICIÓN DEL BALÓN DE RUGBY

Sentada, sujete al niño a su lado, con el antebrazo. Con la mano abierta, sostenga su cabeza y diríjalo hacia su pecho. Esta posición es especialmente cómoda si se está recuperando de una cesárea (es mejor que el bebé no descanse sobre su abdomen).

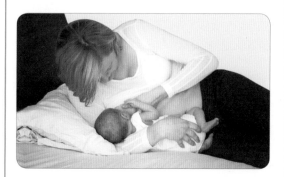

POSICIÓN ACOSTADO

Descanse sobre su costado y coloque a su bebé cerca de usted, hacia el pecho. Sostenga a su hijo con el brazo y la mano del lado en el que está echada. Con la otra mano, sujete el pecho y coloque el pezón en la boca del pequeño.

saber la cantidad exacta de alimento que ingiere su bebé, al mismo tiempo que proporciona al padre la oportunidad de disfrutar del proceso de alimentación de su pequeño y de su vínculo con él. Por otro lado, la alimentación con biberón puede resultar menos estresante en público.

Ante los beneficios de la lactancia materna, escoger no dar el pecho (o no poder hacerlo) puede causar en algunas mujeres un enorme sentimiento de culpabilidad. Sin embargo, si algo no resulta positivo para usted (y esto incluye la alimentación materna), entonces tampoco lo será para su bebé. Una madre relajada, feliz y amorosa que le dé un biberón a su hijo es preferible a la lactancia materna cuando la madre está inquieta y triste.

¿CÓMO SE SEGREGA LA LECHE?

La leche se produce en unos pequeños sacos celulares de los pechos llamados *alvéolos*, fluye por los conductos lactóforos y se almacena en una especie de depósito. Las hormonas prolactina y oxitocina controlan la producción láctea; para ello, provocan la contracción de las células productoras de leche de las mamas, lo que la impulsa hacia los conductos y luego al pezón. Esto se conoce como el reflejo de salida y puede ser tan eficaz que, algunas veces, sentirá que los pechos están repletos, hasta el punto que deseará que llegue el momento de amamantar a su bebé.

PRIMEROS PASOS DE LA LACTANCIA MATERNA

En primer lugar, permítame acabar con algunos mitos. A pesar de lo que diga la creencia popular, usted puede amamantar aunque tenga unos pechos pequeños o unos pezones planos. Los pechos y pezones de cualquier forma y medida pueden satisfacer a un bebé, y el tamaño de las mamas no tiene nada que ver con la cantidad de leche que produzcan. Además, al

CÓMO EXTRAER LA LECHE

La leche se debe extraer de los pechos, a mano o con un sacaleches, y conservarla en un recipiente, de modo que pueda alimentar a su bebé más tarde. Se trata de una buena manera de aliviar unos pechos repletos, pero también es una ventaja si necesita separarse de su bebé durante unas pocas horas, pero desea que disfrute de los beneficios de la leche materna. Además, el padre podrá alimentar al niño con la leche extraída, lo que le permitirá sentirse más implicado en el proceso.

La leche se puede extraer a mano, aunque se trata de una operación lenta, poco eficaz y, a veces, nada cómoda. Muchas mujeres prefieren utilizar los sacaleches manuales o eléctricos. Para usar el método manual, se debe colocar una copa de succión sobre el pecho y bombear la leche en un recipiente por medio del mecanismo extractor. Con un sacaleches eléctrico, usted coloca la copa de succión en su pecho, pone en marcha la máquina y deja que ésta realice el trabajo en su lugar. Por lo general, se precisan entre quince y cuarenta minutos para succionar la leche de los dos pechos. Tan pronto como haya extraído la leche, necesitará conservarla correctamente en biberones herméticos. Recuerde poner la fecha en el biberón antes de introducirlo en el congelador o en el frigorífico. Puede guardar la leche extraída en el compartimento del congelador de su nevera durante más de una semana, y durante más de cuatro meses en un congelador a una temperatura de −18 ºC. La congelación destruye algunos de los anticuerpos de la leche, pero, sin embargo, la leche materna congelada es una alternativa mejor a cualquier fórmula comercial. La leche fresca se conservará en el frigorífico únicamente durante veinticuatro horas.

Para descongelar y calentar la leche, coloque el biberón en un recipiente con agua caliente. No utilice el microondas, ya que destruye los nutrientes. Nunca vuelva a congelar la leche que su bebé no haya querido tomar; deséchela siempre.

contrario de lo que dice otra creencia popular, amamantar no estropeará su pecho ni afectará a su forma o tamaño. Únicamente los factores hereditarios, la edad, llevarlo poco sujeto, o el peso ganado durante el embarazo pueden hacer que su pecho sea menos firme después de dar a luz.

Otra cosa que debe tener en cuenta es que el pecho no está repleto de leche nada más nacer su hijo. Los bebés no tienen hambre cuando nacen, y hasta el tercer o el cuarto día usted no tendrá leche. Esto no significa que sus mamas estén vacías. Las primeras tomas que preceden a la subida de leche son de calostro y cada una puede tener el volumen de media cucharadita de café. No obstante, esas tomas proporcionan a su hijo todo el alimento y anticuerpos que necesita para conservarse sano.

> EL CALOSTRO algunas veces se conoce como «oro líquido».

Cuando empiece a tener leche, su bebé estará listo para su primera toma «real». Bébase un vaso de agua justo antes de comenzar y póngase cómoda. Su bebé tiene que mirar hacia usted, de manera que tenga que inclinar la cabeza hacia atrás para introducirse el pezón en la boca, pero vaya probando hasta encontrar la posición que le resulte más cómoda (*véase* recuadro, pág. 223).

PROBLEMAS DE LA LACTANCIA MATERNA

Dar el pecho parece muy sencillo y natural, especialmente cuando ve a otras madres que lo hacen, aunque la primera vez que coloque al bebé en su pecho puede sentir lo contrario. El proceso puede resultar increíblemente frustrante (es probable que el bebé no abra la boca adecuadamente, o que no tenga ningún interés por su pecho, e incluso usted puede pensar que dar de mamar resulta doloroso e incómodo). Amamantar, como todo lo demás en la maternidad (y paternidad), es algo que se tiene que aprender. Pida consejo y ayuda. Procure no inquietarse ni impacientarse, y reléjese tanto como sea posible. Dé tiempo al bebé y concédaselo usted misma para aprender y compenetrarse y, en la mayoría de los casos, muy pronto, también usted hará que la lactancia materna parezca sencilla y natural.

Sin embargo, en el camino de la lactancia materna, existen varias situaciones y problemas que usted, como muchas mujeres antes que usted, es posible que necesite superar. A continuación se recogen las más comunes.

Congestión mamaria Casi todas las madres advierten que tienen el pecho repleto cuando la leche sube por primera vez, después de haber nacido el bebé. Es posible que tenga los pechos calientes, hinchados y duros, algo que se debe al aumento de flujo sanguíneo en esta zona. Si bien la sensación de «estar a rebosar» puede ser muy incómoda, constituye la prueba de que produce leche para alimentar a su bebé. Ese estado acabará bastante pronto, generalmente entre dos y cuatro días después, y amamantar ayudará a que desaparezca. Una vez que la congestión mamaria desaparezca, su pecho estará más blando, aunque todavía lleno de leche. Hasta entonces, pruebe lo siguiente.

• Reduzca la hinchazón mediante compresas frías tantas veces como lo necesite. Envuelva en un paño cubitos o una bolsa de hielo.

• Lávese los pechos con agua caliente antes de amamantar.

• Machaque una hoja de col e introdúzcala en el interior del sujetador y contra su pecho durante unas veinticuatro horas. Tiene un efecto antiinflamatorio.

• Amamante con frecuencia (cada dos o tres horas), incluso si eso significa despertar al bebé. Se trata de algo verdaderamente importante, porque no aliviar la congestión puede causar un descenso permanente en su producción de leche.

• Extráigase la leche (a mano o con sacaleches) hasta que su aréola (el área oscura alrededor del pezón) se ablande, lo que facilitará que su bebé pueda succionar mejor. Quizás le resulte más sencillo extraerse la leche de forma manual en la ducha; la misma agua caliente puede ser suficiente para ablandar la aréola. Tenga presente que abusar del sacaleches puede potenciar la producción de leche y prolongar la congestión, por tanto, evítelo si no es absolutamente necesario.

• Realícese un suave masaje en el pecho que su bebé succiona. Eso estimula el flujo de leche y le ayudará a aliviar un poco la tirantez y la incomodidad.

• Tome tintura de equinácea (una cucharadita, tres veces al día, con agua) para reducir la probabilidad de infección.

Conductos obstruidos Si se siente febril y advierte que tiene bultos blandos en el pecho, es posible que tenga los conductos bloqueados, quizás debido a un sujetador demasiado

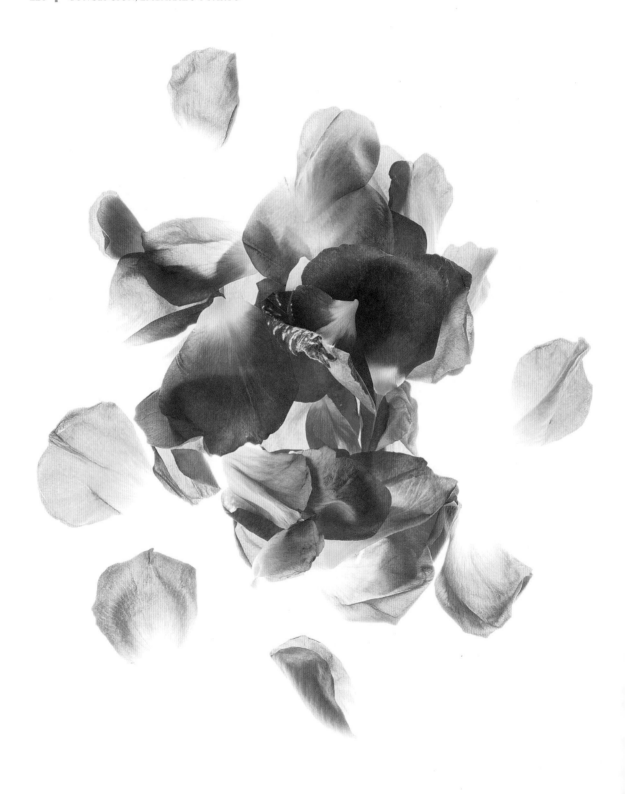

apretado o por alimentar a su bebé en una posición incorrecta. La sensibilidad de sus pechos puede hacer que dar de mamar le resulte doloroso, pero no sienta la tentación de dejar de alimentar a su bebé, ya que esa decisión inmediatamente empeorará la situación. En su lugar, realícese un masaje en el bulto, en dirección al pezón, para despejar el bloqueo. También puede aplicarse compresas frías y calientes para calmar cualquier dolor o inflamación. Ofrezca al lactante primero el pecho sensible en el momento de amamantar, puesto que la succión más enérgica del bebé, cuando está más hambriento, favorecerá el flujo de leche a través de los conductos. Otros remedios son los siguientes.

• Intente humedecer un disco protector para el pecho con una gota de cada uno de estos aceites esenciales: geranio, rosa y lavanda, diluidos en 500 ml de agua fría. Apliquese este remedio tan a menudo como le sea posible, hasta que note algún alivio.

• Cambie su posición para amamantar o coloque al bebé en el pecho con su barbilla en el punto de dolor. Este cambio puede dirigir la succión hacia el conducto obstruido y provocar la curación.

• Pruebe los remedios homeopáticos de *Aconitum*, *Belladonna* y *Bryonia* (todos en una potencia de 30 CH, tres veces al día). Si esto no funciona, le aconsejo que acuda a la consulta de un homeópata titulado que pueda personalizarle el tratamiento.

• Si padece una infección, tome ajo añejo (1.000 mg/día), así como vitamina C con bioflavonoides (500 mg dos veces al día, en forma de ascorbato de magnesio) y equinácea (una cucharadita de tintura, tres veces al día, con agua; o 300-400 mg en cápsulas dos veces al día).

• Para evitar que vuelva a padecer obstrucción de los conductos, intente que entre las tomas no transcurra demasiado tiempo y cómprese un sujetador cómodo para amamantar.

Falta de leche Si la cantidad de leche que produce le parece escasa, las causas pueden hallarse en el estrés, una dieta desequilibrada, no beber los suficientes líquidos o la falta de descanso, de modo que asegúrese de alimentarse de manera saludable y tómese tiempo para el reposo. Las plantas capaces de estimular la producción de leche se denominan galactagogas y pueden resultar de gran ayuda. En esta categoría se incluyen el hinojo (*Foeniculum vulgare*), el cardo santo (*Cnicus benedictus*), el fenogreco (*Trigonella foenum-graecum*) y la ortiga (*Urtica urens*, que también se puede emplear como un remedio homeopático, *véase* inferior). Prepare una tintura a base de todas esas hierbas a partes iguales y tome una cucharadita con un poco de agua tres veces al día. Si su producción de leche se interrumpe completamente, intente tomar una cucharadita de tintura de sauzgatillo (*Vitex agnus castus*) con un poco de agua tres veces al día durante un mes. También puede decantarse por los remedios homeopáticos *Pulsatilla* o *Urtica urens* (ortiga), ambas en una potencia de 30 CH dos veces al día.

Pezones doloridos y agrietados Los pezones agrietados son tan habituales cuando se le da el pecho a un bebé que muchas madres primerizas piensan que es algo normal, aunque no lo sea. Resulta lógico sentir un dolor inicial cuando su bebé se aferra al pecho, pero no es normal que las molestias continúen durante toda la toma. La causa más común de los pezones irritados es una posición incorrecta (el bebé no abarca con la boca el suficiente tejido mamario). Coloque al pequeño de manera que su cuerpecito se oriente hacia el suyo y que él no necesite volver la cabeza para tomar su pecho. El labio inferior del bebé debe hallarse hacia abajo y la mayor parte de la aréola tiene que encontrarse en el interior de su boca. Si el dolor dura más de quince segundos, interrumpa la succión con cuidado y vuelva a colocar al bebé otra vez. Si aun así persisten los problemas a causa de los pezones agrietados, puede utilizar estas medidas preventivas.

LOS PROBLEMAS relacionados con la lactancia materna casi siempre se pueden solucionar (pida ayuda, si es necesario).

• Deje sus pechos al aire tanto como le sea posible.

• Después de cada toma, extraiga unas gotas de leche y frótelas por los pezones y las aréolas.

• Apliquese un poco de calmante de caléndula (a veces se vende como pomada de caléndula), o de ungüento de manzanilla romana o común después de cada toma, pero asegúrese de que lo retira completamente antes de la siguiente toma. O utilice ungüentos (*véase* recuadro, pág. 223).

Página anterior: pétalos de rosa (*Rosa* spp.)

• No tire de su bebé para retirarle del pecho (para interrumpir la succión, coloque un dedo en la comisura de su boquita antes de separarlo del pezón).

• Si el dolor es excesivo, consulte a un profesional para determinar posibles errores al darle el pecho a su hijo.

Mastitis Aproximadamente una de cada diez madres sufre mastitis, una inflamación del pecho que puede causar infección. Puede ocasionar los mismos síntomas que un conducto obstruido, pero la diferencia es que se sentirá más cansada y enferma, casi como si hubiese contraído la gripe. Otros síntomas habituales y más serios de mastitis incluyen escalofríos, cefalea, temperatura superior a 38,5 °C y agotamiento. Estas molestias no están provocadas por la infección en sí, sino por la leche que penetra en los pequeños vasos sanguíneos de su pecho y ante la cual su organismo reacciona como si de proteínas invasoras se tratara.

Es posible que los gérmenes de la nariz de su bebé provoquen la mastitis infecciosa. Éstos pueden haberse transmitido al pecho. Algunas mujeres que padecen mastitis han tenido grietas en los pezones, lo que indica que la infección puede haberse transmitido por la grieta o fisura del pezón hasta alcanzar el sistema linfático del pecho.

Si padece mastitis, no interrumpa la lactancia natural (aunque resulta dolorosa, no afecta al bebé, y mamar del pecho afectado no comporta ningún riesgo para su pequeño). Siga las pautas que se han señalado para tratar la congestión mamaria y los conductos bloqueados (*véanse* págs. 225-227). Además, pruebe los paños calientes durante varios minutos antes de cada toma (en principio, tendría que favorecer el reflejo de descenso de la leche y amamantar le debería resultar más cómodo). A algunas madres les funcionan mejor unas compresas frías o una ducha caliente.

Si masajear los pechos le proporciona alivio, hágalo suavemente mientras el bebé mama, para que la leche fluya mejor. Un masaje demasiado vigoroso puede empeorar la mastitis, ya que favorece la que la leche estancada penetre más en el tejido mamario. En el caso de que su bebé no vacíe el pecho inflamado en cada toma, utilice un sacaleches para extraer el resto; o simplemente, si amamantar le resulta insoportable, intente extraer la leche para dársela a su hijo en un biberón.

UNGÜENTO PARA PEZONES AGRIETADOS

Este aceite o ungüento favorece que el tejido de los pezones se mantenga sano, flexible y resistente; además, puede aliviar las molestias de los pezones ya doloridos o agrietados. Frote el ungüento en sus pezones después de cada toma, pero láveselos bien para retirar posibles restos antes de la siguiente toma.

Mezcle una parte de aceite puro de vitamina E con ocho partes de aceite de almendras dulces en un frasco de 50 ml y añada dos gotas de tintura de caléndula (*Calendula officinalis*). Agite el frasco hasta que los ingredientes se mezclen bien. Si lo prefiere, añada unas gotas de tintura de caléndula a un poco de manteca de karité para elaborar una pomada más espesa.

Si ninguno de estos remedios le resulta eficaz, acuda a su médico tan pronto como le sea posible. Cuando se diagnostica a tiempo, la mastitis es rápida de tratar, aunque es posible que necesite antibióticos. (Primero pruebe los consejos de autoayuda.) Una vez desarrollada la mastitis, tenga mucho cuidado con su estado, porque si no empieza a mejorar puede evolucionar hacia un absceso en el pecho, que requerirá cuidados médicos urgentes (y, en ocasiones, cirugía) para drenarlo. Si desarrolla un absceso, debe suspender temporalmente la lactancia con el pecho afectado; sin embargo, para estimular la producción de leche, debe extraerla hasta que la curación sea completa. Mientras tanto, su bebé puede mamar del pecho sano (su cuerpo lo compensará de manera que el pequeño reciba suficiente leche).

En el caso de que necesite tomar antibióticos (debe tener la posibilidad de amamantar durante el tratamiento), tome, a su vez, cada día, un probiótico que contenga como mínimo diez mil millones de bacterias beneficiosas por cápsula. Como ya se ha dicho, los antibióticos destruirán todas las bacterias beneficiosas de sus intestinos y el probiótico ayudará a restablecer el equilibrio.

Depresión posparto

Un ligero estado depresivo después del parto es una respuesta normal a los cambios en los niveles hormonales experimentados en ese momento. Sin embargo, para el 15 % de las mujeres, esta manifestación pasajera se convertirá en una depresión.

La depresión posparto, con sus sentimientos de cansancio, miedo y debilidad, parece alejarse de lo que siempre habíamos pensado que sería dar a luz (alegría, excitación y emoción). Como consecuencia, muchas mujeres sufren en silencio.

SÍNTOMAS

Después del parto, es posible que antes de la subida de leche, y durante un par de días, se sienta triste, llorosa y malhumorada. Esta respuesta perfectamente normal puede durar unas pocas horas o unos cuantos días y después desaparecer. La depresión posparto, sin embargo, es mucho más intensa: los sollozos se convierten en un llanto continuo y sin ninguna razón aparente; la tristeza se torna desesperación, baja autoestima y completa imposibilidad para seguir con la rutina, y la desazón se transforma en explosiones de angustia o frustración, en obsesión, en un sentimiento de necesidad de encerrarse lejos del mundo al ser incapaz de cuidar de usted misma. Probablemente se sienta muy nerviosa y tensa, lo que influirá en sus hábitos de sueño y quizás también en la alimentación (es posible que coma de cualquier manera o que pierda el apetito por completo). Asimismo, se sentirá confusa o dominada por el pánico en situaciones que, normalmente, sería capaz de solucionar con facilidad. Físicamente, puede experimentar cefaleas o molestias en la espalda y el cuello.

BAJO ESTADO DE ÁNIMO DESPUÉS DEL PARTO

Si ha ansiado el nacimiento del bebé, puede parecerle irracional que, de repente, cuando ya está en el mundo, experimente una bajada de ánimo. Quizás desconozca por qué se siente llorosa o por qué está tan sensible a lo que digan sus familiares, sus amigos o el equipo médico. Procure no ser tan dura consigo misma. Su cuerpo ha creado una nueva vida y los cambios de humor pueden deberse sencillamente a los trastornos hormonales que tienen lugar durante el puerperio. A lo largo de la gestación, los niveles de hormonas han ido cambiando para adaptarse al bebé y, en el momento del parto, los niveles de estrógenos y progesterona son hasta cincuenta veces más altos de lo que eran antes del embarazo. Cuando nace el bebé, esas cifras descienden bruscamente y, en unas pocas horas, se reducen de tal manera que incluso son más bajas que las que tenía nueve meses antes, cuando comenzó la gestación.

Si tras la llegada del bebé está triste, concédase tiempo para llorar y expresar a los demás cómo se siente. Si alguien le dice que se contenga, hable con otra persona que pueda escucharla y demostrar que la comprende. Por encima de todo, debe estar segura de que esos sentimientos son normales y que cesarán.

Si manifiesta algunos de esos síntomas y advierte que persisten durante más de una semana tras el parto, busque el consejo de su médico. Es importante que comparta sus sentimientos y que no se sienta culpable o autocrítica. En el caso de que a la primera persona a quien se lo comunique no se muestre comprensiva o no la tome en serio, busque a otra que sí lo haga (por su propio bienestar y por el del recién nacido).

Cada mujer debe encontrar lo que mejor le funcione, tanto para su propio bien como para el de su bebé, pero, durante su recuperación, usted misma puede ayudarse mucho; debe ser paciente y comprensiva consigo misma, y creer que, como la gran mayoría de las mujeres que experimentan ese estado, finalmente se sentirá mejor. Mientras tanto, un tratamiento convencional, así como una alimentación y un estilo de vida adecuados, los suplementos y las recomendaciones de terapias alternativas, le resultarán de gran ayuda.

TRATAMIENTOS CONVENCIONALES

Tan sólo en casos muy concretos una mujer con depresión posparto necesitará tratamiento farmacológico o ayuda psiquiátrica. Es importante que recuerde que, en la mayoría de las ocasiones, la depresión posparto remitirá por sí sola, siempre que cuente con el apoyo de su médico, amigos y familiares. Si bien no se ha reconocido este estado durante décadas, los médicos y especialistas actuales son conscientes de que esta alteración existe y de que hay medios que pueden ayudar a pasar por este trance.

Su médico de cabecera o su ginecólogo le realizarán algunas preguntas para asegurarse de si padece o no los síntomas de una depresión posparto. Me asusta comprobar cuántas mujeres me confiesan en la consulta que ocultan sus sentimientos reales. No tenga la tentación de mostrarse como una persona valiente; responda sinceramente a las preguntas que le hagan. Nadie pensará nada malo de usted, y no la separarán de su bebé o familia durante su enfermedad o recuperación.

Medicación Tan sólo en ciertas ocasiones su médico le prescribirá tranquilizantes o antidepresivos. Éstos la ayudarán a que mejore su estado de ánimo, pero también pueden causarle somnolencia e impedirle que le dé el pecho a su hijo.

Hospitalización Si sus síntomas son graves, las unidades de atención para madres y bebés le resultarán de ayuda. Aquí, las madres que sufren depresión posparto pueden conseguir el soporte y el tratamiento que necesitan, mientras conservan a sus pequeños con ellas. El objetivo es hacer que se encuentre mejor, de manera que tanto usted como su familia puedan disfrutar de la vida y del bebé.

DIETA

Lo más importante que se puede hacer desde el punto de vista nutricional para mejorar el humor es procurar mantener los niveles de glucemia equilibrados (*véase* recuadro, pág. 29). Los síntomas de desequilibrios en el nivel de glucemia incluyen fatiga, cambios de humor y pérdida de concentración, y todos ellos se añadirán al resto de síntomas de la depresión. Asegúrese de ingerir pequeñas cantidades de alimentos y a menudo (tome algo, como mínimo, cada tres horas), y procure incluir algunas proteínas sanas (como pescado o frutos secos) en cada comida o tentempié.

SUPLEMENTOS

No deje de tomar suplementos vitamínicos y minerales de calidad (*véase* pág. 320) ahora que el bebé ya ha nacido (utilice los suplementos prenatales mientras le dé el pecho, porque lo que contienen es seguro para su bebé). Los déficits nutricionales pueden desencadenar un estado anímico bajo, de manera que necesita asegurarse de que su ingesta de alimentos sea la adecuada. En particular, preste atención a los nutrientes que se enumeran a continuación. Calcule el total teniendo en cuenta el complejo de multivitaminas y minerales, y tome más suplementos en función de sus necesidades.

■ ZINC (30 mg diarios)
El déficit de zinc puede provocar desequilibrios hormonales y pérdida del apetito, así como acentuar los cambios de humor.

■ ÁCIDOS GRASOS ESENCIALES (500 mg tres o cuatro veces al día) Tome los suplementos de aceite de pescado omega-3 (o cápsulas de linaza), así como cápsulas de aceite de borraja, una magnífica fuente de grasas omega-6 (*véase* pág. 26). Las grasas esenciales construyen y nutren las membranas de sus células nerviosas y ayudan a las células a comunicarse entre sí, lo que resulta importante para la salud mental.

PLANTAS

Las siguientes plantas son eficaces para aliviar la depresión. No obstante, si da el pecho a su bebé, antes de tomarlas debería consultar con su médico.

■ SAUZGATILLO (*Vitex agnus castus*) Puesto que la depresión posparto puede estar relacionada con las alteraciones hormonales propias del embarazo, y el sauzgatillo favorece el equilibrio hormonal, es posible que esta planta le resulte eficaz. Tome una cucharadita de tintura con un poco de agua, dos o tres veces al día, o una cápsula de 300 mg dos veces al día.

■ HIERBA DE SAN JUAN (*Hypericum perforatum*) Esta planta es muy conocida por ser un importante antidepresivo (algunos estudios han demostrado que resulta tan eficaz en el alivio de la depresión como algunos fármacos convencionales). Ayuda a mitigar la ansiedad y levanta el ánimo. Tome una cucharadita de tintura con un poco de agua, o 300 mg en forma de cápsula dos o tres veces al día.

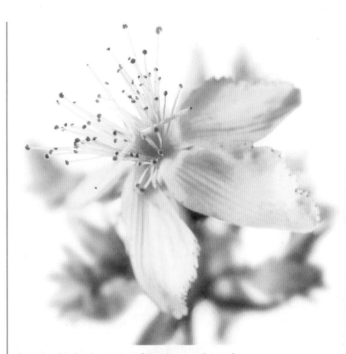

Superior: hierba de san Juan (*Hipericum perforatum*)

OTROS TRATAMIENTOS NATURALES

Homeopatía Si sufre depresión, es muy importante acudir a la consulta de un homeópata cualificado que pueda prescribirle remedios de acuerdo con sus síntomas específicos. Mientras tanto, sin embargo, pruebe *Sepia* (30 CH) y *Pulsatilla* (30 CH) dos veces al día.

Acupuntura Algunos estudios demuestran que cuando un acupuntor estimula los meridianos correspondientes del cuerpo, los síntomas de depresión suelen atenuarse más de un 44 %. Ciertamente, vale la pena dar una oportunidad a este tratamiento natural. Pero si la idea de las agujas no le apasiona, puede optar, en su lugar, por la digitopuntura.

Aromaterapia Los aceites esenciales de jazmín, salvia romana e ylang-ylang están especialmente recomendados en los casos de depresión posparto. Mezcle las mismas cantidades de cada aceite y añada una gota de la preparación al agua del baño. Como alternativa, rocíe unas cuantas gotas de la mezcla en la almohada para inhalarlas mientras duerme, o en una tela para tener una solución rápida siempre que se sienta nerviosa o inquieta.

AUTOAYUDA

Descanse mucho El cansancio empeora la depresión, de modo que aproveche cualquier oportunidad para descansar. Duerma cuando su bebé lo haga, y, si puede, pida a alguien que la ayude en la alimentación del pequeño (con su leche extraída o una fórmula maternizada) y, desde luego, solicite a los amigos de buena voluntad y a la familia que realicen las tareas domésticas. Si tiene hijos mayores, pero que aún no van al colegio, piense en enviarlos a una guardería como mínimo durante unas cuantas horas al día para que pueda disponer de cierto tiempo libre. Y, sobre todo, no se sienta culpable por descansar (usted debe encontrarse mejor en beneficio de los demás).

Distráigase Deje las tareas domésticas más pesadas para otra persona, pero encuentre pequeñas labores que pueda realizar con facilidad. Ese simple acto le permitirá despojarse de la idea de inutilidad. Tareas sencillas, como planchar la ropa o limpiar los zapatos, pueden restablecer el sentido del orden que había perdido.

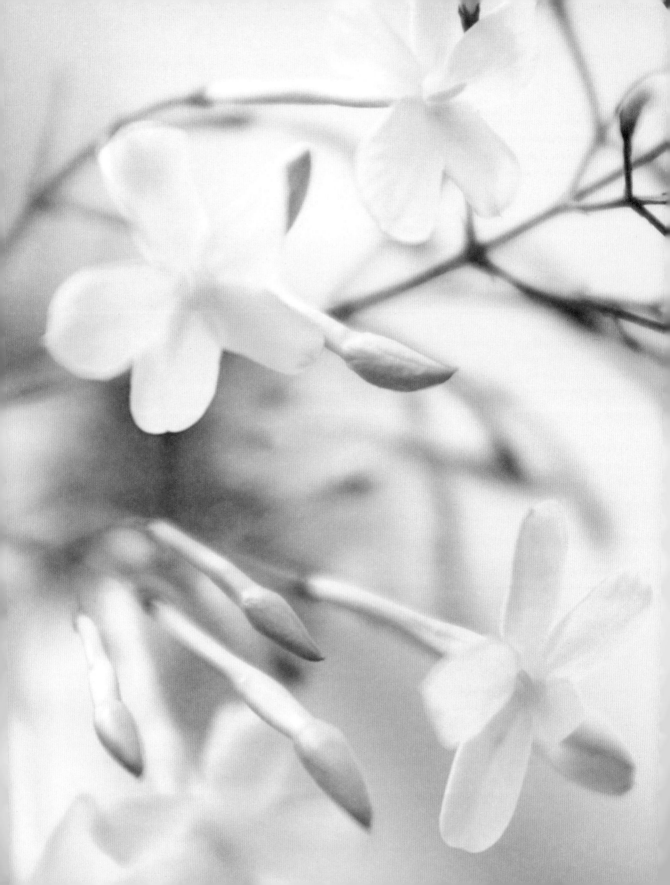

Únase a un grupo de ayuda A veces, conversar con otras mujeres que tienen síntomas similares a los suyos puede resultar muy terapéutico, consolador y de gran ayuda, en especial si cree que es la única que se siente así. Solicite a su médico que le recomiende un grupo.

Salga de casa Si puede, trate de salir de casa sola. No crea que debe estar con su bebé las veinticuatro horas del día todos los días de la semana. Déjelo con alguien en quien confíe y aproveche la oportunidad para disponer de tiempo para usted.

Ejercicio Se ha comprobado que la actividad física regular vence la depresión. Practique ejercicio suave por lo menos durante veinte minutos diarios y, si es posible, hágalo al aire libre, ya que de esa manera consigue todos los beneficios de la luz solar, que le permitirá mejorar el humor.

No «se guarde las cosas» para usted Vale la pena insistir: hable con alguien. La depresión posparto es una enfermedad y usted no la padece por ser una madre débil y sin esperanzas (además, va a mejorar).

MEDITACIÓN PARA LIBERARSE

Guardarse los sentimientos agravará los síntomas de la depresión posparto. La meditación puede ser un camino para expresar y tratar las emociones difíciles, ya que consiste en liberar sus emociones internas, los sentimientos y la confusión para conseguir vaciar la mente y encontrar el sentido de la claridad y la paz. Utilice este ejercicio cada día para empezar a reconocer, nombrar y permitir que desaparezcan los pensamientos y los sentimientos.

1 Es importante elegir el momento en que el bebé esté bien alimentado y duerma, de manera que pueda sentirse tranquila de que no la distraerá durante unos veinte minutos. Si puede, pida a su pareja, a un amigo o a algún familiar en quien confíe que atienda al bebé o a otro de sus hijos mientras dedica este tiempo a la meditación.

2 Siéntese cómoda en una silla o en el suelo y respire profundamente. Trate de regular su respiración, de manera que parezca agradable y natural, y no forzada ni consciente.

3 Cierre los ojos y, cuando advierta que aparece cualquier emoción, etiquétela. Procure que los nombres que ponga no sean emotivos, sino descriptivos, de la misma forma que si creara un sistema de envasado. Si siente tristeza por el bebé, llámelo «bebé»; si se siente culpable por los cambios en su relación con su pareja, etiquételo como «pareja», etcétera.

4 Mientras clasifica cada emoción, déjela fluir para que se aleje (puede visualizar cómo desaparece en el cielo o se aleja sobre una ola), y espere a que aparezca el siguiente sentimiento. Realice este ejercicio durante unos veinte minutos. Observar sus sentimientos de esta manera le ayudará a recordar que es usted la que los domina y no al revés.

Página anterior: jazmín (*Jasminum officinale*; *véase* Aromaterapia, pág. 231)

PERDER A SU BEBÉ

Desde los primeros momentos de la gestación, probablemente sentirá al feto como una parte de usted misma. Esta respuesta instintiva al embarazo implica que el aborto o la muerte fetal sean devastadores.

El aborto es mucho más habitual de lo que se puede imaginar. Se cree que una de cada cuatro mujeres sufre un aborto espontáneo, y una entre trescientas ha sufrido tres o cuatro. Sin embargo, si pierde al bebé, esta desgracia hará que se sienta nerviosa y apenada. A nivel físico, su cuerpo ha pasado por importantes cambios hormonales, y en el aspecto psicológico, ha existido un lazo íntimo entre la madre y el que tendría que haber sido su hijo. Quizás su instinto sea conseguir otro embarazo, pero debe concederse un tiempo de duelo. Los estudios demuestran que una aflicción no resuelta puede afectar a su fertilidad o impedirle experimentar la alegría de un embarazo futuro.

¿QUÉ ES UN ABORTO ESPONTÁNEO?

Un aborto espontáneo es la pérdida del bebé que crece en el interior de la gestante. La medicina establece categorías de acuerdo con el momento del embarazo en el que se encuentre la mujer. A las 24 semanas, el parto ya se considera «viable», es decir, el bebé tendría oportunidades de sobrevivir (probablemente con cuidados intensivos). Si se pierde el bebé antes de ese momento, se dice que se sufre un *aborto espontáneo*, y después de 24 semanas, la pérdida se denomina *muerte fetal*.

Cuando se aborta, se debe extraer del útero todo aquello que ha intervenido en la concepción (placenta, saco amniótico y feto). Con frecuencia, los médicos practican un procedimiento llamado ERPC (evacuación de productos de la concepción retenidos), que confirma que la matriz está limpia. Si le practican un ERPC, solicite a los especialistas que analicen los tejidos del bebé, ya que, en ocasiones, proporciona información del motivo por el que ha abortado. En muchos casos, estos datos pueden ayudar en el proceso de duelo.

Existen otros tres tipos de pérdida del feto que no constituyen estrictamente un aborto, ya que en ellos el cuerpo no expulsa nada de manera espontánea. Se trata del huevo huero, el aborto retenido y el embarazo químico.

El huevo huero se hace evidente cuando una ecografía muestra un saco amniótico, pero sin embrión. Un aborto retenido se diagnostica cuando la gestante se realiza una exploración rutinaria, sin ningún síntoma que indique que algo va mal, y descubre que su bebé ha muerto. En un embarazo químico, los niveles hormonales indican que la mujer está embarazada, pero, no obstante, el feto fallece antes de poder implantarse.

SÍNTOMAS DE ABORTO

Los síntomas que con mayor frecuencia alertan a una mujer embarazada del hecho de que algo va mal son fuertes espasmos abdominales y/o hemorragia. Ésta puede ser abundante o simplemente unas pocas señales que aparecen durante varios días. Asimismo, pueden ser síntomas de dolor en la parte baja de la espalda, que la hemorragia contenga coágulos, y la mucosidad vaginal, partículas de materia de color gris-marrón. Si advierte cualquiera de estos signos durante el embarazo, debe acudir al médico con urgencia.

SEGUIR ADELANTE

Comprender lo que ha sucedido en su cuerpo puede resultar abrumador cuando acaba de perder a su hijo. Es posible que los médicos le aporten información que, en ese momento, puede resultarle difícil de asimilar. En las páginas siguientes se explican las principales causas de aborto espontáneo y muerte fetal, al mismo tiempo que se proporcionan algunos datos sobre la manera de restablecer su salud y cómo hacer frente al dolor.

Aborto en el primer o segundo trimestre

La mayoría de los abortos ocurren durante el primer o el segundo trimestre del embarazo. La experiencia puede ser devastadora, tanto física como emocionalmente, pero tenga en cuenta que no se encuentra sola.

¿QUÉ PROVOCA UN ABORTO?

Mis pacientes obviamente necesitan saber por qué han sufrido la devastadora pérdida de su bebé. De esta manera, creen que podrán hacer alguna cosa para prevenir un aborto en futuros embarazos. Por desgracia, aunque su ginecólogo encuentre una evidencia de por qué ha abortado, en algunos casos todos los resultados son normales y la explicación se desconoce. No obstante, también puede existir una causa única y definible que explique el aborto, aunque, asimismo, puede deberse a una combinación de factores.

Resulta poco probable que las respuestas sean sencillas, pero entre las posibles causas y factores de riesgo, mientras algunos son ajenos a su control, otros (como fumar, beber y los problemas de peso), no. Esto concierne tanto a su pareja como a usted. A continuación se exponen algunas de las causas y factores de riesgo más frecuentes y los diversos tratamientos que pueden ayudar a reducirlos o eliminarlos.

CAUSAS FUERA DE SU CONTROL

Anomalías cromosómicas Una anomalía cromosómica no es lo mismo que un problema genético hereditario y puede ocurrir (en el espermatozoide o el óvulo) antes o durante la fecundación (o después de ella, cuando se dividen los cromosomas del embrión). El ser humano tiene 46 cromosomas que constituyen 23 pares. En un bebé, 23 de esos cromosomas proceden de usted y 23 de su pareja. Si el bebé cuenta, por ejemplo, con 3 cromosomas en un grupo, en vez de tener una pareja, el bebé tendrá una trisomía, que provocará una malformación. En algunos casos, las trisomías pueden ser las causantes directas del aborto, pero en otros no. Por ejemplo, la trisomía 16 (es decir, un cromosoma extra en la pareja 16) es una de las causas de aborto prematuro; mientras que la trisomía 21, que causa el síndrome de Down, no da lugar a un aborto.

En la actualidad se ha demostrado la importancia de las trisomías en los abortos espontáneos. Las trisomías son la causa de más del 50 % de los abortos. Se trata del camino de la naturaleza para asegurar la supervivencia de los más fuertes. Pero, si usted ya ha sufrido un aborto por una trisomía, no es probable que le vuelva a suceder, aunque hay que tener en cuenta que la edad influye. Cuando las mujeres se hacen mayores, sus óvulos están menos sanos, lo que puede alterar los 23 cromosomas que la mujer aporta al bebé. Esto podría explicar por qué las mujeres mayores son más propensas a tener bebés con síndrome de Down y tienen un riesgo mayor de abortar (*véase* recuadro, pág. 236).

> MÁS DEL 50 % de los abortos se producen por causas desconocidas.

Problemas genéticos hereditarios Si sufre diversos abortos, quizás usted o su pareja tengan un problema genético, y ambos deberían realizarse un análisis de cromosomas (conocido como *cariotipo*) para determinar si ésa es la causa.

Fibromas Se trata de tumores benignos que pueden crecer en cualquier parte del cuerpo. Cuando aparecen en la matriz se conocen como *fibromas uterinos* y su ubicación es crucial cuando se trata de la probabilidad de aborto. Si los fibromas se localizan en la cavidad del útero, tiene mayor probabilidad de

ABORTO ESPONTÁNEO Y EDAD

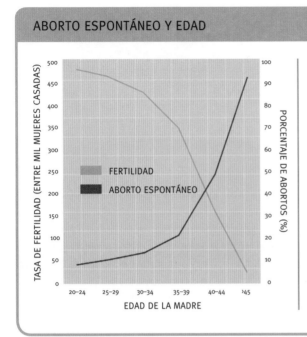

FERTILIDAD

ABORTO ESPONTÁNEO

TASA DE FERTILIDAD (ENTRE MIL MUJERES CASADAS)

PORCENTAJE DE ABORTOS (%)

EDAD DE LA MADRE

Por desgracia, el porcentaje de aborto espontáneo aumenta con la edad, ya que, cuanto mayor sea, más viejos son sus óvulos. Además, las mujeres mayores suelen ser más propensas a los desequilibrios hormonales que pueden afectar a su capacidad para llevar a término el embarazo. La línea naranja de este gráfico muestra cómo disminuye la fertilidad con la edad, mientras que la negra indica en qué medida aumenta el porcentaje de abortos. El aborto se incrementa ostensiblemente a partir de los 35 años, cuando la fertilidad empieza a decaer con mayor rapidez. Pero si tiene 35 años o más, no se preocupe; si bien no puede cambiar la cantidad de óvulos, sí puede mejorar su calidad (*véanse* recomendaciones, págs. 168-173).

sufrir un aborto prematuro. Esto se debe a que los fibromas interfieren en la capacidad del embrión para implantarse en el tejido uterino. La información de las páginas 114-117 le ayudará a minimizar los efectos de los fibromas en su organismo y, especialmente, en la fertilidad. También le aconsejo que acuda a un ginecólogo para que haga un estudio de su caso y valore la consecuencia o no de la extirpación de los fibromas.

Bacterias y virus En nuestro entorno, de forma permanente estamos en contacto con bacterias y virus; éstos nos rodean y, con frecuencia, provocan distintos tipos de infecciones. Por desgracia, algunas de estas infecciones (como la clamidia; *véase* pág. 148) en los inicios del embarazo pueden incrementar el riesgo de padecer un aborto espontáneo. De hecho, algunas pacientes me han comentado que, después de tener fiebre y gran malestar, han sufrido un aborto. Si ha tenido síntomas semejantes a éstos justo antes de abortar, comuníqueselo a su ginecólogo. En la mayoría de los casos, la relación es probablemente una coincidencia, y en cualquier embarazo posterior

casi con seguridad estará sana y la gestación se desarrollará sin contratiempos. Sin embargo, si la infección se localiza en la zona genital y urinaria y no se le suministra un tratamiento efectivo, es posible que aborte de nuevo. (*Véanse también* págs. 152-153.)

Fármacos para la reproducción asistida Para muchas mujeres, el fármaco de la fertilidad, o citrato de clomifeno (*véase* pág. 181), puede significar la diferencia entre concebir y no concebir, ya que estimula la ovulación. Sin embargo, este medicamento también puede provocar una reducción del grosor de la pared uterina, lo que podría dificultar que el embrión anidara, motivo éste por el que en más de un 30 % de los casos acaba produciéndose un aborto.

Problemas hormonales El equilibrio hormonal en el organismo juega un papel crucial en la probabilidad de conseguir un embarazo. También es un factor clave en el desarrollo seguro del embrión a la hora de de que éste se convierta en un bebé sano. Si existen desequilibrios hormonales, es evidente que puede existir un riesgo mayor de sufrir un aborto. Por ejemplo, la hipófisis secreta hormona luteinizante (LH), que controla el desarrollo y la liberación del óvulo durante la ovulación. Si los niveles de LH del organismo llegaran a ser demasiado altos en la primera mitad del ciclo (algo que resulta frecuente si se padece SOPQ; *véanse* págs. 83-87), por desgracia, existirá un riesgo mayor de aborto.

Enfermedades autoinmunes El sistema inmunitario produce anticuerpos como respuesta natural a las bacterias invasoras, entre otras. En un problema de autoinmunidad, como la artritis reumatoide y la esclerosis múltiple, el cuerpo produce anticuerpos que, en vez de luchar contra los invasores, empiezan a atacar a sus propias células. Algunas mujeres pueden producir anticuerpos contra la coagulación de la sangre. Cuando están embarazadas, estos anticuerpos afectan al suministro de sangre del feto y acaban en un aborto. Su médico analizará sus anticuerpos para la coagulación de la sangre. Le realizará un análisis de sangre para medir los niveles de los dos principales anticuerpos antifosfólipos, la anticardiolipina y el anticoagulante lupus. Si la prueba ofrece un resultado positivo, el facultativo tratará de evitar la coagulación prescribiéndole algún fármaco como la heparina y la aspirina que ayuden a licuar la sangre.

Si prefiere una alternativa natural, consulte a su médico acerca del uso de vitamina E y los aceites de pescado omega-3 para licuar la sangre. Un reciente estudio demuestra que a un total de 22 mujeres con síndrome antifosfólipido, que ya habían sufrido tres o más abortos, se les suministró aceite de pescado, y todas ellas finalizaron el embarazo de forma satisfactoria.

Un controvertido estudio sugiere que es el propio sistema inmunitario el que ataca al embrión. Se cree que esto se debe a que, como la mitad del embrión conlleva la mitad de material genético de la pareja, el organismo lo reconoce como «extraño». En un embarazo considerado normal, el sistema inmunitario debe «tranquilizarse» para aceptar al embrión, pero en algunas mujeres ataca a las células y la gestación puede malograrse, a menudo incluso antes de saber que están embarazadas. Los esteroides, la inmunoterapia con linfocitos o los medicamentos contra la artritis reumatoide son posibles tratamientos médicos, pero, en la actualidad, ninguno de ellos está autorizado en el campo de la medicina reproductora y todos pueden causar efectos secundarios de distinta importancia e intensidad que podrían resultar peligrosos durante la gestación.

En el ámbito de la nutrición, un área interesante de investigación ha centrado su estudio en la vitamina D. Se ha demostrado que la más importante fuente de vitamina D se consigue con la exposición directa a la luz solar. Esta vitamina tiene un gran efecto beneficioso sobre el sistema inmunitario por lo que se ha sugerido que el déficit de vitamina D puede contribuir a la generación de problemas autoinmunes, como la esclerosis múltiple y la artritis reumatoide. También se cree que esta vitamina ayuda al cuerpo a mantener un embarazo. Si ya ha sufrido un aborto, pida a su médico que compruebe sus niveles de vitamina D. Si éstos son bajos, tome un refuerzo de esta vitamina en forma de suplemento (como vitamina D_3; 400 UI una vez al día) durante dos meses y, a continuación, realícese un análisis para volver a comprobar si los niveles han sufrido algún cambio. Siempre que pueda, póngase al sol (sin crema protectora, puesto que bloquearía la producción de vitamina D, pero sólo durante breves períodos para evitar las quemaduras).

Problemas anatómicos En ocasiones, un aborto es consecuencia de un problema estructural. Uno de los más comunes es el denominado *cérvix incompetente*, en el que el cuello del útero no permanece cerrado, como debería mantenerse hasta el inicio del parto. Si ha sufrido un aborto antes de las 12 semanas, sin hemorragia o dolor, quizás ésta puede ser la causa. Para subsanarla, un equipo médico especializado puede coser el cuello uterino, generalmente en el inicio del embarazo, aunque algunos especialistas son partidarios de realizar este procedimiento antes de la concepción. El único problema derivado de suturar el cérvix es que impide el aborto en caso de que existiera una anomalía genética. Yo aconsejaría que se practicara la sutura, pero que, con cierta regularidad, se sometiera a ecografías para ir comprobando la salud del feto durante todo el embarazo.

Si la matriz presenta forma anómala, también será propensa a sufrir un aborto. Un útero bicorne, con forma de corazón más que de pera, deja menos espacio para que crezca el bebé, lo que puede forzar el aborto. Si el útero está tabicado, una pared de tejido fibroso se extiende parcialmente por la matriz e incluso puede llegar hasta el cérvix. Si un embrión se implanta en ese tejido fibroso, se verá imposibilitado para conseguir toda la alimentación que necesita para mantenerse vivo y desarrollarse correctamente, de manera que el cuerpo reacciona produciendo un aborto.

Problemas en los espermatozoides Para que nazca un bebé sano son necesarios un óvulo y un espermatozoide sanos. Si existen problemas con el esperma de su pareja, tendrá más probabilidades de sufrir un aborto. Él puede realizarse una prueba de semen para comprobar el estado de salud de los espermatozoides, así como la cantidad y la movilidad de éstos. Asegúrese de que su pareja sigue todas las pautas del plan preconceptivo (*véanse* págs. 168-173) para mejorar la salud de sus espermatozoides (he comprobado de primera mano notables diferencias en la salud del esperma en hombres que han seguido este programa). Recuerde que, como mínimo, se necesitan tres meses para que un hombre produzca semen nuevo, de manera que inicie el plan bastante antes de la concepción.

CAUSAS SOBRE LAS QUE PUEDE INFLUIR

Si le diagnostican un aborto sin causa aparente, es perfectamente posible que su médico le aconseje que espere durante unos pocos meses y que, después, intente de nuevo concebir. Mi consejo es que tanto usted como su pareja pongan todos los medios para reducir el riesgo de sufrir un nuevo aborto y procuren eliminar todos aquellos factores de riesgo que estén bajo su control. Si fuma o tiene problemas de peso, por ejemplo, debe tomar medidas para corregir la situación cuanto antes.

El peso Como ya se ha visto, para tener más probabilidades de concebir y de que el embarazo llegue a buen término, no debería tener un exceso de peso, sino que éste tendría que ser adecuado para su altura (*véase* pág. 170). Los estudios demuestran que la obesidad aumenta de manera significativa el riesgo de sufrir un aborto durante el primer y el segundo trimestre. En el año 2008, la Stanford University School of Medicine comprobó que más de la mitad de los fetos abortados en mujeres con sobrepeso estaban sanos y no padecían ninguna anomalía congénita. El porcentaje de aborto de fetos sanos en el caso de mujeres con un peso normal es solamente del 37%. Las investigaciones apuntan hacia el peso de las madres como la diferencia principal. Un IMC de en torno a 22-24 (*véase* pág. 297) se considera el idóneo para concebir y llevar a buen término el embarazo.

El alcohol El alcohol resulta nefasto para los espermatozoides; por lo tanto, un hombre que beba en exceso tendrá un nivel más elevado de espermatozoides anómalos. Los estudios que se han realizado en animales recientemente han demostrado que el alcohol puede causar graves daños en los cromosomas que la hembra aporta al feto e incrementa el porcentaje de aborto. La conclusión de numerosos estudios realizados en hombres y mujeres que beben asiduamente es que, incluso tomando cantidades moderadas de alcohol, actúan como toxinas de la reproducción y aumentan el riesgo de sufrir un aborto. Por lo que se desprende de dicho estudio, mi recomendación es que, si están tratando de concebir, ambos eviten consumir alcohol; en cuanto a usted, conviene que se abstenga además durante todo el período de embarazo y de lactancia materna.

El tabaco Si usted o su pareja fuman, existirá determinado riesgo de sufrir un aborto (o de dar a luz a un bebé con anomalías). Además de los peligros que entraña el consumo de tabaco para su propio organismo y los efectos nocivos sobre la gestación, fumar altera el ADN de los espermatozoides, lo que comporta cierto riesgo de perder a su bebé.

El consumo de cafeína Estudios recientes demuestran que tomar tan sólo dos tazas de café (una cantidad total de 200 mg de cafeína al día) se asocia a un 25% de aumento del riesgo de sufrir un aborto en comparación con el 12% de las mujeres que evitan la cafeína. Se desconoce si este aumento del riesgo responde al efecto estimulante de la cafeína, que provoca que la matriz se contraiga, o a que la cafeína puede ser la causa de anomalías cromosómicas. Hay que destacar algo que parece olvidarse con frecuencia, que también afecta a la calidad del esperma.

Le aconsejo que evite la cafeína durante el embarazo, más aún si ha tenido un aborto previo. Si no ha sufrido ningún aborto hasta el momento y está embarazada, le sugeriría que la suprima siempre que sea posible, pero, si desea tomar un mínimo diario, limítese a consumir una sola bebida con cafeína al día. Piense en las diferentes maneras en que puede ingerir cafeína, porque no sólo se encuentra en el té (negro o verde) y el café. Algunas bebidas de cola o con gas también la contienen, lo mismo que el chocolate, especialmente el chocolate negro, y algunos fármacos. Utilice café descafeinado si necesita tomar cafeína. No obstante, el café contiene otros dos estimulantes nada recomendables durante la gestación, la teobromina y la teofilina, que se conservan incluso después de que la cafeína se haya eliminado, de manera que piense que finalmente también tendrá que optar por dejar incluso el café descafeinado.

Toxinas ambientales Se sabe que un gran número de aparatos de uso cotidiano emiten ondas electromagnéticas (OEM). Éstos incluyen los teléfonos móviles, los ordenadores, los secadores para el cabello, los radio-relojes y las fotocopiadoras. La investigación no aclara si la exposición a tales artefactos aumenta el riesgo de sufrir un aborto: algunos estudios demuestran que las mujeres que permanecen durante mucho tiempo frente al ordenador tienen un riesgo mayor. Sin embargo, otros factores, como el estrés, el exceso de trabajo y permanecer sentada durante demasiado tiempo también pueden tener relación. Le recomiendo que limite su exposición a tales aparatos y, en especial, al teléfono móvil, pues numerosos estudios científicos han demostrado que es el que emite las ondas más dañinas.

Además de evitar las OEM, trate de reducir su exposición a la contaminación derivada del tráfico, así como de los productos químicos. Cuando adquiera fruta y verdura, cómprela ecológica siempre que sea posible y no la tome si proviene de un mostrador o tienda en que el producto se expone en una calle principal y transitada. Reduzca, asimismo, su exposición a los productos de limpieza y químicos para el jardín, o decántese por el uso de otros más naturales (que se encuentran con facilidad en los supermercados).

El estrés Se necesita investigar aún más para confirmar si el estrés aumenta o no el riesgo de sufrir un aborto, pues los resultados de los estudios no son del todo concluyentes; no obstante, hasta que tengamos más datos, le sugeriría que trate de limitar o controlar el estrés que padece, especialmente durante la concepción y las primeras fases del embarazo.

EL PLAN PRECONCEPTIVO

Todo lo que haga en el período preconceptivo afectará a la calidad de sus óvulos, y lo mismo sucede con su pareja y sus espermatozoides. Cuanto mejor sea la calidad del óvulo y del esperma, las probabilidades de aborto se verán reducidas visiblemente. Estoy convencida de que, si es una persona propensa a sufrir abortos, seguir las indicaciones que he ido ofreciendo en el plan preconceptivo (*véanse* págs. 168-173) podría establecer una sensible diferencia.

Si su ginecólogo le ha recomendado tomar progesterona (debido a que los bajos niveles de progesterona parecen ser la causa del aborto espontáneo), siga las pautas de suplementos para el cuidado preconceptivo, pero tenga bien presente NO emplear las plantas al mismo tiempo; y si está tomando aspirina y/o heparina por padecer problemas de coagulación sanguínea, NO consuma una cantidad extra de vitamina E, vitamina C o ácidos grasos esenciales (AGE), ya que éstos licúan la sangre. Confíe, sin embargo, en las cantidades de nutrientes que ya están presentes en los suplementos prenatales que toma cada día.

DIETA

Una dieta sana y ecológica, de acuerdo con las pautas de las páginas 24-28, es la mejor manera de intentar proteger la salud del feto. Hoy en día se sabe que las carnes rojas pueden contribuir a la aparición de alteraciones de la coagulación, porque aumentan la producción en su organismo de sustancias negativas, llamadas *prostaglandinas*. Durante el embarazo, en lugar de consumir carnes rojas, procure aumentar la ingesta de pescado, frutos secos y semillas, que contienen prostaglandinas saludables.

SUPLEMENTOS

Los siguientes nutrientes son especialmente importantes para prevenir el aborto, por tanto, asegúrese de que su dieta sea rica en ellos y que los suplementos prenatales (*véase* pág. 320) los contengan en los niveles adecuados (utilice suplementos adicionales hasta alcanzar las cantidades recomendadas, en función de sus necesidades).

■ VITAMINAS C Y E (500 mg de vitamina C con bioflavonoides dos veces al día como ascorbato de magnesio, y 400 UI de vitamina E/día) Son importantes antioxidantes que le ayudarán a prevenir las alteraciones cromosómicas y la coagulación sanguínea. Tómelos durante todo el período prenatal.

■ ÁCIDO FÓLICO (400 µg/día) Este nutriente no sólo es importante para prevenir la espina bífida del feto, sino también para evitar el aborto porque, junto con las vitaminas B_{12} y B_6, controla un aminoácido llamado *homocisteína*, fundamental en la sangre. A las mujeres que sufren abortos recurrentes se les han detectado unos niveles altos de homocisteína.

■ SELENIO (100 µg/día) Se trata de un potente antioxidante y, por tanto, necesario en la prevención de alteraciones del ADN de los óvulos y espermatozoides. Usted y su pareja deberían tomarlo.

■ ZINC (30 mg diarios) El déficit de zinc puede causar cambios en los cromosomas de la pareja, que dan lugar a óvulos y espermatozoides anómalos. (Asegúrese de que su compañero también tome zinc.)

■ COENZIMA Q10 (60 mg diarios) Las investigaciones demuestran que las mujeres con bajos niveles de coenzima Q10 tienen un mayor riesgo de sufrir un aborto. Unos buenos niveles evitan las contracciones uterinas anómalas. Tome este suplemento durante los tres meses previos a la concepción, hasta que consiga el embarazo.

■ ÁCIDOS GRASOS OMEGA-3 (1.000 mg de aceite de pescado que contenga, por lo menos, 700 mg EPA y 500 mg DHA cada día) Como algunos abortos están relacionados con el incremento de coagulación de la sangre, le recomiendo que tome ácidos grasos omega-3, ya que pueden ayudar a mejorar la fluidez de la sangre y prevenir la formación de coágulos. Tome aceite de pescado durante los tres meses anteriores al período de concepción y continúe con él a lo largo del embarazo. (Si es vegetariana, utilice aceite de linaza.)

PLANTAS

Estas plantas sólo deben tomarse durante el período prenatal de tres meses; déjelas cuando trate de concebir. Mezcle a partes iguales las tinturas de cada una de las siguientes hierbas. Tome una cucharadita con un poco de agua dos o tres veces al día, o una cápsula de 300 mg de cada planta, una o dos veces al día.

■ SAUZGATILLO (*Vitex agnus castus*) Ayuda a equilibrar las hormonas mediante la estimulación de la función de la hipófisis para incrementar los niveles de progesterona (*véase* pág. 237). Resulta beneficiosa para aquellas mujeres cuyos abortos espontáneos se deben a unos bajos niveles de progesterona, así como para las que sufren abortos y cuya segunda mitad del ciclo menstrual es corta (corta, en este caso, significa menos de 11 días).

■ VIBURNO AMERICANO (*Viburnum prunifolium*) Cualquier planta que evite las contracciones uterinas puede ser útil para prevenir el aborto. El viburno es un relajante de la matriz, que posee esta propiedad.

■ HELONIAS (*Chamaelirium lutem*) Esta hierba se considera un tónico para el sistema reproductor y, por ese motivo, ayuda a la concepción y a que el embarazo llegue a buen fin. Los fitoterapeutas con frecuencia lo combinan con el sauzgatillo (*véase* izquierda) en el tratamiento de mujeres que han sufrido abortos recurrentes.

AUTOAYUDA

Además de las recomendaciones de las páginas anteriores, le insto a que trate de seguir algunos consejos de autoayuda, ya que equilibrarán su estilo de vida, del mismo modo que su organismo.

Tómese su tiempo Tras un aborto espontáneo, no se deje tentar por la idea de concebir de nuevo rápidamente. Siga las pautas de cuidados preconceptivos (*véanse* págs. 178-183) durante tres o cuatro meses después de la pérdida y utilice métodos anticonceptivos naturales durante ese tiempo. Aunque la espera pueda resultar frustrante, recuerde que ese período es crucial tanto para la salud de su futuro embarazo como para la del bebé.

Consiga el peso ideal Procure conseguir su peso ideal con una dieta sana y suplementos de vitaminas y minerales, ya que el aborto se ha relacionado con la obesidad y los déficits nutricionales. Esto también implica que debe practicar ejercicio con regularidad, pero sin excederse. Recuerde que la actividad física añade estrés al organismo, y un peso por debajo de lo normal puede ejercer cierto impacto sobre las hormonas y engañar al cuerpo de manera que éste interprete que padece hambre, lo que, a su vez, bloquea al sistema reproductor.

Trate de relajarse El estrés, como el generado por un duelo no resuelto, resulta negativo tanto para usted como para su fertilidad (y para el futuro bebé). (Para vencer el estrés, *véanse* págs. 309-311.)

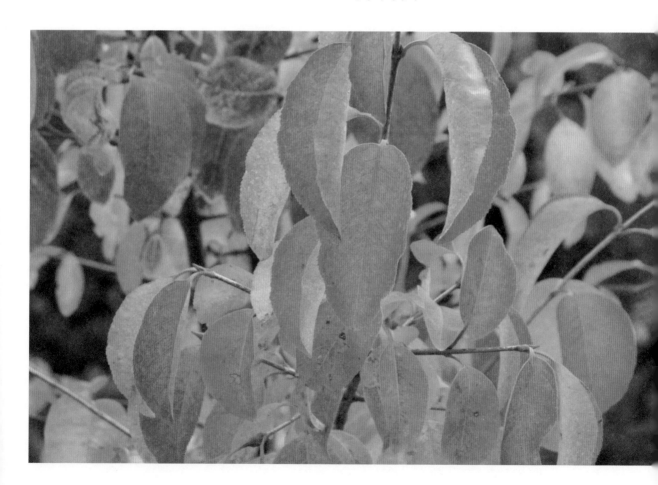

Superior: viburno americano (*Viburnum prunifolium*)

Muerte fetal

Aproximadamente uno de cada 200 embarazos concluye en muerte fetal. El bebé puede morir en el útero (muerte intrauterina) o durante el parto (muerte intraparto); en cualquier caso, el resultado para la familia es un inmenso sentimiento de pérdida.

Existen diversas causas conocidas por las que un bebé nace sin vida y bastantes factores de riesgo que podemos identificar. Por ejemplo, el riesgo de muerte fetal aumenta en mujeres mayores de 35 años, en aquellas que tienen problemas médicos, como diabetes, y en las fumadoras. Las malformaciones congénitas en el bebé nonato, el desprendimiento o la rotura de la placenta, la preeclampsia, el trauma perinatal, las infecciones y los trastornos inmunitarios también son factores de riesgo de muerte fetal. Sin embargo, en aproximadamente un tercio de los casos, incluso tras una autopsia, la causa de la muerte fetal es indeterminada. Desconocer lo que le ha sucedido al feto puede producir que su pérdida sea aún más difícil de soportar.

BUSCAR INDICIOS

La muerte fetal puede ocurrir sin que exista ningún síntoma, pero si se encuentra en la semana 28 de gestación, es probable que su médico la anime a seguir los movimientos fetales de su bebé, de manera que sepa si está activo.

Sentir que su hijo se mueve en su vientre representa un hito en su embarazo, y, por lo general, sucede entre las semanas 15 y 20. Cuando empiece a percibir movimientos con regularidad, sabrá que su embarazo se desarrolla bien. Si se trata de su primera gestación, es posible que, al principio, no sea consciente de que su bebé se mueve; muchas mujeres lo describen como una sensación suave, igual que un aleteo. A medida que avance el embarazo, los movimientos se advertirán con más fuerza. El bebé estará muy activo entre las semanas 20 y 30. Después, los movimientos son menos frecuentes, pero más definidos, puesto que el feto comienza a estar más comprimido.

Muchas mujeres desean saber cuántos movimientos tienen que sentir cada día. Los estudios demuestran que cada bebé tiene su propio ritmo de sueño y vigilia en el útero (no se ha establecido ni un patrón ni la cantidad de movimientos). Sin embargo, a lo largo de su embarazo, probablemente habrá advertido los movimientos del feto (sabrá en qué momentos del día muestra más actividad). Examine el patrón del feto, y si percibe algún cambio, informe de inmediato a su ginecólogo o comadrona. Si existe motivo de preocupación, es posible que el médico desee comprobar y controlar la salud del feto.

Otros posibles indicios de riesgo de muerte fetal incluyen dolor abdominal o en la espalda y hemorragia vaginal. Si sangra abundantemente puede ser señal de desprendimiento. Póngase de inmediato en contacto con su médico. Tenga en cuenta que siempre es mejor equivocarse por exceso de celo y consultar con él cualquier preocupación.

ENFRENTARSE A LA MUERTE

Si su hijo ha nacido sin vida, ha perdido a alguien muy querido, y el proceso de duelo es exactamente el mismo que el de un familiar al que haya conocido durante toda la vida. Se trata de un momento de susceptibilidad, y necesita tratarla con el cuidado y respeto que ambos, tanto usted como su bebé, merecen. La pena no es algo de lo que se pueda huir. Se han observado síntomas de duelo en mujeres incluso veinte años después de haber vivido una muerte fetal.

Reconozca su dolor Lo más importante cuando se enfrenta a la pérdida de un bebé es reconocer su dolor, verbalmente o no (*véase* página siguiente). Los especialistas recomiendan celebrar algún tipo de ceremonia de luto. Puede ser un funeral o una carta al bebé o incluso rezar una oración. Únicamente cuando sea capaz de manifestar su pena, ésta dejará paso a la siguiente etapa de su vida.

Pruebe terapias musicales y artísticas Cualquier manera de expresar sus sentimientos resulta un paso positivo en el camino hacia la curación. No tiene por qué ser compositora para ampararse en una terapia musical, del mismo modo que no necesita ser artista para beneficiarse de una terapia a base de arte. Esas técnicas son simplemente caminos para que usted pueda entrar en contacto con su propio interior y exteriorice sus sentimientos, sin tener que servirse de las palabras. Al expresar los sentimientos, puede mejorar el proceso de curación.

Escriba un diario Algunos estudios han demostrado que escribir un diario puede acelerar el proceso de curación y ayudar a que se acepte la pérdida con más rapidez. Puesto que un diario es privado, escribirlo con frecuencia le facilitará sincerarse consigo misma y expresar sus pensamientos, sin temer a lo que puedan pensar los demás o cómo reaccionarán ante sus emociones o palabras. Tampoco deberá tratar de organizar sus pensamientos o plasmarlos de un modo lógico para que otra persona pueda comprenderlos. Escriba sólo para usted. Haga de su diario una expresión que fluya libremente; una corriente abierta y sincera de su conciencia por y para usted misma.

Busque ayuda Su pareja, los amigos y la familia son su mejor apoyo durante estos momentos difíciles. Por desgracia, en ocasiones, aquellos en quien usted desearía confiar evitan hablar de su pérdida por miedo a molestarla. Es importante mostrarse sincera ante sus seres queridos y permitirles saber cuándo necesita, o no, hablar de su bebé. Tal vez prefiera asistir a un grupo de ayuda. Hablar con otras mujeres y parejas que han sufrido la pérdida de un bebé puede resultar beneficioso para superar los sentimientos de culpabilidad, aislamiento y soledad. Si en algún momento no puede soportarlo, siga el consejo de su médico, quien le aconsejará ayuda especializada.

No se sienta culpable Muchas mujeres experimentan un inmenso sentimiento de culpabilidad tras una muerte fetal, convencidas de que la provocó algo que realizaron consciente o inconscientemente, como beber un vaso de vino o trabajar demasiado tiempo durante el embarazo. Sin embargo, la muerte fetal en muy pocas ocasiones se debe a la negligencia materna y resulta fundamental aprender a liberarse de los sentimientos de censura y culpa. Los ejercicios de visualización y meditación, como el que se propone en el recuadro inferior, pueden constituir un apoyo durante el proceso de duelo donde se hace necesaria cierta introspección.

VISUALIZACIÓN CONSOLADORA PARA EL DOLOR

Practique esta imagen mental siempre que esté apenada. Trate de imbuirse en ella.

1 Siéntese cómoda y cierre los ojos. Respire profundamente. De manera consciente, relaje su cuerpo: empiece por los pies y siga hacia arriba, mientras imagina que la tensión se aleja de usted.

2 Visualícese en una hermosa y cálida playa. El cielo es azul y sin nubes, la arena está caliente bajo sus pies. Frente a usted se extiende un océano azul y cristalino. Tome conciencia del peso de sus pies (imagine que sobre su espalda lleva un saco). Este saco contiene su vergüenza y su ira.

3 Piense que camina hacia el océano. Cuando llegue a la orilla, imagínese que toma el saco de su espalda, lo abre y saca todas las palabras y frases de reproche. Visualice cómo las va lanzando, una a una, al océano (láncelas con decisión, como si se tratara de piedras pesadas). Cuando el saco esté vacío, observe cómo la marea se lleva sus sentimientos de culpa, lejos y para siempre.

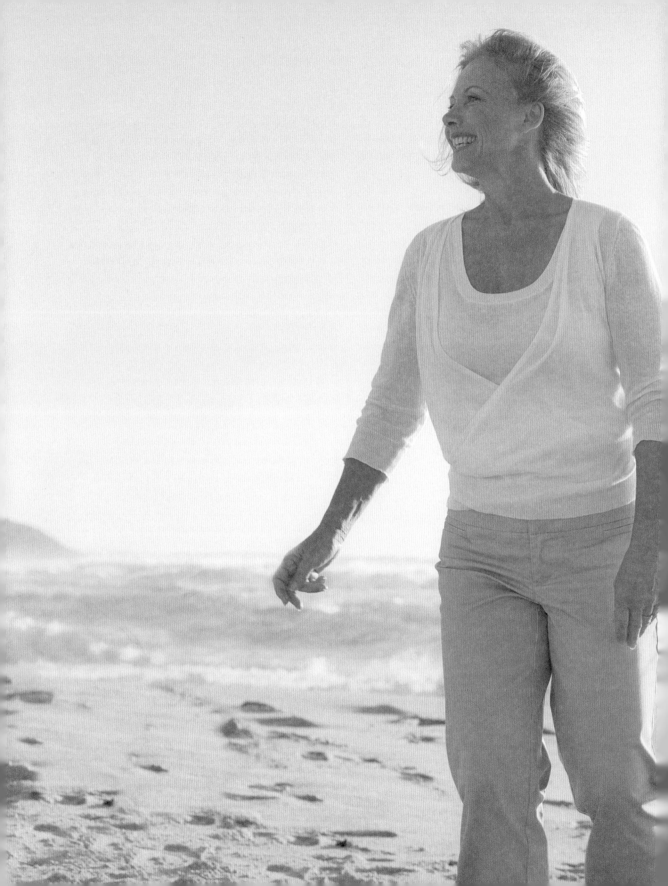

La
menopausia

4

En numerosas culturas del mundo, la menopausia se considera un tiempo de celebración (una bella transición hacia una nueva etapa de la vida, un momento de alegría en el que las mujeres dejan atrás la maternidad y las obligaciones diarias para convertirse en «sabias damas», admiradas por las parejas jóvenes de la sociedad, ávidas de consejo y orientación). En Occidente, tendemos a considerar la menopausia una enfermedad o un trastorno, algo que debe tratarse o incluso de lo que debemos avergonzarnos. Sin embargo, en mi opinión, la menopausia no supone más enfermedad o desorden que la pubertad o el embarazo. Se trata de una evolución completamente natural que toda mujer experimenta con la edad, y que, por tanto, debe celebrarse.

Por desgracia, muchas de las mujeres que acuden a mi consulta comparten el punto de vista occidental. Consideran la menopausia como un momento de pérdida (de la menstruación, de la fertilidad y de la juventud, entre otras cosas). En este capítulo, se pretende animar a todas las mujeres a que adopten una actitud positiva ante la menopausia. En este sentido, se intenta proporcionar las herramientas necesarias que le permitan entrar en esta etapa de cambio de manera cómoda, fácil y feliz, así como con toda la naturalidad posible.

ENTENDER Y FACILITAR EL CAMBIO

Como cualquier otro acontecimiento de la vida y la naturaleza, la menopausia no ocurre de la noche a la mañana. Se trata de un proceso (una serie de pequeños cambios que, unidos, le conducirán a una nueva fase de su vida).

En Occidente, la edad media de la menopausia son los 51 años. Cuando comienza antes de los 40 años, se denomina *precoz*.

En los años previos a la menopausia, la reserva de óvulos disminuye, los ovarios producen menos estrógenos y se deja de ovular cada mes. La hipófisis (situada en el cerebro) lo capta como una señal de que debe liberar más hormona folículoestimulante (FSH). Ésta favorece que un folículo madure en los ovarios y libere un óvulo. En este momento, el ginecólogo suele realizar un análisis de sangre para comprobar si ha comenzado la menopausia (si tiene unos niveles de FSH altos, es posible que así sea).

PROTEGER LOS HUESOS

Sus huesos necesitan estrógenos para mantenerse fuertes; sin estas hormonas, se tornan frágiles y resulta más fácil que se rompan. Como los ovarios producen menos estrógenos, la menopausia es una etapa compleja para los huesos. Con el fin de equilibrar este efecto, el organismo comienza a fabricar estrógenos a partir de otros dos medios: las células adiposas y las glándulas suprarrenales (que producen un tipo residual de estrógenos).

SÍNTOMAS DE LA MENOPAUSIA

En Occidente, esperamos que nuestro cuerpo nos proporcione algún indicio que nos haga pensar que se está aproximando el cambio. Sin embargo, en realidad, la transición debe ser progresiva: lo único que debería percibir es que no tiene menstruación. Recuerdo a una paciente que vino a mi consulta porque no había tenido la regla en los últimos seis meses. No había apreciado ningún otro síntoma y estaba un poco des-

concertada. «¿Cuándo comenzarán los síntomas?», me preguntó. Tuvo una menopausia envidiable, y es así como deberíamos proponernos que fuera la nuestra.

Sin embargo, algunas mujeres experimentan unos síntomas intensos, que afectan seriamente a su calidad de vida. Los cambios de la temperatura pueden resultar un gran problema. Es posible que los sudores nocturnos impidan conciliar el sueño y que provoquen cansancio, mientras que los sofocos pueden presentarse en momentos inoportunos, como, por ejemplo, durante una reunión o una entrevista, lo que causa cierta vergüenza. Aunque éstos no son los únicos problemas que se pueden experimentar. También se pueden producir cambios de humor, irritabilidad, dolores en las articulaciones, falta de brillo en la piel y el cabello, y cambios en su silueta (el tipo de «matrona», como lo denominaba una de mis pacientes), así como disminución del deseo sexual y sequedad vaginal, que provoca que el sexo resulte doloroso. Todos ellos pueden influir en la forma de ver la vida.

Aunque resulta sencillo culpar a la menopausia de estos síntomas, esta etapa no siempre constituye la raíz de estos problemas. Es importante recordar que una dieta y un estilo de vida poco saludables pueden causar y agravar muchos de los síntomas que de manera automática se atribuyen a la menopausia. Cualquier cambio positivo que se realice en la alimentación y en la manera de gestionar el tiempo puede suavizar de modo significativo el tránsito hacia la menopausia, así como procurarle un óptimo estado de salud a largo plazo. Si su médico le recomienda la terapia hormonal sustitutiva (TRH), le sugiero que modifique su dieta y su estilo de vida para tratar de aliviar los síntomas de forma natural. De este modo no necesitará recurrir a la hor-

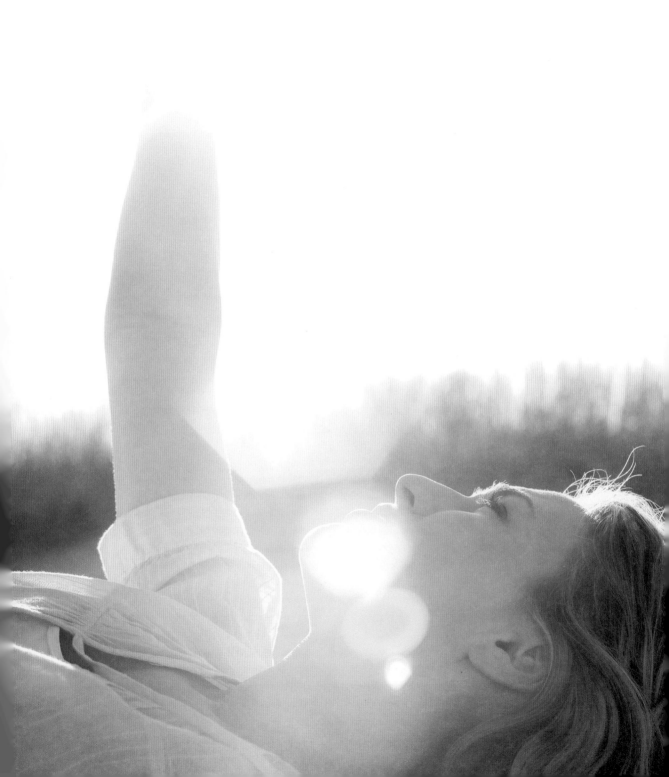

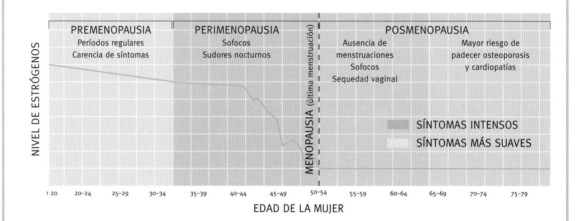

FASES DE LA MENOPAUSIA

NIVEL DE ESTRÓGENOS

| PREMENOPAUSIA | PERIMENOPAUSIA | MENOPAUSIA (última menstruación) | POSMENOPAUSIA |

PREMENOPAUSIA
Períodos regulares
Carencia de síntomas

PERIMENOPAUSIA
Sofocos
Sudores nocturnos

MENOPAUSIA (última menstruación)

POSMENOPAUSIA
Ausencia de
menstruaciones
Sofocos
Sequedad vaginal

Mayor riesgo de
padecer osteoporosis
y cardiopatías

■ SÍNTOMAS INTENSOS
☐ SÍNTOMAS MÁS SUAVES

‹ 20   20-24   25-29   30-34   35-39   40-44   45-49   50-54   55-59   60-64   65-69   70-74   75-79

EDAD DE LA MUJER

En realidad, la transición hacia la menopausia comienza mucho antes que su última menstruación. Para facilitar su control, los médicos la dividen en tres fases. La primera de ellas es la perimenopausia, el tiempo que precede a esta etapa de la vida, cuando el cuerpo pasa por algunos de los cambios visibles (*véase* pág. 247). La segunda es la menopausia, es decir, la última menstruación. Esta fecha se confirma tras doce meses sin regla. La tercera es la posmenopausia, que se inicia en el momento de su última menstruación. Se trata de un momento en el que necesitará cuidar ciertos aspectos de su salud, en particular, por ejemplo, el corazón y los huesos.

El siguiente gráfico muestra el recorrido de una mujer por la menopausia y la intensidad de los síntomas en comparación con sus niveles de estrógenos.

monoterapia; si no lo consigue, puede visitar a su médico de nuevo para estudiar el mejor camino que deben seguir.

Es posible que continúe teniendo la menstruación incluso aunque haya dejado de ovular, porque su cuerpo sigue produciendo unos niveles más bajos de hormonas, que provocan el engrosamiento del endometrio. Pero, cuando aquéllos comienzan a aparecer de forma irregular, o muy ligeros durante varios meses seguidos, la menopausia se ha iniciado.

TOMAR MEDIDAS

Una vez que crea que ya se ha iniciado la menopausia, acuda a su ginecólogo para que le realice un análisis de sangre en el que se midan los niveles de FSH. No obstante, tenga en cuenta que no se trata de una prueba infalible. Si sus períodos son irregulares, durante los meses en que no menstrúe, los niveles de FSH serán altos, aunque la menopausia esté muy cerca. Si tiene la regla esporádicamente, descenderán de nuevo. Asegúrese de que su ginecólogo considera sus síntomas cíclicos menstruales, así como los resultados de la analítica de sangre, antes de darle un diagnóstico.

Cuando ya haya entrado en la menopausia, piense en positivo acerca del camino que debe seguir. Todavía cuenta con diversas opciones para facilitar la transición. Para algunas mujeres la opción será la terapia hormonal de sustitución (*véanse* págs. 249-251); para otras, el enfoque natural (*véanse* págs. 252-255), que ofrece una oportunidad de restablecer el equilibrio en su organismo, de modo que la menopausia en sí misma sea un proceso totalmente normal.

La terapia hormonal de sustitución

La terapia hormonal de sustitución consiste en servirse de una gran variedad de cremas, pesarios, geles, implantes y comprimidos. Se trata del enfoque médico para hacer frente a la menopausia.

Así pues, ¿debe recibir terapia hormonal o no? Es un gran dilema para todas las mujeres a medida que se van aproximando a la menopausia. Espero que la información que se proporciona en este capítulo le ayude a decidir qué es lo que más le conviene.

¿QUÉ ES LA TERAPIA HORMONAL DE SUSTITUCIÓN (THS)?

A medida que se va aproximando a la menopausia, el organismo deja de producir estrógenos y progesterona. No obstante, la terapia de sustitución hormonal (THS) repone dichas hormonas.

Cuando apareció por primera vez en la década de 1930, la THS se denominaba *terapia de sustitución de estrógenos*. El medicamento fue aclamado como un fármaco maravilloso, un milagro antiedad capaz de hacer desaparecer la menopausia y conservar a las mujeres «femeninas para siempre». Sin embargo, con el tiempo, la investigación concluyó que proporcionar estrógenos por sí solos aumentaba el riesgo de desarrollar cáncer de mama y de útero en las mujeres. Los estrógenos engrosan la pared uterina con el fin de prepararla para recibir un embrión. En la segunda mitad del ciclo menstrual, el cuerpo produce progesterona para que al final de éste, el epitelio uterino se desprenda y el ciclo comience de nuevo. Tomar estrógenos sin la compensación de la progesterona (o su forma sintética progestógeno) implica que el endometrio adquiera más y más grosor, que se torne anómalo y que derive hacia un cáncer de útero. De la misma forma, una toma continuada de estrógenos estimula el tejido mamario, lo que también puede provocar cáncer. Esta idea despertó el pánico. Los científicos descubrieron que debían añadir progesterona a la terapia de sustitución hormonal con el fin de que resultase más segura.

Natural contra sintético

Quizás haya oído alguna vez que algunos de los estrógenos empleados en la THS se describen como «naturales». En este contexto, *natural* significa que los estrógenos (existen distintos tipos diferentes) son químicamente idénticos a los producidos por los ovarios, aunque con la diferencia de que son artificiales. Hay que destacar que el estrógeno natural presente en la mayoría de las THS es el estradiol, que se considera la versión más carcinógena de entre todos los posibles estrógenos sintéticos.

LOS EFECTOS SECUNDARIOS DE LA THS

Resulta sencillo imaginar que, puesto que la THS simplemente desempeña la función que antes realizaba su propio organismo, la medicación no comportará ningún efecto secundario. Por desgracia, la THS puede tener distintos efectos secundarios en su organismo. Ahora bien, cuántos de ellos se presentan y en qué medida afectan depende de cada mujer. No obstante, en total, alrededor del 35 % de las mujeres dejan de tomar THS por sus efectos secundarios.

Los síntomas más comunes que las mujeres me suelen comentar son sensibilidad y aumento de las mamas (hasta dos tallas). En mi opinión, esto resulta particularmente alarmante, pues si la THS estimula el tejido mamario, puede suponer un mayor riesgo de padecer cáncer de mama (*véase* pág. 250). Si experimenta cambios en las mamas, acuda a su ginecólogo de inmediato. Otros efectos secundarios evidentes son hinchazón, erupciones cutáneas, caída del cabello, calambres abdominales e infecciones vaginales causadas por hongos. También existen otros síntomas que, en un primer momento, es posible que no vincule a la THS, pero se sabe que son efectos secundarios del tratamiento, como la hipertensión y tromboflebitis (inflamación venosa causada por coágulos de sangre).

A muchas de mis pacientes les preocupa el aumento de peso como consecuencia de la THS. Si bien las investigaciones no han podido establecer una relación entre ambos, la experiencia con mis propias pacientes apunta lo contrario. A otras, les inquieta el efecto que produce la THS en su salud emocional. Mis pacientes han descrito sensaciones de encontrarse «desconectadas» o incluso estar ausentes, como si en lugar de ser dueñas de sus vidas, fueran simples observadoras. En raras ocasiones, es posible que desarrollen tendencias suicidas.

Los siguientes son los efectos más serios de la THS. No los he incluido con la intención de alarmarla, sino para brindarle la oportunidad de tomar una decisión con conocimiento de causa acerca de si utilizar o no este tratamiento. Parece que el estupendo fármaco de la década de 1930 puede tener algunas consecuencias graves.

> SEGUIR UNA THS durante 5 años duplica el riesgo de padecer un trombo.

Cáncer

Muchas de mis pacientes tienen como máxima preocupación el cáncer de mama. En 2002, la Women's Health Initiative abandonó sus estudios sobre 27.000 mujeres después de un período de cinco años, en vez de continuar hasta los ocho previstos: existían evidencias de un incremento del 26 % del riesgo de padecer cáncer de mama en mujeres tratadas con THS. Como consecuencia de la publicación de los resultados en 2002, muchas mujeres dejaron de recibir THS. Los investigadores analizaron el porcentaje de cáncer de mama en el año 2003 y descubrieron que se había reducido un 12 % entre las mujeres de 50 a 69 años de edad (el mayor descenso de casos de cáncer de mama en un año). Esto confirma la relación entre el cáncer de mama y la THS.

Le recomiendo encarecidamente que se realice una mamografía antes de considerar la idea de someterse a THS. Si dicha prueba muestra algún cambio extraño en su tejido mamario, evite la terapia de sustitución hormonal. Mientras que en circunstancias normales estas células anómalas no causarán ningún problema grave, la THS puede actuar como catalizadora de la multiplicación celular, lo que provocaría quistes o tumores.

Asimismo, debe tener en cuenta que la relación entre la THS y el cáncer de mama se establece desde el inicio del tratamiento (no es necesario que transcurran demasiados años para que los efectos acumulativos de la THS se tornen un problema). La buena noticia es que cuando deja de tomar THS el riesgo desciende con rapidez.

Para concluir, la THS puede hacerla más propensa a desarrollar cáncer de útero y ovarios, en especial si ya se han presentado casos en su familia.

Trombosis

Además de cáncer, la THS aumenta el riesgo de desarrollar coágulos sanguíneos, que pueden provocar un accidente vascular cerebral (AVC), infarto de miocardio o trombosis venosa profunda (TVP; que afecta a las grandes venas de la parte inferior de la pierna). Los estudios demuestran que someterse a THS aumenta el riesgo de AVC en un 41 %, y en un 29 % el de cardiopatía. En el caso de seguir la THS y tener intención de viajar por aire, existe un grave riesgo de TVP, por tanto, le recomiendo que consulte a su médico antes de tomar un avión. Si el trombo se desplaza desde la pierna, puede sufrir una embolia pulmonar, que puede ser crítica. La solución más sencilla es dejar de tomar THS justo antes del vuelo, y reanudarla una vez que esté en tierra firme.

Problemas biliares

La THS triplica el riesgo de padecer cáncer de vesícula biliar. Además, cuanto más tiempo utilice la THS, mayor resulta la probabilidad de desarrollar cálculos biliares (y será más propensa a padecerlos si ya los sufrió en el pasado).

THS: ¿Y SUS VENTAJAS?

Indudablemente, la THS controla los sofocos y los sudores nocturnos, y si estos síntomas afectan a su calidad de vida hasta el punto de que no puede seguir su ritmo, entonces la THS puede ser una solución. Tiempo atrás, muchos ginecólogos se mostraban entusiastas con la THS e indicaban que dicha terapia podía aumentar la energía y la libido, así como reducir significativamente el riesgo para la salud y los síntomas asociados a la menopausia. Sin embargo, en la actualidad, el Comité de Seguridad de Medicamentos del Reino Unido, por ejemplo, recomienda a las mujeres seguir la THS durante un máximo de cinco años y sólo para aliviar síntomas de la menopausia como los sofocos y los sudores nocturnos. Se sabe que la THS ayuda a reducir el riesgo de fracturas óseas (un motivo de preocupación para las mujeres con osteoporosis), pero se recomienda que las mujeres de más de 50 años que se encuentren en la posmenopausia no recurran a la THS a menos que les resulte imposible tomar los fármacos habituales para la osteoporosis.

Otro de los posibles beneficios de la THS también debe analizarse con detenimiento. Por ejemplo, durante un tiempo los médicos creían que la THS podría ayudar a reducir la incidencia de la enfermedad de Alzheimer en las mujeres de avanzada edad. Esto se debe a su contenido en estrógenos, que sabemos que pueden detener la acumulación en el cerebro de proteínas defectuosas que contribuyen al desarrollo de la enfermedad. Sin embargo, las investigaciones apuntan hacia todo lo contrario: la THS puede potenciar el Alzheimer. Los cambios de humor, la depresión y la incontinencia urinaria son también alteraciones que antiguamente los científicos y la creencia popular consideraban que se podían tratar con terapia de sustitución hormonal; sin embargo, hoy en día sabemos que esos síntomas no mejoran y que incluso se agravan a causa del tratamiento.

TOMAR UNA DECISIÓN

Es necesario llevar a cabo más estudios clínicos controlados y randomizados (independientes de las compañías farmacéuticas) en un gran número de mujeres para tener respuestas definitivas acerca de los efectos de la THS en fracturas, cardiopatías, cáncer de mama, cáncer de ovario, Alzheimer, etcétera. Pero, en mi opinión, es evidente que se desconocen los efectos de este tratamiento a largo plazo y que los riesgos superan con creces a los beneficios. Desde mi experiencia, el enfoque natural resulta mucho más satisfactorio para tratar los síntomas de la menopausia sin arriesgar su salud.

A pesar de que soy partidaria del enfoque natural para hacer frente a la menopausia, si usted considera la THS como una opción personal, debe sopesar los pros y los contras (con-

UNA VEZ QUE HA DEJADO LA THS

Después de tratarse con THS durante cinco años, y, en ocasiones, incluso más, es probable que su médico le indique que abandone el tratamiento; o quizás decida hacerlo usted misma. Sin embargo, no lo interrumpa de forma repentina, porque puede tener síntomas de abstinencia peores que los que la llevaron a recurrir a la THS en un primer momento. Le recomiendo que solicite a su ginecólogo una dosis más baja del mismo medicamento, o una manera diferente de administrarlo (por ejemplo, cambiar comprimidos por parches). Reduzca la dosis gradualmente durante tres meses y después siga el enfoque natural (*véanse* págs. 252-255).

sulte con su médico) para hallar la terapia que mejor se adapte a sus necesidades.

Si decide emplear la THS, no olvide que cuenta con diferentes posibilidades. Si le resulta demasiado incómodo soportar los efectos secundarios de la primera medicación propuesta, pregunte a su ginecólogo sobre otras alternativas. Y, aun cuando tome THS, le recomiendo que siga mis recomendaciones dietéticas y de estilo de vida saludable (*véanse* págs. 24-29).

El asesoramiento de las páginas 252-255 sobre el enfoque natural para la menopausia también resulta adecuado, porque le protege de manera natural frente a la osteoporosis, las enfermedades cardiovasculares y el cáncer. No obstante, debe obviar la sección de las plantas, porque la THS cumple su función; en caso de que la THS no ofreciera resultados, éstas tendrían un efecto adicional sobre sus hormonas que posiblemente usted no desee (en caso de que la THS no funcione, acuda a su médico, ya que en la actualidad existen en el mercado más de 40 fórmulas de THS, lo que le permitirá probar otra).

Si decide descartar esta terapia, o interrumpirla después de haberla probado, siga mis consejos (que aparecen en las páginas siguientes) para tener una menopausia natural.

Una menopausia natural

Si la THS no le resulta adecuada, ¿cuál es la alternativa? A lo largo de las siguientes páginas, se exponen una serie de pautas para una menopausia natural, todas ellas pensadas para ayudarle en esta transición sin necesidad de tomar medicamentos.

Mi enfoque natural para la menopausia incluye recomendaciones dietéticas y de estilo de vida que le ayudarán a restablecer e impulsar su salud. Asimismo, se han añadido consejos sobre plantas y suplementos que contribuirán en el tratamiento de cualquiera de los síntomas de la menopausia.

DIETA

El primer paso para conseguir una menopausia natural es seguir una dieta sana, que favorezca el equilibrio hormonal (*véase* recuadro, pág. 57). Debe prestar especial atención a los siguientes consejos y tener siempre presentes los diez mejores alimentos para la menopausia (*véase* recuadro, pág. 254).

Reduzca la ingesta de grasas saturadas Modere su ingesta de carne roja y queso, puesto que contienen abundantes grasas saturadas. Además, las grasas saturadas aumentan la acidez de su organismo. Esto fomenta la pérdida de calcio, lo que a su vez puede aumentar el riesgo de destrucción del tejido óseo y, en última instancia, la osteoporosis (*véase* recuadro, pág. 272).

Aumente la ingesta de grasas esenciales Presentes en los frutos secos, las semillas, el pescado azul e incluso los huevos, las grasas esenciales ayudan a lubricar el cuerpo desde dentro hacia fuera, por tanto, resultan beneficiosas para la piel seca, la sequedad vaginal, el dolor articular, la hipercolesterolemia y el metabolismo lento.

Equilibre los niveles de glucemia Durante la menopausia es más importante que nunca mantener un nivel de glucemia estable. Como los ovarios producen unos niveles de estrógenos más bajos, las glándulas suprarrenales toman el relevo y bombean una forma alternativa (existen muchos tipos) de estrógeno a su organismo. Si muestra altibajos en los niveles de glucemia, las glándulas suprarrenales tendrán que trabajar con mayor intensidad y se agotarán. Consulte los consejos sobre cómo equilibrar la glucemia (*véase* recuadro, pág. 29).

Consuma abundante fibra natural Ingiera mucha fibra natural procedente de frutas, verduras y cereales integrales. Además de su conocido efecto beneficioso para el organismo, la fibra ayuda a mantener estables los niveles de glucemia (*véase* superior). También es importante para una depuración eficaz, puesto que favorece la eliminación de los estrógenos «viejos» y otros productos de desecho a través de los intestinos.

Ingiera más fitoestrógenos Le recomiendo que consuma más fitoestrógenos de manera regular. Modificar sólo el 10 % de su dieta para incluir más de estos alimentos fitoestrogénicos establece una gran diferencia. En las culturas asiáticas, como en Japón, las mujeres suelen tomar más fitoestrógenos. Muchos médicos y nutricionistas (y aquí me incluyo yo) consideran que este factor contribuye directamente a reducir la incidencia de los síntomas menopáusicos (y el cáncer de mama) en los países asiáticos, en comparación con los occidentales. Ciertos fitoestrógenos, incluidas las legumbres como la soja, los garbanzos, las lentejas, etcétera, contienen isoflavonas. Según parece, funcionan como los medicamentos MSRE (*véase* pág. 275), ya que estimulan ciertos receptores de los estrógenos y bloquean otros. La soja en particular contiene dos isoflavonas principales (denominadas *genisteína* y

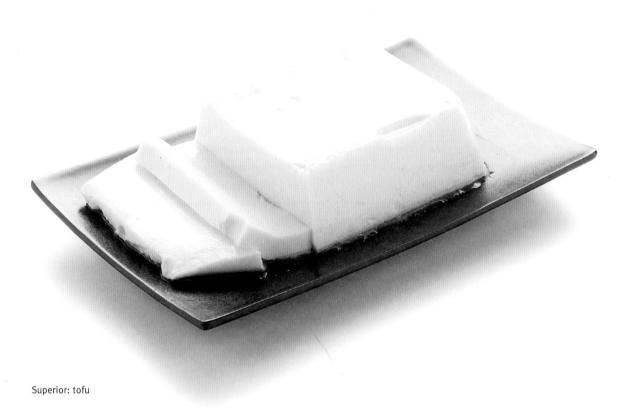

Superior: tofu

daidzeína), que se considera que tienen el efecto más significativo sobre los síntomas de la menopausia. Las formas más potentes y eficaces de la soja son el *miso* y el tofu.

Como resultado, los fitoestrógenos pueden ayudar a equilibrar las hormonas y reducir ciertos síntomas, como los sofocos y la sequedad vaginal.

SUPLEMENTOS

Le recomiendo que tome un complejo de multivitaminas y minerales de calidad, con independencia de su edad, pero más aún durante la menopausia. Necesita asegurarse de que cuenta con los nutrientes vitales adecuados para la salud de sus huesos, unos buenos niveles de antioxidantes para ralentizar el proceso de envejecimiento, y otras vitaminas y minerales importantes, como las vitaminas del grupo B y el cromo,

para favorecer el equilibrio de los niveles de glucemia. La manera más sencilla de disponer de todos estos componentes es mediante un completo suplemento de multivitaminas y minerales pensado especialmente para la menopausia (*véase* pág. 320). No obstante, recuerde que un complejo multivitamínico no reemplaza una dieta equilibrada y que debe alimentarse de manera saludable.

Además del complejo multivitamínico y mineral, puede tomar los siguientes suplementos para mitigar los síntomas de la menopausia. Antes de adquirir suplementos individuales, compruebe primero la proporción que contiene su complejo multivitamínico y complétela hasta que alcance la cantidad diaria total recomendada. Si muestra síntomas específicos (*véanse* págs. 258-281), además del complejo multivitamínico y mineral, añada los suplementos o las plantas enumeradas para tratarlos.

LOS DIEZ MEJORES ALIMENTOS PARA UNA MENOPAUSIA NATURAL

1 SOJA Uno de los alimentos más beneficiosos, se ha demostrado en reiteradas ocasiones que la soja tiene propiedades capaces de reducir los sofocos y los sudores nocturnos. Consuma gran variedad de alimentos ecológicos a base de soja, incluidos el tofu, la leche de soja, el *miso* y la salsa de soja.

2 LEGUMBRES Todas las legumbres (también la soja) se consideran fitoestrógenos, por lo que merecen formar parte de una dieta para una menopausia natural. Consuma diversas variedades e incluya garbanzos (perfectos a modo de *hummus*), lentejas, alubias rojas, judías *aduki*, etcétera. Puede adquirir alubias ecológicas en lata, ya que resultan más cómodas.

3 PESCADO AZUL Salmón, atún, arenques, sardinas y jurel... todos ellos contienen ácidos grasos esenciales omega-3 que pueden mitigar muchos síntomas de la menopausia (*véase* pág. 252).

4 FRUTAS Y VERDURAS DE COLORES INTENSOS Estos alimentos son ricos en antioxidantes, que no sólo ralentizan el proceso de envejecimiento, sino que también ayudan a combatir el cáncer y las cardiopatías (el riesgo de padecer dichas enfermedades aumenta con la menopausia).

5 FRUTOS SECOS Los frutos secos contienen grasas esenciales y cuentan con antioxidantes, incluidos la vitamina E (en todos los frutos secos) y el selenio (en las nueces de Brasil en particular).

6 SEMILLAS Verdaderas joyas nutricionales, las semillas de todo tipo contienen grasas esenciales, mientras que las pipas de calabaza y girasol tienen grandes cantidades de zinc, que ayuda a mantener el equilibrio hormonal. La linaza resulta particularmente saludable, ya que también se considera un fitoestrógeno.

7 AGUA Si bien no se trata exactamente de un «alimento», la hidratación es esencial en cualquier etapa de la vida, y aún más durante la menopausia. El agua ayuda a regular la temperatura corporal, al mismo tiempo que alivia los sofocos y los sudores nocturnos. También es importante para que el organismo pueda distribuir los nutrientes esenciales de la menopausia entre los diferentes órganos, así como para la eliminación de los residuos.

8 VERDURAS CRUCÍFERAS El brócoli, la calabaza, el repollo, la coliflor y las coles de Bruselas contienen grandes cantidades de antioxidantes, así como sustancias capaces de proteger contra el cáncer de mama. La col también es rica en vitamina K, que ayuda en la prevención de la osteoporosis.

9 CEREALES INTEGRALES Ricos en fibra, los cereales integrales ayudan a prevenir las cardiopatías (la fibra regula el colesterol) y el cáncer de mama (también controla el nivel de estrógenos).

10 INFUSIONES La infusión de salvia ayuda a controlar los sofocos y los sudores nocturnos; el diente de león resulta eficaz en la retención de líquidos, y la ortiga mejora la absorción de los minerales, como el calcio y el magnesio (ambos son importantes para la salud de sus huesos y para prevenir la osteoporosis).

- COMPLEJO B (que contenga 25 mg de cada vitamina B, a diario) Si tiene intensos sudores nocturnos, irritabilidad, tensión, ansiedad, depresión y episodios de llanto, y advierte que tiene muy poca energía, es posible que tenga un déficit de vitaminas del grupo B.
- VITAMINA C con bioflavonoides (500 mg dos veces al día como ascorbato de magnesio) La vitamina C puede reducir de manera significativa los sofocos y es necesaria para la producción de colágeno, una parte importante de la matriz ósea, que ayuda a mantener unos huesos fuertes. Asimismo, favorece la elasticidad del tejido cutáneo, la vagina y el tracto urinario. Los bioflavonoides contribuyen al fortalecimiento de los capilares y mejoran la circulación sanguínea y, por tanto, reducen los sofocos.

- VITAMINA E (400-600 UI/ día) He descubierto que los suplementos de vitamina E pueden ayudar a reducir los sofocos y evitan la sequedad vaginal.
- MAGNESIO (300 mg/día) Si tiene ansiedad, tensión o padece insomnio, tome magnesio, que produce un efecto calmante. Asimismo, puede resultar beneficioso en el caso de calambres o espasmos musculares.
- ÁCIDOS GRASOS OMEGA-3 (1.000 mg de aceite de pescado que contenga como mínimo 700 mg de EPA y 500 mg de DHA cada día) Los ácidos grasos esenciales pueden ayudar a combatir la sequedad de la piel, cabello, uñas y vagina. También son antiinflamatorios; por tanto, pueden aliviar los dolores articulares y resultan esenciales para la función cerebral. (Si es vegetariana, emplee aceite de linaza.)

PLANTAS

La planta por excelencia para la menopausia es la cimicifuga, con una reconocida capacidad para equilibrar las hormonas. Sin embargo, para aprovecharse de los efectos beneficiosos, le recomiendo que emplee una mezcla de hierbas, ya que suele resultar más eficaz que tomar una planta en particular. En mi consulta, recomiendo Black Cohosh Plus (de NHP), que combina, entre otros ingredientes, la cimicifuga, el sauzgatillo, la salvia y el cardo mariano (*véase* pág. 320). Sin embargo, no debe tomar ninguna de las plantas propuestas si todavía sigue el tratamiento con THS, puesto que sus efectos en las hormonas podrían alterar la medicación. En caso de recurrir a las plantas, tome 200-300 mg de plantas desecadas o en polvo (cápsulas) o mezcle a partes iguales las tinturas de las plantas y tome una

cucharadita con un poco de agua hasta tres veces al día. Si es posible, adquiera plantas ecológicas.

- SAUZGATILLO (*Vitex agnus castus*) Esta planta favorece el equilibrio hormonal. Resulta particularmente útil en los síntomas que tienen lugar durante la perimenopausia (*véase* recuadro, pág. 248), cuando es posible que tenga menstruaciones irregulares y manifieste más cambios de humor.
- CIMICIFUGA (*Cimicifuga racemosa*) En mi opinión, se trata de la mejor elección para el alivio de ciertos síntomas de la menopausia, como los sofocos y los sudores nocturnos. Una amplia investigación clínica demuestra que la cimicifuga resulta eficaz cuando se toma en torno a la menopausia.
- ANGÉLICA CHINA (*Angelica sinensis*) En la medicina tradicional china, esta planta se utiliza como tónico femenino. Puede resultar de gran ayuda gracias a sus efectos beneficiosos sobre el equilibrio hormonal. Aliviará los sofocos, los sudores nocturnos y la sequedad vaginal.

- GINKGO BILOBA (*Ginkgo biloba*) Tómelo si advierte cambios en la memoria y la capacidad de concentración durante la menopausia. La investigación ha demostrado que el ginkgo biloba tiene un efecto rejuvenecedor en el cerebro, aumenta su capacidad de aprendizaje, su memoria y su concentración. Además, puede proteger de cardiopatías y ayudar a prevenir la formación de trombos.
- CARDO MARIANO (*Silymarin marianum*) Siempre resulta útil cuando se trata de cambios hormonales en el cuerpo. Asimismo, actúa sobre la función hepática, ya que le ayuda a eliminar los estrógenos «viejos» de su organismo.
- SALVIA (*Salvia officinalis*) Además de ayudar a reducir los sudores nocturnos (*véase* pág. 258), según una investigación de la revista *Biochemistry and Behaviour*, la salvia mejora la memoria.

OTRAS TERAPIAS NATURALES

De la misma manera que seguir una dieta saludable y emplear suplementos y plantas, he descubierto que otras terapias naturales pueden resultar de gran ayuda durante la menopausia. Para mayor claridad, he planteado sugerencias individuales para tratar cada uno de los síntomas. Así, puede adaptar a sí misma los tratamientos complementarios y escoger lo que le resulte más adecuado.

LA MENOPAUSIA

Lo que a menudo se considera menopausia se trata, en realidad, de la perimenopausia, es decir, los años que preceden a la menopausia real (su última menstruación), que señala el final de su etapa fértil.

Como algo positivo, la menopausia también anuncia un nuevo comienzo. Según señala la antropóloga Margaret Mead, «¡No existe mayor poder en el mundo que la fuerza de una mujer posmenopáusica!». Para mayor claridad, a lo largo de esta sección se va a utilizar el término *menopausia* para hacer referencia a todo el proceso de cambio que conduce a la última menstruación, porque así es como solemos referirnos a ello.

La menopausia puede tener una duración de entre dos y ocho años (el tiempo difiere de una mujer a otra, y hay que tener en cuenta que también varía su comienzo [*véase* pág. 248]).

Durante la menopausia, los niveles de las hormonas de la reproducción (estrógenos y progesterona) ascienden y descienden. A pesar de los períodos intermitentes (*véase* recuadro, derecha), los síntomas más frecuentes de dichas fluctuaciones hormonales son los sofocos y los sudores nocturnos. Éstos, al igual que otros síntomas de la menopausia como la disminución del deseo sexual y la caída del cabello, se tratan en este apartado.

EMBARAZO Y MENOPAUSIA

Por lo general, las menstruaciones regulares tienen lugar en torno a las mismas fechas cada mes, algo que cambia durante la menopausia, lo que puede hacer que resulte difícil predecir las reglas. Asimismo, las hemorragias pueden ser más abundantes de lo normal.

La fluctuación en los niveles de progesterona y estrógenos durante esta etapa hace patente que los folículos ováricos no se desarrollan ni liberan un óvulo. Muchas de las menstruaciones que tendrá durante la menopausia serán «anovulatorias», es decir, sin ovulación. Pero es posible que en algunos ciclos ovule, e incluso que pudiera quedarse embarazada. Si no desea concebir, utilice anticonceptivos hasta que deje de tener la menstruación durante 12 meses si tiene más de 50 años, y 24, en el caso de ser más joven.

EL ESTRÉS Y SUS SÍNTOMAS

El estrés es la causa principal del desequilibrio hormonal. Todos los síntomas que puede manifestar durante estos años de transición son fruto de desajustes en los niveles de hormonas, por lo que resulta importante reducir al máximo el estrés. No sea víctima de la ansiedad que pueda producirle el hecho de alcanzar la menopausia o de tener la sensación de no dominar lo que le sucede a su cuerpo. Espero que los consejos que se ofrecen en este apartado le ayuden a demostrar que todavía es dueña de su propia salud, desde el principio hasta el fin de este cambio. Existen numerosos ámbitos en los que puede influir para reducir los síntomas de la menopausia.

MENSTRUACIONES IRREGULARES

Las menstruaciones irregulares son un síntoma frecuente de la menopausia y no suponen ningún motivo de preocupación. Acuda a su médico de inmediato si:

• La hemorragia resulta extremadamente abundante (tiene que cambiarse de compresa o de tampón cada hora).
• La regla dura más de ocho días.
• Aparece hemorragia entre dos reglas.
• Pasan menos de 21 días entre las menstruaciones.

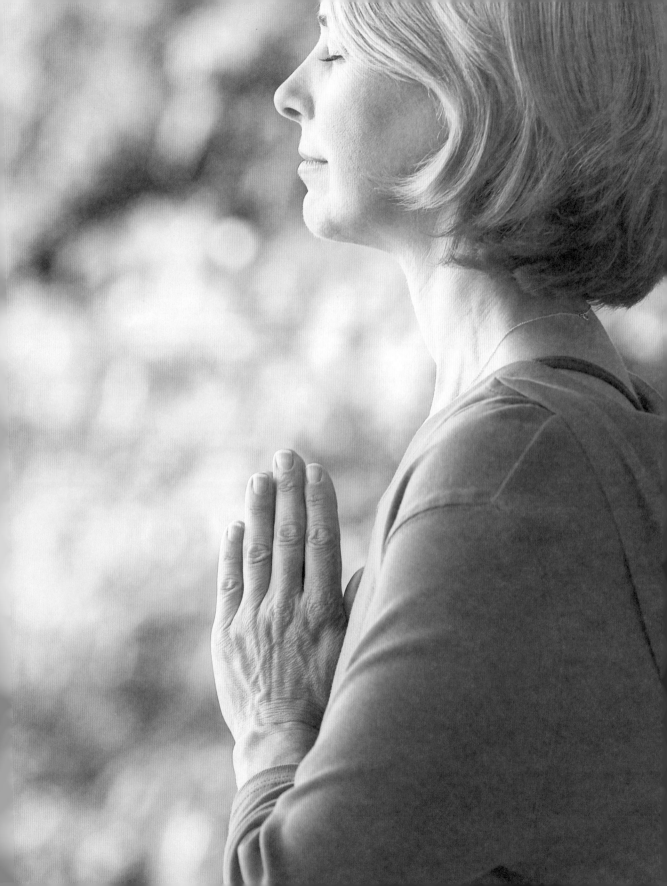

Sofocos y sudores nocturnos

Las mujeres mencionan los sofocos y los sudores nocturnos más que cualquier otro síntoma de la menopausia. Algunas afirman que sus sofocos son tan intensos que les impiden llevar una vida normal.

Los sofocos pueden presentarse sin previo aviso y hacerle sentir un calor insoportable en la cara y en todo el cuerpo. Tienen una duración de entre 30 segundos y 30 minutos, y es posible que presente sólo unos cuantos cada día o incluso cuatro por hora. Durante la noche, los sofocos se conocen como *sudores nocturnos* y provocan interrupciones del sueño, e incluso a veces insomnio grave. Se sabe que algunas mujeres han experimentado una disminución de la capacidad mental e incluso depresión como resultado de la falta de sueño causada por los sudores nocturnos.

Durante el día o por la noche, el propio sofoco proporcionará una sensación de calor, que, por lo general recorre todo el cuerpo, aunque después muchas mujeres sienten frío y temblores. Entre los otros síntomas más debilitantes destaca el enrojecimiento o manchas en la cara y el cuello, así como una evidente sudoración. También puede sentir cierta tirantez o pesadez en la cabeza y es posible que su corazón comience a latir a mayor velocidad cuando se presenta el sofoco.

CAUSAS

Algunos expertos consideran que la caída de los niveles de estrógenos (la retirada de estrógenos) puede ser la causa de los sofocos. Otros apuntan a los altos niveles de hormonas folículoestimulantes (FSH; *véase* pág. 16). Los sofocos se producen cuando los vasos sanguíneos se dilatan (se hacen más grandes) para permitir que fluya más sangre a través del sistema circulatorio con el objetivo de controlar la temperatura corporal. Se trata de la misma respuesta automática que permite sudar y refrescarse en un día caluroso. En algunas mujeres también existen desencadenantes que les producen los sofocos, y que incluyen la comida picante, la cafeína, el alcohol, las bebidas calientes y el estrés. Asimismo, parece que también hay una serie de factores de riesgo, como el tabaco, el sobrepeso y llevar un estilo de vida sedentario.

DIETA

Las investigaciones demuestran que las mujeres que llevan una alimentación rica en fitoestrógenos presentan menos sofocos y otros síntomas propios de la menopausia que las mujeres que no lo hacen. Los estrógenos vegetales influyen en el equilibrio hormonal, ya que aumentan los niveles de estrógenos cuando son bajos, pero no cuando son altos. Los ácidos grasos esenciales también son beneficiosos, por tanto, consuma mucho pescado azul y semillas, como la linaza. Un pequeño estudio mostró que las mujeres que tomaban cuatro cucharadas de linaza en polvo diarias redujeron los sofocos a la mitad.

Asimismo, debe aumentar su ingesta de cítricos, puesto que contienen unas sustancias denominadas *bioflavonoides*. Éstos fortalecen los capilares para regular el flujo sanguíneo en el organismo. Además, los cítricos contienen mucha vitamina C, que puede controlar los sofocos. También puede tomar un suplemento. Tome vitamina C con bioflavonoides; 500 mg dos veces al día en forma de ascorbato de magnesio.)

Por último, ingiera pequeñas cantidades de comida y a menudo, porque las fluctuaciones de la glucemia pueden aumentar los niveles de adrenalina, que puede provocar sofocos (*véanse* págs. 252-254 para consultar otros consejos nutricionales).

ALIMENTOS RICOS EN FITOESTRÓGENOS

- Apio
- Ajo
- Cereales (arroz, avena, trigo, cebada y centeno)
- Frutas (manzanas, ciruelas, cerezas)
- Hierbas aromáticas/especias (salvia, hinojo, canela)
- Legumbres (como soja, lentejas, garbanzos)
- Semillas (de sésamo, calabaza, amapola)
- Germinados (alfalfa o judía *mungo*)
- Verduras y hortalizas (brócoli, zanahorias, patatas)

SUPLEMENTOS

Además de tomar suplementos de vitamina C (*véase* información nutricional a la izquierda) adquiera el siguiente suplemento.

■ VITAMINA E (400 UI/día) Las investigaciones demuestran que la vitamina E puede resultar de ayuda para reducir los sofocos y la sequedad vaginal.

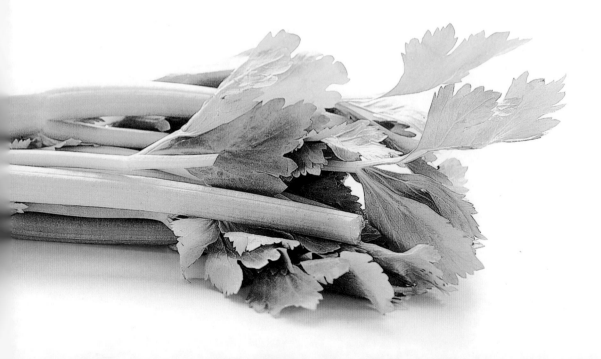

PLANTAS

Prepare una tintura a base de las siguientes plantas, mezcladas a partes iguales. Tome una cucharadita con un poco de agua dos o tres veces al día. Como alternativa, tome una cápsula de 200/300 mg de cada planta cada día.

■ SAUZGATILLO (*Vitex agnus castus*) Se trata de una planta adaptógena que tiene un efecto equilibrante sobre el organismo, ya que ayuda a reducir donde hay un exceso e incrementar donde existe un déficit. Esto es exactamente lo que hace con las hormonas. Si toma sauzgatillo de manera regular, debería advertir los resultados (alivio de los síntomas) en un plazo de tres meses.

■ CIMICIFUGA (*Cimicifuga racemosa*) Se trata de la planta por excelencia para el alivio de los sofocos y los sudores nocturnos. Parece que funciona como un SERM (modulador selectivo de los receptores de estrógenos), que estimula los receptores de los estrógenos de ciertas partes del organismo, a excepción de las mamas y el útero. Como resultado, los síntomas de la menopausia se reducen sin que exista ningún riesgo para los tejidos mamario y uterino, a diferencia de lo que ocurre con la THS (*véanse* págs. 249-250).

■ ANGELICA CHINA (*Angelica sinensis*) Popular en la medicina tradicional china, la angélica actúa como un tónico en los órganos reproductores de la mujer, ya que ayuda a equilibrar las hormonas y, como consecuencia, a reducir los sofocos y los sudores nocturnos.

■ SALVIA (*Salvia officinalis*) Esta reconocida planta aromática (utilizada en la cocina) se ha demostrado que ayuda a aliviar los sofocos y los sudores nocturnos. En una investigación, se hizo patente que la salvia eliminó por completo estos síntomas en veinte de las treinta mujeres objeto de estudio.

■ VALERIANA (*Valeriana officinalis*) Esta planta posee un efecto sedante, de manera que, si se siente cansada como consecuencia de un sueño interrumpido, utilice cimicifuga para evitar los sofocos y añada un poco de valeriana para favorecer la calidad de su descanso nocturno y aliviar el cansancio.

OTRAS TERAPIAS NATURALES

A continuación se indican las terapias complementarias más útiles en el tratamiento de los sofocos y los sudores nocturnos. Es posible que también desee probar la acupuntura, que ha resultado eficaz en muchos de los casos que he conocido.

Homeopatía Diversos remedios homeopáticos pueden aliviar los sofocos. Tome cada una de las soluciones adecuadas a su caso en una potencia de 30 CH dos veces al día. Escoja de la siguiente lista las más apropiadas.

• *Lachesis* es útil si los sofocos comienzan en la parte baja del cuerpo y ascienden hacia la cabeza. Se trata de un buen remedio para las mujeres que prefieren llevar varias capas de ropa con el fin de estar frescas en cualquier lugar y que no desean llevar nada alrededor del cuello.

• *Pulsatilla* resulta conveniente cuando no existe ninguna conexión entre los sofocos.

• *Sepia* cuando los sofocos le hacen sentirse débil; también es posible que se muestre negativa y que tenga muy poco deseo sexual.

Aromaterapia Los mejores aceites para tratar los sofocos son la manzanilla romana, la salvia, la albahaca y el tomillo. Prepare una mezcla de ellos a partes iguales, y, a continuación, diluya 15 gotas de la mezcla en 6 cucharaditas de aceite de almendras dulces (aceite de base). Utilícela para darse un suave masaje relajante. Vaya probando con la mezcla hasta que encuentre la combinación apropiada para su caso concreto. Para casos de emergencia, cuando se encuentre fuera de casa, rocíe unas cuantas gotas de la mezcla en un pañuelo, introdúzcalo en una bolsa de plástico y llévelo siempre en su bolso. Saque el pañuelo e inhale los aceites esenciales tan pronto como advierta un sofoco.

AUTOAYUDA

Vístase a capas Colóquese capas de ropa para poder ponerse o quitarse prendas en función del frío o el calor.

Evite los factores desencadenantes Por ejemplo, si sabe que un vaso de vino tinto le provoca sofocos, escoja otra bebida. Aplique este criterio a todos los desencadenantes.

Respire profundamente Muchas mujeres advierten que sus sofocos están relacionados con el estrés. Cuando sienta estrés respire profundamente. Un estudio demostró que si las mujeres realizaban una respiración abdominal profunda (entre seis y ocho respiraciones conscientes por minuto) dos veces al día, la frecuencia de los sofocos se reducía a la mitad.

Fluctuaciones del estado de ánimo

En el proceso gradual hacia la menopausia, los niveles hormonales ascenderán

y descenderán hasta encontrar un nuevo equilibrio. Durante este tiempo,

es posible que también fluctúe su estado de ánimo (en ocasiones drásticamente).

Los cambios del estado de ánimo, es decir, cuando las emociones de repente pasan de la satisfacción a la irritabilidad o a la ansiedad, y a veces incluso a la depresión, se encuentran entre los síntomas más frecuentes de la menopausia. Los científicos consideran que podría deberse a que los estrógenos afectan al modo en que la serotonina (la hormona del bienestar) actúa en el organismo. Cuando los niveles de estrógenos comienzan a descender, también lo hacen los de serotonina, lo que conduce a un estado de ánimo bajo. Además, los desequilibrios en los niveles de glucemia y la fatiga (quizá como resultado de los sudores nocturnos; *véase* pág. 258) pueden provocar drásticos cambios emocionales y de humor. Una vez que los niveles de estrógenos se equilibran en el organismo y ya se ha alcanzado la menopausia propiamente dicha, por lo general el estado de ánimo se estabiliza de nuevo.

TRATAMIENTOS CONVENCIONALES

Para cualquier síntoma relacionado con la menopausia, el ginecólogo suele recomendar la THS. Si bien es posible que ésta reduzca los cambios de humor en algunas mujeres, también puede provocarlos, además de tener otros efectos secundarios y riesgos para la salud. Si los síntomas son extremos, su médico le prescribirá antidepresivos.

DIETA

Siga la dieta del equilibrio hormonal (*véase* recuadro, pág. 57). Apórtele a cuerpo los nutrientes necesarios para aliviar los síntomas de la menopausia: ingiera abundantes alimentos frescos sin refinar. Siga todas las recomendaciones para conseguir una menopausia natural (*véanse* págs. 252-254) y el equilibrio hormonal y estabilizar los niveles de glucemia.

SUPLEMENTOS

Para los cambios del estado de ánimo, los siguientes suplementos son esenciales en mi enfoque natural en lo que a la menopausia se refiere.

■ COMPLEJO B (que contenga 25 mg de cada vitamina del grupo B, a diario) Las vitaminas del grupo B actúan de manera conjunta para fortalecer el sistema nervioso. Pueden ayudar a aliviar la depresión.

■ MAGNESIO (300 mg/día) Conocido como un «tranquilizante natural», el magnesio tiene un efecto calmante en los músculos y el sistema nervioso, lo que le ayudará a relajarse.

■ ÁCIDOS GRASOS OMEGA -3 (1.000 mg de aceite de pescado que contenga al menos 700 mg EPA y 500 mg DHA, a diario) Los ácidos grasos esenciales cobran especial importancia para tener un cerebro sano. (Si es vegetariana, consuma aceite de linaza.)

PLANTAS

■ SAUZGATILLO (*Vitex agnus castus*) Alivia la tensión y los cambios de humor. Es una planta equilibrante. Tome una cucharadita de tintura con un poco de agua, o una cápsula de 200-300 mg dos veces al día.

■ HIERBA DE SAN JUAN (*Hypericum perforatum*) Es reconocida por sus propiedades antidepresivas. Tome una cucharadita de tintura con un poco de agua tres veces al día, o una cápsula de 300 mg dos o tres veces al día.

■ GINSENG SIBERIANO (*Eleutherococcus senticosus*) Esta planta ayuda a combatir los efectos del estrés sobre su estado de ánimo. Tome una cucharadita de tintura con un poco de agua, o una cápsula de 250-300 mg dos veces al día.

■ VALERIANA (*Valeriana officinalis*) La valeriana calma los nervios. Tome una cucharadita de tintura con un poco de agua, o una cápsula de 300 mg dos veces al día.

OTROS TRATAMIENTOS NATURALES

El masaje, la meditación, el yoga, la reflexología y la acupuntura son todas ellas terapias que han conseguido importantes resultados en la lucha contra las fluctuaciones del estado de ánimo. Acuda a profesionales cualificados en cada disciplina para estudiar las posibilidades. Mientras tanto, le aconsejo que pruebe las siguientes terapias en casa.

Homeopatía Le recomiendo que acuda a un homeópata para que adecúe el tratamiento conforme a su constitución; mientras tanto, pruebe *Bryonia*, *Lachesis* y *Sepia* (en una potencia de 30CH, dos veces al día), ya que suelen emplearse en los cambios del estado de ánimo.

Aromaterapia Los mejores aceites esenciales para superar los cambios de humor son los de salvia romana y geranio. Añada unas siete gotas de cada uno de ellos al agua del baño. Si se siente con poco ánimo, la lavanda, la bergamota, la manzanilla común o alemana y la rosa pueden ayudarla. Incorpore unas gotas de cada uno de estos aceites en el agua de baño o empléelo como aceite de masaje. Asegúrese de diluirlas en un aceite de base antes de aplicárselo (*véase* recuadro, pág. 48).

CÓMO EVITAR RECURRIR A LA COMIDA COMO CONSUELO

Durante esta etapa de transición en su vida, buscar consuelos que la ayuden a sentirse segura suele ser bastante frecuente: los abrazos de un ser querido o arreglar el jardín puede reconfortar bastante. Para muchas de mis pacientes, sin embargo, la comida parece ser una solución instantánea. No hay nada malo en ello salvo que la dieta no sea saludable.

Los problemas con la comida aparecen cuando el cuerpo y el cerebro no se comunican de manera eficaz, y este último no produce bastantes sustancias químicas «calmantes» como para satisfacer los caprichos. En otras palabras, el cerebro dicta cuáles son los alimentos que usted desea. No obstante, los factores psicológicos también resultan decisivos. Muchas mujeres me comentan que comen cuando se sienten solas, enfadadas, tristes o incluso alegres. Los alimentos se consideran un consuelo y una recompensa. Si éste es su caso, es importante que:

- Reconozca los factores desencadenantes: ¿recurre a los alimentos cuando está triste, sola o aburrida? Examine qué otra cosa podría sustituir a la comida. Busque una nueva afición, telefonee a un/a amigo/a, lea un libro o manténgase ocupada con tareas de bricolaje.
- No vincule los alimentos a ciertas actividades: ¿abre automáticamente el frigorífico al llegar a casa o toma una bolsa de patatas fritas cuando se sienta a ver la televisión? La clave radica en ser consciente de lo que hace y de cuándo lo hace. Piense, deténgase un momento y pregúntese si en realidad necesita comer justo entonces.
- Opte por los hidratos de carbono sin refinar: están presentes en el arroz, las patatas, el mijo, el trigo, el centeno, la avena y la cebada, y pueden favorecer el equilibrio de la glucemia, por lo que no tendrá caprichos de comida.
- Coma en poca cantidad y a menudo: si distancia demasiado las comidas, el nivel de glucemia desciende y su cerebro pide alimento.
- Sea realista: siempre y cuando su alimentación sea la correcta, resulta positivo permitirse un capricho de vez en cuando, como un poco de chocolate o de aquellos alimentos que debería considerar «prohibidos». Si se los niega, existe mayor probabilidad de que busque consuelo en la comida.

Disminución de la libido

Existen numerosas consecuencias derivadas de la caída de los niveles hormonales

en la menopausia que muchas de mis pacientes simplemente no advierten

(la disminución de la libido, o falta de interés por el sexo, es una de ellas).

Las oscilaciones en los niveles hormonales durante la menopausia pueden contribuir a la pérdida de la libido (*véase* inferior), si bien éste no es el único factor. Aparte de las hormonas, también el cansancio, el estrés, una indisposición, los problemas de pareja, una dieta desequilibrada, el exceso de alcohol, una mala imagen corporal y diversas alteraciones médicas constituyen otros factores que pueden provocar la pérdida de deseo sexual. Asimismo, merece la pena hacer un esfuerzo para que su vida sexual sea una prioridad.

HORMONAS SEXUALES Y SEXO

Los altibajos hormonales también pueden producir sequedad de la mucosa vaginal, lo que reduce la lubricación, hace más fino el tejido vaginal y provoca unas relaciones sexuales dolorosas. Además, los cambios en los niveles de hormonas pueden reducir el flujo sanguíneo en sus pechos, hacerlos menos sensibles al tacto y, por tanto, reducir su capacidad para excitarse.

A menudo se afirma que la falta de interés por el sexo durante la menopausia responde a una reducción gradual de los niveles de estrógenos. Sin embargo, en mi opinión, éste no siempre es el motivo. El organismo también genera hormonas masculinas y, en la menopausia, los niveles de testosterona, producida por los ovarios, pueden reducirse, lo que causa una pérdida del deseo sexual.

Si se siente estresada, las glándulas suprarrenales realizarán un sobreesfuerzo para producir hormonas del estrés, y, todo ello, a costa de los andrógenos. Este hecho influye todavía más en la libido, por lo que debe estar pendiente del estrés y dedicar unas horas a la relajación cuando se aproxime la menopausia. Sin embargo, las hormonas masculinas también pueden producir el efecto contrario. En algunas mujeres, la reducción de estrógenos les lleva a que domine la testosterona, lo que incrementa el deseo sexual, en lugar de reducirlo. También es posible que advierta un aumento de su libido al sentirse más liberada ante la imposibilidad de que exista un embarazo inesperado.

TRATAMIENTOS CONVENCIONALES

Terapia hormonal sustitutiva (THS) Si el único síntoma de menopausia es la pérdida de deseo sexual, resulta poco probable que el médico le recete la THS. No obstante, si también tiene sofocos, cambios de humor y menstruaciones irregulares, puede que la respuesta médica sea la THS. Si bien esta terapia puede despertar el deseo sexual en algunas mujeres, en otras ocurre todo lo contrario. Los estudios demuestran que cuando se administra por vía oral, las hormonas artificiales de la THS son metabolizadas por el hígado, que libera una proteína que se une a la testosterona y, por tanto, disminuye la cantidad de estas hormonas libres que circulan por el sistema y no ejerce ninguna influencia en el deseo sexual.

Pesarios de estrógenos En el caso de tener problemas con la lubricación o sequedad vaginal (*véanse* págs. 278-281), quizás su ginecólogo le prescriba pesarios o cremas de estrógenos para facilitar las relaciones sexuales y hacer que resulten más placenteras. Éstos penetran directamente en la vagina para suavizar los tejidos.

DIETA

Bajo mi punto de vista, y para muchas de mis pacientes, sentirse sana y encontrarse atractiva son una sola cosa. Por tanto, como primer paso, asegúrese de llevar una dieta saludable (*véanse* págs. 24-29. Si bien es importante ingerir la cantidad correcta de grasas beneficiosas, trate también de reducir el consumo de grasas saturadas (de productos animales). No sólo son poco saludables, sino que también le harán sentirse débil y engordar. Las grasas insaturadas de buena calidad proceden del pescado azul, los huevos, los frutos secos y las semillas. Estos alimentos son importantes para superar la falta de deseo sexual, debido a que las hormonas sexuales (como la testosterona) se producen a partir del colesterol que éstos contienen. Las grasas saludables también ayudan a mantener los tejidos blandos, como los de la vagina, lubricados y flexibles.

Meriende plátanos, bayas y almendras. Los plátanos constituyen una buena fuente de vitamina B_6, importante en la producción de hormonas sexuales. Las bayas son ricas en zinc, que ayuda al organismo a producir hormonas sexuales, al mismo tiempo que contienen grandes cantidades de antioxidantes, que favorecen la circulación sanguínea en los órganos sexuales. Tomar un puñado de almendras puede ayudar a mantener la ingesta de grasas esenciales saludables, que, como ya sabemos, resultan básicas para la producción de hormonas sexuales.

SUPLEMENTOS

■ VITAMINA B_6 (50 mg de piridoxal-5-fosfato una vez al día) El organismo emplea esta vitamina B en la producción de hormonas sexuales.

■ VITAMINA E (300 UI/día) Los estudios realizados en mujeres en edad menopáusica muestran que los suplementos de vitamina E pueden reducir los sofocos, la sequedad vaginal y otros síntomas propios de esta etapa. (Además de tomar un suplemento, incluya en su alimentación generosas cantidades de alimentos ricos en vitamina E, como aceites vegetales, cereales integrales, semillas y frutos secos).

■ MAGNESIO (300 mg/día) Este nutriente ayuda a relajar y calmar el organismo, lo que hace que esté más receptiva al sexo.

■ ZINC (15 mg/día) El zinc resulta básico en el equilibrio hormonal y el deseo sexual, de ahí la creencia ancestral de que las ostras (ricas en zinc) son afrodisíacas.

■ ÁCIDOS GRASOS OMEGA -3 (1.000 mg de aceite de pescado, que contengan al menos 700 mg EPA y 500 mg DHA cada día) Aumente la ingesta de grasas esenciales (*véase* superior). (Si es vegetariana, consuma aceite de linaza.)

PLANTAS

■ GINSENG AMERICANO (*Panax quinquefolium*) Esta planta puede aumentar la energía y el deseo sexual. Tome una cucharadita de tintura con un poco de agua dos veces al día, o una cápsula de 300-600 mg cada día.

■ DAMIANA (*Turner aphrodisiaca*) Remedio tradicional para la disminución de la libido. Tome una cucharadita de tintura con un poco de agua, o una cápsula de 300-600 mg dos veces al día.

■ GINKGO BILOBA (*Ginkgo biloba*) Esta planta puede mejorar la circulación sanguínea en los órganos sexuales, y, por tanto, aumentar su capacidad de respuesta. Tome una cucharadita de tintura con un poco de agua, o una cápsula de 400 mg cada día.

■ HIERBA DE SAN JUAN (*Hypericum perforatum*) La hierba de san Juan contiene L-triptófano, un aminoácido esencial que el cerebro utiliza para secretar serotonina (que potencia el estado anímico), melatonina (se cree que ayuda a regular el ciclo reproductor) y zinc (esencial en la producción de hormonas sexuales). Como resultado, los investigadores creen que puede aumentar la libido. Tome una cucharadita de tintura con un poco de agua tres veces al día, o una cápsula de 300 mg dos o tres veces al día. (Nota: la hierba de san Juan puede interferir con otros medicamentos, por tanto, consulte a un fitoterapeuta.)

OTRAS TERAPIAS NATURALES

Masaje de aromaterapia Pruebe la técnica del masaje sensual con su pareja; utilice aceites esenciales con reconocidas propiedades afrodisíacas. El masaje mejorará la circulación sanguínea y los niveles de energía. Mezcle 15 gotas de cualquier combinación de los siguientes aceites con 6 cucharaditas de aceite de almendras dulces: damiana, madera de sándalo, jazmín, rosa, aceite de azahar, bergamota e ylang ylang.

AUTOAYUDA

Elimine los reductores de la libido Evite el tabaco y el alcohol, ya que se ha demostrado que reducen el deseo sexual.

Practique ejercicio La actividad física puede mejorar su estado de ánimo e imagen corporal, mientras que los ejercicios del suelo pélvico (*véase* recuadro, pág. 127) tonifican los músculos para aumentar el placer sexual.

Dedique más tiempo a los preliminares Parte crucial de la excitación, los juegos preliminares deben tener un lugar destacado en su vida sexual. Comienzan incluso antes del contacto físico: muchos sexólogos coinciden en la idea de que el buen sexo comienza en la cabeza. Cree un ambiente que propicie el sexo. Y si no se ha sentido atractiva durante un tiempo, la masturbación y la experimentación con su propio cuerpo pueden ser una buena manera de volver a establecer contacto con su sexualidad y liberar la tensión sexual.

Reserve tiempo para el sexo Las investigaciones demuestran que cuanto menos sexo tiene una mujer más se reduce su libido. Si considera que carece de tiempo para el sexo, búsquelo. Inclúyalo en su lista de prioridades y, por muy ocupada que esté, dedique tiempo a su pareja: las relaciones íntimas sólo pueden producirse en la proximidad. Las mujeres que habitualmente disfrutan del sexo, al menos una vez a la semana, tienen ciclos menstruales más regulares; además, una vida sexual satisfactoria puede reducir el estrés y mantener los órganos sanos.

Dedique tiempo a su relación de pareja Las desavenencias en la pareja pueden contribuir a crear problemas en la cama. Si no se siente escuchada o respetada, resulta natural que responda con un escaso interés sexual. Si el problema es demasiado importante como para solucionarlo usted sola, consulte a un especialista en terapias de pareja.

Siéntase bella Si una mala imagen de su propio cuerpo reduce su libido, deje de tomar como referencia lo que los medios de comunicación le presentan como hermoso o deseable y concéntrese en las partes de su propio cuerpo que encuentra bellas y agradables. Pregunte a su pareja qué le gusta de usted y por qué la desea, y ame esas cualidades.

Utilice el sentido del tacto No subestime la importancia del contacto no sexual. Los abrazos resultan esenciales en su bienestar físico y emocional.

Solicite ayuda La depresión es un reconocido inhibidor del deseo sexual. Si siente que no puede afrontarla usted sola, solicite el apoyo de su familia y amigos o el de un especialista.

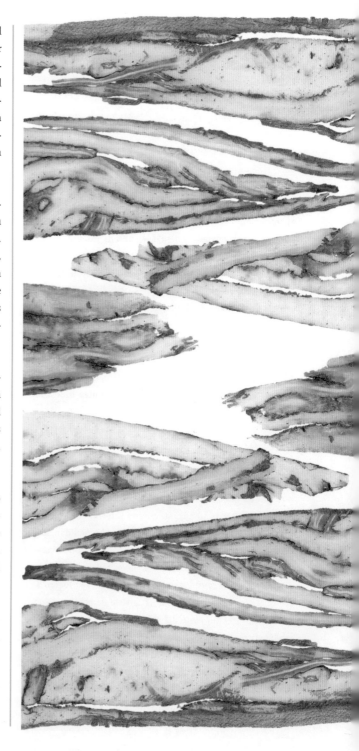

Derecha: ginseng americano (*Panax quinquefollium*; *véase* Plantas, página anterior)

Caída del cabello

Los folículos capilares necesitan estrógenos para funcionar de manera adecuada, así como para que el cabello crezca. Al reducirse los niveles de estrógenos durante la menopausia, es posible que advierta que su cabello se deteriora.

La pérdida gradual de cabello o su fragilidad o, irónicamente, el crecimiento del indeseado del vello facial resulta frecuente durante la menopausia. Además, es uno de los síntomas que incluso puede agravarse durante la posmenopausia. Si bien probablemente para las otras personas la diferencia resulte imperceptible, al pasar la mano por su cabello quizás le parezca más fino y débil. Por otro lado, es posible que claree por la parte de la frente. Otros problemas que pueden darse en el cabello son un aspecto mate, sequedad, puntas abiertas, un crecimiento lento y caspa. Tal vez advierta que el vello corporal, incluido el púbico, clarea o desaparece; algunas mujeres incluso descubren que aparece vello en zonas indeseadas, como, por ejemplo, en la cara.

CAUSAS

A medida que se va adentrando en la menopausia, los niveles de estrógenos del organismo van descendiendo. Si bien esto no significa que produzca necesariamente un mayor número de hormonas masculinas, su cuerpo interpreta que existen más (como la testosterona) en circulación. En realidad, lo que ocurre es que el equilibrio con los estrógenos ya no existe. A medida que los andrógenos comiencen a dominar su organismo, mostrará cambios que con frecuencia se asocian a características masculinas, como la calvicie de patrón masculino, el acné y el aumento del vello facial (en particular en el labio superior).

Es posible que tenga una predisposición genética a la pérdida del cabello. En la afección denominada *alopecia androgénica*, puede haber heredado (de su madre o de su padre) una tendencia hacia el desequilibrio hormonal, en particular a medida que se va haciendo mayor. De acuerdo con las investigaciones,

hasta el 13 % de las mujeres muestran, en diferentes grados, este tipo de pérdida del cabello antes de la menopausia. Tras ésta, esta situación se hace incluso más común, según un estudio que demuestra que este hecho afecta a más del 75 % de las mujeres mayores de 65 años de edad.

Si descubre una considerable cantidad de cabello en su almohada por la mañana, o su peluquera le dice que su cabello comienza a clarear, debería visitar a su médico para realizarse unos análisis. A pesar de que esta situación podría estar simplemente relacionada con la menopausia, también pueden existir otras alteraciones médicas que causen la pérdida del cabello, incluida la anemia (falta de hierro en la sangre) y los problemas de tiroides. El estrés también puede provocar la caída del cabello (esto es un hecho, con independencia de la edad y de que se haya entrado o no en la menopausia).

TRATAMIENTOS CONVENCIONALES

Si está en la menopausia y su cabello comienza a clarear, resulta muy probable que el médico le prescriba la THS o una de las otras dos opciones médicas.

Terapia de sustitución hormonal (THS) Para la mayoría de las mujeres, la idea de quedarse calvas, incluso parcialmente, resulta espantosa. Algunas me han confesado que han optado por la THS sólo para detener la pérdida del cabello. A pesar de que la THS aumenta los niveles de estrógeno en el organismo, no siempre soluciona el problema. Para algunas mujeres es diferente, pero (ironías de la vida) uno de los efectos secundarios de la THS es la pérdida de cabello en sí. Por desgracia, hasta que no la pruebe no existe un modo de predecir cómo responderá su cuerpo.

Minoxidil Pensado en un primer momento para tratar la hipertensión, en la actualidad se ha descubierto que el minoxidil permite que el cabello sea más espeso. El médico le prescribirá un tratamiento por vía oral, a modo de comprimido, o bien una loción para aplicarla directamente en el cabello y el cuero cabelludo. Como cualquier otro fármaco, el minoxidil tiene efectos secundarios, entre los cuales el más característico es el picor en el cuero cabelludo. Otros pueden ser acné, cefaleas, hipotensión, pulso irregular, dolor torácico y visión borrosa. Sin embargo, lo más importante es que dicha medicación no trata la causa del problema y, tan pronto como se deja de tomar, el cabello comienza a caerse otra vez.

Espironolactona Este medicamento tiene unas ligeras propiedades diuréticas e interfiere en la capacidad del organismo para unir las hormonas masculinas a los receptores del folículo piloso, y así prevenir la pérdida del cabello. Se ha relacionado con un mayor riesgo de padecer hemorragia gástrica, así como con menstruaciones irregulares, erupciones cutáneas y somnolencia.

DIETA

Yo prefiero considerar otros aspectos que difieren del punto de vista habitual de que la menopausia afecta al estado de su cabello. Me gusta creer que el cabello constituye el reflejo del estado general de salud (así como la piel y las uñas). Pensemos en un gato o un perro. Cuando el animal no está sano, su pelaje se vuelve opaco, mustio, más pobre y sin vida. Esto le proporciona una pista de cómo puede ralentizar el deterioro de su cabello (con una alimentación óptima y un aporte completo de vitaminas y minerales esenciales).

Además de optar por consumir alimentos saludables, asegúrese de tomar pequeños tentempiés a lo largo de todo el día, incluido uno a media mañana y una merienda por la tarde, y no evite ninguna comida. Esto le ayudará a mantener la glucemia estable, lo que favorece la prevención de un exceso de testosterona en el organismo.

Proteínas Los folículos pilosos necesitan diversas formas de proteínas de buena calidad para crecer. Consuma legumbres, frutos secos, semillas y pescado. En el organismo, la proteína se descompone en sustancias, conocidas como *aminoácidos*. Los más importantes para prevenir la caída del cabello son la arginina, la lisina, la cistina y la tirosina, presentes en los alimentos ricos en proteínas.

Grasas esenciales Si el cabello está seco, carente de brillo y se rompe con facilidad, puede que no tenga los niveles necesarios de ácidos grasos esenciales. Aumente su ingesta de pescado azul (por ejemplo, salmón, atún y sardinas), así como de frutos secos y semillas.

Biotina La yema de huevo, el arroz integral, las lentejas, los copos de avena, la soja, las pipas de girasol, las nueces y los guisantes son ricos en biotina. Esta importante vitamina ayuda a metabolizar las grasas esenciales y resulta fundamental para tener un cabello fuerte y conservar la salud de la piel y las uñas.

Hierro Consuma abundantes alimentos ricos en hierro, como verduras de color verde oscuro, e ingiera un gran número de alimentos abundantes en vitamina C, que permitirán que el organismo absorba mejor el hierro.

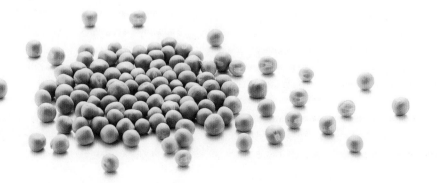

SUPLEMENTOS

■ COMPLEJO-B (que contenga 25 mg de cada vitamina del grupo B una vez al día) Resulta esencial para el sistema nervioso, por tanto, si la caída del cabello es fruto del estrés, tome este suplemento.

■ VITAMINA C con bioflavonoides (500 mg dos veces al día en forma de ascorbato de magnesio) Esta vitamina ayuda a producir colágeno, que mantiene cohesionado el tejido piloso y previene su resquebrajamiento. La vitamina C también favorece la absorción del hierro.

■ VITAMINA E (600 UI/día) Se cree que la vitamina E ayuda a reducir la testosterona en las mujeres.

■ ZINC (50 mg de citrato de zinc/día) El déficit de zinc puede debilitar el cabello. El zinc favorece que las glándulas sebáceas ubicadas en la base de los folículos eviten el desprendimiento del cabello.

■ ÁCIDOS GRASOS OMEGA-3 (1.000 mg de aceite de pescado que contenga al menos 700 mg EPA y 500 mg DHA cada día) Tome este suplemento durante tres meses. (Si es vegetariana, consuma aceite de linaza.)

PLANTAS

■ COLA DE CABALLO (*Equisetum arvense*) La capa externa de los tallos contiene grandes cantidades de sílice, un compuesto químico que mejora la formación de tejido conectivo en el organismo, y, por tanto, restablece la salud del cabello (y también la de la piel y las uñas). Tome una cápsula de 300 mg dos veces al día.

■ GINSENG SIBERIANO (*Eleutherococcus senticosus*) Si la caída del cabello es fruto del estrés, tome ginseng siberiano para reforzar las glándulas suprarrenales. Tome una cucharadita de tintura disuelta en un poco de agua, o una cápsula de 250-300 mg dos veces al día.

OTRAS TERAPIAS NATURALES

Homeopatía Solicite a su homeópata un remedio reconstituyente, aunque en su casa puede probar los siguientes. Tome el más adecuado para usted en una potencia de 30 CH dos veces al día.

• *Natrum muricatum* si el cabello cae al cepillarlo, peinarlo o tocarlo.

• *Phosphorus* está indicado cuando aparecen calvas.

ENJUAGUE A BASE DE HIERBAS

Elabore un preparado para su cabello a base de romero: macere en 570 ml de agua, 30 g de hojas y tallos de romero durante veinte minutos. Lave y enjuague el cabello de la manera habitual y, seguidamente, aclare con la «infusión» de romero. Se cree que el romero estimula el crecimiento del cabello desde los folículos. Practique esta rutina cada vez que se lave la cabeza. Para conseguir un brillo extra, también puede añadir una taza de infusión de ortiga.

• *Sepia* se utiliza en el caso de que la caída del cabello aparezca acompañada de fatiga y cefaleas crónicas.

Acupuntura Según la medicina tradicional china, la caída del cabello (y las canas prematuras) está relacionada con un déficit en el meridiano del riñón. Tal vez desee acudir a la consulta de un acupuntor que le estimule los meridianos pertinentes con el fin de potenciar el crecimiento del cabello.

Aromaterapia y masaje Realizar un masaje en el cuero cabelludo con aceites esenciales mejora la circulación sanguínea en la cabeza y reduce el estrés. Además, se puede beneficiar de algunas de las virtudes de ciertos aceites para la salud del cabello. Por ejemplo, parece que el de romero estimula la actividad de los folículos pilosos. Diluya de 3 a 6 gotas de aceite esencial en tres cucharaditas de un aceite de base, como el de jojoba o semillas de uva, y aplique la mezcla en el cuero cabelludo. Como alternativa, utilice aceite de clavo (en la misma dilución), ya que contiene eugenol, conocido por sus propiedades para estimular el crecimiento del cabello; o aceite de cedro del Líbano. Procure realizar un masaje en el cuero cabelludo dos o tres veces por semana, (*véase* técnica propuesta en recuadro, pág 269). Si es posible deje la dilución de aceite esencial en el cabello durante toda la noche y proceda a lavarlo de la manera habitual por la mañana (cúbralo con un gorro de ducha para proteger la ropa de cama durante la noche).

AUTOAYUDA

Trate el cabello con delicadeza Utilice un cepillo suave y, en la medida de lo posible, evite secarlo con un secador, alisarlo o rizarlo. Si utiliza planchas de alisado o tenacillas para rizar, emplee un protector del calor para el cabello elaborado con productos naturales (de igual manera que el champú y el acondicionador). Para impedir la rotura del pelo, péinese cuidadosamente en seco y deshaga los enredos en lugar de tirar de ellos.

Evite el estrés Como ya se ha comentado, el estrés puede agravar la caída del cabello, por tanto, contrólelo. Buque una rutina de relajación que le satisfaga, ya sea meditación, visualización o ejercicios de respiración (*véase*, como comienzo, meditación, pág. 51). Asegúrese de dedicar un tiempo cada día, incluso aunque sólo sean treinta minutos, a realizar alguna actividad para su propio disfrute (tal vez leer un libro o escuchar sus piezas de música favoritas).

MASAJE DEL CUERO CABELLUDO EN CUATRO PASOS

Masajee el cuero cabelludo dos veces al día durante unos minutos siguiendo la técnica propuesta a continuación. Puede utilizar este método cuando desee aplicar los aceites esenciales (*véase* pág. 268).

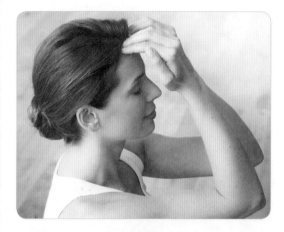

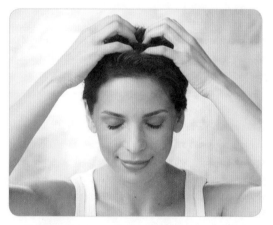

1 (superior izquierda) Realice pequeños movimientos circulares alrededor de la línea del cabello con la ayuda de la yema de los dedos. Comience en el centro de la frente; continúe alrededor de las orejas y hacia la nuca.

2 Pellizque el cuero cabelludo, pero tenga cuidado de no estirar demasiado fuerte del cabello mientras lo hace. Realice movimientos rápidos y fluidos. Es posible que sienta cierto hormigueo en el cuero cabelludo una vez que haya terminado.

3 Ponga las manos como si fueran garras y coloque las yemas de los dedos en la línea de la frente (con las palmas sobre la cabeza). «Peine» el cuero cabelludo de delante hacia atrás con las yemas.

4 (superior derecha) Para concluir, trabaje hacia fuera y alrededor de la cabeza (comience por la coronilla) y realice pequeños movimientos circulares con la yema de los dedos por todo el cuero cabelludo. Aplique una presión firme. Masajee toda la cabeza.

POSMENOPAUSIA

Ha tenido sofocos y menstruaciones intermitentes, los cambios de humor han disminuido y, aunque los síntomas de la menopausia todavía pueden aparecer y desaparecer durante un tiempo, por lo general, las cosas se han estabilizado.

Tras un año sin menstruación, la fecha de la última regla se convierte también en la de la menopausia real. Bajo un punto de vista clínico, desde la fecha de la última menstruación, se considera que se encuentra en la etapa de la posmenopausia. La profesión médica prefiere esperar doce meses antes de establecer el momento definitivo de la menopausia, debido a la naturaleza intermitente de las menstruaciones a medida que los ovarios se relajan.

Para muchas mujeres, esta última regla suele aparecer en torno a los 51 años de edad, pero la menopausia también puede producirse antes o después, según su predisposición genética, su reloj biológico y si se le ha sometido a una intervención quirúrgica en el aparato reproductor.

Si bien gran parte de las mujeres llegan a la menopausia como un proceso natural propio de la edad, ésta no representa el único factor desencadenante del cese funcional del sistema reproductor. Otras causas son la extirpación quirúrgica de los ovarios (denominada *ovarectomía*), la radioterapia abdominal o pélvica, y la quimioterapia para el tratamiento del cáncer. Con independencia de si la naturaleza o la cirugía han detenido su menstruación, una vez que desaparece por completo, se considera que se llega a la posmenopausia.

Mientras que los problemas asociados a la menopausia, pueden continuar durante varios años tras la menopausia propiamente dicha, existen otros síntomas más típicos de la fase posterior a la de transición. Se trata de la sequedad o irritación vaginal, los problemas de memoria, la osteoporosis, la incontinencia urinaria y las enfermedades cardíacas. Este apartado se centrará en estas situaciones. Y la gran noticia es que, si bien es probable que su ginecólogo le prescriba la THS para tratarlas, también existen numerosas soluciones naturales.

Osteoporosis

Una de cada seis mujeres occidentales sufre fractura de cadera en algún momento de su vida. El mayor riesgo lo ostentan las mujeres en la posmenopausia, ya que el bajo nivel de estrógenos aumenta la probabilidad de padecer osteoporosis.

Una mujer de tan sólo 50 años de edad que acudió a mi consulta me explicó que salió a caminar, tropezó y se le quedó ligeramente atrapado el dedo del pie, con el resultado de fractura. Otra se rompió una costilla al estornudar. Ambas padecían osteoporosis, una afección en la cual los huesos se tornan porosos y quebradizos.

La fractura de un hueso es sintomática de dicha enfermedad (si los huesos se rompen ante el menor golpe o traumatismo, probablemente la osteoporosis ya esté en una etapa muy avanzada). En los cuerpos sin osteoporosis, la velocidad a la que se destruye y se forma el hueso (*remodelación ósea*) es la misma, de manera que la masa o densidad ósea es constante. La osteoporosis se produce cuando la velocidad de destrucción de la masa ósea supera la de formación.

Como mujer, usted alcanza el punto más elevado de masa ósea entre los 25 y los 30 años de edad. Dicha densidad permanece estable hasta que llega la menopausia. Entonces, puede producirse una rápida disminución de la masa ósea, como resultado de la caída de los estrógenos en el organismo. Pero no todas las mujeres experimentan el mismo descenso de masa ósea en torno a la menopausia. Para algunas, se trata de una disminución pequeña; otras pueden llegar a perder hasta una quinta parte en los primeros años posteriores a su última menstruación. Puesto que no es posible saber con cuánta rapidez se produce tal destrucción, conviene prevenir la osteoporosis.

APRENDER DE LA HISTORIA

Los estudios realizados sobre restos de mujeres del siglo XVIII nos han mostrado que los huesos de las mujeres modernas son mucho más frágiles y menos densos que los de nuestros antepasados. Por tanto, resulta evidente que algo en el estilo de vida actual que afecta a la salud de nuestros huesos. En este apartado, se va a explicar cómo sencillos cambios en la alimentación y el estilo de vida pueden ayudar en gran medida a mantener los huesos en las mejores condiciones posibles e incluso prevenir la osteoporosis.

CAUSAS

Existen ciertos factores de riesgo que pueden hacerla más propensa a padecer osteoporosis: los antecedentes familiares, ciertos hábitos de vida (por ejemplo, la falta de ejercicio físico, una dieta desequilibrada, excederse con algunas bebidas o el tabaco), problemas digestivos, algunos fármacos y los cambios de peso. Los problemas que haya podido manifestar en su juventud, como un desorden alimentario o menstruaciones irregulares, pueden incrementar el riesgo.

Antecedentes familiares Si su madre o su abuela padecieron osteoporosis, el riesgo de que usted misma sufra esta enfermedad aumenta incluso hasta un 80 %. Hable con sus familiares y descubra si han existido casos de osteoporosis en la familia.

Estilo de vida sedentario La fuerza del esqueleto se rige por la ley de la oferta y la demanda. Si le exige mucho, aumentará la densidad ósea para cubrir sus necesidades; si le demanda poco, la masa ósea disminuirá en proporción. Así pues, es necesario hacer más ejercicio. Los estudios demuestran que las mujeres que permanecen activas durante al menos veinticuatro horas a la semana tienen un 55 % menos de riesgo de sufrir una fractura de cadera que aquellas que llevan un estilo de vida sedentario. El riesgo se reduce a un 41% incluso en aquellas que caminan tan sólo cuatro horas a la semana. Asimismo, cualquier ejercicio que la mantenga en forma, flexible, tonificada y coordinada (como yoga, pilates, danza, etcétera) implica una menor probabilidad de caer y sufrir una fractura.

Tabaco Es evidente que conoce los efectos negativos del tabaco con respecto al cáncer de pulmón y al enfisema, pero es posible que desconozca que fumar también puede afectar a la densidad ósea y reducirla hasta una cuarta parte. El tabaco afecta a las hormonas femeninas, en particular a los estrógenos, que, al descender, pueden contribuir a la osteoporosis.

La alimentación y la bebida Resulta razonable el hecho de que una dieta sana sea importante para la salud del esqueleto, porque los alimentos deben proporcionar los nutrientes adecuados para fortalecer los huesos, como el calcio. Pero tam-

bién es necesario saber que ciertas sustancias que ingiere o bebe pueden acarrearle consecuencias negativas. Por ejemplo, el alcohol produce un efecto diurético que hace que elimine nutrientes valiosos, incluido el calcio, a través de la orina. En cualquier caso, los alimentos que en mayor medida debe evitar son los ácidos (*véase* recuadro, página siguiente).

Menstruaciones irregulares Si deja de menstruar durante más de seis meses (sin tener en cuenta el embarazo o la lactancia materna) antes de los 40 años, puede tener mayor riesgo de padecer osteoporosis. Esto se debe a la posibilidad de que la amenorrea (*véanse* págs. 106-109) se deba a problemas hormonales y, si sus hormonas no alcanzan los niveles adecuados para mantener un ciclo regular, tampoco los tendrán para proteger sus huesos.

Menopausia precoz Denominada insuficiencia ovárica precoz, la menopausia precoz aparece antes de los 40 años, a menudo sin ninguna razón médica. Un mayor número de años sin estrógenos comporta mayor probabilidad de desarrollar osteoporosis. En este caso, puede ser positivo recurrir a la THS, ya que es capaz de restablecer de manera artificial los niveles de estrógenos, hasta más o menos los 50 años, edad en que se puede permitir la menopausia de manera más lógica como proceso natural.

Cambios de peso El peso por debajo de lo normal aumenta el riesgo de sufrir osteoporosis (una estructura delgada implica mayor riesgo de fractura). Por otro lado, las células grasas producen estrógenos, que favorecen la protección de los huesos mientras se aproxima la menopausia. No obstante, el sobrepeso tampoco es la solución. Consulte el gráfico del índice de masa corporal (IMC) de la página 297 y trate de controlar su peso dentro de unos límites naturales, con la ayuda de la información que le proporciona el libro acerca de una alimentación y un estilo de vida saludables.

Problemas digestivos Necesita una serie de nutrientes vitales para mantener los huesos sanos, lo que depende de la salud de sus intestinos. Si éstos no absorben los nutrientes de los alimentos de manera eficaz, el organismo no se podrá be-

EQUILIBRIO ÁCIDO-ALCALINO

Los expertos en nutrición con frecuencia suelen hacer referencia al equilibrio ácido-alcalino del organismo. Esto se debe a que un cuerpo sano debería ser ligeramente alcalino. Sin embargo, en Occidente, la mayoría de nosotros tendemos a la acidez. Cuando el organismo se torna demasiado ácido, toma el calcio de los huesos y los dientes con el fin de neutralizar la acidez y recuperar el equilibrio. Para ayudar a evitarlo, trate de no ingerir alimentos demasiado ácidos, ni proteínas animales en exceso (los vegetarianos son menos propensos a desarrollar osteoporosis) ni el azúcar. Si tiene antecedentes familiares de osteoporosis, no tome cafeína; si no es posible, no consuma más de dos tazas de café o el equivalente de otras bebidas cafeinadas a diario. Reduzca la ingesta de bebidas que contengan ácido fosfórico (se utiliza en los refrescos carbonatados).

neficiar de ellos. La mejor manera de mejorar la digestión es llevar una dieta sana y equilibrada y masticar con tranquilidad, ya que la digestión comienza en la boca.

Ciertos fármacos Si toma corticoides para problemas como la artritis reumatoide o la colitis ulcerosa, o si los tomó en el pasado por cualquier otra razón, debe tener en cuenta que estos fármacos pueden tener consecuencias negativas sobre la capacidad del organismo para absorber el calcio. Unos niveles de calcio bajos reducirán la formación de los huesos del cuerpo. Recuerde también que los diuréticos y los laxantes pueden favorecer la eliminación de nutrientes vitales y ejercer un efecto negativo sobre sus huesos. Evítelos en la medida de lo posible.

EL DIAGNÓSTICO DE LA OSTEOPOROSIS

Cuanta más información tenga, más sencillo le resultará decidir qué actitud adoptar para mantenerse sana y en buena forma. La osteoporosis no es una excepción. Si su densidad ósea es la correcta, debe prevenir; pero, si existe algún problema, hay que centrarse en fortalecer los huesos. La osteoporosis es una enfermedad silenciosa, de ahí la imposibilidad de diagnosticarla conociendo los síntomas, a menos que ya se haya sufrido una fractura. No obstante, en la actualidad resulta relativamente sencillo saber, mediante diversas pruebas, si una mujer tiene riesgo o no de padecerla. Éstas consisten en:

ABSORCIOMETRIA DE RAYOS X DE ENERGÍA DUAL (DEXA)
Esta maquina de rayos X es capaz de detectar cambios en la densidad ósea mucho antes que un aparato tradicional de rayos X, y constituye el método mas fiable y ampliamente utilizado para el diagnóstico

de la osteoporosis. Capta una imagen de los huesos mediante dos haces de rayos X fijados en diferentes frecuencias. La máquina puede calcular la densidad mineral ósea por la velocidad en que los huesos absorben cada rayo. La Organización Mundial de la Salud define la osteoporosis a partir de lo que se conoce como *T-score*, que es la comparación de la densidad ósea de una persona con la de un adulto joven. Así, un *T-score* con un valor superior a -1 se considera normal; entre -1 y -2,5 se clasifica como osteopenia (baja densidad ósea), y un T-score inferior a -3,5 se considera osteoporosis.

ECOGRAFÍA ÓSEA
En esta prueba, se realiza una ecografía del calcáreo para proporcionar una lectura de la densidad ósea. La investigación revela que la ecografía es un método tan fiable como la DEXA

para predecir la posibilidad de lesiones. De hecho, se trata de la técnica que utilizo en mis clínicas. Se calculará un *T-score* de la paciente según el mismo criterio que en la absorciometría.

ANÁLISIS DEL RECAMBIO ÓSEO
Esta prueba no mide la densidad ósea ni su calidad, sino su recambio (la velocidad a la que el hueso elimina tejido viejo y crea tejido nuevo). Resulta útil en el seguimiento de los progresos derivados del ejercicio, la alimentación, los suplementos nutricionales o incluso el tratamiento farmacológico para la osteoporosis. El médico le realizará un análisis de orina. En el laboratorio, los especialistas utilizan la muestra para calcular la velocidad a la que pierde masa ósea. Es posible que deba realizarse análisis cada tres meses para asegurarse de que su recambio óseo no sea demasiado rápido.

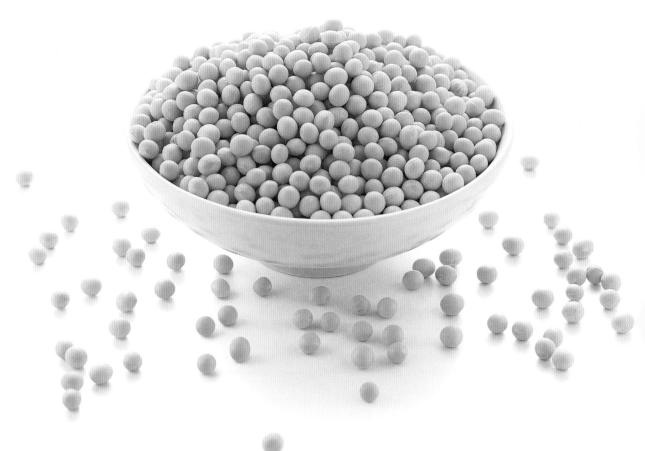

TRATAMIENTOS CONVENCIONALES

Hace algún tiempo, se recomendaba la terapia hormonal de sustitución (THS) con el fin de prevenir y tratar la osteoporosis. Sin embargo, diversos organismos recomiendan que las mujeres que tengan una menopausia normal y de forma natural no utilicen este tratamiento durante más de 5 años, y que únicamente se debe prescribir para el alivio de síntomas como los sofocos y los sudores nocturnos. No la recomiendan para prevenir la osteoporosis, a menos que la paciente no pueda tolerar la medicación para esta patología. También afirman que los médicos no deben prescribir estrógenos a modo de profilaxis, salvo en el caso de que la mujer no pueda tomar fármacos para dicha enfermedad.

Si bien la THS resulta eficaz en la mayoría de las circunstancias, tan pronto como se deja la medicación, los huesos siguen destruyéndose como antes de iniciar el tratamiento. Esto significa que debería seguir el tratamiento de THS durante el resto de su vida para prevenir de forma permanente la pérdida ósea. Pero, sin embargo, un uso prolongado de la THS plantea considerables riesgos para la salud, y en la actualidad existen otros fármacos especialmente indicados para la osteoporosis.

Moduladores selectivos de los receptores estrogénicos (SERMS)
Estos fármacos pretenden estimular los receptores de los estrógenos de los huesos y el celebro (pero no los de las mamas y el útero, ya que, si lo hicieran, aumentaría el riesgo de cáncer en dichas partes del cuerpo). En otras palabras, permiten que ciertas zonas del organismo sean más sensibles a los estrógenos, y otras, menos.

Fármacos para la osteoporosis
Es posible que le propongan dos tipos de fármacos que ayudan a preservar los huesos. Los bifosfonatos inhiben la resorción del hueso: no perderá tejido óseo «viejo» y, por tanto, la densidad ósea aumentará. Sin embargo, existe cierta preocupación en torno a la utilidad de conservar el tejido «viejo». El ranelato de estroncio consiste en un nuevo fármaco de acción dual: detiene la destrucción del tejido óseo viejo y también ayuda a la formación de nuevo. Ambos medicamentos tienen una serie de efectos secundarios: los bifosfonatos provocan problemas digestivos y el ranelato de estroncio puede producir náuseas, irritación cutánea y trombos.

DIETA

Una dieta sana y equilibrada (*véanse* págs. 24-29) conserva la salud y la firmeza de los huesos. Reduzca la ingesta de aquellos alimentos y bebidas que se sabe que aumentan el riesgo de padecer osteoporosis (*véase* pág. 272), pero, además, tenga en cuenta la cantidad de productos lácteos que consume. Si bien el queso constituye una buena fuente de calcio, también favorece su excreción (el queso es más ácido que la leche), y recuerde que el té contiene cafeína y taninos que pueden dificultar la absorción de calcio. Aumente su ingesta de alimentos ricos en boro (*véase* pág. 276), mediante el consumo de soja, manzanas, peras, pasas, brócoli, avellanas y almendras.

Evite el salvado Evite añadir salvado a los alimentos o tomarlo como cereal en el desayuno. Se trata de un alimento refinado, lo que significa que le han extraído la mejor parte del grano. Asimismo, contiene fitatos, que se unen a ciertos minerales importantes, incluido el calcio, que pueden evitar que el organismo lo absorba.

Utilice edulcorantes naturales Trate de emplear un edulcorante natural denominado xilitol en lugar de azúcar. Presente en frutas y bayas, en especial en las frambuesas, las fresas y las ciruelas, así como en la coliflor, el xilitol cuenta con un bajo índice glucémico y no provoca cambios en los niveles de azúcar. También puede ser beneficioso para la osteoporosis. Por increíble que parezca, los estudios realizados en animales demuestran que el xilitol puede aumentar el calcio en los huesos y la densidad ósea, y prevenir su pérdida. Está disponible en establecimientos de dietética y se utiliza de la misma manera que el azúcar.

Salga a la calle Trate de aumentar la ingesta de vitamina D, esencial para la absorción de calcio del organismo. Consuma mucho pescado azul y huevos, ya que contienen este nutriente vital, y dedique cierto tiempo a permanecer al aire libre. La luz del sol estimula al organismo para que produzca vitamina D.

SUPLEMENTOS

■ COMPLEJO B y ÁCIDO
FÓLICO (que contenga
25 mg de cada vitamina B
y 400 µg de ácido fólico a
diario) Las vitaminas B_6 y B_{12}
ayudan a reducir los niveles
de homocisteína, una hormona
que puede aumentar el riesgo
de padecer osteoporosis.

■ VITAMINA C con
bioflavonoides (500 mg
dos veces al día, en forma
de ascorbato de magnesio)
Se trata de una vitamina
esencial para la formación
de colágeno, el aglutinador que
mantiene unida la estructura
ósea. Tómela en forma de
ascorbato (por ejemplo, ascorbato
de magnesio) en lugar de
como ácido ascórbico, que
resulta demasiado ácido
para la salud de los huesos.

■ BORO (1 mg/día, en un
complejo de multivitaminas y
minerales) Este mineral se
concentra en los huesos y
mejora la absorción del calcio.
Está presente en numerosos
alimentos (*véase* pág. 275).

■ CALCIO y MAGNESIO
(a modo de suplemento
combinado, que contenga
500 mg de citrato de calcio
y 900 mg de citrato de magnesio,
cada día) El organismo tiene
dificultad para absorber el
carbonato cálcico, por tanto,
le aconsejo que tome este
suplemento como citrato, ya que
resulta un 30 % más absorbible.
Para obtener los mejores
resultados, mézclelo con
magnesio, puesto que también
es importante para conservar
la salud de los huesos: el déficit
de magnesio puede hacer que
los huesos sean más frágiles.

■ ZINC (15 mg/día) A menudo
se detectan déficits de este
nutriente esencial en mujeres
que padecen osteoporosis,
y sabemos que resulta básico
para un metabolismo óseo
sano. Tome un suplemento
para obtener la cantidad
necesaria de zinc.

PLANTAS

Decántese por plantas que le proporcionen los minerales necesarios para fortalecer los huesos o que le ayuden a potenciar la absorción de dichos nutrientes. Mezcle a partes iguales las plantas secas y prepare una infusión, que deberá tomar tres veces al día.

■ ALFALFA (*Medicago sativa*) y
PAJA DE AVENA (*Avena sativa*)
Se cree que estas plantas ayudan
a tratar la osteoporosis gracias a
su elevado contenido en calcio.

■ COLA DE CABALLO
(*Equisetum arvense*) La cola de
caballo es la planta que posee
mayor cantidad de sílice. Se trata
de un mineral necesario para
mantener la piel, los ligamentos
y los huesos en perfecto estado.

Favorece la formación
de colágeno, primordial
en la estructura ósea,
y se considera que
puede ayudar a mantener
los huesos flexibles.

■ ORTIGA (*Urtica*) La ortiga
posee grandes cantidades
de calcio y boro, pero, además,
optimiza la absorción de
los nutrientes que proceden
de los alimentos.

OTRAS TERAPIAS NATURALES

Homeopatía Los mejores tratamientos homeopáticos son los que se adecúan a sus propias características, pero, si no puede visitar a un especialista, la calcárea carbónica y la calcárea fosfórica pueden facilitar que el organismo absorba mejor el calcio. Tómelas en una potencia de 30 CH dos veces al día.

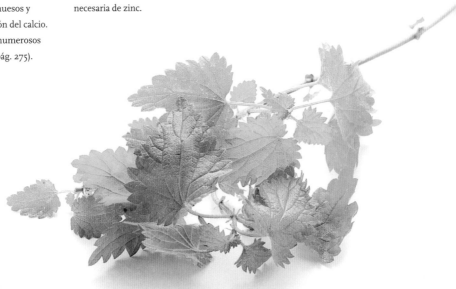

AUTOAYUDA

Aumente la demanda de sus huesos Practique algún ejercicio de resistencia, como caminar, correr, bailar, o los deportes aeróbicos y de raqueta. Dedique entre treinta minutos y una hora diaria a la actividad física cinco veces por semana.

Tenga cuidado con el estrés Cuando está muy estresada, las glándulas suprarrenales deben realizar un sobreesfuerzo, y el consiguiente agotamiento les impide producir los estrógenos que el organismo necesita durante la menopausia. Además, cuando está estresada, la digestión se resiente, lo que afecta a la absorción de los nutrientes.

Cuide su peso Asegúrese de no pesar menos de lo normal, ya que puede reducir el nivel de estrógenos en el organismo, lo que contribuye a la pérdida ósea.

POSTURA DE YOGA PARA FORTALECER LOS HUESOS

La postura del camello fortalece los huesos de la espalda y la pelvis. Es un estiramiento intenso, y perfeccionarlo puede requerir tiempo (llegue hasta donde pueda). Practíquelo cada día.

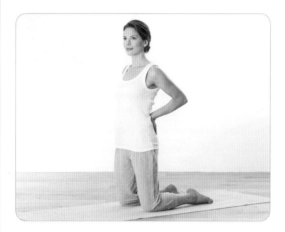

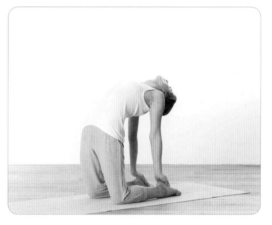

1 Arrodíllese, con las rodillas separadas a la misma distancia que las caderas. Los dedos de los pies deben señalar hacia atrás. Mantenga la espalda recta, el cóccix elevado y la cabeza erguida. Imagine que una cuerda tira de usted desde la cabeza y alarga suavemente la columna vertebral. Coloque las manos en la parte superior de sus glúteos (los dedos deben apuntar hacia abajo). Mantenga los muslos en ángulo recto con el suelo. Junte los omóplatos uno hacia el otro.

2 Inspire por la nariz. Mientras espira por la boca, échese hacia atrás. Mantenga los muslos en posición vertical, arquee la parte baja de la espalda y deslice las manos por las piernas hasta que alcancen los tobillos, los talones o las plantas de los pies. Eche la cabeza hacia atrás; la garganta debe estar relajada. Levante la pelvis para reducir la presión en la parte baja de la columna vertebral. Mantenga esta posición durante treinta segundos; descanse un momento y repita el ejercicio.

Página anterior: ortiga (*Urtica*)

Sequedad vaginal

La sequedad vaginal, que afecta a la mitad de las mujeres posmenopaúsicas (aunque también puede aparecer en cualquier otro momento de la vida), es tal vez el síntoma de la menopausia que más preocupa a las mujeres y el que menos se comenta.

La sequedad vaginal se conoce médicamente como *vaginitis atrófica*, y, aunque suena como si se tratara de una enfermedad, es importante recordar que no lo es. Tampoco constituye un síntoma inevitable de la menopausia.

La sequedad vaginal no solamente puede causar sequedad en la vagina, sino también picores y, a veces, sensibilidad. Es posible que necesite más tiempo para sentirse lubricada mientras tiene relaciones sexuales, lo que puede hacer que éstas resulten incómodas o, incluso, dolorosas. En ocasiones, la sequedad vaginal, además de producir dolores y hemorragia durante la penetración, también puede aumentar las posibilidades de padecer una infección vaginal, que por sí misma complica el problema.

CAUSAS

Normalmente, las membranas mucosas (el epitelio vaginal), localizadas en la entrada de la matriz, conservan húmeda la vagina. Los estrógenos ayudan a esas membranas a producir lubricante y a mantenerse gruesas y blandas. El lubricante es ligeramente ácido, lo que protege la vagina de bacterias extrañas y evita las infecciones. Después de la menopausia, cuando los niveles de estrógenos son bajos, todos esos beneficios disminuyen. Los bajos niveles de estrógenos también pueden provocar que el tejido conectivo de la vagina y sus alrededores pierda elasticidad; además, el epitelio vaginal se reduce y se torna más frágil.

Si bien el desequilibrio hormonal, especialmente el déficit de estrógenos, es la causa más probable de la sequedad vaginal, el estrés y el cansancio también ejercen cierta influen-

cia. Con menos frecuencia, también pueden ser desencadenantes: una afección conocida como síndrome de Sjögren (proceso autoinmune que produce sequedad en todo el cuerpo, incluidos los ojos y la piel, así como en la vagina), la medicación para el cáncer y las infecciones crónicas por hongos.

TRATAMIENTOS CONVENCIONALES

En ocasiones, la sequedad vaginal es transitoria, y, otras veces, permanente. Pero, si persiste y hace que las relaciones sexuales resulten demasiado dolorosas e incómodas, su ginecólogo le puede recomendar la THS convencional, o bien una crema o pesario con estrógenos, que deberá utilizar por vía vaginal.

Terapia hormonal de sustitución (THS) La THS aumenta la lubricación y el grosor de la pared vaginal, pero el tratamiento comporta riesgos para la salud (*véanse* págs. 249-251) y, en mi opinión, no resulta adecuada si la sequedad vaginal es su único problema durante la posmenopausia.

Cremas y pesarios de estrógenos Si prefiere no emplear una THS, su ginecólogo le puede prescribir cremas vaginales o pesarios que contengan estrógenos. Existen diversos productos con diferentes tipos de estrógenos, pero el menos carcinógeno es el estriol. Un estudio ha demostrado que una dosis de sólo 0,1 mg de estrógeno vaginal diario (administrado bajo prescripción facultativa, *véase* izquierda) produce un alivio eficaz contra la sequedad vaginal. Deberá utilizar un aplicador para introducir la crema o pesario directamente en la vagina con el fin de que esté más tonificada para

NO TRATAR
la sequedad vaginal
puede influir negativamente
en su vida amorosa.

lograr una penetración más agradable. Si emplea crema vaginal, aplique cada día la dosis en el interior de la vagina durante tres o cuatro semanas. Después, puede reducir su uso a una o dos veces por semana. Una vez que el problema se haya resuelto, puede optar por emplear un lubricante sin fármacos (*véase* pág. 280).

DIETA

Por lo general, las mujeres que llevan una alimentación adecuada tienen menos problemas vaginales durante la menopausia, por tanto, siga las pautas para una dieta sana y equilibrada (*véanse* págs. 24-25). Para el equilibrio hormonal, es muy importante asegurarse de tomar suficientes ácidos grasos esenciales (AGE) y complementarlos con aceite de pescado (*véase* inferior). Una alimentación con escasos o ningún ácido graso puede hacer que su cuerpo se reseque, incluida la vagina. También resulta fundamental consumir abundantes fitoestrógenos, ya que las investigaciones demuestran que los alimentos ricos en dichos compuestos, como la soja, los garbanzos, las lentejas y la linaza, pueden permitir que las células de la vagina sean más suaves, elásticas y húmedas. Tomar yogur natural de cultivo biológico cuatro o cinco veces por semana también puede mantener la flora intestinal sana y un óptimo equilibrio vaginal.

SUPLEMENTOS

■ VITAMINA C con bioflavonoides (500 mg dos veces al día, como ascorbato de magnesio) Resulta esencial para la formación de colágeno, que proporciona elasticidad a los tejidos.

■ VITAMINA E (400 UI/día) Este potente antioxidante se conoce por sus propiedades antienvejecimiento. Las investigaciones demuestran que puede reducir significativamente la sequedad vaginal.

■ ÁCIDOS GRASOS OMEGA-3 (1.000 mg de aceite de pescado que contenga al menos 700 mg EPA y 500 mg DHA, diarios) Los necesita para el equilibrio hormonal, y para conservar la lubricación de las células vaginales. (Utilice aceite de linaza, si es vegetariana.)

■ PROBIÓTICOS (una cápsula que contenga por lo menos diez mil millones de organismos, diariamente) Los probióticos ayudan a controlar las bacterias y los hongos (flora) perjudiciales, como *Candida albicans*, y reducen, por tanto, la propensión a las infecciones vaginales.

PLANTAS

■ SAUZGATILLO (*Vitex agnus castus*) Muy eficaz para las mujeres, el sauzgatillo tiene propiedades relajantes y que regulan las hormonas, y, por tanto, puede ayudar a combatir la sequedad vaginal de ambas maneras: equilibrando las hormonas y favoriendo la relajación, si su sequedad se debe, en parte, al estrés. Tome una cucharadita de tintura con un poco de agua, o una cápsula de 200-300 mg dos veces al día.

■ ANGÉLICA CHINA (*Angélica sinensis*) En la medicina tradicional china, la raíz de esta planta se utiliza para tratar varios síntomas de la menopausia, incluida la sequedad vaginal. Tome una cucharadita de tintura con un poco de agua, o una cápsula de 300 mg dos veces al día.

■ AGRIPALMA (*Leonurus cardiaca*) La agripalma favorece la relajación de los músculos lisos del cuerpo, y puede ayudar a aumentar el grosor de las paredes vaginales y hacerlas más elásticas. Se ha empleado en la medicina tradicional china durante cientos de años, como reguladora hormonal. Tome una cucharadita de tintura con un poco de agua, o una cápsula de 200-300 mg dos veces al día. Diversos estudios sugieren que su uso regular puede aumentar la lubricación y el grosor de la pared vaginal en el plazo de un mes. (Si lo prefiere, tome 1 o 2 cucharadas de aceite de linaza al día para obtener el mismo efecto.)

OTROS TRATAMIENTOS NATURALES

Homeopatía Si bien siempre recomiendo acudir a un homeópata cualificado para que le prescriba un tratamiento adecuado a sus necesidades particulares, si lo desea puede probar los siguientes remedios en casa. De entre todos, tome los que considere más aconsejables para su problema, en una potencia 30 CH, dos veces al día, hasta que note la molestia se ha solucionado por sí sola.

• *Bryonia*, *Lycopodium* y/o *Belladonna* para la sequedad vaginal en general, con otros síntomas.

• *Natrum muricatum*, si la sequedad vaginal va acompañada de retención de líquidos.

• *Staphisagria*, en el caso de tener sequedad y si la pared vaginal es más fina, así como si siente dolores intensos e inflamación durante las relaciones sexuales.

Acupuntura En la medicina tradicional china, se cree que los síntomas de la menopausia están relacionados con desequilibrios (en particular una especie de pereza) de la energía *qi* en los meridianos de los riñones y el bazo. El acupuntor tratará dichas vías de energía para aliviar la sequedad vaginal.

Aromaterapia Los aceites esenciales relajantes y estimuladores de la sensualidad pueden ayudarla a que se excite y facilitar la lubricación. Ponga unas cuantas gotas de aceite tranquilizante, como el de lavanda, en un quemador de aceites, atenúe la luz y permita que un ambiente relajado domine la estancia. También puede mezclar la lavanda con alguno de los aceites de la página 264 para aumentar el deseo. Como alternativa, pruebe con un masaje sensual de aromaterapia; mezcle 15 gotas de aceite esencial de lavanda con 6 cucharaditas de aceite de almendras dulces, o añada 5 gotas de lavanda al agua del baño.

Reflexología Los puntos de reflexología para los ovarios, la hipófisis y las glándulas suprarrenales, situados en la planta de los pies, son los que se suelen tratar en una sesión para superar la sequedad vaginal (por su influencia sobre el equilibrio hormonal). Dichos puntos se localizan en la parte central de los talones y en medio de la planta del pie, respectivamente. Un especialista en reflexología también analizará otros factores de su estilo de vida que contribuyen a esta afección y es posible que, además, trate otros puntos reflejos.

AUTOAYUDA

Beba agua Asegúrese de beber suficiente agua. Debe consumir de seis a ocho vasos de agua o infusiones al día. Esto mantendrá los tejidos (los de la vagina, del mismo modo que los de la piel, y los demás) tanto hidratados como firmes, y evitará la sequedad y las grietas.

Haga ejercicio El ejercicio físico regular puede ayudarle a mantener la vagina elástica y lubricada. Procure hacer, como mínimo, treinta minutos de ejercicio moderado, cinco o seis veces por semana. Además, practique los ejercicios de suelo pélvico (*véase* recuadro, pág. 127) con regularidad, porque con ellos puede fortalecer los músculos de la base de la pelvis, lo que le proporcionará unas relaciones sexuales más placenteras.

Practique más sexo Disfrutar del sexo con regularidad, así como de la masturbación, pueden ser útiles (las mujeres que practican el sexo una o dos veces por semana suelen lubricar con más rapidez cuando se excitan). Asimismo, dedique más tiempo a los juegos preliminares. Quizás le resulte eficaz emplear un buen lubricante natural antes de practicar sexo. Soy partidaria de recomendar Sylk. Se trata de un producto de Nueva Zelanda, natural e hidrosoluble, derivado de la parra del kiwi. Yes es un lubricante ecológico que no contiene conservantes ni productos químicos y que se elabora con manteca de cacao y karité.

Cuide su vagina Evite los jabones íntimos, los polvos de talco, los baños calientes y el papel higiénico perfumado, así como los aceites y las espumas de baño, ya que pueden irritar la vagina. No lave el interior de la vagina con jabón, ya que le secará la piel. La vagina se autolimpia, y en muchos casos, el agua caliente es todo lo que necesita para mantenerla limpia.

Evite los tampones Si aún menstrúa, utilice compresas en lugar de tampones, ya que estos últimos pueden resecarle la vagina. Si desea utilizar tampones, elíjalos de algodón ecológico y cámbielo cada tres o cuatro horas; evite llevar protectores diarios entre los períodos a menos que sea absolutamente necesario, ya que pueden secar e irritar la vagina.

Utilice pesarios probióticos Puede adquirir pesarios acidófilos (probióticos) de uso vaginal para prevenir una infección por hongos y favorecer la lubricación. Las infecciones vaginales pueden causar irritación en la entrada de la vagina y hacer que el sexo resulte doloroso; por tanto, consulte la correspondiente sección de este libro, si lo desea.

Comuníquese con su pareja Una lubricación insuficiente puede estar relacionada con sus sentimientos sobre su pareja y la relación. Si muestra un enfado contenido o resentimiento hacia su pareja, es posible que excitarse y lubricarse lo suficiente le resulte difícil. Aborde los problemas cuando se presenten, en lugar de dejar que se vayan acumulando. Trate de comentar cómo se siente, en vez de culpar y censurar. Emplee frases en primera persona (*véase* recuadro, pág. 157).

Derecha: agripalma (*Leonurus cardiaca*; *véase* Plantas, pág. 279)

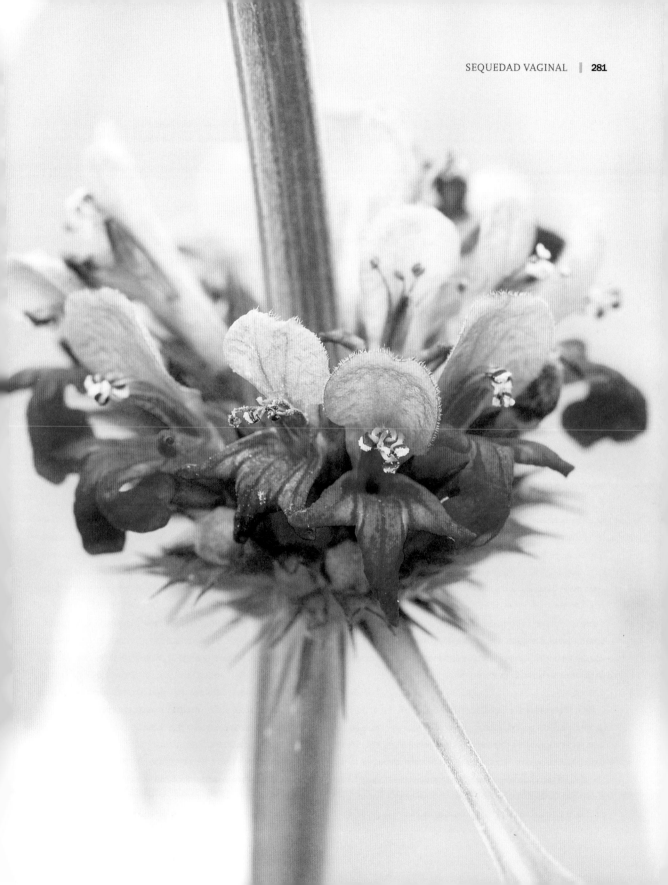

Falta de memoria y de concentración

Hubo un tiempo en que se asumía que la capacidad intelectual disminuía progresivamente con la edad; hoy las investigaciones demuestran que no es así. Su cerebro puede adquirir nuevas habilidades y almacenar información incluso en la senectud.

En otras palabras, es posible conservar la mente ágil, así como aumentar el conocimiento y la inteligencia en la menopausia e incluso más allá.

OFERTA Y DEMANDA

De la misma manera que ocurre con los huesos y los músculos, la fuerza y salud del cerebro se basa en la ley de la oferta y la demanda. Si es exigente con las células del cerebro, éstas conservarán unas redes neuronales fuertes. Esto significa que crearán vías que harán accesible la información con mayor facilidad, y, como consecuencia, mejorará su habilidad para memorizar y recordar conocimientos.

A medida que avanza la menopausia, se debe ir trabajando más en la memoria y la concentración. El cerebro contiene receptores de estrógenos. Cuando éstos se estimulan por esta hormona, se cree que ayudan a mantener la función cognitiva. Los niveles de estrógenos descienden en la menopausia y continúan bajos durante el período posterior. Resulta sencillo suponer que, por tanto, se reducirán las funciones cerebrales y que se trata de un proceso inevitable e irreversible. Sin embargo, las investigaciones actuales demuestran que, si usted mantiene activo su cerebro, el declive de las funciones cerebrales no es en absoluto irremediable.

SUMINISTRO DE OXÍGENO

Además de un uso constante, el cerebro también necesita un adecuado suministro de sangre que le proporcione abundante oxígeno. Esto quiere decir que la circulación debe ser la correcta. Los sabañones o unas manos y unos pies muy fríos indican que la circulación no es demasiado buena, y esto significa que la circulación en su cerebro tampoco lo es.

TRATAMIENTOS CONVENCIONALES

Si la pérdida de memoria se debe exclusivamente a la edad, es probable que su médico únicamente le proporcione algunos consejos acerca de cómo restablecer su agilidad mental a partir de un mayor uso del cerebro. Quizás le proponga la THS, pero tenga cuidado, ya que podría tener efectos secundarios bastante importantes (*véanse* págs. 249-251). Si comienza a advertir que los cambios en la memoria afectan a las actividades cotidianas, lo mejor sería consultar con su médico. En el caso de ser incapaz de recordar cómo llegar a un lugar conocido o de seguir los pasos de una receta, necesita someterse a un chequeo médico.

DIETA

Los alimentos nutren su cerebro, de igual manera que lo hacen con su cuerpo; lo que come y bebe afecta a su rendimiento mental, del mismo modo que al físico. Si no se alimenta de forma adecuada, su cerebro no recibirá los nutrientes que necesita para funcionar correctamente. Con independencia de su edad, una dieta desequilibrada entorpece la razón, y favorece los olvidos y la disminución de la capacidad de concentración.

El cerebro es un órgano ávido y requiere un suministro constante de oxígeno, energía y glucosa. Siga las pautas para una alimentación sana y equilibrada (*véanse* págs. 24-29). Tome mucha fibra: consuma cinco raciones de fruta y verdura al día, así como cereales integrales, frutos secos y semillas.

Aporte de glucosa

Entre todos los elementos nutritivos, el cerebro necesita, más que ningún otro, glucosa, pero su aporte a lo largo del día debe ser juicioso. Esto quiere decir que debe proporcionar unas cantidades adecuadas de hidratos de carbono sin refinar,

DESAYUNOS PARA EL CEREBRO

PRIMER DESAYUNO. Tome un huevo (revuelto o escalfado) con pan de centeno integral. El pan le proporcionará hidratos de carbono sin refinar y de absorción lenta, mientras que el huevo contiene unas proteínas excelentes, que ralentizan aún más la absorción de los hidratos de carbono. Asimismo, contiene aminoácidos esenciales (*véase* inferior)

y valiosas grasas omega-3, que ayudan a mantener las células de su cerebro bien lubricadas.

SEGUNDO DESAYUNO. Mezcle algunas bayas (frescas o congeladas), con leche de soja, arroz o avena, así como con frutos secos (por ejemplo, almendras o anacardos) y semillas (como las de lino o las pipas de calabaza). Vaya

probando con las cantidades hasta lograr la consistencia deseada. Las bayas contienen antioxidantes (para proteger al cerebro del daño de los radicales libres); los frutos secos y las semillas aportan proteínas (para la capacidad cerebral), y unos buenos niveles de grasas esenciales favorecen la lubricación de las células del cerebro.

---

como pan, arroz y pasta integrales y verduras, y evitar consumir productos muy refinados, como los que se elaboran con harina blanca y grandes cantidades de azúcar. Si lo desea, puede consultar las listas del índice glucémico (IG), pero prefiero recomendarle una regla más sencilla: cuanto más fresco y menos elaborado esté un alimento, más probable será que tenga un efecto estabilizador de la glucemia.

Asegúrese de ingerir algún tentempié cada pocas horas porque, si se salta comidas, la glucemia descenderá y usted se mostrará apática y le resultará difícil recordar o concentrarse lo suficiente. Incluso puede sentirse aturdida o mareada. Propóngase realizar cinco o seis comidas o tentempiés nutritivos y equilibrados cada día y asegúrese de que cada uno de ellos contenga unas cuantas proteínas de alta calidad.

Resulta esencial alimentar el cerebro en el desayuno. El cerebro no descansa nunca (ni siquiera cuando duerme), de manera que un buen desayuno saludable (*véase* recuadro, superior) es la mejor manera de restablecer la energía después de una noche de sueño; además, le ayudará a estar despejada toda la mañana.

Aporte de proteínas

Las proteínas proporcionan las unidades estructurales de aminoácidos esenciales, como el triptófano, que el cerebro utiliza para producir neurotransmisores, incluida la serotonina (con frecuencia denominada *la sustancia química del bienestar*, porque tiene propiedades antiálgicas). Además, los alimentos con proteínas ayudan a controlar la liberación de azúcar o glucosa en el torrente sanguíneo. Para disponer de una amplia selección de aminoácidos esenciales, incluya diversas proteínas de alta calidad en la dieta en forma de frutos secos, semillas, pescado azul, productos de la soja, guisantes, alubias, lentejas, quinoa, huevos y (con moderación) productos lácteos.

Aporte de grasas

La cantidad y el tipo de grasas que consuma afectan al cerebro. Reduzca la cantidad de grasas saturadas, ya que, obstruyen las arterias e impiden la circulación hacia el cerebro (*véase* página anterior). También es preciso evitar las grasas hidrogenadas (*véase* pág. 26), puesto que pueden endurecer las células del cerebro y obstaculizar las vías nerviosas, que permiten el almacenamiento y la recuperación de la información, de manera que se dificulta que se produzcan las conexiones correctas.

Dicho esto, su cerebro es, en un 70 % grasa, y necesita ciertos tipos de grasa para un óptimo funcionamiento. Estas grasas (que nutren todas las células de su sistema nervioso, no sólo las de su cerebro) son las grasas esenciales.

Los alimentos ricos en grasas esenciales contienen los elementos que constituyen las membranas celulares del cerebro. El pescado azul (sardinas, caballa y demás), frutos secos y semillas (especialmente nueces y almendras) y algunas verduras de hoja verde (como la col rizada y el repollo) constituyen este grupo.

LOS ANTIOXIDANTES Y EL CEREBRO

Los antioxidantes son sustancias que se encuentran en los alimentos y que ayudan a mantener la salud de las células (*véase* pág. 28), al protegerlas contra los radicales libres. También favorecen una función cerebral sana e incluso mejoran la memoria. Si ya consume cinco raciones de verdura y fruta al día, así como suficientes cereales integrales y otros alimentos frescos, es muy probable que su ingesta de antioxidantes sea la correcta. No obstante, a continuación aparece una lista para que pueda asegurarse de que consume generosas cantidades de los siguientes antioxidantes:

• Betacaroteno, presente en las naranjas y en las frutas y verduras amarillas, como las zanahorias y las calabazas.
• Vitamina C, que se encuentra en los cítricos como las naranjas, en las bayas, en los pimientos verdes y rojos, y en las verduras de hoja verde.
• Vitamina E, que se halla en los frutos secos, las semillas, los cereales integrales y el pescado azul.
• Selenio, que se encuentra en los frutos secos, los huevos y los cereales integrales.
• Zinc, que está en el pescado, las legumbres y las almendras.

Puede, además, servirse de suplementos. Considere tomar vitamina B_6 (25 mg/día), vitamina C (500 mg, dos veces al día), vitamina E (300 UI/día), magnesio (300 mg/día) y selenio (100 µg/día).

Y para concluir...

Consuma más fitoestrógenos, que se encuentran en los productos elaborados con soja y en las lentejas, porque ciertos estudios demuestran que una dieta rica en estos componentes puede dar lugar a un significativo aumento de la memoria a corto y a largo plazo. Y recuerde que el agua es básica para tener un cerebro sano. Si no bebe lo suficiente, se expone a sufrir deshidratación, acompañada de dolores de cabeza y disminución de la capacidad de concentración. La solución es muy sencilla: asegúrese de tomar entre seis y ocho vasos de agua al día (incluso más en los días calurosos o si practica ejercicio físico y suda mucho). No espere a estar sedienta para beber, porque la sed es un síntoma de que ya está deshidratada. En cuanto a la cafeína, parece que una o dos tazas de café al día producen un efecto estimulante, pero no más, o reducirá la circulación sanguínea en el cerebro.

SUPLEMENTOS

■ BORO Además de tomar suplementos antioxidantes (*véase* recuadro, izquierda), debe asegurarse de que su complejo de multivitaminas y minerales incluya boro (1 mg/día). Los estudios demuestran que este mineral es importante para una correcta función cerebral, en particular en lo que se refiere a la concentración y la memoria a corto plazo.

■ ÁCIDOS GRASOS OMEGA-3 Tome un suplemento de aceite de pescado de buena calidad (1.000 mg diarios), que contenga por lo menos 700 mg EPA y 500 mg DHA; o aceite de linaza (1.000 mg/día).

PLANTAS

■ GINKGO BILOBA (*Ginkgo biloba*) Esta planta procede de uno de los árboles más longevos del planeta. Se trata, sin excepción, de la «hierba de la memoria» por excelencia. He podido comprobar que favorece la concentración y mejora la memoria en mujeres de todas las edades. Ayuda a conservar flexibles los vasos sanguíneos y mejora la circulación sanguínea cerebral, y por tanto, el suministro de oxígeno y glucosa. Las investigaciones intentan determinar si un tratamiento con suplementos de ginkgo puede retrasar o reducir la demencia. Tome una cápsula de 400 mg de ginkgo biloba cada día o una cucharadita de tintura con un poco de agua dos veces al día.

OTROS TRATAMIENTOS NATURALES

Homeopatía Visite a un homeópata cualificado. *Lachesis* y *Sulphur* son remedios que puede probar en casa. Tome uno de los dos (o ambos) en una potencia 30 CH dos veces al día.

Acupuntura Para mejorar la memoria y la concentración, el acupuntor normalmente se centrará en el meridiano del corazón, además de en otros, que determinará en función de su estado general de salud.

Masaje de cuerpo entero con aromaterapia Un masaje de cuerpo entero practicado por un terapeuta profesional, especialmente con aceite esencial estimulante de romero, activa la circulación y procura que el cerebro obtenga una buena cantidad de sangre oxigenada. Si utiliza aceite esencial de romero para realizar el masaje en casa, asegúrese de diluirlo en un aceite de base (por ejemplo, aceite de almendra dulce) en la siguiente proporción: por cada 15 gotas de aceite de romero, utilice 6 cucharaditas del aceite de base.

AUTOAYUDA

Modere el consumo de alcohol Un vasito de vino o dos a la semana no le harán ningún daño, e incluso es posible que sean beneficiosos para su cerebro; sin embargo, demasiado alcohol puede destruir algunas neuronas, de manera que trate de limitar su consumo.

No fume La nicotina provoca vasoconstricción, lo que dificulta la circulación sanguínea hacia el cerebro. Evite el tabaco, tanto de forma activa como pasiva.

Manténgase en forma El ejercicio regular puede activar la circulación hacia el cerebro y liberar endorfinas, que mejoran el estado de ánimo, lo que le permite estar más alerta.

Duerma bien Un sueño de calidad es crucial para un cerebro y un sistema nervioso sanos. Duerma entre seis y ocho horas todas las noches. Más horas (o menos) pueden provocar problemas de concentración, cansancio y pérdida de memoria.

EJERCICIOS DE MEMORIA

Ejercicios como los que se proponen a continuación le pueden ayudar a mantener su memoria en forma. Además, realice crucigramas, practique juegos de números y palabras, o propóngase leer un periódico, una revista o un capítulo de un libro cada día.

EJERCICIO 1: ¿SE ACUERDA?

Intente recordar cada día:

- Qué estaba pensando hace cinco minutos.
- Qué estaba pensando hace una hora.

- Qué hacía ayer a esta hora.
- Qué llevaba puesto la semana pasada.

EJERCICIO 2: EL JUEGO DE KIM

- Se trata de una variante del clásico juego infantil.
- Pida a un amigo o a su pareja que coloque diez objetos en una bandeja. Debe escogerlos al azar, es decir, no deben guardar relación entre ellos.
- Observe la bandeja durante un minuto y memorice todo lo que vea. A continuación, cúbrala y anote en un papel todos los objetos que recuerde.

Cuando haya acabado, dé la vuelta al papel.

- Después, pida a su compañero que retire un objeto. Descubra la bandeja e intente adivinar cuál es la pieza que falta.
- Compare la lista con los objetos de la bandeja. ¿Ha sido capaz de recordarlos todos? ¿Acertó el objeto que faltaba? La próxima vez que juegue (esta vez con nuevos elementos), reduzca el tiempo de memorización cinco segundos, y así hasta que sea capaz de memorizar diez objetos en quince segundos.

Coronariopatía

Una vez que ya está plenamente en la menopausia y los niveles de estrógenos en sangre han disminuido, aumenta el riesgo de padecer una enfermedad coronaria. Cuidar su corazón ahora la protegerá para cuando esté en la tercera edad.

La coronariopatía es la primera causa de muerte en el mundo. No obstante, el riesgo de la mujer de padecer una coronariopatía no es comparable al del hombre hasta que aquélla no alcanza 75 años, momento en que se convierte en una de las primeras causas de muerte entre las mujeres. La cardiopatía coronaria provoca un estrechamiento de las arterias que llevan oxígeno al corazón a causa de la arteriosclerosis, lo que dificulta el suministro de sangre y oxígeno a dicho órgano. Por desgracia, el primer aviso de que algo va mal suele ser, a menudo, un infarto de miocardio.

Es importante tener en cuenta que los infartos raramente ocurren de forma repentina. En la gran mayoría de los casos, el corazón y la circulación habrán estado afectados durante mucho tiempo, incluso aunque no lo supiéramos. La cardiopatía coronaria es una enfermedad degenerativa, es decir, tarda unos años en desarrollarse. Además, la mayoría de los expertos (incluida yo misma) estamos de acuerdo en que la coronariopatía puede ser causada (y prevenirse) por la alimentación y el estilo de vida. Si lleva un estilo de vida y una dieta sanos, tiene muchas menos probabilidades de padecer una coronariopatía que una mujer cuyos hábitos alimenticios y tipo de vida sean poco saludables.

CAUSAS

Muchas de nosotras ya conocemos los principales factores de riesgo de la enfermedad coronaria: la falta de ejercicio, junto con una dieta abundante en grasas saturadas y azúcares, la obesidad y el estrés, el tabaco, la diabetes, la hipertensión arterial o tener antecedentes familiares de coronariopatía o embolia. En esencia, entre los factores de riesgo que podemos controlar, llevar una vida sedentaria y poco saludable daña a nuestro corazón y, potencialmente, nos acorta la vida.

A medida que envejecemos, aumenta el riesgo de padecer una enfermedad coronaria; además, existe una relación entre la salud cardiovascular y la menopausia. Antes de ésta, las hormonas femeninas (especialmente los estrógenos) protegen el corazón y los vasos sanguíneos.

Para entender cómo podemos reducir la predisposición a padecer una coronariopatía, es importante prestar atención a los factores de riesgo que podemos controlar.

ENTENDER EL COLESTEROL

Si bien la palabra *colesterol* tiene connotaciones negativas para la mayoría de las personas, también cumple una función positiva en nuestro cuerpo. El colesterol es un tipo de grasa que existe en todas las membranas celulares. El 80 % lo produce nuestro propio hígado, mientras que el 20 % restante procede de la alimentación. Se trata de una sustancia esencial para el funcionamiento correcto de nuestro organismo y no podríamos vivir sin él. El colesterol es precursor de muchas hormonas, incluidas las sexuales y del estrés; resulta vital para la transmisión nerviosa, la producción de vitamina D (necesaria para tener unos huesos sanos) y la formación de la bilis. Los problemas surgen cuando ingerimos un exceso de colesterol a través de alimentos ricos en esta sustancia, o en el momento en que el cuerpo empieza a producir demasiado.

Quizá le sorprenda saber que los alimentos con grasa no tienen por qué contener colesterol; sólo se encuentra en productos de origen animal (es decir, en alimentos como la carne, los productos lácteos, la mantequilla o los huevos entre muchos otros). Los productos vegetales no contienen colesterol; los aguacates y las aceitunas contienen grasa, pero ninguno de ellos colesterol.

¿CÓMO FUNCIONA EL CORAZÓN?

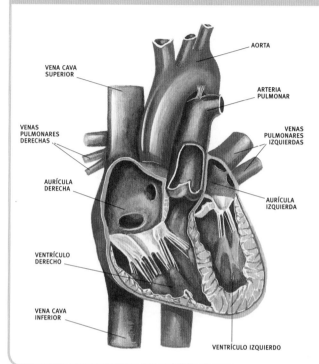

AORTA

VENA CAVA
SUPERIOR

ARTERIA
PULMONAR

VENAS
PULMONARES
DERECHAS

VENAS
PULMONARES
IZQUIERDAS

AURÍCULA
DERECHA

AURÍCULA
IZQUIERDA

VENTRÍCULO
DERECHO

VENA CAVA
INFERIOR

VENTRÍCULO IZQUIERDO

El corazón, que tiene aproximadamente el tamaño de un puño, está situado a la izquierda del esternón y es una compleja bomba que impulsa la sangre, el oxígeno y los nutrientes a todo el cuerpo. El corazón se divide en cuatro cavidades: la aurícula derecha y la aurícula izquierda constituyen las dos superiores; el ventrículo derecho y el ventrículo izquierdo componen las dos inferiores. El corazón se contrae para impulsar la sangre hacia los tejidos; este movimiento se conoce como *sístole*. Cuando se relaja (*diástole*), vuelve a recibir la sangre de los tejidos. Después se repite todo este proceso, que dura aproximadamente una fracción de segundo.

Las arterias transportan la sangre del corazón hacia el resto del cuerpo. Los capilares conectan las arterias con las venas. Después, estas últimas llevan la sangre de nuevo al corazón. La enfermedad coronaria puede aparecer cuando las arterias se obstruyen con placas de ateroma.

Además, llama la atención la aparente paradoja que se da en ciertos alimentos: algunos como el marisco contienen muy poca grasa, pero son ricos en colesterol; en cambio, las mantequillas de frutos secos (como la mantequilla de cacahuete), que a veces consideramos poco saludables, son ricas en grasa, pero pobres en colesterol. Para que el colesterol circule por la sangre, debe unirse a una proteína y formar una lipoproteína. Existen dos tipos de lipoproteínas: las lipoproteínas de baja densidad (LDL, o colesterol «malo») son las encargadas de transportar el colesterol a las células del cuerpo a través de las arterias; y las lipoproteínas de alta densidad (HDL, o colesterol «bueno») recogen el colesterol de los tejidos y lo conducen al hígado que éste lo expulse. Cuando los niveles de LDL son elevados, el colesterol se puede acumular en las paredes arteriales dañadas e inflamadas. Estas acumulaciones, formadas también por grasas saturadas y calcio (razón por la que los cardiólogos hablan de la calcificación de las arterias), se conocen como *placas de ateroma* o *ateromas*. Éstas pueden obstruir las arterias y, por tanto, aumentar la presión sanguínea.

Controlar el colesterol

Para medir los niveles de colesterol, su médico le realizará un perfil lipídico. No sólo es importante conocer el valor del colesterol total, sino también los niveles de LDL y de HDL por separado (con el fin de determinar con exactitud las cantidades de colesterol bueno y malo). También resulta significativo saber el nivel de triglicéridos, ya que tener unos niveles altos podría relacionarse con un mayor riesgo de padecer embolias y coronariopatía. Asegúrese de no comer ni beber nada (excepto agua) desde las diez de la noche del día anterior al análisis (*véase* recuadro, pág. 288) para obtener unos resultados previos. De otro modo se podría enmascarar la información.

NIVELES DE COLESTEROL

A continuación se especifican los niveles que se consideran de bajo y alto riesgo en los cinco tipos de lípidos que se incluyen en un perfil lipídico. Indican la probabilidad relativa de padecer una coronariopatía (CP).

	RIESGO DE CP BAJO	RIESGO DE CP ALTO
COLESTEROL TOTAL	Europa: 5,0 mmol/l o menos	Europa: 5,0 mmol/l o más
HDL	Europa: 0,9 mmol/l o menos	Europa: 0,9 mmol/l o más
LDL	Europa: 3,0 mmol/l o menos	Europa: 3,0 mmol/l o más
COLESTEROL/HDL	Más del 20 %	Menos del 20 %
TRIGLICÉRIDOS	Europa: Menos de 2,3 mmol/l	Europa: Más de 2,3 mmol/l

Hierro y colesterol

Por lo general, el cuerpo necesita hierro como fuente de energía, así como para nutrir las células musculares. Sin unos niveles adecuados, sufrirá anemia y se sentirá cansada. Sin embargo, un exceso de hierro en el organismo y abusar de los suplementos férricos también puede resultar perjudicial para la salud. El hierro oxida el LDL (o colesterol malo), que, una vez oxidado, daña las arterias.

La retirada de la menstruación después de la menopausia implica la acumulación de hierro en el organismo (ya que con la hemorragia se pierde hierro). Por este motivo, le recomiendo un análisis de sangre de manera regular para comprobar su nivel de hierro, así como también un perfil lipídico. Solamente tome suplementos de hierro en el caso de que el análisis muestre un déficit. Muchos cereales para el desayuno están enriquecidos con hierro, de manera que evite tomarlos después de la menopausia. (Sin embargo, no trate de eliminar de su dieta los alimentos ricos en hierro.)

DIETA

Lo mejor que puede hacer por su corazón es llevar una alimentación saludable y equilibrada (*véanse* págs. 24-29). Es de especial relevancia aumentar la ingesta de pescado azul, frutos secos, semillas y aceites, ya que estos alimentos son ricos en ácidos grasos esenciales (AGE), que previenen la enfermedad coronaria. Los aceites de pescado omega-3 son especialmente importantes porque no sólo evitan las alteraciones de la coagulación sanguínea, sino que también pueden ayudar a disminuir el colesterol malo (LDL) y aumentar el bueno (HDL). Los fitoestrógenos (*véase* pág. 31) también producen este efecto sobre el LDL y el HDL, con el beneficio añadido de favorecer la reducción del nivel de triglicéridos (lípidos en sangre).

Trate de aumentar su ingesta de antioxidantes (*véase* pág. 28), que se encuentran en las frutas y verduras más coloridas. Estos importantes, y en ocasiones poco considerados, nutrientes reducen el riesgo de sufrir una coronariopatía, porque combaten los radicales libres que causan daño celular. Si en su familia existen antecedentes de problemas cardíacos, le recomiendo que tome un buen suplemento de antioxidantes (*véase* suplementos, pág. 289).

Las grasas y el corazón

Existen dos tipos de ácidos grasos especialmente perjudiciales para el corazón.

Grasas saturadas Con independencia de su edad, debería intentar reducir el consumo de alimentos que contengan grasas saturadas (como productos animales grasos y frituras), ya que obstruyen las arterias.

Grasas trans Si desea gozar de un corazón sano, deberá evitar por completo este tipo de grasas. Las grasas trans, presentes en productos como la margarina, los platos precocinados, la bollería y otros productos procesados, no pueden ser metabolizadas correctamente por el cuerpo y permanecen en el organismo como si de un plástico se tratara. Sólo con incrementar en un 2 % la cantidad de grasas trans que ingiere, tendrá un 30 % más de probabilidades de padecer una enfermedad coronaria.

SUPLEMENTOS

■ VITAMINA D_3 (400 UI una vez al día) Si tiene hipercolesterolemia, realícese un análisis de sangre para comprobar sus niveles de vitamina D. El cuerpo utiliza el colesterol para producir vitamina D, por tanto, en el caso de mostrar un déficit, quizá el hígado genere más colesterol para intentar aumentar los niveles de vitamina D en su organismo. Si corrige el déficit mediante algún suplemento, el hígado no deberá generar tanto colesterol. (No tome suplementos de vitamina D_2, ya que no es tan eficaz como la D_3 para restablecer los niveles.)

■ ANTIOXIDANTES (Una cápsula al día que contenga al menos 10 mg de vitamina A, 400 UI de vitamina E, 500 mg de vitamina C, 100 µg de selenio y 15 mg de zinc) Un suplemento antioxidante de calidad protege el corazón, porque mejora la circulación y previene las alteraciones de la coagulación sanguínea. También absorbe los radicales libres que dañan las células y causan enfermedad. Las vitaminas E y C cuidarán su corazón de manera más eficaz si las toma juntas que si lo hace por separado.

■ COENZIMA Q10 (100 mg una vez al día) La coenzima Q10 es un potente antioxidante que puede ayudar al corazón a bombear sangre de manera más eficaz y reducir la coagulación de la sangre y el colesterol. En un estudio llevado a cabo en Estados Unidos se demostró que los pacientes a los que se les administraba coenzima Q10 dentro de los tres días posteriores al infarto de miocardio presentaban una tasa de reincidencia de esta patología notablemente inferior que aquellos a los que no se les suministraba.

■ AJO (1.000 mg una vez al día). El ajo es un alimento muy beneficioso para el corazón. La mejor manera de comerlo es crudo, pero si le resulta difícil (aunque sea por motivos sociales), puede tomarlo en forma de suplemento concentrado ecológico. El más eficaz es el ajo añejo. Los estudios demuestran que los suplementos de ajo añejo pueden reducir el colesterol total entre un 5 y un 7 %, bajar el colesterol malo, aumentar el colesterol bueno y disminuir la presión arterial. Ensayos clínicos llevados a cabo en Estados Unidos han demostrado que el ajo añejo puede reducir las placas de ateroma en más de un 50 %.

■ ÁCIDOS GRASOS OMEGA-3 (1.000 mg de aceite de pescado que contenga al menos 700 mg de EPA y 500 mg de DHA, una vez al día) Éstos pueden ayudar a prevenir las alteraciones de la coagulación sanguínea, puesto que reducen la viscosidad de las plaquetas. (Utilice aceite de linaza si es vegetariana.)

LAS BONDADES DE LAS UVAS

La uva contiene grandes cantidades de antioxidantes, entre los que se encuentra el resveratrol, con un gran efecto cardioprotector. Las uvas producen este antioxidante para protegerse de los ataques de los insectos o del mal tiempo. En las personas, el resveratrol ayuda a prevenir la estenosis de las arterias, lo que permite que las plaquetas no se acumulen y, por tanto, reduce el riesgo de trombos. Ésta es la razón por la que cada vez más gente toma vino tinto por razones terapéuticas. Es cierto que éste contiene más resveratrol que el vino blanco, ya que la piel de las uvas permanece en contacto con el vino más tiempo durante la fermentación. Sin embargo, el vino (el alcohol) no tiene nada que ver con esta propiedad. Consumir uvas es considerablemente mejor para la salud, ya que contienen menos azúcar y nada de alcohol. Tome un puñado de uvas cada día si desea ayudar a su corazón.

PLANTAS

■ JENGIBRE (*Zingiber officinale*) El jengibre posee un efecto estimulante sobre el cuerpo y favorece la circulación. También ayuda a reducir el colesterol. Tome una o dos tazas de infusión de jengibre cada día.

■ ESPINO ALBAR (*Crataegus oxyacantha*) El espino albar es una de las hierbas más recomendadas para la hipertensión arterial, ya que es vasodilatadora, es decir, mantiene los vasos sanguíneos abiertos para que la sangre circule mejor. Tome una cucharadita de tintura con un poco de agua dos veces al día, o una cápsula de 300 mg una vez al día. También puede probar el ginkgo (*Ginkgo biloba*) y la garra del diablo (*Harpogophytum procumbent*) en la misma dosis que el espino albar.

HOMOCISTEÍNA Y ENFERMEDAD CORONARIA

Cuando tomamos proteínas, el cuerpo crea un aminoácido tóxico llamado *homocisteína*. El organismo debe neutralizarlo y eliminarlo con la orina. Si no es así, la homocisteína se acumula y provoca alteraciones de la coagulación sanguínea y estenosis de las arterias. Siempre recomiendo a mis pacientes que se realicen un análisis para comprobar los niveles de homocisteína y colesterol. Si son muy altos, una manera de reducirlos es mediante el ejercicio físico. Además, las vitaminas del grupo B (B_6, B_{12} y ácido fólico) ayudan a neutralizar la homocisteína, por tanto, tome las siguientes dosis en forma de suplemento:

• Vitamina B_6 (25-50 mg)
• Vitamina B_{12} (500 µg)
• Ácido fólico (0,5-5 mg)

OTRAS TERAPIAS NATURALES

Homeopatía Desde el punto de vista homeopático, la coronariopatía y la hipercolesterolemia son problemas constitucionales, por lo que se deben tratar de forma individualizada. Con los remedios adecuados, el homeópata intentará reducir el colesterol, detener la formación de placas de ateroma y disminuir la presión arterial.

Acupuntura La acupuntura se ha utilizado con éxito en ensayos clínicos para reducir el colesterol, por lo que resulta un método que vale la pena considerar para el tratamiento de la coronariopatía en general. En la medicina tradicional china, la parte izquierda del corazón conecta con el meridiano del hígado, y la parte derecha, con los pulmones. No se sorprenda si su acupuntor trabaja con varios órganos a la vez para fortalecer el corazón.

AUTOAYUDA

Deje el tabaco Fumar no sólo causa patología pulmonar, sino que también daña el corazón. Abandone este mal hábito.

Reduzca el consumo de alcohol Si consume mucho alcohol, aumentarán los triglicéridos. No tome más de una copa de vino, dos o tres días a la semana.

Practique ejercicio La actividad física es importante para la salud del corazón, ya que mejora la circulación y puede favorecer la proporción de colesterol bueno frente al malo. Intente practicar todos los días unos treinta minutos de ejercicio de moderado a vigoroso.

Reduzca el estrés El estrés y la ansiedad pueden hacer que aumente la presión sanguínea. Utilice la información que se proporciona en las páginas 309-311 para reducir el estrés.

Pierda peso Si bien el sobrepeso nunca resulta saludable, este hecho cobra especial relevancia cuando hablamos del peligro de padecer una coronariopatía. Un buen indicador del riesgo es el lugar del cuerpo en el que se localiza la grasa. Si acumula más cantidad de grasa en la cintura que en las caderas, existirá un mayor riesgo de desarrollar enfermedad coronaria.

La mayoría de las mujeres que han pasado por la menopausia advierten un incremento de grasa en la zona de la cintura. El organismo impedirá perder este peso extra porque la grasa produce estrógenos, que ayudan a proteger los huesos contra la osteoporosis. Aunque esto sea beneficioso para los huesos, no lo es tanto para el corazón.

El IMC (índice de masa corporal) no es el mejor baremo para medir la grasa de la cintura. En su lugar, para conocer su probabilidad de padecer problemas de corazón, calcule su proporción cintura-cadera. Con una cinta métrica, mida el diámetro de su cintura (en el punto más estrecho) y el de su cadera (en el punto más ancho). Divida el diámetro de su cintura entre el de su cadera. Por ejemplo: 86 cm de cintura divididos entre 94 cm de cadera dan una proporción de 0,9. Si ésta es superior a 0,8, su cuerpo tiene forma de manzana (con grasa localizada en la cintura) y necesita solucionarlo.

YOGA PARA EL CORAZÓN

El yoga tonifica los músculos y ayuda a reducir el colesterol. Ésta es la postura del guerrero.

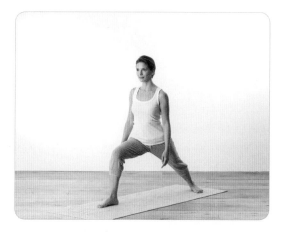

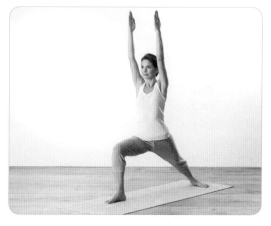

1 Colóquese de pie con los brazos a los lados. Inspire y espire profundamente para centrar su mente. Sienta cómo sus pies conectan con el suelo.

2 Inspire, gire el pie izquierdo hacia fuera y adelante el pie derecho aproximadamente un metro. Espire. Intente no tambalearse.

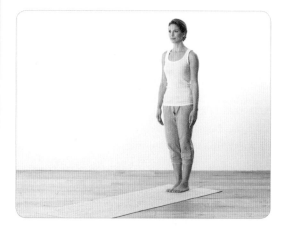

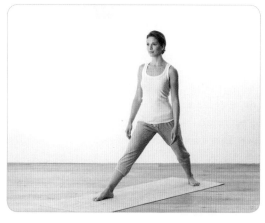

3 Tome aire. Mientras espira, flexione la rodilla derecha sin levantar del suelo el talón izquierdo hasta que el muslo de la pierna derecha quede paralelo al suelo.

4 Inspire. Durante la espiración, levante los brazos por encima de la cabeza con las palmas mirándose. Mantenga esta postura durante 6-8 respiraciones. Inspire. Espire y estire la pierna derecha; lleve los brazos a los lados. Ahora cambie de pierna y repita la postura.

Incontinencia de esfuerzo

La incontinencia urinaria de esfuerzo (o de estrés) se asocia al embarazo, pero los bajos niveles de estrógenos durante la menopausia y después de ésta pueden debilitar el tono muscular e incrementar el riesgo de pérdidas de orina.

La mayoría de las causas de la incontinencia urinaria de esfuerzo (o de estrés) están relacionadas con un debilitamiento de los tejidos que sustentan varias estructuras del cuerpo, en este caso la vejiga. Todo está relacionado con la fuerza interna.

Si ya ha pasado la menopausia y experimenta pérdidas de orina cuando tose, ríe, estornuda, levanta objetos o hace ejercicio, o si siente urgencia repentina para ir al baño, tal vez sufra incontinencia urinaria de esfuerzo. Incluso es posible que tenga pérdidas sin ni tan siquiera advertirlo.

TRATAMIENTOS CONVENCIONALES

Aunque muchas mujeres simplemente se resignan a vivir con este trastorno, le recomiendo encarecidamente que acuda al médico para descartar problemas más serios. Éste es probable que le ofrezca uno de estos dos tratamientos.

Técnicas quirúrgicas Si le recomiendan cirugía, es probable que sea de uno de estos dos tipos. El primero es el cabestrillo uretral. Este procedimiento sólo requiere anestesia local. Se practican dos incisiones: una en la ingle y otra en la vagina, a través de las cuales, el cirujano introduce un trozo de malla quirúrgica en forma de cabestrillo para sujetar la uretra y la vagina. Por lo general, le darán el alta transcurridas veinticuatro horas. El segundo es la colposuspensión. Este procedimiento se realiza con anestesia general y consiste en una pequeña incisión justo por encima de la línea del biquini. El cirujano tensa los músculos del suelo pélvico mediante sutura, y, por tanto, estira el cuello de la vejiga. Los tratamientos quirúrgicos para tratar la incontinencia urinaria de estrés tienen un porcentaje de éxito elevado, aunque hay que tener presente que en algunos casos el problema reaparece.

OTROS TIPOS DE INCONTINENCIA URINARIA

La incontinencia de estrés no es el único tipo de incontinencia urinaria. Existen otros, que son:

INCONTINENCIA DE URGENCIA
Se produce cuando la mujer no es capaz de retener la orina hasta llegar al baño. Aunque mujeres sanas pueden sufrir este trastorno, suelen padecerlo con más frecuencia las que tienen diabetes, derrame cerebral, Alzheimer, Parkinson y esclerosis múltiple. También puede ser uno de los primeros síntomas de cáncer de vejiga.

INCONTINENCIA POR REBOSAMIENTO
Este tipo de incontinencia ocurre si se escapan pequeñas cantidades de orina cuando la vejiga está llena. Por lo general, está causada por la diabetes o las lesiones en la médula espinal.

INCONTINENCIA FUNCIONAL
Aparece en mujeres que no pueden llegar al baño a causa de un trastorno como la artritis, que les impide moverse con rapidez.

Inyecciones de colágeno en el cuello vesical El médico le recomendará este procedimiento si la incontinencia está causada por un debilitamiento del esfínter de la vejiga, o en el caso de que la cirugía no le haya funcionado. Después de administrarle anestesia local, el cirujano llenará la vejiga con agua y, seguidamente, inyectará colágeno (el tejido conectivo de los huesos y la piel) en diversos puntos del cuello vesical. Esto aumenta el grosor de la pared vesical y estrecha la uretra, por tanto, usted sentirá mayor resistencia al paso de la orina. El procedimiento tiene un porcentaje de éxito de hasta el 70 %. Los únicos efectos secundarios son los derivados de la intervención quirúrgica (hemorragia y escozor al orinar), pero desaparecen transcurridos unos días.

DIETA

Los músculos, los ligamentos y el tejido conjuntivo necesitan nutrientes vitales para funcionar a un nivel óptimo. Esto significa que estudiar la alimentación con el fin de que ésta sea lo más saludable posible constituye un paso esencial para superar la incontinencia de estrés (*véanse* consejos, págs. 24-29, para decidir en qué aspectos necesita realizar cambios).

Beba un vaso de zumo de arándanos sin azúcar añadido cada día. Además de ser eficaz en el tratamiento de las infecciones del tracto urinario y la cistitis (*véase* pág. 153), el zumo de arándanos también lo puede ser para prevenir la incontinencia. Si lo prefiere, lo puede tomar en cápsulas: 200-300 mg una vez al día.

SUPLEMENTOS

Puede tomar suplementos para mejorar el control muscular y fortalecer el colágeno del cuerpo.

■ VITAMINA A (25.000 UI una vez al día como betacaroteno) Esta vitamina puede ayudar al organismo a producir su propio colágeno y fortalecer el cartílago, lo que mantiene los órganos de la zona pélvica en su posición.

■ VITAMINA C con bioflavonoides (500 mg dos veces al día, como ascorbato de magnesio) Esta vitamina también ayuda a estimular la formación de colágeno en los tejidos.

■ CALCIO (1.000 mg una vez al día) y MAGNESIO (500 mg una vez al día) Tome estos dos minerales juntos para mejorar el control de los músculos urinarios.

PLANTAS

Tome una cápsula de 300 mg de cada una de las siguientes plantas dos veces al día. También puede mezclar las tinturas a partes iguales y tomar una cucharadita de la preparación con un poco de agua dos veces al día.

■ COLA DE CABALLO
(*Equisetum arvense*) Esta hierba cuenta con un alto contenido en sílice. Este compuesto es importante para tener unos ligamentos sanos y, además, ayuda a la producción de colágeno.

■ PIE DE LEÓN
(*Alchemilla vulgaris*)
El pie de león tiene un efecto astringente en el organismo, al mismo tiempo que ayuda a reforzar los tejidos y los ligamentos.

OTROS TRATAMIENTOS NATURALES

Homeopatía Tome el remedio adecuado de la siguiente lista en una potencia 30 CH dos veces al día. También puede consultar a un homeópata para que le aconseje un tratamiento individualizado.

• *Causticum* es útil si siente la necesidad de ir al baño con frecuencia.

• *Natrum muricatum* ayuda a equilibrar los desórdenes hormonales provocados por la menopausia.

Acupuntura Un acupuntor le insertará agujas en los meridianos de la vejiga y del hígado para fortalecer el suelo pélvico.

AUTOAYUDA

Fortalezca el suelo pélvico Lo mejor que puede hacer por usted misma es fortalecer los músculos del suelo pélvico mediante los ejercicios de Kegel (*véase* recuadro, pág. 127). Practíquelos al menos una vez al día.

Controle la cantidad que bebe Es importante tomar entre seis y ocho vasos de agua al día; sin embargo, no resulta conveniente excederse. Anote las cantidades de agua, zumo e infusiones que toma, ya que todas estas bebidas cuentan en la ingesta de líquidos. Una vez que alcance los ocho vasos al día, piénselo dos veces antes de beber más. Pruebe con la cantidad de líquidos que ingiere y determine en qué medida afecta a su incontinencia; trate de encontrar el equilibrio correcto.

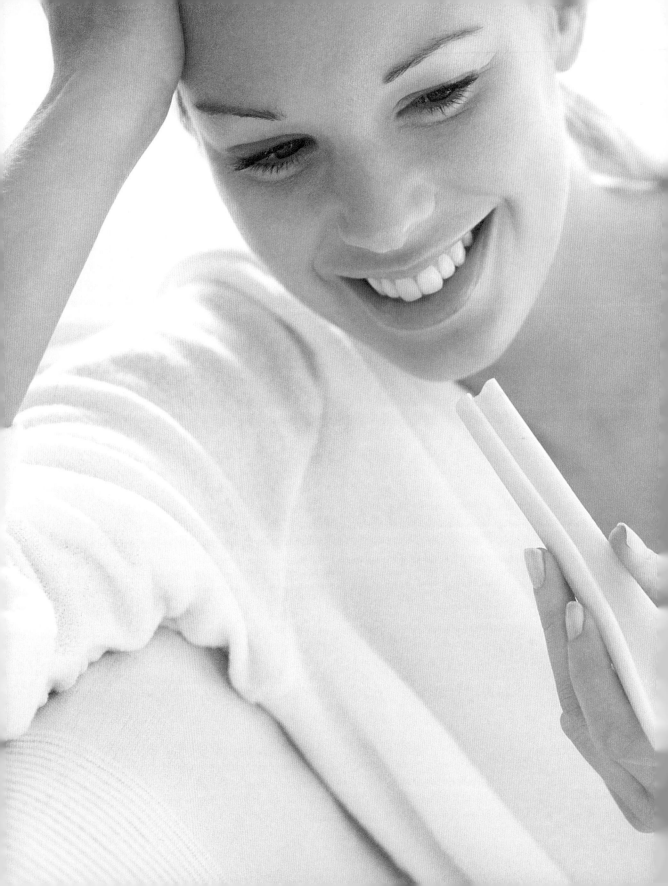

Un cuidado óptimo de la salud

5

Muchos de los problemas de salud a los que las mujeres se enfrentan durante su vida son consecuencia de una dieta desequilibrada, la falta de ejercicio físico, un exceso de estrés y desequilibrios hormonales, además de ciertas disfunciones del organismo causadas por la elección de un estilo de vida poco saludable. Sin embargo, no tiene por qué ser así. Como se ha ido mostrando a lo largo del libro, es posible optar por un gran número de iniciativas para mejorar la salud y favorecer el equilibrio hormonal, de modo que todos y cada uno de los sistemas del cuerpo funcionen de manera óptima.

Este capítulo se ha dedicado al cuidado integral del cuerpo (para que se sienta bien y tenga buen aspecto gracias a la adopción de hábitos de vida que le proporcionarán una larga existencia llena de alegría y plenitud). Se empieza por el peso; después, se sigue con el sistema inmunitario, más tarde, con los signos del envejecimiento, y, finalmente, con la importancia de combatir el estrés. Un óptimo cuidado de la salud consiste en utilizar propuestas naturales con el fin de conseguir tanto la belleza interior y exterior como el bienestar. Espero que este apartado le resulte útil para gozar de buena salud y mostrar un aspecto magnífico en cualquier etapa de su vida.

Conseguir el peso adecuado

Millones de mujeres siguen dietas, recurren a clínicas de adelgazamiento, leen libros sobre la pérdida de peso, y, al hacer la compra, buscan alimentos bajos en calorías y con poca grasa. Así pues, parece que se trata de un tema que nos preocupa a todas.

Sin lugar a dudas, las mujeres somos más proclives a seguir un régimen que los hombres. Pero la solución no siempre reside en estar delgada o pesar poco (es mucho más importante mantener el peso adecuado para nuestra altura y constitución, con independencia de lo que esto suponga en términos de kilos).

¿POR QUÉ NOS FIJAMOS TANTO EN EL PESO?

Todas tenemos una percepción intrínseca del «canon de belleza» (una imagen mental de lo que sería sentirse «perfecta»). Creo que casi todas mis pacientes han pensado en cambiar algo de sí mismas (una cintura más estrecha, unos brazos tonificados, unas nalgas más pequeñas, unos muslos más delgados, los ojos más grandes o el cabello más brillante). Me temo que, en parte, la culpa es de los medios de comunicación, pero con ello no me refiero sólo a los diarios y a las revistas actuales. A lo largo de la historia moderna, los pintores y, después, los fotógrafos han captado la belleza y han mostrado sus imágenes como ejemplos de la perfección (visiones a las que nosotras, simples mortales, deberíamos aspirar). Además, los «gurús» de la moda han influido en nuestra percepción, no sólo en cuanto al aspecto físico, sino también acerca de qué ropa ponerse.

A nivel médico, las mujeres están más expuestas que los hombres a padecer problemas de salud como el hipotiroidismo (*véanse* págs. 58-61) y el SOPQ (*véanse* págs. 83-87), que pueden provocar problemas de peso. También tendemos a perder peso con mayor facilidad como consecuencia de desórdenes nutricionales. Cualquier problema de peso en el que subyace una razón médica necesita la atención de un profesional médico (para equilibrar las hormonas en el caso de la tiroides o el SOPQ y buscar ayuda cuando se trata de anorexia y bulimia, entre otras). Estos trastornos pueden conllevar serias consecuencias en las funciones orgánicas.

No obstante, en este apartado, se incidirá en lo que suele ser el principal inconveniente: el sobrepeso. Se centrará en indicarle cómo conseguir un peso saludable mediante métodos naturales para obtener unos resultados duraderos. La belleza consiste en estar sana, momento en que la piel resplandece, el cabello y los ojos brillan y el peso es el correcto. Se sentirá realmente estupenda.

¿CUÁL ES EL PESO IDEAL?

En mi opinión, las tablas de peso y altura no son métodos fiables para establecer un peso saludable. De hecho, habrá podido comprobar que, en repetidas ocasiones a lo largo del libro, se hace referencia al IMC (índice de masa corporal). Si bien se trata de una medida generalizada para el peso con relación a la altura, en realidad sólo constituye una proporción entre altura y peso, y no indica la cantidad de grasa corporal que acumula. Por ejemplo, usted podría llevar un estilo de vida completamente sedentario y pesar lo mismo que un atleta. Por tanto, el IMC sería análogo, pero tendría un porcentaje de grasa corporal por completo distinto y estaría mucho menos sana. Un jugador de rugby, cuya constitución es casi todo músculo, en una tabla de IMC se podría considerar obeso, aunque tenga muy poca grasa en su cuerpo y esté perfectamente sano.

Sin embargo, si no dispone de las tablas que calculan el porcentaje de grasa corporal (*véase* recuadro, pág. 298), el IMC será la mejor herramienta a su alcance. Trate de ser sincera en cuanto a si su peso responde a un mayor porcentaje de grasa o de músculo.

CÓMO CALCULAR EL ÍNDICE DE MASA CORPORAL

Utilice esta tabla para tener una idea aproximada de si necesita perder o ganar peso o comprobar si su peso actual está dentro de lo deseable. Para calcular su IMC, divida su peso en kilos entre su altura en metros al cuadrado. Por ejemplo, si mi peso es 63,5 kg y mi altura es de 1,68 m, mi IMC será 63,5 dividido entre $(1,68)^2 = 22,5$.

Un IMC inferior a 18,5 indica que pesa muy poco para su estatura; entre 18,6 y 24,9 representa un peso normal; entre 25 y 29,9 significa sobrepeso; entre 30 y 39, obesidad; y, a partir de 40, obesidad mórbida (con los consiguientes riesgos que ésta puede generarle a su salud, como las coronariopatías y la diabetes).

PESO (LIBRAS)

ESTATURA (PIES)	100	105	110	115	120	125	130	135	140	145	150	155	160	165	170	175	180	185	190	195	200	205	210	215	220	225	230	235	240	245	250	ESTATURA (cm)
5'0"	19	20	21	22	23	24	25	26	27	28	29	30	31	32	33	34	35	36	37	38	39	40	41	42	43	44	45	46	47	48	49	152
5'1"	18	19	20	21	22	23	24	25	26	27	28	29	30	31	32	33	34	35	36	36	37	38	39	40	42	43	44	44	45	46	47	155
5'2"	18	19	20	21	22	22	23	24	25	26	27	28	29	30	31	32	33	33	34	35	36	37	38	39	40	41	42	43	44	45	46	157
5'3"	17	18	19	20	21	22	23	24	24	25	26	27	28	29	30	31	32	32	33	34	35	36	37	38	39	40	41	42	43	43	44	160
5'4"	17	18	18	19	20	21	22	23	24	24	25	26	27	28	29	30	31	31	32	33	34	35	36	37	38	39	40	40	41	42	43	163
5'5"	16	17	18	19	20	21	22	22	23	24	25	26	27	28	29	30	30	31	32	33	34	35	36	37	37	38	39	40	41	42	43	165
5'6"	16	17	17	18	19	20	21	21	22	23	24	25	25	26	27	28	29	29	30	31	32	33	34	34	35	36	37	38	39	40	40	168
5'7"	15	16	17	18	18	19	20	21	22	22	23	24	25	25	26	27	28	29	29	30	31	32	33	33	34	35	36	37	38	38	39	170
5'8"	15	16	16	17	18	19	19	20	21	22	22	23	24	25	25	26	27	28	28	29	30	31	32	32	33	34	35	36	37	37	38	173
5'9"	14	15	16	17	17	18	19	20	20	21	22	22	23	24	25	25	26	27	28	28	29	30	31	31	32	33	34	35	35	36	37	175
5'10"	14	15	15	16	17	18	18	19	20	20	21	22	23	23	24	25	25	26	27	28	28	29	30	31	32	32	33	34	34	35	36	178
5'11"	14	14	15	16	16	17	18	18	19	20	21	21	22	23	23	24	25	25	26	27	28	28	29	30	31	31	32	33	34	34	35	180
6'0"	13	14	14	15	16	17	17	18	19	20	20	21	22	22	23	24	24	25	26	27	27	28	29	30	31	31	32	33	33	34	34	183
6'1"	13	13	14	15	15	16	17	17	18	19	19	20	21	21	22	23	23	24	25	25	26	27	27	28	29	30	30	31	32	32	33	185
6'2"	12	13	14	14	15	16	16	17	18	18	19	19	20	21	21	22	23	23	24	25	25	26	27	27	28	29	30	30	31	31	32	188
6'3"	12	13	13	14	15	15	16	17	17	18	18	19	20	20	21	21	22	23	23	24	25	25	26	26	28	28	29	29	30	31	31	191
6'4"	12	12	13	14	14	15	15	16	17	17	18	18	19	20	20	21	22	22	23	23	24	25	25	26	27	27	28	29	29	30	30	193
PESO (kg)	45	48	50	52	54	57	59	61	63	66	68	70	73	75	77	79	82	84	86	88	91	93	95	97	100	102	104	107	109	111	113	

FALTA DE PESO — IMC INFERIOR A 18,5

PESO SALUDABLE — IMC 18,6-24,9

SOBREPESO — IMC 25-29,9

OBESIDAD — IMC 30-39,9

OBESIDAD MÓRBIDA — IMC 40 O MÁS

DETERMINACIÓN DE LA GRASA CORPORAL

Como el IMC consiste en un simple indicador de su salud, en la actualidad es posible adquirir básculas electrónicas que, además del peso, indican el porcentaje de grasa corporal. Mientras permanece sobre la balanza, pasa a través de sus pies una pequeña corriente. Ésta tarda más tiempo en pasar a través de la grasa que de los músculos, de manera que la velocidad a la que dicho impulso se abre paso por su cuerpo le permite a la máquina calcular la cantidad de grasa.

¿QUÉ FACTORES CAUSAN EL AUMENTO DE PESO?

Es sencillo creer que el aumento de peso constituye el resultado de la proporción entre las calorías ingeridas y la energía consumida. Si bien, por lo general, esto es cierto, y, por tanto, no se adelgaza a menos que se quemen más calorías de las que consumen, existe un buen número de razones para explicar el incremento de peso (incluso se sorprenderá con algunas de ellas).

Hacer régimen

¡Existen estudios oficialmente admitidos que demuestran que ponerse a dieta engorda! Y es cierto. Cuando se come menos, el organismo lo interpreta como una carencia y desconoce durante cuánto tiempo se puede prolongar ese «período de hambre». Como resultado, el organismo adopta una serie de medidas.

Primero, se ralentiza el metabolismo para no quemar tantas calorías, ya que considera que escasean, y, en segundo lugar, se desprende de músculo y agua antes que de la grasa acumulada. Es como si estuviera perdiendo peso, pero, en realidad, lo que reduce es agua y músculo y ralentiza el metabolismo. El resultado es que usted come muy poco, pero, tras la pérdida inicial, el peso se estabiliza. Y cuando vuelve a ingerir cantidades normales, éste aumenta (pero en forma de grasa).

Comer demasiado y practicar poco ejercicio físico

Como ya se ha mencionado, si desea adelgazar, el total de «calorías ingeridas» debe ser inferior al de «calorías quemadas»; de lo contrario, ganará peso. Sin embargo, no es tan sencillo. Para perder peso de manera continuada, no sólo debe fijarse en la cantidad de calorías, sino también en su calidad. Necesita comer alimentos saludables de estos tres grupos: grasas (principalmente grasas no saturadas), carbohidratos (sobre todo hidratos de carbono no refinados, e hidratos de carbono simples, como la fruta) y proteínas (como pescado, huevos, frutos secos y cereales). Omitir uno de esos tres grupos de alimentos tan importantes hará que fracase en su tentativa de perder peso.

Muchas mujeres con sobrepeso consumen demasiada grasa perjudicial y carbohidratos refinados (como galletas y dulces). Las dietas bajas en grasas o incluso carentes de ella tampoco funcionan, ya que reducen las grasas esenciales, que ayudan a acelerar el metabolismo. Además, los alimentos con poca o ninguna grasa suelen contener otros componentes poco saludables (muchas veces sal o azúcar) para potenciar su sabor. Cualquier producto que contenga demasiado azúcar provoca una descompensación de la glucemia (*véase* recuadro, pág. 29) y, como consecuencia, un aumento de peso.

Déficits nutricionales

Las vitaminas, los minerales, las grasas esenciales y los aminoácidos son necesarios para gozar de buena salud y quemar el exceso de grasas cuando sea conveniente. En ocasiones, los caprichos se deben a que el organismo detecta que usted requiere ciertas sustancias nutritivas. O, si muestra un déficit nutricional concreto, es posible que su cuerpo envíe una señal de apetito a su cerebro con el fin de cubrir el vacío. Si responde con alimentos de escasa calidad y carentes de la sustancia deficitaria, su organismo le incitará a comer más para conseguir más nutrientes (la sensación de ansiedad irá en aumento, y por ende, el peso).

Intolerancias y alergias a ciertos alimentos

Las intolerancias alimentarias consisten en una reacción a un determinado alimento sin intervención del sistema inmunitario (probablemente carece de ciertas enzimas que permiten al organismo procesar un alimento correctamente, lo que se traduce en dolor abdominal o náuseas).

Por el contrario, la alergia inmunitaria sí que implica una reacción inmunitaria. El sistema inmunitario entiende que usted ha tomado algo perjudicial y libera histamina para eliminar la sustancia nociva. Las manifestaciones más comunes de las reacciones alérgicas son urticaria, erupciones y edema de glotis. Paradójicamente, las reacciones resultado de algunas intolerancias alimentarias pueden producir cierta apetencia por el alimento en cuestión, lo que induce a darse un «atracón» y, por tanto, a ganar peso.

Fármacos

Algunos fármacos suelen producir aumento de peso. Los más evidentes son los corticoides (pero antes de dejarlos de forma brusca, consulte con su médico), los anticonceptivos orales, la terapia hormonal de sustitución y los antidepresivos.

Edulcorantes artificiales

El azúcar engorda; de ahí que muchas mujeres recurran a los edulcorantes artificiales para reducir calorías. Aunque pueda resultar paradójico, estos últimos estimulan las ganas de comer y, por tanto, hacen que gane peso. El problema es que, como proporcionan un sabor dulce sin calorías, su cerebro se confunde y empieza a buscar las calorías «que faltan», lo que se traduce en un aumento del apetito.

Candidiasis

Una infección micótica, como la producida por *Candida albicans* (*véanse* págs. 144-147), afecta a la digestión, porque la proporción de bacteria «saludable» en los intestinos es inferior a la de las «perjudiciales». Las digestiones difíciles impiden la absorción de los nutrientes necesarios para perder peso.

TRATAMIENTOS CONVENCIONALES

Existen tres maneras destacadas de adelgazar. La primera consiste en seguir un régimen hipocalórico. En el caso de que el sobrepeso implique mayor gravedad para la salud, el médico le propondrá una de estas dos opciones:

PRACTICAR EJERCICIO CON REGULARIDAD

Una alimentación saludable debe acompañarse de la práctica regular de ejercicio físico. Éste reduce el riesgo de padecer cáncer de mama, mejora el sistema inmunitario, favorece la digestión, ayuda a equilibrar la glucemia y las hormonas, y acelera el metabolismo. Para una pérdida de peso más eficaz, complemente el ejercicio aeróbico con los ejercicios de musculación.

TRES O CUATRO VECES POR SEMANA, PROCURE:

- Practicar 40 minutos de ejercicio aeróbico (como nadar, ir en bicicleta, hacer *footing* o correr).
- Trabajar 30 minutos con pesas, resistencia o ejercicios de fuerza. Levantar pesas, los estiramientos, las flexiones y las sentadillas son ejercicios que desarrollan la musculatura y queman la grasa.

CADA DÍA, TRATE DE:

- Caminar 10.000 pasos. Adquiera un podómetro (se sorprenderá de lo sencillo que resulta completar este total con gestos tan simples como bajarse del autobús una parada antes o acompañar a los niños a la escuela).
- Desempeñar alguna tarea enérgica, como cuidar el jardín o limpiar la casa, durante 30 minutos.

Si es principiante en la práctica de ejercicio, empiece poco a poco y no se exija demasiado. El ejercicio aeróbico debería acelerar su corazón, pero no dejarla sin aliento debe poder conversar mientras corre). En lugar de aumentar la velocidad, incremente el tiempo que dedica al ejercicio. Lo mejor es mantener un ritmo suave y sostenido durante más tiempo.

Medicación para perder peso Si presenta obesidad clínica, es muy posible que su médico deba tratarla con un fármaco específico, como el orlistat (Xenical®). Este fármaco inhibe la lipasa pancreática, una enzima que permite al organismo descomponer, absorber y almacenar la grasa. Como resultado, ésta pasa a través del sistema digestivo y se elimina con las heces. Si bien a primera vista puede parecer una panacea, el orlistat también inhibe la absorción de las vitaminas liposolubles A, D, E y K, esenciales para la salud. Otro efecto secundario es la «incontinencia fecal» (descarga oleosa, a veces fecal, a través del ano). Para minimizar esta consecuencia, se debe reducir el consumo de alimentos ricos en grasas.

Intervención quirúrgica Se trata del último recurso, cuando todos los demás intentos para perder peso han fracasado. Entre las opciones quirúrgicas se incluyen las bandas gástricas (para reducir el tamaño del estómago, de manera que usted experimente la sensación de saciedad antes), la liposucción (que consiste en aspirar la grasa acumulada) y la sujeción de la mandíbula por medio de alambres (con lo que se impide la apertura de la boca, de manera que resulta difícil tomar alimentos sólidos; los alambres se retiran una vez que se alcanza el peso deseado). Ninguna de estas propuestas es definitiva, y todas ellas comportan riesgos.

DIETA

La única manera de conseguir y conservar un peso óptimo es cambiar los hábitos alimentarios de por vida. Siga las pautas para una dieta saludable (*véanse* págs. 24-29, en especial las secciones referentes al consumo de carbohidratos no refinados y a cómo equilibrar la glucemia).

Evite el azúcar, los edulcorantes artificiales y los alimentos refinados, y procure llevar una alimentación con un bajo índice glicémico (IG). El IG mide la velocidad a la que el azúcar alcanza el torrente sanguíneo. Al aumentar rápidamente el nivel de glucosa en sangre, se segrega mucha insulina, pero como las células no pueden quemar adecuadamente toda la glucosa, la transforma en grasa, que se almacena en el tejido adiposo. Para perder peso conviene ingerir alimentos de absorción lenta, de manera que la grasa se consuma como ener-

gía. Los cereales integrales, los vegetales, los frutos secos y las semillas prácticamente en estado natural tienen un IG bajo. Además, añada un poco de proteína a cada comida. La combinación de proteínas y carbohidratos ralentiza la digestión y favorece el equilibrio de la glucemia, lo que ayuda a perder peso. Finalmente, asegúrese de tomar suficientes ácidos grasos procedentes del pescado azul (como sardinas), los frutos secos y las semillas; este tipo de nutrientes es necesario en un régimen de adelgazamiento.

SUPLEMENTOS

■ COMPLEJO DE VITAMINA B (que contenga 25 mg de cada vitamina del grupo B a diario) Estos nutrientes esenciales para la pérdida de peso ayudan al organismo a producir energía y controlar el metabolismo de las grasas; además, son importantes para mantener un nivel estable de glucemia y favorecer el equilibrio hormonal.

■ CROMO (200 µg/día) El organismo necesita este nutriente para regular la insulina y la glucemia, así como los lípidos y el colesterol.

■ CITRATO DE MAGNESIO (300 mg/día) y MANGANESO (5 mg/día) Ambos suplementos son importantes para el equilibrio de la glucemia; además, el manganeso también ayuda a producir energía y metabolizar los lípidos.

■ ZINC (15 mg/día) Favorece el equilibrio hormonal e influye en el control del apetito.

■ CO- ENZIMA Q10 (25-30 mg/día) Se trata de un antioxidante esencial en la producción de energía y se ha demostrado que favorece la pérdida de peso.

PLANTAS

En cualquier dieta de adelgazamiento, las hierbas que estimulan el funcionamiento del hígado (*véase* recuadro, pág. 43) resultan fundamentales, puesto que, para desintoxicar el organismo y favorecer una digestión adecuada, el hígado debe gozar de buena salud. Asimismo, procure tomar:

■ DIENTE DE LEÓN (*Taraxacum officinale*) El diente de león es un diurético natural, por lo que puede favorecer la pérdida de peso. Estimula a su organismo a liberar fluidos, pero sin perder minerales ni otros nutrientes. Tome una cucharadita de tintura con un poco de agua dos veces al día, o una cápsula diaria de 200-400 mg.

Página siguiente: sardinas

TERAPIAS NATURALES

Homeopatía Por lo general, los remedios homeopáticos se recetan en función de las necesidades individuales (acuda a un homeópata para que le haga un tratamiento individualizado), pero los propuestos a continuación también suelen resultar eficaces para perder peso y se pueden probar en casa. Tome los que le resulten más adecuados en una potencia de 30 CH dos veces al día durante una semana.

• *Argentum nitricum* ante problemas de ansiedad motivados por los dulces y los alimentos azucarados.

• *Calcarea carbonica*, si suele comer cuando está inquieta o estresada; calmará su organismo.

• *Graphites*, en el caso de aumentar de peso como consecuencia de la menopausia.

Acupuntura Siempre y cuando la base de su tratamiento sea un buen soporte nutricional, la acupuntura puede impulsar la pérdida de peso. Estimula la liberación de endorfinas, unos neurotransmisores que hacen «sentirse bien» y que ayudan a controlar el apetito y, por tanto, los caprichos y los atracones. Si bien es probable que un acupuntor se centre en los meridianos del bazo y la tiroides (*véase* pág. 47) para ayudar a mejorar el metabolismo y el equilibrio de la glucemia, también adecuará el tratamiento en función del motivo principal de su aumento de peso (puede ser una causa física o emocional).

Masaje La mayor parte de las terapias naturales son eficaces en la pérdida de peso, pero yo recomiendo particularmente el masaje, porque estimula la circulación y la eliminación de toxinas. Depurar el organismo ayuda a disolver los depósitos de grasa. Si puede, sométase a un masaje integral, una vez al mes o cada dos meses.

Aromaterapia Las investigaciones demuestran que el componente principal del pomelo, el limoneno, puede reducir el apetito. Añada 15 gotas de aceite esencial de pomelo a 6 cucharaditas de un aceite de base, como el de almendras dulces. Utilícelo para realizarse un masaje en casa. Resulta sencillo realizarse un automasaje en el abdomen y los muslos: friccione suavemente estas partes de su cuerpo con el aceite hasta su completa absorción.

AUTOAYUDA

Mastique bien los alimentos Tómese su tiempo y asegúrese de que mastica adecuadamente (la digestión comienza en la boca y por ello mezclar suficientemente el alimento con la saliva es fundamental). Además, recuerde que su cerebro necesita veinte minutos para recibir la señal de saciedad (si come con una rapidez excesiva, el cerebro no tendrá tiempo de detectar que usted ya está llena, y por tanto, se sobrealimentará).

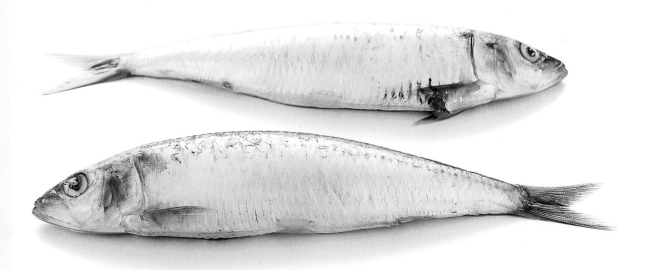

Reforzar el sistema inmunitario

Como si de un ejército invisible se tratara, el sistema inmunitario vigila diligente su cuerpo, y trabaja día y noche para combatir bacterias, virus u otros enemigos capaces de dañar su organismo.

No se puede incidir lo suficiente acerca de la importancia que tiene que el sistema inmunitario funcione de manera óptima. Sólo unas buenas defensas pueden protegerle de los contagios y permitir que recupere rápidamente su salud cuando está enferma.

SÍNTOMAS CONTRA LA ENFERMEDAD

El primer paso para tener un sistema inmunitario fuerte es cambiar la manera de pensar en cuanto a los síntomas. En contra de la creencia popular, los síntomas comunes, como la tos, la fiebre alta, la mucosidad, una diarrea o un trastorno gástrico, son señales de que su sistema inmunitario funciona. Tomar fármacos para aliviar los síntomas influye de manera negativa en su sistema inmunitario, al mismo tiempo que obstaculiza su capacidad para sanar de forma natural.

El fin de la medicina natural no es el tratamiento de los síntomas, sino la prevención para intentar garantizar un sistema inmunitario fuerte en un estado de no enfermedad, de manera que éste pueda combatir los agentes patógenos de manera adecuada.

¿QUÉ AFECTA A SU INMUNIDAD?

Existen diversos factores que pueden afectar a su sistema inmunitario. Los más comunes son los siguientes:

Falta de sueño

Durante el sueño, su organismo se encarga de reparar, rejuvenecer y curar. Asimismo, durante este tiempo, las células del sistema inmunitario luchan contra las infecciones de los invasores externos. Si no duerme lo suficiente, este aspecto importante de su inmunidad queda excluido.

Dieta desequilibrada

Cuando se trata de proteger el sistema inmunitario, la afirmación «somos lo que comemos» resulta más cierta que en ningún otro contexto. Este sistema necesita unos buenos nutrientes para mantenerse fuerte. Cuando nos alimentamos de manera saludable, proporcionamos al organismo los elementos básicos para renovarse, repararse y defenderse de la enfermedad.

Sobrecarga de estrés

Cuando tiene mucho estrés, las glándulas suprarrenales liberan un exceso de hidrocortisona, que obstaculiza la respuesta inmunitaria, y, por tanto, aumenta el riesgo de infección e inflamación y, según ciertos estudios, también de diabetes, cáncer, problemas autoinmunes, envejecimiento y artritis.

Abuso de antibióticos

La utilización regular de antibióticos altera el equilibrio intestinal de las bacterias saludables que ayudan a expulsar a los agentes invasores.

Exceso de toxinas

Las toxinas ambientales comprometen su respuesta inmunitaria, ya que las defensas dedican a la eliminación de estas sustancias nocivas la energía que podrían utilizar para combatir infecciones.

Trastornos emocionales

La depresión, la infelicidad, la ansiedad y una actitud negativa ante la vida parecen tener un efecto inhibidor sobre el sistema inmunitario. Las personas con un punto de vista optimista y positivo gozan de un sistema inmunitario más fuerte.

Así pues, resulta lógico considerar que, si todos esos factores reducen su capacidad inmunológica, evitarlos o trabajar para superarlos aumentará sus defensas. Los elementos más importantes para fortalecer el sistema inmunitario son: una dieta saludable; aprender a relajarse (*véanse* págs. 309-311); y evitar las toxinas medioambientales (para ello, siempre que sea posible, respire aire fresco y sin contaminación y consuma alimentos ecológicos).

DIETA

Una dieta equilibrada mantendrá su buen estado general de salud, pero, además, consuma o evite ciertos alimentos para ayudar a su organismo a luchar contra bacterias, hongos y virus.

Evite el azúcar Existen estudios que demuestran que las dietas hiperglucémicas pueden debilitar la función fagocitaria de los neutrófilos (glóbulos blancos) e inhibir la capacidad de los linfocitos para producir anticuerpos que neutralicen los microorganismos invasores. Se cree que con sólo 24 cucharaditas de azúcar extra por día, se puede dificultar hasta un 40 % la capacidad bactericida de los leucocitos. Quizás piense que 24 cucharaditas resultan exageradas, pero no lo son si tenemos en cuenta que el azúcar no sólo se añade a los dulces, sino también a los alimentos salados, como las sopas y las salsas. De hecho, se cree que, en general, consumimos alrededor de 30 cucharaditas de azúcar cada día.

Tome frutas y verduras de colores Mi madre, para referirse a las verduras y ensaladas, siempre solía decirme que me comiese mis «verdes». Sin embargo, más bien deberíamos tender a la diversidad. Las frutas y verduras de colores contienen antioxidantes, que protegen a las células de los daños causados por los radicales libres y fortalecen el sistema inmunitario. Los antioxidantes más destacados son los betacarotenos, las vitaminas A, C y E y los minerales selenio y zinc. Si escoge varios alimentos de diferentes colores, dispondrá de un amplio abanico de antioxidantes.

Entre las verduras, opte por el brócoli y la col rizada (es mejor cocinarlos al vapor que tomarlos crudos o muy cocidos) Pruebe también los berros, que contienen poderosos antioxidantes, incluso los necesarios para la vista. Considere el resto de frutas y hortalizas que puede incluir en su dieta: tomates, calabazas, maíz dulce, boniatos, manzanas, cítricos, kiwis, papayas, fresas, grosellas, pimientos verdes, amarillos y rojos, etcétera. Si le gustan las bayas, no subestime el poder antioxidante de los arándanos.

Aumente las bacterias beneficiosas El intestino alberga el 70 % de su sistema inmunitario. Se trata de la mayor barrera del cuerpo, entre usted y el mundo exterior. Cuanto más fuerte sea dicha barrera más lo serán sus defensas. En el intestino, éstas se encuentran en forma de bacterias beneficiosas (probióticos). *Lactobacillus acidophilus*, también presente en el yogur natural ecológico, es una de dichas bacterias. Para colonizar los intestinos, los probióticos, utilizan los prebióticos, por tanto, resulta igualmente importante tomar muchos prebióticos. Los prebióticos se encuentran en alimentos como el ajo, las cebollas, los puerros, los espárragos, las aguaturmas, la achicoria, los guisantes, las judías, las lentejas, la avena y los plátanos.

CUÁNDO REFORZAR LAS DEFENSAS

Cuando el sistema inmunológico está en peligro, el organismo envía diversas señales:

- Fatiga.
- Apatía.
- Infecciones recurrentes (los adultos sanos padecen dos o tres resfriados al año; si enferma más de cuatro veces al año, algo no va bien en su inmunidad).
- Inflamaciones en cualquier parte del cuerpo.
- Reacciones alérgicas.
- Cicatrización lenta.
- Diarrea crónica.
- Infecciones micóticas, como aftas bucales, candidiasis (desarrollo excesivo de *Candida* en el organismo), o contagios vaginales causados por hongos.

ALIMENTOS PARA LAS DEFENSAS

En mi opinión, todos los alimentos saludables son excelentes, aunque algunos son mejores para fortalecer el sistema inmunitario. Entre ellos se incluyen el ajo, que contiene componentes antimicrobianos (*véase* página anterior); los frutos secos y las semillas, que proporcionan antioxidantes, como zinc, selenio y vitamina E, y grasas esenciales. Las algas contienen zinc y selenio y poseen propiedades anticancerígenas. Experimente con las diferentes variedades de algas: añada *kombu* a las sopas; o tueste un poco de *nori* y espolvoréelo sobre arroces y purés. Las setas, especialmente las *shiitake*, son antivirales y antibacterianas, puesto que intensifican la actividad inmunológica de los glóbulos blancos.

Aumente la ingesta de omega-3 Los ácidos grasos esenciales mejoran la acción de los fagocitos, unas células de la sangre capaces de fagocitar las bacterias. Consuma pescado azul, como caballa, sardinas, salmón, trucha y atún fresco, al menos tres veces por semana. Si no le gusta el pescado, o es vegetariana, sustitúyalo por aceite de linaza para aliñar las ensaladas o añadirlo a una crema. Utilícelo siempre en crudo y no para cocinar, ya que el calor lo deteriora e incluso puede resultar perjudicial.

CONSUMO DE LÍQUIDOS

El agua, fundamental para el sistema inmunitario y la salud en general, transporta los elementos nutritivos a las células y arrastra las toxinas, y, por tanto, nos hace menos vulnerables a las infecciones. Trate de beber cada día entre seis y ocho vasos de agua o infusiones. Para duplicar el beneficio, puede iniciar el día con un vaso de agua tibia mezclada con el zumo de un limón. Como todos los cítricos, los limones contienen bioflavonoides, que ayudan a mejorar la función inmunitaria.

Si bien debería ingerir líquido suficiente como para eliminar las toxinas, procure evitar sustancias (diuréticos) que puedan provocar la pérdida de elementos nutritivos que refuerzan el sistema inmunitario, como el zinc. Así pues, en la medida de lo posible, evite el alcohol y las bebidas que contengan cafeína. Reserve el alcohol para ocasiones especiales y sustituya el café por el té verde (mejor que el negro). Aunque el té verde contiene un poco de cafeína, también posee potentes antioxidantes (llamados *polifenoles*) que pueden inhibir el crecimiento de las células cancerígenas.

SUPLEMENTOS

Tome estos suplementos cada día, sobre todo en invierno. Puede descansar durante el verano, pero vuelva a tomarlos si advierte síntomas de enfermedad.

■ **COMPLEJO DE VITAMINAS B** (que contenga 25 mg de cada vitamina B, a diario) Las vitaminas del grupo B ayudan a producir anticuerpos y son necesarias para la correcta función de los linfocitos (un tipo de leucocitos), que le ayudarán a combatir el contagio y la enfermedad.

■ **VITAMINA C** con bioflavonoides (500 mg dos veces al día, como ascorbato de magnesio) Tome este antioxidante por separado, porque el contenido de los preparados multivitamínicos resulta escaso. La vitamina C es básica para la producción de glóbulos blancos, que combaten las enfermedades.

■ **ANTIOXIDANTES** Todas las mujeres, incluso las más sanas, deberían tomar un complejo de multivitaminas y minerales que incluya las cantidades adecuadas de los siguientes antioxidantes: vitamina A (2.500 UI), E (400 UI), zinc (15 mg) y selenio (100 µg).

■ **ÁCIDOS GRASOS OMEGA-3** (1.000 mg de aceite de pescado que contenga como mínimo 700 mg EPA y 500 mg DHA) Los ácidos grasos omega-3 son antiinflamatorios y pueden estimular la función del sistema inmunitario (como se ha comentado). (Si es vegetariana, utilice aceite de linaza.)

■ **PROBIÓTICOS** (como mínimo diez mil millones de microorganismos por cápsula; una cápsula/día). Los probióticos permiten que aumente la cantidad de bacterias beneficiosas en el intestino, lo que favorece el control de hongos, bacterias perjudiciales y otros invasores, al mismo tiempo que protegen contra las infecciones.

PLANTAS

■ ASTRÁGALO (*Astragalus membranaceus*) Ciertos estudios demuestran que el astrágalo es un tónico para el sistema inmunitario y particularmente beneficioso para superar resfriados y gripes. Ante los primeros síntomas de enfermedad, tome una cucharadita de tintura dos veces al día, o una cápsula de 500-900 mg cada día para fortalecer su sistema inmunitario.

■ EQUINÁCEA (*Echinacea purpurea*) Esta planta estimulante del sistema inmunitario favorece la función linfática y es antiviral. Funciona mejor si se toma de manera intermitente (por ejemplo, diez días seguidos, tres días de descanso, otros diez más, etcétera). Comience a tomarla tan pronto empiece a encontrarse mal y prolongue el tratamiento hasta un par de semanas después de superar la enfermedad. En la época más fría del año, tomar equinácea una o dos veces por semana a modo preventivo resulta una buena elección. Con independencia de la frecuencia de uso, tome una cucharadita de tintura con un poco de agua tres veces al día, o una cápsula de 300-400 mg dos veces al día.

■ AJO (*Allium sativum*) La alicina, un compuesto derivado de la aliína del ajo, tiene propiedades antibacterianas, antivirales y antifúngicas. Como prevención, tome una cápsula (1.000 mg) de ajo añejo cada día.

OTROS TRATAMIENTOS NATURALES

Homeopatía Un homeópata le recomendará remedios para reforzar el sistema inmunitario adaptados a su situación particular en cuanto a su salud física y emocional, pero, si lo desea, en caso de infección, puede tomar en casa las soluciones que considere más oportunas de entre las que se proponen, en una potencia 30 CH dos veces al día, y suspender el tratamiento cuando haya observado que los síntomas han mejorado.

• *Arsenicum album*, si se encuentra inquieta y preocupada por su salud, cree que todo tiene que estar en su lugar y generalmente tiende a mostrarse negativa ante la vida.

• *Nux vómica*, si su carácter es competitivo y muy fuerte, pierde los nervios con facilidad y se muestra impaciente.

• *Pulsatilla*, si es tímida y amable. Puede que le resulte difícil tomar decisiones y le cueste enfadarse; tiende a evitar la confrontación y, con frecuencia, llora con facilidad.

Acupuntura El acupuntor evaluará su estado general y decidirá qué puntos estimular y qué meridianos equilibrar. Las investigaciones demuestran que equilibrar precisamente el meridiano del estómago puede mejorar la función inmunitaria. Ante un problema agudo, como un resfriado o la gripe, posiblemente el acupuntor trabajará el meridiano de la vesícula biliar.

AUTOAYUDA

Además de evitar las toxinas y aprender a relajarse, intente estimular su sistema inmunitario de manera natural mediante las siguientes propuestas:

Practique ejercicio Muchos estudios han hallado una clara relación entre la actividad física moderada y regular y un sistema inmunitario fuerte. Parece que con la práctica de ejercicio se produce una serie de cambios fisiológicos en las defensas de nuestro organismo que estimulan una circulación más rápida y eficaz de las células inmunitarias. No obstante, una vez que concluye el entrenamiento, la función del sistema inmunitario vuelve a la normalidad en unas pocas horas. Si realiza ejercicio con regularidad, puede conseguir que dichos cambios sean más duraderos.

Aunque no cabe duda de que el ejercicio refuerza las defensas, es importante no excederse. Una actividad física demasiado enérgica y prolongada puede provocar el efecto contrario sobre el sistema inmunitario y debilitarlo. Un estudió demostró que más de una hora y media diaria de ejercicios de resistencia de gran intensidad hace a los atletas susceptibles a enfermar hasta las setenta y dos horas siguientes a la sesión de ejercicio. Yo recomiendo sesiones de treinta minutos al menos cinco veces por semana. En la medida de lo posible, trate de realizarlas al aire libre mejor que en un gimnasio. Pasear, montar en bicicleta y correr o el *jogging* son las elecciones más naturales.

¡Diviértase! Por último, pero no por ello menos importante, recuerde que una de las mejores maneras de reforzar el sistema inmunitario es disfrutar de la vida. Muchos estudios han demostrado que tanto la felicidad como una actitud positiva están estrechamente relacionadas con un sistema inmunitario saludable.

Vencer el paso de los años

No hay por qué asumir que el aumento de peso, las arrugas, la sequedad cutánea

y toda una serie de problemas de diversa índole sean debidos al paso de los años.

El método natural ofrece soluciones para ganar el pulso al tiempo.

Una dieta desequilibrada, tomar el sol en exceso, la falta de ejercicio y el estrés pueden acelerar el proceso de envejecimiento. Por otro lado, es posible combatir el deterioro si se interrumpe la acción de los radicales libres en el organismo.

RADICALES LIBRES Y ENVEJECIMIENTO

Los radicales libres, unos compuestos altamente reactivos, se producen durante los procesos metabólicos normales de nuestro organismo, pero también por factores externos, como la contaminación y el recalentamiento de algunos aceites. Pueden afectar al código genético y la memoria de las células.

Los efectos de los radicales libres nos acompañan en todo momento. ¿Ha comprobado la reacción que produce el oxígeno sobre algunos metales? El óxido es el resultado de la oxidación, provocada por radicales libres. ¿Y qué ocurre con las arrugas? También son consecuencia de los radicales, que incluso contribuyen a la aparición de la coronariopatía y el cáncer.

Por desgracia, no es posible evitar los radicales libres, pero el organismo cuenta con mecanismos de defensa que pueden sortearlos. Para ello, una dieta adecuada es la mejor protección; asimismo, ciertos cambios en el estilo de vida pueden ayudar a combatir su irrupción.

ESTÁ EN SUS MANOS

El paso de los años es una realidad inevitable (el ataque de los radicales libres parece intensificarse hacia los 30 años), pero cómo se produce y si su aspecto parece más o menos envejecido depende de usted (obviamente, hasta cierto límite). A lo largo del libro, se ha abordado cómo prevenir (por medio del ejercicio físico y la alimentación) ciertos procesos como el aumento de peso, la coronariopatía, la osteoporosis y la hipercolesterolemia. Por otro lado, ya sabe que puede minimizar las arrugas con el cuidado de la piel, que mantener la mente activa ayuda a conservar el cerebro joven, y que los kilos de más, los dolores y penas y la pérdida de memoria, entre otras cosas, pueden hacerla parecer y sentirse demasiado mayor. En otras palabras, el envejecimiento visible es, al menos en parte, el reflejo de cómo nos planteamos la vida.

En mi opinión, nunca es demasiado pronto para pensar en afrontar de manera activa el paso de los años y nunca es tarde para realizar cambios positivos. Así, tanto si se trata de una adolescente como si ronda los 70 años, le recomiendo que cuide cuerpo y mente, y que elabore un plan para retrasar el proceso de envejecimiento.

DIETA

Una dieta saludable es un importante escudo antienvejecimiento, por tanto, siga las recomendaciones de las páginas 24-29. Si mantiene el equilibrio en los niveles de glucemia y hormonales y se asegura de que cada uno de los sistemas de su organismo cuenta con los nutrientes necesarios para un óptimo funcionamiento, evitará el aumento de peso y optimizará su salud. Recuerde que debe tomar al menos cinco raciones de verdura y fruta, preferentemente ecológica, cada día.

Todos los vegetales ayudan a conseguir una vida longeva, pero las verduras de hoja verde, como el brócoli, las coles de Bruselas, los germinados y la col, luchan para evitar el envejecimiento prematuro. Las verduras de hoja verde son ricas en elementos nutritivos que favorecen la prevención de los ataques de los radicales libres. Existen estudios que demuestran que pueden prevenir el cáncer, la obesidad, el infarto de miocardio y la osteoporosis.

CÓMO MANTENERSE ESPLÉNDIDA

A continuación, se detallan algunos buenos consejos para mantener la piel, el cabello y los ojos en perfecto estado de la manera más natural posible. Sígalos en su rutina de belleza.

PIEL JOVEN

Con la edad, la piel pierde elasticidad de manera natural, con la consiguiente aparición de arrugas y líneas de expresión. Sin embargo, además de llevar una dieta equilibrada y evitar tomar el sol en exceso, existen otras muchas medidas para conservar el cutis suave.

BEBA ABUNDANTE AGUA El agua mantiene la piel hidratada y ayuda a eliminar las toxinas.

UTILICE UN LIMPIADOR Límpiese el cutis dos veces al día con un producto adecuado para su tipo de piel. Algunas leches limpiadoras contienen ingredientes exfoliantes. Seguidamente, aplíquese una buena crema hidratante o aceite facial para minimizar las arrugas. Escoja productos con ingredientes naturales, preferentemente ecológicos.

¡SONRÍA! Una sonrisa quita años a su rostro. Manténgase sonriente: fruncir el ceño será un clásico de su expresión facial.

CABELLO BONITO

A medida que transcurren los años, el descenso en los niveles de estrógenos afecta a la calidad del cabello, pero el hecho de que esté apagado y mate no es algo inevitable. Siga las siguientes pautas para conservar su brillo.

UTILICE PRODUCTOS SUAVES Los champús que contienen lauril sulfato sódico pueden resecar el cabello. Adquiera los elaborados a base de aceites esenciales, hierbas y aceites vegetales. Los aceites esenciales de romero e ylang-ylang estimulan el crecimiento del cabello; la lavanda y el árbol del té ayudan a eliminar la caspa; y los aceites vegetales como el aceite de soja, de cártamo y de maíz mejoran su calidad.

MASAJEE EL CUERO CABELLUDO Un masaje en la cabeza nutre la raíz del cabello para estimular su crecimiento.

TOME UN COMPLEJO MULTIVITAMÍNICO Tome un complejo multivitamínico y mineral que contenga las vitaminas C, E y B y biotina para mejorar el estado del cabello.

BRILLO EN LOS OJOS

Un déficit nutricional puede causar problemas en los ojos relacionados con la edad. El brillo de los ojos constituye un rasgo de juventud.

TOME ANTIOXIDANTES, ya que pueden reducir el riesgo de padecer cataratas y degeneración macular (una enfermedad que afecta al centro de la retina). La vitamina A protege contra la ceguera; y la luteína, la vitamina C y el zinc pueden disminuir el glaucoma. Los bioflavonoides y el selenio también son importantes para la salud de los ojos. La siguiente lista indica dónde se encuentran dichos nutrientes:

- Vitamina A: frutas y verduras de color naranja y amarillo, como zanahorias, boniatos y calabaza moscada, así como en el pescado.
- Vitamina C: pimientos dulces, col rizada, fresas, brócoli, naranjas y melón cantalupo.
- Vitamina E: pipas de girasol, almendras y avellanas.
- Selenio: cereales integrales, huevos, ajo y marisco.
- Zinc: quinoa, lentejas y cereales integrales.
- Bioflavonoides: cerezas, uvas y ciruelas.
- Luteína: verduras de hoja verde, como la col rizada y la berza.

CONSUMA ÁCIDOS GRASOS ESENCIALES Calman los síntomas del síndrome de la sequedad ocular y protegen contra la degeneración macular. Están presentes en el pescado de aguas frías (salmón, caballa, trucha), el cáñamo y la linaza.

Aumente el consumo de antioxidantes Si bien una alimentación nutritiva y equilibrada es la clave para mantenerse joven, los antioxidantes (las vitaminas A, C y E, el zinc y el selenio) son imprescindibles en una dieta antienvejecimiento. Presentes en las frutas, las verduras y los frutos secos, protegen al organismo frente a las agresiones de los radicales libres. Para recibir los beneficios de los múltiples tipos de antioxidantes es necesario consumir frutas y verduras de una amplia gama de colores (*véase* pág. 303). Por ejemplo, las verduras de hojas verdes, las bayas, las zanahorias y la remolacha, entre otras, contienen diferentes antioxidantes, todos ellos necesarios en la lucha contra los radicales libres.

Refuerce la ingesta de grasas y vitaminas del grupo B Los ácidos grasos esenciales (presentes en el pescado azul, los frutos secos y la linaza) y las vitaminas del grupo B (que se encuentran en los cereales integrales) favorecen el equilibrio hormonal y la elasticidad cutánea.

SUPLEMENTOS

En un mundo perfecto, una alimentación adecuada sería suficiente para que el organismo tuviera todos los nutrientes necesarios. Sin embargo, los métodos de cultivo actuales y las técnicas de elaboración reducen el poder nutritivo de muchos alimentos. Por ello, le recomiendo que tome complejos de multivitaminas y minerales de calidad (no en sustitución de una dieta sana, sino como refuerzo).

AUTOAYUDA

Haga ejercicio Seguramente, en cualquier plan antienvejecimiento, además de una dieta sana, no existe nada mejor que la práctica de ejercicio moderado. La actividad física puede mitigar muchos de los cambios fisiológicos asociados a la edad. Recuerde que no debe excederse, ya que un ejercicio físico exagerado causaría el efecto contrario.

«Moderado» significa unos treinta minutos de ejercicio aeróbico, cinco veces por semana. Caminar a paso ligero, el *jogging* o la danza ayudan a mantener los huesos fuertes y a prevenir la osteoporosis; y los estiramientos y el yoga favorecen la flexibilidad. Propóngase dedicar media hora diaria, dos o tres veces por semana, a alguna de las prácticas mencionadas.

Otras investigaciones han demostrado que el ejercicio puede prevenir el aumento de peso, la hipercolesterolemia y la hipertensión derivados del paso de los años. A medida que nos hacemos mayores, el metabolismo (velocidad a la que el cuerpo consume calorías) se va ralentizando de forma progresiva. Sin embargo, la práctica regular de ejercicio lo acelera. Si tiene más de 60 años y la idea de un entrenamiento regular le resulta poco atractiva, puede mantenerse en forma modificando algunos de sus hábitos, como subir las escaleras en lugar de utilizar el ascensor, aparcar su vehículo lejos de la entrada del supermercado, dar vueltas a la manzana durante diez minutos, arreglar el jardín y realizar las labores del hogar. Se trata de rutinas que ayudan a prevenir muchos de los problemas que nos hacen sentirnos mayores antes de tiempo.

No fume El tabaco no sólo perjudica a la fertilidad, sino que también reduce las defensas y aumenta el riesgo de sufrir cáncer y coronariopatía, además de resecar la piel y amarillear los dientes. Los gestos faciales que se realizan para aspirar el humo de un cigarrillo generan antiestéticas arrugas en el contorno de la boca, la nariz y los ojos. De hecho, fumar acelera el proceso de envejecimiento; por tanto, si desea mantener un aspecto joven, debe abandonar este hábito.

Tome el sol con moderación Una exposición solar prolongada o permanecer durante horas bajo una máquina de rayos UVA le pueden proporcionar lo que consideramos un bonito bronceado; sin embargo, los dermatólogos lo denominan *fotoenvejecimiento cutáneo*. Se debe a que la exposición a los rayos ultravioleta (del sol o de los rayos UVA) puede causar arrugas, manchas en la piel e incluso cataratas. La sobreexposición provoca el engrosamiento de la piel; además, se torna coriácea y áspera. Cuanto más clara sea su tez, más sufrirá su cutis.

Tampoco se debe huir completamente del sol. Los estudios demuestran que son necesarios al menos treinta minutos diarios de luz natural para mantener un nivel adecuado de vitamina D, ya que su déficit puede incrementar el riesgo de padecer osteoporosis, enfermedades del corazón, cáncer de mama y, paradójicamente, envejecimiento prematuro. Como con todo en esta vida, la clave se halla en el equilibrio.

Superar el estrés

Existen dos tipos de estrés: el estrés agudo, que es el que siente cuando,

por ejemplo, pierde el tren, y que, en pequeñas dosis, produce un efecto dinamizante,

y el estrés crónico. Este último puede perjudicar seriamente su salud.

El estrés crónico suele ser fruto de experiencias traumáticas (preocupaciones financieras, presiones en el trabajo, pérdida de un ser querido o problemas en sus relaciones). Los síntomas que se mencionan en el recuadro inferior ayudan a determinar el estrés crónico. Por fortuna, existen diversos enfoques naturales y estrategias que se pueden aplicar durante los momentos más difíciles y que ayudan a superar el estrés crónico por completo.

¿CONVENCIONAL O NATURAL?

Muchos médicos tratan los síntomas del estrés en lugar de abordar la causa subyacente; así, es posible que le prescriban un fármaco para la depresión o la hipertensión. Si bien este tipo de tratamientos puede ayudar a que se sienta mejor a corto plazo, en realidad no resolverá el estrés propiamente dicho.

Sin embargo, el enfoque natural suele resultar más eficaz. La medicina natural está concebida para fortalecer todos los sistemas del organismo, de manera que la respuesta al estrés sea más relajada. Las siguientes terapias naturales pueden combatir el estrés. No obstante, tenga presente que si su vida es estresante, deberá idear estrategias para reducir su carga. Quizás necesite apoyo externo, revisar su estilo de vida o, simplemente, encontrar a alguien con quien dialogar tranquilamente. Sin una acción positiva, ningún tratamiento resultará completamente eficaz.

SÍNTOMAS DE ESTRÉS CRÓNICO

Si manifiesta dos o más de los siguientes síntomas durante tres meses seguidos, es posible que padezca estrés crónico.

- Problemas para dormir
- Tensión (dolor cervical, de cabeza, de espalda y de hombros)
- Trastornos digestivos
- Caída del cabello
- Fatiga
- Hipertensión
- Palpitaciones

- Dolor torácico
- Problemas cutáneos (como urticaria, eczema, psoriasis y erupciones)
- Dolor mandibular
- Infertilidad
- Problemas menstruales
- Dificultades sexuales

- Inmunodeficiencia (propensión a enfermedades recurrentes y contagios)
- Nervios, ansiedad y ataques de pánico
- Depresión y mal humor
- Irritabilidad y frustración
- Problemas de memoria y falta de concentración

DIETA

Siga las recomendaciones para llevar una alimentación saludable y equilibrada (*véanse* págs. 24-29). Asimismo, resulta fundamental cuidar las glándulas suprarrenales (*véanse* págs. 66-69), que deben realizar un sobreesfuerzo con el fin de liberar adrenalina como respuesta a situaciones de estrés.

Un organismo estresado consume las vitaminas del grupo B a gran velocidad; asegúrese de tomar alimentos ricos en dichos nutrientes, como cereales integrales, pescado azul, huevos, arroz integral, judías, pipas de girasol y frutos secos.

Los antioxidantes pueden solucionar el daño celular derivado del estrés. Trate de consumir frutas y verduras frescas de colores intensos, preferentemente ecológicas. En particular, el zinc constituye un antioxidante esencial para una mujer estresada: repara las células, favorece la digestión, mantiene un sistema inmunitario fuerte y fortalece la salud emocional. Además, participa en la producción de las hormonas que segregan las glándulas suprarrenales. El zinc está presente de forma natural en los huevos, las legumbres, las pipas de calabaza, el marisco y los cereales integrales. El déficit de grasas esenciales (AGE) aumenta los síntomas del estrés; incluya en su dieta abundantes frutos secos, semillas y pescado azul.

Para concluir, recuerde que los altibajos de glucemia pueden acentuar el estrés; siga los consejos para estabilizar sus niveles (*vease* recuadro, pág 29). Evite los estimulantes y el azúcar, y modere el consumo de alcohol.

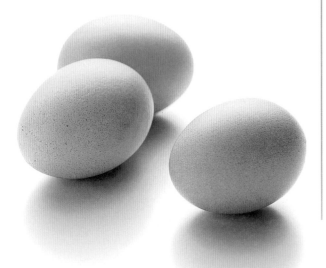

SUPLEMENTOS

Tome cada día un complejo multivitamínico y mineral (*véase* pág. 320), e incorpore los nutrientes que se indican a continuación hasta alcanzar la dosis diaria recomendada.

■ COMPLEJO B (que contenga 25 mg de cada vitamina B, cada día) La deficiencia de vitaminas del grupo B puede hacer que aparezca ansiedad y estrés, e incluso depresión. Conviene evitar su carencia durante las épocas de estrés, ya que en dichos momentos, el organismo consume vitaminas del grupo B a gran velocidad.

■ ANTIOXIDANTES
Ayudan a eliminar los radicales libres generados en los momentos de estrés. Si su multivitamínico no contiene los antioxidantes más importantes compleméntelo con un suplemento específico. Las dosis precisas son: vitamina C (con bioflavonoides, 1.000 mg, como ascorbato de magnesio) y E (400 UI); zinc (25 mg) y selenio (100 μg).

■ ÁCIDOS GRASOS OMEGA-3 (1.000 mg/día de aceite de pescado, que contenga al menos 700 mg EPA, y 500 mg DHA) Las células nerviosas necesitan aceites esenciales para funcionar con eficacia. Un sistema nervioso en óptimas condiciones resulta imprescindible para superar el estrés. (Si es vegetariana, utilice aceite de linaza.)

PLANTAS

Además de utilizar las siguientes plantas, tome extracto de rodiola y valeriana para estimular la función de las glándulas suprarrenales (*véase* pág. 68).

■ GINSENG SIBERIANO (*Eleutherococcus senticosus*) Se trata de una planta adaptógena, es decir, permite al organismo adaptarse de la mejor manera posible ante situaciones de estrés. Los estudios demuestran que el ginseng siberiano es capaz de aumentar los niveles de energía, vigor y resistencia, al mismo tiempo que fortalecer el sistema inmunitario. Tome una cucharadita de tintura con un poco de agua, o una cápsula de 250-300 mg dos veces al día.

■ Otros remedios para aliviar el estrés son: la borraja (*Borage officinalis*), la damiana (*Turnera aprhrodisiaca*), la centella asiática (*Centella asiatica*), la citronela (*Melissa officinalis*), la tila (*Tilia officinalis*), la avena (*Avena sativa*), la manzanilla romana (*Chamaemelum nobile*), el casquete de perro rabioso (*Scutellaria lateriflora*) y la verbena (*Verbena officinalis*). Mezcle las tinturas a partes iguales y tome una cucharadita de la preparación con un poco de agua dos veces al día.

OTROS TRATAMIENTOS NATURALES

Desde los masajes y la reflexología hasta la osteopatía y la acupuntura, cualquier terapia complementaria pensada para ayudar a equilibrar los sistemas orgánicos, reforzar las defensas y fomentar la relajación proporciona grandes beneficios para el tratamiento de los síntomas del estrés.

Homeopatía Le recomiendo que visite a un homeópata para recibir un tratamiento constitucional, pero, en su defecto, puede tomar los siguientes remedios, en una potencia de 30 CH, tres veces al día durante tres días. Escoja los que le resulten más adecuados en función de su sintomatología.
- *Aconitum*, para la ansiedad y el pánico.
- *Belladona*, para las cefaleas intensas y palpitantes.
- *Chamomilla*, cuando se sienta irritable y agitada.
- *Ignatia*, en caso de aflicción y trastornos emocionales.
- *Nux vomica*, cuando se ha exigido demasiado.
- *Pulsatilla*, si se siente llorosa y bajo presión.

Aromaterapia Los aceites esenciales pueden proporcionar un efecto reconstituyente y relajante. Los más indicados son la albahaca, la bergamota, la manzanilla romana o común, el geranio, el jazmín, la lavanda, la mejorana, el neroli y la rosa. Para fortalecer las glándulas suprarrenales, pruebe el jengibre, la hierba limón y el romero. Añada una o dos gotas de cada aceite esencial al agua del baño y sumérjase durante unos veinte minutos. También puede pedir a su pareja que le realice un reparador masaje en la espalda, el cuello y los hombros; utilice 15 gotas de un solo aceite esencial o una mezcla de varios, junto con 6 cucharaditas de un aceite de base, como el de almendras dulces.

AUTOAYUDA

Disponga un *spa* en casa Relajarse con un baño caliente alivia el dolor muscular y de las articulaciones, reduce el estrés y la tensión e induce un sueño reparador. Cree un ambiente agradable, con música tranquila y luces suaves, y añada algunos aceites esenciales al agua de la bañera (*véase* superior).

Dedique un tiempo al relax Busque tiempo para alejarse de las preocupaciones. La meditación suele resultar de gran ayuda, porque libera la mente de las presiones y las exigencias diarias que reducen la resistencia al estrés. No obstante, si dicha técnica no le atrae, puede dedicar veinte minutos a escribir un diario, evadirse con una pieza de música durante media hora o pintar un cuadro. Es indiferente la actividad que elija, ya que lo que verdaderamente importa es que le relaje.

Descanse adecuadamente Toda mujer necesita alrededor de ocho horas de sueño reparador para hacer frente a las tensiones y exigencias de la vida (*véase* recuadro, pág. 39).

Practique treinta minutos de ejercicio diario Los estudios relativos al estrés confirman que existe una relación entre la actividad física regular y moderada y la disminución de las hormonas del estrés, las cuales debilitan la salud. Asegúrese de dedicar treinta minutos diarios, cinco veces a la semana, a realizar un poco de ejercicio. Puede correr, caminar a paso ligero, ir en bicicleta, nadar o realizar cualquier otra disciplina que acelere el ritmo cardíaco.

Establezca prioridades Si se siente estresada, aprenda a priorizar. No existe nada más importante en la vida que su salud. Si se siente saturada, aprenda a decir «no»; saber ser enérgica es una habilidad estimulante y enriquecedora. Elabore listas que le aporten una sensación de control sobre su vida.

Diviértase Confíe en el dicho popular de que «la risa es la mejor medicina». La risa reduce los niveles de hormonas del estrés y puede fortalecer el sistema inmunitario. Trate de ver el lado cómico a todas las circunstancias de la vida. Además, numerosos estudios demuestran que tener relaciones sexuales, gastar una broma, ser generosa con una misma y buscar experiencias agradables ejercen un efecto positivo en su organismo, tanto en el ámbito físico como en el psicológico.

Mire el lado positivo El optimismo puede contrarrestar el impacto negativo del estrés en su bienestar, debido a que las situaciones pueden abrumarla en mayor o menor medida, dependiendo de cómo las perciba. Mostrar una actitud positiva mejora la capacidad para dominar el estrés. Por ello, de vez en cuando, trate de ver la vida «de color de rosa».

Glosario

Los términos en **negrita** remiten a un término del glosario.

aceites esenciales aceites aromáticos extraídos de hojas, flores y frutos; se denominan *esenciales* porque contienen la «esencia» (el aroma) de la planta.

adaptógeno se dice de la planta que produce un efecto equilibrante en el organismo, o bien porque corrige un déficit o por su capacidad para reducir un exceso.

adherencias bandas de tejido cicatrizal que pueden formar estructuras en el cuerpo, de manera que mantienen unido lo que, en condiciones normales, estaría separado.

adrenalina hormona vasoactiva liberada por las glándulas suprarrenales cuando la mente o el cuerpo tiene estrés.

andrógenos hormonas «masculinas», que, en las mujeres, se producen en los ovarios y las glándulas suprarrenales.

anomalía congénita cualquier anomalía presente desde el nacimiento.

anovulación ciclo menstrual sin ovulación.

anticuerpos glucoproteínas presentes en la sangre que rechazan y destruyen a los invasores extraños.

antioxidantes sustancias que se encuentran en los alimentos y que ayudan a controlar el daño causado por los **radicales libres**.

benigno no dañino, proceso no canceroso que no se extiende a otras partes del cuerpo.

bioflavonoides sustancias que poseen beneficios **antioxidantes** y propiedades antiinflamatorias. Además, ayudan a fortalecer los capilares sanguíneos; están presentes en la fruta.

bociógeno se dice del alimento capaz de bloquear la absorción de yodo de la sangre y empeorar el hipotiroidismo.

calostro sustancia viscosa rica en **anticuerpos** con la cual la madre amamanta al bebé durante los primeros días del nacimiento hasta la subida de la leche.

Candida género de levadura (hongo microscópico) que puede causar infecciones en la boca, los intestinos y la vagina.

capilares los vasos sanguíneos más finos del cuerpo, que conectan las arterias con las venas.

células asesinas naturales tipo de linfocitos cuya misión es eliminar células transformadas (divididas de forma anómala)

colesterol tipo de grasa que forma parte de todas las membranas celulares y que circula por la sangre; actúa como el precursor de partida para las hormonas sexuales y las del estrés.

colposcopia prueba diagnóstica para investigar cualquier mutación celular anómala en el cérvix.

cromosoma filamento en espiral de ADN que lleva la información genética que se transmite a través de las generaciones.

cuerpo lúteo estructura que se forma en el ovario, una vez que el óvulo se ha desprendido del folículo; produce **progesterona**.

diabetes alteración del metabolismo en la que el nivel de la **glucemia** es excesivamente alto, porque el organismo no produce suficiente **insulina** o porque es incapaz de utilizarla de manera correcta.

displasia crecimiento anómalo de las células del cérvix o del epitelio uterino.

diurético sustancia que provoca que el cuerpo elimine orina.

dominancia de estrógenos desequilibrio de las hormonas femeninas, en el que los **estrógenos** prevalecen sobre la **progesterona**.

equilibrio ácido-alcalino estado alcanzado gracias a una correcta alimentación, en el que el grado de alcalinidad en el organismo es mayor que el grado de acidez.

estradiol la hormona sexual femenina más importante dentro del grupo de los **estrógenos**. Se genera en los ovarios.

estriol forma de **estrógeno** que se produce en el hígado por transformación de **estradiol** y la **estrona**; se excreta a través de la orina y durante el embarazo alcanza los niveles más altos.

estrógeno término genérico para denominar los tres tipos de estrógenos: **estradiol**, **estriol** y **estrona**.

estrona forma de **estrógeno** producida por las glándulas suprarrenales que permanece en el cuerpo femenino tras la menopausia.

fagocitos glóbulos blancos capaces de fagocitar y destruir bacterias y virus.

fase folicular primera mitad del ciclo menstrual, antes de la ovulación.

fase lútea segunda mitad del ciclo menstrual, tras la ovulación.

folículo (ovárico) estructura en forma de saco en el ovario, donde el ovocito madura hasta estar listo para la ovulación.

galactagogos se dice de las plantas que pueden ayudar a la madre a producir una buena cantidad de leche cuando amamanta.

hipófisis situada en la base del cerebro, libera las hormonas FSL, LH, TSH y ACTH (*véase* recuadro, pág. 17).

globulina aglutinadora de las hormonas sexuales (SHGB) generada en el hígado, la SHGB activa y transporta las hormonas sexuales, como los **estrógenos** y la **testosterona**.

glóbulos blancos células que circulan por la sangre y forman parte del sistema inmunitario. Su función es combatir los cuerpos extraños, como bacterias y virus; también se denominan *leucocitos*.

glucemia glucosa en sangre, que el cuerpo utiliza como fuente de energía.

grasas esenciales grasas que se asimilan a través de los alimentos, ya que el organismo es incapaz de producirlas, como, por ejemplo, los ácidos grasos omega-3, -6 y -9; también se denominan *ácidos grasos esenciales*.

grasas saturadas grasas procedentes de fuentes animales o vegetales que contienen cadenas de ácidos grasos saturados en lugar de insaturados; solidifican a temperatura ambiente.

hidrocortisona hormona producida por las glándulas suprarrenales como respuesta al estrés; libera glucosa y grasa al torrente sanguíneo.

hiperglucemia exceso de **azúcar en sangre** (glucemia), debido a la carencia de **insulina** o a la **resistencia a la insulina** del organismo; se trata de un síntoma de la diabetes.

hipertiroidismo alteración en la que se produce una cantidad excesiva de hormonas tiroideas, por lo general como consecuencia de la sobreactividad de la glándula tiroides.

hipoglucemia reducida concentración de **azúcar en sangre** (glucemia), provocada por falta de combustible (glucosa) en el cerebro; los síntomas incluyen temblores, hambre y sudoración.

hipotiroidismo disminución de hormonas tiroideas debido a una función insuficiente de la tiroides.

homocisteína sustancia tóxica producida de manera natural por el cuerpo durante la descomposición de la metionina, un aminoácido que contiene azufre; puede ser eliminada por el organismo.

hormona antimulleriana hormona producida por los ovarios, cuyo índice permite determinar el nivel de **reserva ovárica**.

hormona folículoestimulante (FSH) hormona liberada por la **hipófisis**, encargada de estimular los **folículos** ováricos de manera que éstos maduren un óvulo.

hormona liberadora de gonadotropina (GnRH) hormona secretada por el hipotálamo para estimular la producción de **HL** y **FSH** por parte de la **hipófisis**.

hormona luteinizante (HL) hormona liberada por la **hipófisis** que estimula la ovulación.

hormonas reproductoras diferentes hormonas que se liberan para facilitar la concepción.

insulina hormona producida por el páncreas para regular el nivel de **glucemia** (glucosa).

intestino parte del tracto digestivo que se extiende desde el estómago hasta el ano.

laparoscopia procedimiento quirúrgico practicado bajo anestesia general en el cual, mediante una pequeña incisión, se introduce una lente óptica (laparoscopio) bajo el ombligo.

mastectomía cirugía de extirpación parcial o la total de la mama afectada de cáncer.

menopausia precoz término médico para designar la menopausia que aparece antes de los 40 años de edad.

meridianos en la medicina tradicional china, vías por las que fluye la fuerza vital *qi*; conectan los puntos de acupuntura.

metilxantina sustancia presente en la cafeína que puede originar los síntomas de la enfermedad fibroquística de la mama.

nalgas (posición de) posición fetal durante el embarazo. En esta posición durante el parto, lo primero que sale son las nalgas o las piernas del bebé, en lugar de la cabeza.

neurotransmisores sustancias químicas generadas en el cerebro que transmiten información de una neurona a otra.

óvulo ovocito liberado del **folículo ovárico** durante la ovulación.

pólipos tumoraciones benignas en forma de lengua que se pueden proyectar en el intestino, cérvix y útero.

presión sanguínea fuerza de presión ejercida por la sangre circulante contra las paredes de los vasos sanguíneos.

probiótico suplemento que contiene microorganismos beneficiosos que ayudan a controlar el crecimiento de las bacterias perjudiciales en el aparato digestivo.

progestógeno término utilizado en Europa para denominar la versión sintética de la **progesterona**.

progesterona hormona femenina que prepara el útero para el embarazo; la secreta principalmente el **cuerpo lúteo**.

progestina término utilizado en Estados Unidos para denominar la versión sintética de la **progesterona**.

prolactina hormona segregada por la **hipófisis**, asociada principalmente a la lactancia materna; el exceso de prolactina puede inhibir la ovulación.

prostaglandinas sustancias de carácter lipídico presentes en el organismo que ayudan a controlar la coagulación sanguínea y la inflamación.

radicales libres elementos químicos muy reactivos que pueden acelerar el envejecimiento y causar enfermedades como la coronariopatía y el cáncer.

recambio óseo velocidad a la que un hueso se destruye y se forma durante el proceso de sustitución de tejido deteriorado por otro nuevo.

receptores hormonales situados en la superficie o el interior de las células, son entidades celulares que responden a las hormonas (por ejemplo, los **estrógenos** estimulan los receptores de estrógeno de las mamas).

reserva ovárica cantidad total de óvulos en el ovario; medida de fertilidad.

resistencia a la insulina estado patológico que se define como la incapacidad del organismo de responder de manera normal a la acción de la insulina.

sacro hueso de forma triangular situado en la base de la columna vertebral y unido a la pelvis.

serotonina neurotransmisor cerebral de efecto calmante que mejora el estado de ánimo; el objetivo de los fármacos antidepresivos es mantener el nivel adecuado de serotonina.

sistema circulatorio sistema del organismo que consta del corazón y los vasos sanguíneos, encargados de transportar la sangre por todo el organismo.

sistema endocrino conjunto de glándulas del organismo que liberan hormonas al torrente sanguíneo.

sistema linfático red de vasos que transporta la linfa, un fluido claro que recorre todo el organismo, forma parte del sistema inmunitario y favorece la eliminación de las toxinas.

temperatura basal temperatura del cuerpo en estado de reposo absoluto, como por la mañana justo al despertar.

testosterona hormona «masculina» que, en las mujeres, se secreta en los ovarios y las glándulas suprarrenales; favorece el deseo sexual y la fuerza muscular.

tintura solución medicinal obtenida mediante extracción de los principios activos de una planta conservada en alcohol etílico o etanol.

tiroxina hormona de la glándula tiroides encargada de regular el metabolismo y, por tanto, capaz de controlar el peso.

tracto urinario conjunto de órganos relacionados con la producción, el almacenamiento y la excreción de la orina.

trastorno autoinmune trastorno en que el organismo produce **anticuerpos** que atacan a sus propias células y tratan de destruirlas.

trimestre período de tres meses; término empleado para dividir el embarazo en tres etapas: primero, segundo y tercer trimestre.

triptófano aminoácido esencial que se transforma en **serotonina**, un **neurotransmisor** cerebral con un efecto tranquilizante.

trisomía existencia de un cromosoma extra en lugar de un par homólogo.

tumor maligno conjunto de células sanas normales que han mutado en un crecimiento incontrolado e invadido otros tejidos sanos.

uretra conducto por el que la orina pasa desde la vejiga hasta el exterior del cuerpo en la fase final del proceso urinario. Presente en ambos sexos, en el masculino cumple una función reproductora, al permitir el paso de los espermatozoides desde las vesículas seminales.

xenoestrógenos «estrógenos foráneos», sustancias medioambientales contaminantes derivadas de productos plásticos y pesticidas.

Bibliografía

CAPÍTULO 1: ÉSTE ES SU CUERPO

Bernstein, L. *Journal of the National Cancer Institute*, vol. 86 (1994), pág. 18.

Davison, R. J. et ál., «Alternations in brain and immune function by mindfulness meditation», *Psychosomatic Medicine*, vol. 65 (2003), págs. 564-570.

Felson, D. et ál., «Alcohol consumption and hip fractures: The Framingham study», *American Journal of Epidemiology*, vol. 128 (1988), págs. 1102-1110.

Feskanich, D. et ál., *JAMA*, vol. 288 (2002), págs. 2300-2306.

Henriksen, T. B. et ál., «Alcohol consumption at the time of conception and spontaneous abortion», *American Journal of Epidemiology*, vol.160 (2004), págs. 661-667.

Jensen, T. K. et ál., «Does moderate alcohol consumption affect fertility?» *BMJ*, vol. 317 (1998), págs. 505-510

Lahmann, P. H. et ál., *Cancer Epidemiol Biomarkers Prev*, vol. 16 (2007), págs. 36-42.

Solomon, Karen G. et ál., «Long or highly irregular menstrual cycles as a marker for risk of type 2 diabetes mellitus», *JAMA*, vol. 286 (2001), págs. 2421-2426.

Wagner, H. en Beal J. L. y Reinhard, E. (eds.) *Natural Products as Medicinal Agents*, Hippokrates-Verlag, Stuttgart (1991)

CAPÍTULO 2: SISTEMAS GENERALES DEL CUERPO HUMANO

Abraham, G. E. y Lubran, M. M. «Serum and red cell magnesium levels in patients with pre-menstrual tension», *American Journal of Clinical Nutrition*, vol. 34 (1981), págs. 2364-2366.

L'Adetumbi, M. et ál., «Allium sativum (garlic) inhibits lipid synthesis by candida albicans», *Antimicrob Agents and Chemother*, vol. 30 (1986), págs. 499-501.

Adlercreutz, H. et ál., «Dietary phytoestrogens and cancer: in vitro and in vivo studies», *Journal of Steroid Biochemistry and Molecular Biology*, vol. 41 (1992), págs. 331-337.

Al-Akoum, M. et ál., «Synergistic cytotoxic effects of tamoxifen and black cohosh on MCF-7 and MDA-MB-231 human breast cancer cells: an in vitro study», *Can J Physiol Pharmacol*, vol. 85 (2007), págs. 1153-1159.

Amin, A. et ál., «Berberine sulfate: antimicrobial activity, bioassay and mode of action», *Canadian Journal of Microbiology*, vol. 15 (1969), págs. 1067-1076.

Aronson, K. J. «Breast adipose tissue concentrations of polychlorinated biphenyls and other organochlorines, and breast cancer risk», *Cancer Epidemiol Biomarkers Prev*, vol. 9 (2000), págs. 55-63.

Atmaca, M. et ál., *Hum Psychopharmacol*, vol.18 (2003), págs. 191-195.

Basu, J. et ál., «Smoking and the antioxidant ascorbic acid: plasma, leukocyte and cervicovaginal cell concentrations in normal healthy women», *American Journal of Obstetrics and Gynaecology*, vol. 163(1990), págs. 1948-1952.

Benvenga, S., Ruggeri, R. M., Russo, A. et ál., «Usefulness of L-carnitine, a naturally occurring peripheral antagonist of thyroid hormone action, in iatrogenic hyperthyroidism: a randomized, double-blind, placebo-controlled clinical trial», *J Clin Endocrinol Metab*, vol. 86 (2001), págs. 3579-3594.

Berga, S. L. «Stress and amenorrhoea», *The Endocrinologist*, vol. 5 (1995), págs. 416-421.

Bernstein, L. «Physical exercise and reduced risk of breast cancer in young women», *Journal of the National Cancer Institute*, vol. 86 (1994), págs. 1403-1408.

Bianchi, G. et ál., «Oxidative stress and anti-oxidant metabolites in patients with hyperthyroidism: effect of treatment», *Horm Metab Res*. vol. 31 (1999), págs. 620-624.

Bodinet, C. y Freudenstein, J. *Breast Cancer Res Treat*, vol. 76 (2002), págs. 1-10.

Bohnert K. J. y Hahn, G. «Phytotherapy in gynaecology and obstetrics-Vitex agnus castus», *Erfahrungsheilkunde*, vol. 39 (1990), págs. 494-502.

Borras, M. et ál., *J Recept Res*, vol. 12 (1992), 463-484.

Boyd, E. M. F. et ál., «The effect of a low-fat, high complex carbohydrate diet on symptoms of cyclical mastopathy», *The Lancet*, vol. 2 (1988), págs. 128-132.

Boyd, N. F. y McGuire, V. «The possible role of lipid peroxidation in breast cancer risk», *Free Radic Biol Med*, vol. 10 (1991), págs.185-190.

Butler, E. B. y McKnight, E. «Vitamin E in the treatment of primary dysmenorrhoea», *The Lancet*, vol.1 (1955), pág. 844ss.

Cahill, D. J. et ál., «Multiple follicular development associated with herbal medicine», *Hum Reprod* (UK), vol. 9 (1994), págs. 1469-1470.

Carvajal, A. *Breast Cancer Res Treat*, vol. 94 (2005), págs.171-183.

Chen, C. C. et ál., «Adverse life events and breast cancer: case-controlled study», *BMJ*, vol. 311 (1995), págs. 1527-1530.

Chiaffarino, F. et ál., «Diet and uterine myomas», *Obstet Gynaecol*, vol. 94 (1999), págs. 395-398.

Chu, D. et ál., *Clinical Immunology and immunopathology*, vol. 45 (1987), págs. 48-57.

Chuong. C. J. y Dawson, E. B. «Zinc and copper levels in pre-menstrual syndrome», *Fertility and Sterility*, vol. 62 (1994), págs. 313-320.

Clark A. M. et ál., «Weight loss results in obese infertile women results in improvement in reproductive outcome for all forms of fertility treatment», *Human Reproduction*, vol. 13 (1998), págs. 1502-1505.

Clark A. M. et ál., «Weight loss results in significant improvement in pregnancy and ovulation rates in anovulatory obese women», *Human Reproduction*, vol. 10 (1995), págs. 2705-2712.

Coeuginet, E. y Kuhnast, R. «Recurrent candidiasis:Adjuvant immunotherapy with different formulations of echinacin», *Therapiewoche*, vol. 36 (1986), págs. 3352-3358.

De Souza, M. C. et ál., *Journal of Women's Health and Gender-based Medicine*, vol. 9 (1998), págs. 131-139.

Deutch, B. «Menstrual pain in Danish women correlated with low n-3 polyunsaturated fatty acid intake», *European Journal of Clinical Nutrition*, vol. 49 (1995), págs. 508-516.

Di Silverio, F. et ál., «Evidence that serenoa repens extract displays antiestrogenic activity in prostatic tissue of benign prostatic hypertrophy», *Eur Urol*, vol. 21 (1992), págs. 309-314.

Dirican, M. y Tas, S. «Effects of vitamin E and vitamin C supplementation on plasma lipid peroxidation and on oxidation of apolipoprotein B-containing lipoproteins in experimental hyperthyroidism», *J Med Invest* vol. 46 (1999), págs. 29-33.

Dittmar, F. W. et ál., «Pre-menstrual syndrome:Treatment with a phytopharmaceutical», *Therapiwoche Gynakol*, vol. 5, págs. 60-68.

Edman, J. et ál. «Zinc status in women with recurrent vulvovaginal candidiasis», *American Journal of Obstetrics and Gynaecology*, vol. 155 (1986), págs. 1082-1085.

El Midaoui, A. y De Champlain, J. «Prevention of hypertension, insulin resistance and oxidative stress by alpha-lipoic acid», *Hypertension*, vol. 39 (2002), págs. 303-307.

Evans, G. W. y Pouchnik, D. J. «Composition and biological activity of chromium-pyridine carbosylate complexes», *Journal of Inorganic Biochemistry*, vol. 49 (1993), págs. 177-187.

Forety, J. P. y Poston, W. S. «Obesity: a never-ending cycle?», *International Journal of Fertility and Women's Medicine*, vol. 43 (1998), págs. 111-116.

Van Gaal, L. et ál., *Biomedical and clinical aspects of coenzyme Q10*, vol. 4 (1984), pág. 369.

Gardella, C. et ál., «Managing genital herpes infections in pregnancy», *Cleve Clin J Med.* vol. 74 (2007), págs. 217-224.

Gerhausser, C. et ál., «What is the active antiviral principle of thuja occidentalis L?», *Pharm Pharmacol Lett*, vol. 2 (1992), págs. 127-130.

Gerli, S. et ál., «Effects on inositol on ovarian function and metabolic factors in women with PCOS: a randomized double-blind, placebo-controlled trial», *Eur Rev Med Phamarcol Sci* vol. 7 (2003), págs. 151-159.

Gokhale, L. B. «Curative treatment of primary (spasmodic) dysmenorrhoea», *Indian Journal of Medical Research*, vol. 103 (1996), págs. 227-231.

Graham, J. *Evening Primrose Oil*, Thorsons (1984), págs. 37-38.

Grodstein, F. et ál., «Relation of female infertility to consumption of caffeinated beverages», *American Journal of Epidemiology*, vol. 137 (1993), págs. 1353-1360.

Haggans, C. J. et ál., *Nutr Canc*, vol. 33 (1999), págs.188-195.

Haggans, C. J. et ál., *Cancer Epid Bio Prev*, vol. 9 (2000), págs.719-725.

Hardy, M. L. «Women's Healt Series: Herbs of special interest to women», *Journal of the American Pharmaceutical Association* , vol. 40 (2000), págs. 234-242.

Hatcher, R. et ál., *Contraceptive Technology*, Irvinton Publishers, Inc. and Contraceptive Technology Communications, Inc., Nueva York (1994).

Herbet, J. y Rosen, A. «Nutritional, socioeconomic, and reproductive factors in relation to female breast cancer mortality: findings from a cross-national study», *Cancer Detect Preven*, vol. 20 (1996), págs. 234-244.

Hilton, E. et ál., «Ingestion of yoghurt containing lactobacillus acidophilus as prophylaxis for candidal vaginitis», *Annals of Internal Medicine*, vol. n.º 6 (1992), págs. 353-357.

Hilton, E. et ál., «Lactobacillus GG vaginal suppositories and vaginitis», *J Clin Microbiol*, vol. 33 (1995), pág. 1433.

Hoeger, K. M. et ál., «A randomized, 48-week, placebo-controlled trial of intensive lifestyle modification and/or metformin therapy in overweight women with polycystic ovary syndrome: a pilot study», *Fertility and Sterility*, vol. 62 (2004), págs. 421-429.

«How can I get rid of cellulite?», *Johns Hopkins Med Lett Health After 50.*, vol. 15 (2004), pág. 8.

Howell, A. B. et ál., «Inhibition of the adherence of P-fimbriated escherichia coli to uroepithelia-cell surfaces by proanthocyanidin extracts from cranberries», *New England Journal of Medicine*, vol. 13 (1993), págs. 14-18.

Hu, G. et ál., «A study on the clinical effect and immunological mechanism in the treatment of Hashimoto's thyroiditis by moxibustion», *Journal of Traditional Chinese Medicine*, vol. 13 (1993), págs. 14-18.

Huang, Z. et ál., *American Journal of Epidemiology*, vol. 150 (1999), págs. 1316-1324. *International Journal of Cancer*, vol. 100 (2002), págs. 723-728.

Iritani, N. y Nagi, S. «Effects of spinach and wakame on cholesterol turnover in the rat», *Atherosclerosis*, vol. 15 (1972), págs. 87-92.

Janiger, O. et ál., «Cross cultural study of premenstrual symptoms», *Psychosomatics*, vol. 13 (1972), págs. 226-235.

Journal of Ethnopharmacology, vol. 38 (1993), págs.63-77.

Kelly, R. W. et ál., «The relationship between menstrual blood loss and prostaglandin production in the human: evidence for increased availability of arachidonic acid in women suffering from menorrhagia», *Prost Leuk Med*, vol. 16 (1984), págs. 69-77.

Kemmis, C. M. et ál., *J Nutr*, vol. 136 (2006), págs. 887-892.

Kiddy D. S. et ál., «Differences in clinical and endocrine features between obese and non-obese subjects with polycystic ovary syndrome: an analysis of 263 consecutive cases», *Clinical Endocrinology*, vol. 32 (1990), págs. 213-220.

Kiddy D. S. et ál., «Improvement in endocrine and ovarian function during dietary treatment of obese women with polycystic ovary syndrome», *Clinical Endocrinology*, vol. 36 (1992), págs. 105-111.

Konrad, T. et ál., «Alpha-lipoic acid treatment decreases serum lactate and pyruvate concentrations and improves glucose effectiveness in lean and obese patients with type 2 diabetes», *Diabetes Care*, vol. 22 (1999), págs. 280-287.

Kretzschmar, G. et ál., «No oestrogen-like effects of an isopropanolic extract of Rhizoma cimicifugae racemosae on uterus and vena cava of rats after 17 day treatment», *J Steroid Biochem Mol Biol*, vol. 97 (2005), págs. 271-217.

Lahmann P. H. et ál., *Cancer Epidemiol Biomarkers Prev*, vol. 16 (2007), págs.36-42.

Levy, J. et ál., «Carotene and antioxidant vitamins in the prevention of oral cancer», *New York Academy of Sciences* (1992), págs. 260-226.

Lidefelt, K. J. et ál., «Changes in periurethral microflora after antimicrobial drugs», *Archives of Disease in Children*, vol. 66 (1991), págs. 683-685.

Liske, E. et ál., *Journal of Womens' Health and Gender-based Medicine*, vol. 11 (2002), págs. 163-174.

Lithgow, D. y Politzer, W. «Vitamin A in the treatment of menorrhagia», *South African Medical Journal*, vol. 51 (1977), págs. 191-193.

London, R. et ál., «Mammary dysplasia: Endocrine parameters and tocopherol therapy», *Nutrition Research*, vol. 7 (1982), pág. 243.

London, R. S. et ál., «Efficacy of alpha-tocopherol in the treatment of premenstrual syndrome», *Journal of Reproductive Medicine*, vol. 32 (1987), págs. 400-404.

Losh, E. y Kayser, E. «Diagnosis and treatment of dyshormonal menstrual periods in the general practice», *Gynakol Praxis*, vol. 14 (1990), págs. 489-495.

Lyon, J. et ál., «Smoking and carcinoma in situ of the uterine cervix», *American Journal of Public Health*, vol. 73 (1983), págs. 558-562.

Martinez, M. E. et ál., *J Nalt Cancer Inst*, vol. 98 (2006), págs. 430-431.

Mikhail, M. S. et ál., «Decreased beta-carotene levels in exfoliated vaginal epithelia cells in women with vaginal candidiasis», *American Journal of Reproductive Immunology*, vol. 32 (1994), págs. 221-225.

Milewica, A. et ál., «Vitex agnus castus extract in the treatment of luteal phase defects due to hyperprolactinemia. Results of a randomized placebo-controlled double-blind study», *Arzneim Drug Res*, vol. 43 (1993), págs. 752-756.

Minton, J. P. et ál., «Clinical and biochemical studies of methylxanthines-related fibrocystic breast disease», *Surgery*, vol. 90 (1981), págs. 299-304.

Mori et ál., «The clinical effect of proteolytic enzyme containing bromelain and trypsin on urinary tract infection evaluated by double blind methods», *Acta Obstet Gynaecol Jpn*, vol. 19 (1972), págs. 147-153.

Mowrey, D. B. *The Scientific Validation of Herbal Medicine*, Keats Publishing, New Canaan, Conneticut, EE. UU. (1986).

Neri, A.et ál., «Bacterial vaginosis: drugs versus alternative treatment», *Obstetrical and Gynaecologial Survey* (US), vol. 49 (1994), págs. 637-642.

Olivieri, O. et ál., «Low selenium status in the elderly influences thyroid hormones», *Clinical Science*, vol. 89 (1995), págs. 637-642.

Orr, J. et ál., «Nutritional status of patients with untreated cervical cancer, II, vitamin assessment», *American Journal of Obstetrics and Gynaecology*, vol. 151 (1985), págs. 632-635.

Palmieri, C. et ál., *J Clin Pathol*, vol. 59 (2006), págs. 1334-1336.

Parazzini, F. et ál., «Selected food intake and risk of endometriosis», *Human Reproduction*, vol. 19 (2004), págs. 1755-1779.

Pena, E. «Melaleuca alternifolia oil: its use for trichomonal vaginitis and other vaginal infections», *Obstetrics and Gynaecology*, vol. 19 (1962), págs. 793-795.

Petcu, P. et ál., «Treatment of juvenile menorrhagia with *Alchemilla vulgaris* L fluid extract», *Clujul Med*, vol. 52 (1979), págs. 266-270.

Phipps, W. R. et ál., «Effect of flaxseed ingestion on the menstrual cycle», *Journal Clin Endocrinol Metab*, vol. 77 (1993), pág. 1215 ss.

Probst, V. y Roth, O. «On a plant extract with a hormone-like effect», *Dtsch Me Wschr*, vol. 79 (1954), págs. 127-134.

Puolakka, J. et ál., «Biochemical and clinical effects of treating the premenstrual syndrome with prostaglandin synthesis precursors», *Journal of Reproductive Medicine*, vol. 30 (1985), págs. 149-153.

Pye, J. K. et ál., «Clinical experience of drug treatments for mastalgia», *The Lancet*, vol. 2 (1985), págs. 373-377.

Qi-bing, M. et ál., «Advance in the pharmacological studies of *Radix angelica sinensis* (olic) diels (Chinese danggui)», *Chinese Medicine Journal*, vol. 104 (1991), págs. 776-781.

Ramaswamy, P. y Natarajan, R. «Vitamin B$_6$ status in patients with cancer of the uterine cervix», *Nutrition and Cancer*, vol. 6 (1984), págs. 176-180.

Regan, L. et ál., «Future pregnancy outcome in unexplained recurren first trimester miscarriage», *Human Reproduction*, vol. 12 (1997), págs. 387-389.

Reid, G. et ál., «Influence of three-day antimicrobial therapy and lactobacillus vaginal suppositories on recurrence of urinary tract infections», *Clinical Therapies*, vol. 14 (1992), págs. 11-16.

Rivlin, M. E. *Manual de problemas clínicos en obstetricia y ginecología*, Salvat, Barcelona, 1989.

Rossignol, A. M. y Bonnlander, H. «Prevalence and severity of the premenstrual syndrome. Effects of foods and beverages that are sweet or high in sugar content», *Journal of Reproductive Medicine*, vol. 36 (1991), págs. 131-136.

Saxena, S. P. et ál., «DDT and its metabolites in leiomyomatous and normal human uterine tissue», *Arch Toxicol*, vol. 59 (1987), págs. 453-455.

Schairer, C. «Menopausal oestrogen and oestrogen-progestogen replacement therapy and breast cancer risk», *JAMA*, vol. 283 (2000), págs. 485-491.

Schellenberg, R. «Treatment for the premenstrual syndrome with agnus castus fruit extract: prospective, randomized, placebo-controlled study», *BMJ*, vol. 322 (2001), págs. 134-137.

Schiffman, M. H. «Latest HPV findings: some clinical implications», *Contemporary Ob Gyn*, vol. 38 (1993), págs. 27-40.

Schwabe, J. W. R. y Rhodes, D. «Beyond zinc fingers: steroid hormone receptors have a novel motif for DNA recognition», *Trends in Biochemical Science*, vol. 15 (1991), págs. 291-296.

Seifert, B. et ál., «Magnesium: a new therapeutic alternative in primary dysmenorrhoea», *Zentralbl Gynakol*, vol. 111 (1989), págs. 755-760.

Sharma, V. D. et ál., «Antibacterial property of allium sativum linn:in vivo and in vitro studies», *Indian Journal of Experimental Biology*, vol. 15 (1977), págs. 466-468.

Shigeta, Y. et ál., «Effect of coenzyme Q10 treatment on blood sugar and ketone bodies of diabetics», *Journal of Vitaminology*, vol. 12 (1966), págs. 293-298.

Siddle, N. et ál., «The effect of hysterectomy on the age of ovarian failure: Identification of a subgroup of women with premature loss of ovarian function, and literature review», *Fertility and Sterility*, vol. 47 (1987), págs. 94-100.

Simone, C. B. et ál., *J Orthomol Med*, vol. 16 (2001), págs. 83-90.

Singer, S. R. y Grismaijer, S. *Dressed to Kill: the link between breast cancer and bras*, Avery Publishing Group, Nueva York (1995)

Sirsi, M. «Antimicrobial action of vitamin C on M. tuberculosis and some other pathogenic organisms», *Indian J Med Sci*, vol. 6 (1952), págs. 252-255.

Stalder, R. et ál., «A carcinogenicity study of instant coffee in Swiss mice», *Food Chem Toxicol*, vol. 28 (1990), págs. 829-837.

Takaya, J. et ál., *Mag Res*, vol. 17 (2004), págs. 126-136.

Tamborini, A. y Taurelle, R. « Value of standardized ginkgo biloba extract (EGB 761) in the management of congestive symptoms of premenstrual syndrome», *Rev Fr Gynaecol Obstet*, vol. 88 (1993), págs. 447-457.

Taussig, S. J. y Batkin, S. «Bromelain, the enzyme complex of pineapple (*Ananas comosus*) and its clinical application», *Ethnopharmacol*, vol. 22 (1988), págs. 191-203.

Terry, P. et ál., *JAMA*, vol. 285 (2001), págs. 2975-2977.

Vallee, B. «Zinc», in C. L. Comar y C. S. Bonner (eds.), *Mineral Metabolism*, vol. IIB, Academic Press, Nueva York (1965).

Van Enwick, J.et ál., «Dietary and serum carotenoids and cervical imtraepithelial neoplasia», *International Journal of Cancer*, vol. 48 (1991), págs. 34-38.

Walboomers, J. M. M. et ál., «Human papillomavirus is a necessary cause of invasive cervical cancer worldwide», *J of Pathology*, vol. 189 (1999), págs. 12-19.

Walsh, C. T. et ál., *Environmental Perspectives*, vol. 102 (1994), págs. 44-46.

Watson, N. R. et ál., «Treatment of severe pre-menstrual syndrome with oestradiol patches and cyclical oral noresthisterone», *The Lancet*, vol. 8665 (1989), págs. 730-732.

Webb, J. «Nutritional effects of oral contraceptive use: a review», *Journal of Reproductive Medicine*, vol. 25 (1980), págs. 150-156.

Writing Group for the Women's Health Initiative Investigators, *JAMA*, vol. 288 (2002), págs. 321-333.

Wurtman, J. J. et ál., «Effect of nutrient intake on pre-menstrual depression», *American Journal of Obstetrics and Gynaecology*, vol. 161 (1989), págs. 1228-1234.

Wyatt, K. M., «Efficacy of vitamin B$_6$ in the treatment of pre-menstrual syndrome:systematic review», *BMJ*, vol. 318 (1999), págs. 1375-1381.

Wyshak, G. et ál., «Smoking and cysts of the ovary», *International Journal of Fertility*, vol. 33 (1988), págs. 398-400.

Yamamoto, I. et ál., «Anti-tumour effects of seaweed», *Japanese J Exp Med*, vol. 44 (1974), págs. 543-546.

Yang Zha, L. L. «Relation of hypothyroidism and deficiency of kidney», *Inst of the Integr of TCM-WM Med*, Shanghai Medical University, Chung Kuo Chung His I Chieh Ho Tsa Chih (China), vol. 13 (1993), págs. 202-204, 195.

Zhang, S. M. et ál., «Women's Health Study: Alcohol consumption and breast cancer risk», *American Journal of Epidemiology*, vol. 165 (2007), págs. 66-77.

Ziaei, S., Sakeri, M. y Kazemnejad, A. *BJOG* vol. 112 (2005), pág. 1164.

CAPÍTULO 3: CONCEPCIÓN, EMBARAZO Y PARTO

Barnea, E. R. y Tal, J. J IVF *Embryo Transfer*, vol. 8 (1991), págs. 15-23.

Bodnar, L. K. et ál., «Periconceptual multivitamin use reduces the risk of pre-eclampsia», *Am J Epidemiol*, vol.13 (2006), págs. 1229-1237.

Cantorna, M. T. et ál., «Mounting evidence for vitamin D as an environmental factor affecting autoimmune disease prevalence», *Exp Biol Med* (Maywood) vol. 229 (2004), págs. 1136-1142.

Hayes, C. E. et ál., «The immunological functions of the vitamin D endocrine system», *Cell Mol Biol*, vol. 49 (2003), págs. 277-300.

Jensen, T. K. et ál., *BMJ*, vol. 317 (1998), págs. 505-510.

Kinney, A. et ál., «Smoking, alcohol and caffeine in relation to ovarian age during the reproductive years», *Human Reproduction*, vol. 22 (2007), págs. 1175-1185.

Munafo, M. et ál., *Journal of Biosocial Science*, vol. 34 (2002), págs. 65-73.

Rossi, E. y Costa, M. Lupus, vol. 2 (1993), págs. 319-323.

CAPÍTULO 4: LA MENOPAUSIA

Feskanich, D. et ál., *JAMA*, vol. 288 (2002), págs. 2300-2306.

Finkler, R. «The effect of vitamin E in the menopause», *Journal of Clin Endocrin Metab*, vol. 9 (1949), págs. 89-94.

Wilcox, F. et ál., «Oestrogenic effects of plant foods in postmenopausal women», *BMJ*, vol. 301 (1990), págs. 905-906.

Índice

Recursos

Clínica de la doctora Marilyn Glenville
14 St. Johns Road
Tunbridge Wells
Kent TN4 9NP

Tel.: 0870 5329244 / Fax: 0870 5329255
Tel. int.: +44 1 892 515905 / Fax: +44 1 892 515914
E-mail: health@marilynglenville.com
www.marilynglenville.com

Para consultas (telefónicas o visitas), le ruego
que contacte directamente con mi clínica.
En el Reino Unido, será atendida tanto en
St. Johns Wood, Londres, como en
Tunbridge Wells, Kent.

**Si desea adquirir suplementos nutricionales,
plantas y otros productos naturales de gran
calidad puede dirigirse a:**
The Natural Health Practice (NHP)
Tel.: 0845 8800915 Tel. int.: +44 1 892 507598
Website: www.naturalhealthpractice.com

NHP es mi proveedor de referencia.
Suplementos: NHP distribuye los suplementos nutricionales
y otros productos cien por cien naturales que autorizo y
recomiendo personalmente en mis clínicas. Sus suplementos
se presentan bajo la formulación y dosis adecuadas, están
elaborados con ingredientes de máxima calidad y no
contienen OGM (organismos genéticamente modificados),
azúcar o conservantes. Asimismo, son hipoalergénicos.

Cosmética natural: NHP ofrece una extensa gama
de cosmética natural para la piel, el cabello y el cuidado
corporal, así como productos para el hogar. Les he otorgado
mi propio sello de garantía y los he clasificado en cuatro
categorías: oro, plata, bronce y casi naturales. De esta manera,
a simple vista, podrá comprobar cuáles son naturales y cien
por cien ecológicos; naturales, pero no ecológicos; y ecológicos
con algunos ingredientes no ecológicos permitidos.

Con el objetivo de facilitarle el trabajo, me he permitido
revisar las etiquetas de todas las referencias de la página web
de NHP, www.naturalhealthpractice.com. De esta manera,
puede adquirir los productos NHP con absoluta confianza.

Créditos fotográficos